Kurt Blüchel

Die weißen Magier

Das Milliardengeschäft mit der Krankheit

C. Bertelsmann Verlag

Einband: Franz Wöllzenmüller
Gesamtherstellung: Welsermühl, Wels
Printed in Austria
ISBN 3-570-02172-6

Meinen Kindern Rudolf, Gerald und Cornelia

Inhalt

Der Eid des Hippokrates:

»Ich schwöre bei Apollon, dem Arzte, bei Asklepios, Hygieia und Panakeia und bei allen Göttern und Göttinnen, indem ich sie zu Zeugen anrufe, daß ich diesen Eid und diese meine Verpflichtungen erfüllen werde, nach Vermögen und Verständnis:

1. Daß ich denjenigen, welcher mich in dieser Kunst unterwiesen hat, meinen Eltern gleichachten werde; sein Lebensschicksal zu teilen, ihm auf Verlangen dasjenige, dessen er bedarf, zu gewähren, das von ihm stammende Geschlecht gleich meinen Brüdern zu halten, sie diese Kunst, wenn sie sie lernen wollen, ohne Entgelt und ohne Vorbehalt zu lehren und die Vorschriften, Kollegien und den ganzen übrigen Lernstoff meinen Söhnen sowie denen meines Lehrers und den Schülern, welche eingetragen und auf das ärztliche Gesetz verpflichtet sind, mitzuteilen, sonst aber niemand.

2. Diätetische Maßnahmen werde ich treffen zu Nutz und Frommen der Kranken nach meinem Vermögen und Verständnis, drohen ihnen aber Fährnis und Schaden, so werde ich sie davor zu bewahren suchen.

3. Auch werde ich keinem, und sei es auf Bitten, ein tödliches Mittel verabreichen, noch einen solchen Rat erteilen, desgleichen werde ich keiner Frau ein abtreibendes Mittel geben.

4. Lauter und fromm will ich mein Leben gestalten und meine Kunst ausüben.

5. Auch will ich bei Gott keinen Steinschnitt machen, sondern ich werde diese Verrichtung denen überlassen, in deren Beruf sie fällt.

6. In alle Häuser aber, in die ich komme, will ich gehen zu Nutz und Frommen der Patienten, mich fernhalten von jedem vorsätzlichen und schadenbringenden Unrecht, insbesondere aber von geschlechtlichem Umgange mit Männern und Weibern, Freien und Sklaven.

7. Was ich aber während der Behandlung sehe oder höre, das will ich, soweit es nicht außerhalb weitererzählt werden soll, verschweigen, indem ich es als ein Geheimnis bewahre.

Wenn ich nun diesen Eid erfülle, ohne ihn zu brechen, dann möge mir ein glückliches Leben und eine glückliche Kunstausübung beschieden sein und ich bei allen Menschen für immer in Ehren stehen. Wenn ich ihn aber übertrete und meineidig werde, dann möge das Gegenteil geschehen.«

Diesen Eid schworen bis vor einigen Jahren alle deutschen Ärzte. Heute wird mitunter eine sinnverwandte, aber abgekürzte Formel verwendet; manche angehenden Ärzte unterschreiben eine schriftliche Version, die erfahrungsgemäß oft nicht richtig durchgelesen wird; viele Jung-Mediziner werden heute weder schriftlich noch mündlich verpflichtet. Allem ärztlichen Tun liegt jedoch noch immer dieser Eid als Richtlinie zugrunde, zumindest wird dieser Eid auch von den Ärzten selbst immer wieder und immer noch als verbindliche Verpflichtung zitiert.

I. Mit Volldampf in die Katastrophe?

Fragwürdige Statistiken

In ihrem ersten Gesundheitsbericht, den die Bundesregierung 1971 der Öffentlichkeit vorlegte, wird die Lage des deutschen Gesundheitswesens pessimistisch beurteilt: die ärztliche Versorgung scheint nicht mehr gesichert. Tatsächlich ist die medizinische Betreuung der Bevölkerung, vor allem in den dünner besiedelten Landesteilen, nicht nur angekränkelt. Die Prognose ist ungünstiger als die eines Herzinfarkts.

Ein Blick auf die Statistik läßt – wenn die Zahl der Ärzte als Gradmesser erlaubt ist – zunächst das Gegenteil vermuten. Ende 1972 gab es insgesamt fast 120 000 Ärzte in Westdeutschland. Bei einer Bevölkerungszahl von rund 62 Millionen bedeutet das: 520 Einwohnern steht jeweils 1 Arzt zur Seite. Nach Israel (1 Arzt auf 365 Menschen), der Sowjetunion (384 – das 250-Millionen-Volk verfügt über eine 650 000 köpfige Ärztearmee, so daß jeder 4. Arzt in der Welt ein Sowjetrusse ist), der Tschechoslowakei (502) und Österreich (510) nimmt die Bundesrepublik in der Weltrangliste einen stolzen 5. Platz ein. Andere europäische Staaten, wie beispielsweise Frankreich, Großbritannien oder Schweden nehmen mit durchschnittlich 700 Einwohnern pro Arzt einen guten Mittelplatz in dieser Tabelle ein. In den südamerikanischen Ländern müssen sich immerhin 4000 Einwohner in einen Arzt teilen.

Haben demnach jene Leute unrecht, die seit Jahren behaupten, in der Bundesrepublik herrsche Ärztemangel? Schön wär's! Leider ist das Gegenteil richtig. Wie erklärt sich diese auf den ersten Blick paradoxe Situation? Sind wir etwa schon so maßlos in unseren gesundheitlichen Ansprüchen, daß wir für die Bewohner eines mittelgroßen Wohnblocks mehr als einen Arzt benötigen?

In Wahrheit ist die zitierte Statistik höchst fragwürdig. Zumindest müssen andere Zahlen herangezogen werden. Was die Statistik nämlich nicht sagt, ist dies: Von den rund 120 000 Ärzten üben ca. 13 000 ihren Beruf nicht mehr aus, und etwa 10 000 sind in Forschung und

Verwaltung, im öffentlichen Gesundheitsdienst, in Hochschulen, beim Militär oder als Werksärzte tätig. Der verbleibende Rest von 97 000 gliedert sich in rund 50 000 Krankenhausärzte und 47 000 niedergelassene Ärzte mit eigener Praxis. Von diesen 47 000 lehnen 4000 die Behandlung eines Patienten auf Krankenschein ab und fordern für ihre Dienste Barzahlung. Nur diesem bescheidenen Rest von 43 000 Ärzten, 20 000 Fachärzten und 23 000 Praktischen Ärzten ist es nach dem deutschen Kassenarztrecht erlaubt, 58,2 Millionen (94 Prozent der Gesamtbevölkerung), die von der sozialen Krankenversicherung erfaßt sind, nach den Regeln der ärztlichen Kunst fachgerecht zu behandeln. Auch der Weg ins Krankenhaus führt nur über einen dieser 43 000 Kassenärzte. Erst mit einem Überweisungsschein in der Tasche hat der deutsche Patient Anspruch auf ein Klinikbett.

Wie relativ selten diese Situation eintritt, mögen die folgenden Durchschnittswerte belegen: 90 Prozent aller Krankheitsfälle werden von den 23 000 Praktischen Ärzten behandelt, 8 Prozent von den Ärzten mit einer Facharztqualifikation, lediglich 2 Prozent bekommen die Krankenhausärzte zu Gesicht.

Fassen wir zum besseren Verständnis noch einmal zusammen: 43 000 Ärzte sind (auf Grund des Kassenarztgesetzes) in der Bundesrepublik für die Gesundheit von 58 Millionen Menschen zuständig. Das bedeutet, daß sich 1 Kassenarzt im Durchschnitt 1350 Bundesbürgern widmen muß. Noch bedenklicher fällt das Zahlenverhältnis Arzt-Patient natürlich aus, wenn wir allein die Zahl der 23 000 Praktischen Ärzte zugrunde legen, die die Hauptlast der ärztlichen Versorgung zu tragen haben: rund 2550 Krankenkassenpatienten müssen mit 1 Praktischen Arzt vorliebnehmen.

War's nicht der britische Unterhausabgeordnete und Romancier Benjamin Disraeli, der das Wort »Lüge« folgendermaßen steigerte: »Die Lüge ... die verdammte Lüge ... die Statistik«?

Da wir gerade bei der Statistik sind – es ist nicht ausgeschlossen, daß die Computer beim Statistischen Bundesamt in Wiesbaden auch mit Zahlen bereits verstorbener Ärzte gefüttert werden. Die Beamten dieser Bundesbehörde sind nämlich auf jene Unterlagen angewiesen, die ihnen von den einzelnen Gesundheitsämtern übermittelt werden. Die staatlichen Gesundheitsbehörden aber hinken offensichtlich mehrere Jahre hinter dem aktuellen Stand her. Das Statistische Bundesamt (Abteilung VII, Gesundheitswesen) spricht denn auf Befragen (am 11. Januar 1974) ausdrücklich von »amtlichen Zahlen« und räumt ein, daß die »besseren Zahlen« wohl von den Ärztekammern zu erfahren seien. Diese Institutionen wiederum sind zwar Körperschaften öffentlichen Rechts und offizielle Vertretung der Ärzteschaft; an eindrucksvollen Ärztezahlen ihrer Hoheitsbereiche müssen sie jedoch – wenn auch aus anderen Gründen – ein ebenso großes Interesse haben wie etwa ein freier Ärzteverband. Um seine mehr oder weniger gerechtfertigten Forderungen an die Öffentlichkeit durchzusetzen, ist es zweifellos von Vorteil, wenn die Führungsspitze eines solchen Verbandes mit möglichst vielen Mitgliedern operieren kann. Eine der einflußreichsten Ärztevereinigungen – einflußreich nicht zuletzt wegen seiner stattlichen Mitgliederzahl von angeblich 13 700 Ärzten – weiß diese Waffe geschickt zu nutzen. Der in der Domstadt Köln residierende Allgemeinpraktiker Dr. med. Kaspar Roos, im Hauptberuf Vorsitzender des auf den Namen »Verband der niedergelassenen Ärzte Deutschlands e. V. (NAV)« getauften Interessenvereins, hantiert mit dieser Größe recht unbedenklich. Die von der Verbandsspitze allenthalben unters Volk gestreute Mitgliederzahl von 13 700 entspricht nicht den Tatsachen. Zum Jahresende 1971 konnte der zehnköpfige NAV-Vorstand – wie einem Sitzungsprotokoll Marke »Streng vertraulich« zu entnehmen ist – über knapp 7500 Ärzte gebieten.

Ich bin weit davon entfernt, die Unsitte einer ärztlichen Vereinigung kurzerhand auch den Ärztekammern zu unterstellen. Aus der Vielzahl von Differenzen und Ungereimtheiten bei der Berechnung der Ärzte in der Bundesrepublik, die jedoch auch auf dieser Ebene an der Tagesordnung sind, soll es vorerst mit einem einzigen Beispiel sein Bewenden haben:

Im Tätigkeitsbericht 1971/72, den die Bundesärztekammer – das ist die Arbeitsgemeinschaft der Landesärztekammern mit Sitz in Köln – im offiziellen Sprachrohr der deutschen Ärzte (»Deutsches Ärzteblatt«) veröffentlichte, variiert die Zahl der Praktischen Ärzte in ein und demselben Heft um nicht weniger als 1218.

Sollten die ärztlichen Körperschaften bei der Zählung ihrer Schäfchen ähnliche Großzügigkeit an den Tag legen wie der Verein des Dr. Roos? Die Vermutung wäre in diesem Falle nicht von der Hand zu weisen, daß die tatsächlichen Gegebenheiten bei der ärztlichen Versorgung der westdeutschen Bevölkerung verdreht und die Öffentlichkeit dadurch über die wirkliche Situation getäuscht würden. »Keine noch so wort- und zahlenreiche Argumentation wird die Unwahrhaftigkeit solcher Politik vertuschen können ...«, so formulierte das »Deutsche Ärzteblatt« einmal in anderem Zusammenhang.

35 000 Ärzte fehlen

Manipulation oder nicht – der Ärztemangel in fast allen Teilen der Bundesrepublik nähert sich mit Riesenschritten der Grenze zum Skandal. Eine Aufstellung der ärztlichen Fehlquoten läßt – obgleich unvollständig – den Schluß zu, daß zum gegenwärtigen Zeitpunkt (Frühjahr 1974) mindestens 35 000 Ärzte fehlen, damit ein halbwegs normaler »Medizinbetrieb« gewährleistet werden kann. Der größte Brocken fällt dabei auf die Praktischen Ärzte, die mit reichlich 12 000 »in der Kreide« stehen. Daß dieser ungewöhnlich hohe Fehlbetrag (mehr als die Hälfte der heute noch arbeitenden Allgemeinpraktiker mit Klassenzulassung!) nicht aus der Luft gegriffen ist, mag die Tatsache erhellen, daß 1953 für die damals rund 50 Millionen Einwohner der Bundesrepublik noch 32 000 zur Verfügung standen, während zur Zeit 62 Millionen Menschen mit ca. 23 000 Praktischen Ärzten zurechtkommen müssen. Vor 20 Jahren ging jeder Bundesbürger durchschnittlich 4mal pro Jahr zum Arzt, heute 8mal. Damals waren von 100 000 Einwohnern 100 krank, heute 300. Damals brauchte ein Patient 5 Tage, um wieder gesund zu werden, heute 10 Tage. Damals verdiente ein in freier Praxis tätiger Arzt 30 000,– DM pro Jahr, heute 250 000,– DM und mehr.

Es fehlen ferner: 7000 Klinikärzte, 5000 Werksärzte, 4000 Narkoseärzte, 2000 Ärzte für den öffentlichen Gesundheitsdienst, 2000 Internisten und Kinderärzte, 2000 Psychiater, 1000 Ärzte für die Bundeswehr. »Eine gute Nachricht für junge Ärzte«, so wußte der in München erscheinende »Praxis-Kurier« im Sommer 1972 zu vermelden, »hält die Zentralstelle für Arbeitsvermittlung in Frankfurt bereit. Auf jeden stellungsuchenden Mediziner entfallen nämlich rund 3 offene Stellen. Vor allem mangelt es an Chirurgen, aber auch bei Assistenzärzten ist der Fehlbestand immens; hier kommen 15 Posten auf einen Bewerber.« Auf einer Medizinertagung im Juli 1973 in Köln erklärte der Chef der im Marburger Bund organisierten Krankenhausärzte, Dr. med. Edwin Odenbach: »Die Notsituation ärztlicher Versorgung in den Land- und Stadtrandgebieten ist nichts gegen die in den Krankenhäusern!«

1959 zählte Westdeutschland 55 Millionen Einwohner, denen 47 813 (»Deutsche Medizinische Wochenschrift« v. 28. 7. 1961) berufstätige Ärzte in freier Praxis zur Verfügung standen. Von 1959 bis 1972 ist die Bevölkerungszahl um 12,5 Prozent auf rund 62 Millionen gestiegen, die Zahl der berufstätigen Ärzte in freier Praxis dagegen um 0,75 Prozent gefallen! Nach einer Statistik der Kassenärztlichen Bundesvereinigung, die in Heft Nr. 1/1974 der »unabhängigen Zeitschrift für Ärzte« – »status« – veröffentlicht wurde, gab es Ende 1972 »insgesamt 47 453« niedergelassene Ärzte mit eigener Praxis. 360 weniger als 1959. Standen 1959 noch 1156 Bundesbürger einem niedergelassenen Arzt gegenüber, waren es 1972 bereits 1306 geworden. Und dies trotz »unablässig steigender Bedürfnisse der Bevölkerung an Gesundheitspflege« (»Deutsches Ärzteblatt« vom 15. Mai 1971). Und »trotz sechs neuer Universitäten«.

In weiten Gebieten der Bundesrepublik steht heute die kassenärztliche Versorgung vor dem Zusammenbruch. Unhaltbare Zustände herrschen vor allem in weiten Teilen Oberfrankens, der Oberpfalz, Niederbayerns, Niedersachsens, der Eifel und im norddeutschen Küstengebiet. Die Ergebnisse einer vom Bundesministerium für Jugend, Familie und Gesundheit in Auftrag gegebenen Untersuchung über die Arztdichte in Westdeutschland nannte ein Wirtschaftsmagazin für Ärzte »furchterregend«. Besonders finster sieht es demnach auf dem Lande aus. Alle Stadtkreise der Bundesrepublik haben eine durchschnittliche Arztdichte von 19,8, die Landkreise dagegen mit 9,9, auf die Ziffer genau die Hälfte. Zu berücksichtigen ist, daß in der über 450 Seiten starken Ärzteanalyse des Bundesministeriums sämtliche Ärzte gezählt wurden, die in einer Region ansässig sind. Rechnet man bei den Stadtkreiszahlen noch die Pendler unter den Ärzten dazu, ergibt sich ein für die Stadtkreise noch günstigeres, für die Landkreise dagegen fast hoffnungsloses Bild. Auf dem Land sind nur die Kreisstädte einigermaßen versorgt. Die übrigen Gemeinden sind medizinisches Entwicklungsland.

Noch genauer – allerdings auch noch bedrückender – wird das Bild, wenn man den Grad der ärztlichen Versorgung nach Größeklassen der Gemeinden differenziert. Ganze 4,5 Ärzte rechneten die Analytiker für 10 000 Einwohner aus. Von den mehr als 21 000 Gemeinden, die weniger als 2000 Einwohner haben, müssen 17 452 ohne einen Arzt auskommen. Natürlich haben viele dieser Gemeinden nur 200 oder 300 Einwohner, die Durchschnittsgröße dieser Gemeinden unter 2000 Einwohner beträgt rund 600 Seelen; immerhin müssen auch 136 Gemeinden mit 2000 und mehr Einwohnern ohne ihren Doktor leben.

Besonders beklagenswert sind die Zustände in Rheinland-Pfalz: 79 Prozent aller Gemeinden – gleich welcher Größe – haben keinen Arzt! Bayern schließt sich mit 77 Prozent an, es folgen Schleswig-

Holstein und Niedersachsen mit je 75 Prozent. Am besten noch schneidet Nordrhein-Westfalen mit 55 Prozent ab. Frau Käthe Strobel, die seinerzeit das Gesundheitsministerium leitete, schrieb in ihrem Vorwort zu dieser Ärzteanalyse: »Wie bei jeder zukunftsorientierten Politik sind auch für die Gesundheitspolitik Zielvorstellungen festzulegen und Weichen zu stellen. Das vorliegende Werk ist ein Instrument dafür.«

Die Frage ist erlaubt: Was hat die Regierung seit Veröffentlichung dieser Ärzteanalyse unternommen, um dem Notstand in der ärztlichen Versorgung der westdeutschen Bevölkerung abzuhelfen? Denn die Ergebnisse dieser Untersuchung basieren auf der Volks- und Berufszählung von 1961 (!) sowie einer Erhebung der Gesundheitsämter aus dem Jahre 1967. Zwar wurde die Analyse erst 1969 veröffentlicht, seitdem aber hat sich der Notstand noch erheblich verschärft. Zahlreiche Provinzen sind im Hinblick auf ihre ärztliche Versorgung mittlerweile zu einer medizinischen Wildnis abgesunken.

Südamerikanische Verhältnisse herrschen an vielen Orten der Bundesrepublik. Es gibt Landkreise (z. B. Hof), die heute bis zu 15 Prozent weniger Ärzte zur Verfügung haben als im Jahre 1960. Zur Illustration der bedrohlichen Situation ein paar Beispiele: Ärztlich völlig unversorgt bzw. nur von einem einzigen Arzt betreut werden – oder waren zumindest bis vor kurzem – 4000 Einwohner der niederbayerischen Marktgemeinde Wegscheid, 5700 Einwohner in Großmehring bei Ingolstadt, 7000 Einwohner im nordrheinischen Hürtgenwald, 8000 Einwohner im bayerischen Obernzell, 8000 Einwohner im Gebiet von Winterlingen auf der Schwäbischen Alb, 9000 Einwohner in Hauzenberg bei Passau, 12 000 Einwohner im unterfränkischen Schöllkrippen und Umgebung.

Aber nicht nur in Dörfern und Marktflecken nimmt die Ärzteknappheit beängstigende Formen an. Im Westberliner Stadtteil Kreuzberg kommen fast 5000 Kinder auf einen einzigen Kinderarzt. Auch im westfälischen Unna mit seinen 55 000 Einwohnern gibt es nur einen einzigen Kinderarzt: Dr. med. Wilhelm Gerland. Im Herbst 1973 wollte sich ein zweiter Kinderarzt ansiedeln. Doch Dr. Gerland lehnte – in seiner Funktion als zweiter Vorsitzender der Kassenärztlichen Vereinigung Westfalen-Lippe – den Konkurrenten kurzerhand ab. Der Mediziner fand: Ein Pädiater genügt für Unna.

Der Konkurrenzkampf unter den westdeutschen Kassenärzten verhindert vielerorts eine ausreichende Betreuung der Bevölkerung. Der 1. Vorsitzende der Kassenärztlichen Vereinigung Hessen, Dr. med.

Gerhard Löwenstein, appellierte daher im Frühjahr 1973 zu Recht an seine Berufskollegen, »in neu niedergelassenen Ärzten keine Konkurrenten, sondern Mitkämpfer um die Erhaltung der freien Praxis zu sehen«. Der hessische KV-Boß wurde noch deutlicher: Selbst wenn ein Kollege durch die Eröffnung einer weiteren Arztpraxis 10 oder 15 Prozent seiner Krankenscheine und damit einen Teil seines Honorars einbüße, sei ihm damit immer noch gedient. Er gewinne dadurch nämlich nicht nur ein Mehr an Freizeit, die ihm bitter not tue, sondern auch einen Verbündeten für die Sicherung der ärztlichen Versorgung.

Bewirkt hat diese Erkenntnis einzelner weitblickender Ärzte bisher nichts. Wenn's ums Geld geht, rangiert der hippokratische Gemeinschaftsgeist an zweiter Stelle. Dies mußte wohl auch das Bundesverfassungsgericht in Karlsruhe erkannt haben, als es im Sommer 1972 die Befugnisse der Landesärztekammern beschnitt und zur Begründung erklärte: »Die Gefahr, daß auch sachfremde berufspolitische Erwägungen sich gegen die Interessen der Allgemeinheit durchsetzen und zu Lösungen führen, die gesundheitspolitisch nicht verantwortet werden können, ist nicht von der Hand zu weisen.«

Besonders auffallend ist das erhebliche Ungleichgewicht vor allem in der fachärztlichen Versorgung, wie aus einer vom Arbeits- und Sozialministerium Baden-Württemberg veröffentlichten Studie »Thesen und Daten zur ärztlichen Versorgung« anfangs 1973 hervorgeht. Von den Fachärzten ließen sich nur 7,44 Prozent in Gemeinden unter 10 000 Einwohner nieder, während sich in den Städten mit 20 000 bis 50 000 Einwohnern 40,99 Prozent und in den Städten mit mehr als 50 000 Einwohnern sogar 51,57 Prozent der Fachärzte befinden. Das Mißverhältnis zwischen Ärzten und Bevölkerungsanteil ist bei den Fachärzten besonders gravierend. Das Stadt-Land-Gefälle in der ärztlichen Versorgung ist hier besonders stark ausgeprägt. Wie notwendig die Bildung ärztlicher Versorgungsschwerpunkte gerade auf dem Lande sein wird, zeigt eine dem »Deutschen Ärzteblatt« entnommene Verteilungstabelle. Demnach entfallen zur Zeit in der Bundesrepublik auf je einen niedergelassenen Internisten 11 600 Einwohner, auf einen Frauenarzt 24 500 Einwohner, auf einen Kinderarzt 30 700 Einwohner, auf einen Augenarzt ebenfalls 30 700 Einwohner. »Da kann man wohl behaupten«, so kommentierte der Vizepräsident der Bundesärztekammer und Vorsitzende des »Hartmannbundes«, Dr. med. Horst Bourmer, die ärztliche Versorgung in der Bundesrepublik, »daß die Ärzteschaft ihren Sicherstellungsauftrag für die ihr anvertrauten Patienten erfüllt – besser als die bundesdeutsche Polizei ...«

Ein bayerischer Hautarzt berichtete in seiner Verbandszeitschrift, daß er mehr als »drei Landkreise Ostbayerns bzw. des angrenzenden Niederbayerns« zu versorgen habe. Dieser Mediziner läßt nur »Kranke kommen, die zur Einhaltung der Bestelltermine erzogen werden«, obwohl ihre »Anwege bis zu 60 km lang sein können«. Er beklagt sich über Patienten, die sich – meist weil sie alt oder behindert sind – nicht an den hektischen Fließbandrhythmus seiner Praxis anpassen können: »Besonders ältere Frauen sind rechte Zeitverzehrer und Nervensägen für einen vielbeschäftigten Arzt, indem sie nach Zeigen eines Minifensterchens Haut nur sehr umständlich und widerwillig und nach *schichtweisem Monieren* diagnostisch brauchbar entblößt sind.« (Dr. med. Erich Mendl, Mühldorf, in einem Leserbrief an den »Niedergelassenen Arzt«, Heft 2/1970.)

Anfang 1972 sagte Dr. med. H. Braun, Vizepräsident der Bayerischen Landesärztekammer: »Übrigens ist die ärztliche Versorgung nicht nur auf dem Lande problematisch, sondern auch in Großstadtrandgebieten und Satellitenstädten.« Dr. Hans Studt, Chef der Gesundheitsabteilung im nordrhein-westfälischen Arbeits- und Gesundheitsministerium, meint dazu: »Bayern ist dabei noch sehr viel besser daran als wir.« Dr. med. Hans-Wolf Muschallik, Erster Vorsitzender der Kassenärztlichen Bundesvereinigung – vom Gesetzgeber zur Sicherstellung der kassenärztlichen Versorgung beauftragt –, kam im Dezember 1971 jedoch zu folgender Meinung: »Die Behauptung von der angeblich nicht oder nicht mehr sichergestellten ärztlichen Versorgung in der Bundesrepublik ist einfach falsch.« Und so wie er äußerten sich nahezu alle Vertreter der Ärzteschaft, die in der Öffentlichkeit als medizinische Funktionäre auftraten. Der Kölner Berufspolitiker Dr. Roos nannte die Warnrufe »hysterisches Geschrei«, und der ehemalige Präsident der Bundesärztekammer, Prof. Ernst Fromm in Hamburg, sagte vor der Presse, es gebe kaum eine Nation, deren Bevölkerung aus ärztlicher Sicht so gut versorgt wird wie die Bundesrepublik. Sollte der im Augenblick ranghöchste Arzt der Welt damit meinen, daß auch wir in Deutschland – mit mehr oder weniger Erfolg – Herzen operieren können und Nieren transplantieren, so mag er recht haben. Sollte er aber der Meinung sein, daß bei uns der Durchschnittsbürger, wenn er krank wird, in der Regel gut versorgt wird, so ist das eine unhaltbare Beschönigung der wirklichen Verhältnisse.

Wird das Dorf zum Seuchenherd?

Das Lied von Notstand und Siechtum der ärztlichen Versorgung in Deutschland, wie es in den letzten Monaten und Jahren immer häufiger in Presse, Funk und Fernsehen angestimmt wird, gehört nicht – wie uns die ärztlichen Standesvertreter immer wieder glauben machen wollen – in Tante Claras Märchenstunde. Unser Gesundheitswesen »geht am Krückstock«, daran können weder politischer Nebel noch kassenärztliche Schminke etwas ändern. Gesundes Landvolk und widerstandsfähiges Bauernblut sind zwar Lieblingsthemen gestriger Schriftsteller, aber die Wirklichkeit sieht anders aus. Auch der Gesundheitszustand der Stadtrandbevölkerung in der Bundesrepublik sieht schlechter aus, als man erwarten dürfte. Diese Beobachtung läßt sich selbst in einer Millionenstadt wie München machen, wo sich beispielsweise die 5800 Bewohner des Stadtteils Hasenbergl-Nord in einen einzigen Arzt teilen müssen. Diese Menschen sind häufiger krank als andere Münchener. 54,6 Prozent leiden an Herz- und Kreislaufkrankheiten, 16,8 Prozent haben ein Lungenleiden, 41,3 Prozent haben eine Magenerkrankung – Zahlen, die weit über den Durchschnittswerten »besserer« Viertel liegen.

Noch schlechter als die Leute vom Hasenbergl sind Tausende von Bauernfamilien dran, die jahrelang keinen Arzt zu Gesicht bekommen. Geburt, Leben, Krankheit und Tod finden hier in der Familie statt. Die Gemeindeschwester ist in zahlreichen Gebieten unseres so hochzivilisierten Landes die Gesundheitsfeuerwehr, wenn Not am Mann ist. Vom gebrochenen Finger über die Blutvergiftung bis zur Lungenentzündung ist bei ihr das allermeiste in guten Händen. Viele Dörfer haben aber noch nicht einmal eine Gemeindeschwester. Krebsvorsorge ist für die meisten Menschen auf dem Land heute noch so unbekannt wie ein Fernsehgerät am Anfang der fünfziger Jahre.

Welche Gefühle mag bei diesen Leuten die Botschaft des Bundeskanzlers von der besseren »Qualität des Lebens« erwecken? Was hat die Bevölkerung in zehntausend Dörfern und Weilern – verstreut über die ganze Bundesrepublik – von frommen Wünschen wie: der medizinische Fortschritt muß allen unseren Bürgern gleichermaßen zugute kommen.

»In dieser Legislaturperiode werden wir uns noch mehr den Menschen zuwenden, die durch ihr persönliches Schicksal am Rande der Gesellschaft leben«, sagte der Kanzler in seiner letzten Regierungserklärung. »Ich meine hier vor allem die Eingliederung der vielen

Behinderten und Schwerbeschädigten. Großer Einfallsreichtum ist nötig, wenn es um die Wiedereingliederung der Behinderten in den Arbeitsprozeß geht.«

Einfallsreichtum ist gut, mehr Ärzte wären besser. Die aber wandern in die großen Städte ab, oder sie sterben aus. Die meisten sterben aus. Der Nachschub aus den medizinischen Fakultäten und Krankenhäusern fließt spärlich. Die Verdünnung ärztlicher Versorgung nimmt rapide zu, die Eltern behinderter Kinder resignieren. Doch in der Zeitung lesen sie: »Wir (die Bundesregierung) denken auch an die geistig behinderten Kinder. Es ist durch bewundernswerte und geduldige Arbeit bewiesen worden, wie viele von ihnen zur Rehabilitation fähig sind, wenn man sich ihrer nur annimmt.«

Wie wahr! Wer aber soll sich dieser bemitleidenswerten Geschöpfe annehmen, wenn nicht der Arzt? Ein mongoloides Kind muß heute kein Krüppel mehr sein. Auf medizinischen Kongressen werden stolz die »Früchte« langjähriger Erziehungsarbeit vorgezeigt, aber auf dem Dorf bleibt alles beim alten. Schlimmer noch: wollte man den Fortschritt in der Welt an der ärztlichen Versorgung auf dem Lande messen, müßte man den Eindruck gewinnen, die Fahrt gehe rückwärts in die Vergangenheit.

»Aber vergessen wir nicht: die unheilbar Kranken brauchen unsere tätige Barmherzigkeit mehr als alle anderen.«

Ich fürchte, daß diese Worte, soweit es die Landbevölkerung betrifft, in den Wind gesprochen sind. Denn der Mangel an praktischen Ärzten auf dem Land wird sich noch vor Ende dieses Jahrzehnts in einer Weise bemerkbar machen, die unübersehbare Konsequenzen für die dort lebende Bevölkerung haben wird. Weitblickende Mediziner schließen die Gefahr nicht aus, daß bereits in den nächsten Jahren die Landbevölkerung infolge des weiter zunehmenden Ärztemangels in einen gefährlichen Seuchenherd verwandelt wird. Viele Städter werden es sich dann überlegen, ob sie ihre Ferien auf dem Bauernhof verbringen. Die Zeit scheint reif für die Abwandlung eines zynischen Wortspiels: »Weil du Bauer bist, mußt du früher sterben!«

Aber hören wir, wie Ärzteführer darüber denken: »Es besteht kein Notstand, und es droht auch für die nächste Zeit keiner.« Dies erklärte Dr. Muschallik von der Kassenärztlichen Bundesvereinigung während eines Presseseminars in Berlin. »Der Nachwuchs an Ärzten übersteigt den zur Aufrechterhaltung des ohnehin schon hohen Bestandes notwendigen Ergänzungsbedarf heute und in den kommenden Jahren erheblich.« Dies schrieb der ehemalige Hauptgeschäftsführer der Bundesärztekammer, Prof. Dr. med. Josef Stockhausen, in der Wochenzeitung »Das Parlament«. Beide Ärzteführer wurden in der Zwischenzeit vom Bundespräsidenten mit dem Verdienstkreuz Erster Klasse des Verdienstordens der Bundesrepublik Deutschland ausgezeichnet.

Durch noch so hartnäckiges Leugnen des Ärztemangels und falsche Bedarfsprognosen, die von den Ärztefunktionären aufgestellt werden, läßt sich jedoch das Chaos, dem weite Teile der Bundesrepublik in ihrer ärztlichen Versorgung zutreiben, nicht abwenden. Mangel an Kassenärzten besteht nämlich keineswegs nur in bayerischen Wäldern, oberhessischen und niedersächsischen Zonenrandgebieten, norddeutschen Küstenstreifen oder rheinischen Brachlanden hinter dem Strom. Auch in den dichtbesiedelten industriellen Ballungsgebieten, so legte das deutsche Nachrichtenmagazin »Der Spiegel« in einer ausführlichen Dokumentarserie zum Thema »Das Geschäft mit der Krankheit« dar, herrscht Ärztenotstand, bleibt die kassenärztliche Versorgung unvollkommen. Das Blatt schreibt weiter:

»In Hunderten deutscher Landgemeinden und Stadtrandgroßsiedlungen fehlt der Praktiker, fehlt der Kinderarzt. In Mittel- und Kreisstädten mangelt es an Augenärzten, Gynäkologen, Orthopäden, Röntgenologen und Hals-Nasen-Ohren-Ärzten. Denn die wenigen Fachmediziner, die hier überhaupt praktizieren, müssen jeweils den gesamten Landkreis mitversorgen. Dort aber, in der Provinz, wohnen noch immer mehr als zwei Drittel aller Bundesbürger.

In der hessischen Industriestadt Hanau (53 000 Einwohner) im Rhein-Main-Raum beispielsweise praktizieren nur 3 Augenärzte, von denen einer über 60 Jahre alt ist, ein zweiter laut Praxisschild nur 8 Stunden Sprechzeit in der Woche hält. Im ganzen Landkreis (152 000 Einwohner) gibt es keinen Augenarzt. Kinderärzte gibt es in Hanau nur 4, im gesamten Kreisgebiet praktiziert keiner. Frauenärzte gibt es in Hanau 7, einer von ihnen hält nur *Sprechstunden nach Vereinbarung* ab. Im gesamten Landkreis ist nur einer zugelassen, und der wirkt gleichzeitig als Belegarzt am Frankfurter Bethanien-Krankenhaus. Hals-Nasen-Ohrenärzte sind in der Kreisstadt 4mal vertreten, Orthopäden 3mal, Nervenärzte gibt es 2. Im gesamten Landkreis sind diese Fachrichtungen nicht präsent.«

Keine Rücksicht auf hochschwangere Frauen

»Die zuständige kassenärztliche Vereinigung (KV), die von Gesetzes wegen die *ausreichende* und *zweckmäßige* ärztliche Versorgung sicherzustellen hat, hält gleichwohl diesen Ärztebestand für vollauf genügend. Als der Bürgermeister von Langenselbold, einer Schwerpunktgemeinde des Hanauer Kreisgebietes mit über 10 000 Einwohnern, die KV um Hilfe bei der Suche nach einem Frauenarzt bat, lehnten die KV-Herren die Ausschreibung im Standesblatt kühl ab. Auch hochschwangeren Frauen, so ließen sie wissen, könne der Weg in die Kreisstadt zugemutet werden. Langenselbold biete, trotz des reichlich bevölkerten Umlandes, keine ausreichende Basis für eine florierende Gynäkologen-Praxis.

Allein in Hessen haben von 1862 Gemeinden mit weniger als 36 000 Einwohnern jeweils 7 von 10, also insgesamt 1300, keinen Arzt. Selbst nach einer internen Erhebung der Landes-KV fehlt es in 23 der 48 hessischen Landkreise an Kassenärzten. Trotzdem ist nach Ansicht der KV Hessen *die ambulante ärztliche Versorgung der Bevölkerung auf jeden Fall sichergestellt.*

In Baden-Württemberg lag 1970 das Defizit an praktischen Kassenärzten auf dem Lande nach einer Erhebung des Stuttgarter Arbeits- und Sozialministeriums zwischen 20 und 25 Prozent. Allein im nordwürttembergischen Gebiet waren damals schon 16 Landpraxen verwaist, 23 neue hätten zusätzlich eröffnet werden müssen.«

»Der Spiegel« stellte ferner fest: »Im niederrheinischen Kapellen müssen sich 12 000 Einwohner mit 2 praktischen Ärzten bescheiden.

In Lennep-Lüttringshausen, unweit Leverkusen, ist selbst nach KV-Meinung *durch Fortgang eines zweiten Kinderarztes die kassenärztliche Versorgung auf diesem Gebiet nicht mehr sichergestellt.*

Im niedersächsischen Königslutter ist, so die zuständige KV, für 16 000 Einwohner *die Niederlassung eines weiteren praktischen Arztes dringend erforderlich.*

Im Neußer Schlachthof-Viertel sind 5500 Bundesbürger ohne einen einzigen Arzt.

In dem traditionsreichen Künstlerort Worpswede müssen sich 9000 Einwohner mit einem Allgemeinpraktiker und einer Kinderärztin begnügen, 2 weitere am Ort ansässige Ärztinnen sind über 65 Jahre alt.

In der rheinhessischen Doppelgemeinde Floersheim/Dalsheim *erfordert*, so die zuständige Mainzer KV lakonisch, *die Sicherstellung der ärztlichen Versorgung der Bevölkerung in den Gemeinden Floersheim/Dalsheim und Umgebung dringlichst die baldige Zulassung eines praktischen Arztes.*

Im württembergischen Stadt- und Landkreis Backnang steht nur ein einziger Orthopäde für 30 000 Städter und rund 80 000 Ländler zur Verfügung.

Die Stuttgarter Vorortgemeinde Unterensingen kann ihren 4000 Bürgern keinen einzigen Doktor bieten.

Im rheinischen Wegberg warten 5000 Bundesbürger auf einen praktischen Arzt.«

Soweit das Zitat aus der Spiegel-Serie, die 1972 einen wilden Sturm der Empörung unter der deutschen Ärzteschaft auslöste. Die Schmäh- und Hetztiraden, die anschließend monatelang über die Redakteure dieses Nachrichtenmagazins hereinbrachen, wird den Journalisten wahrscheinlich noch lange im Gedächtnis bleiben.

Ausländische Ärzte verhindern Zusammenbruch

Nach der jahrzehntelangen Bremsklotzpolitik der Bundesärztekammer kann weder vom Bund noch von den Länderregierungen eine plötzliche Besserung der Lage erwartet werden. Ohne die Mithilfe der Ärztegremien könnte nach wie vor nur durch dirigistische Maßnahmen des Staates rasche Abhilfe geschaffen werden. Darüber, wie diese aktive Mithilfe der Ärzteschaft auszusehen hätte, scheint zum gegenwärtigen Zeitpunkt noch keine endgültige Klarheit zu bestehen. Bedingt durch die verbreitete Unsicherheit, treiben die Bemühungen mancher Ärzteführer manch komische Blüten des Übereifers. So hat der NAV-Boss Dr. Roos am 25. Februar 1973 unter der Überschrift »Kirchenbauland für Landärzte – NAV: Beitrag zur ärztlichen Versorgung« eine Pressemitteilung folgenden Wortlauts herausgegeben:

»Die Kirchen sollten Ärzten, die sich auf dem Lande in freier Praxis niederlassen wollen, zu günstigen Bedingungen Bauland zur Verfügung stellen. Das hat heute der Verband der Niedergelassenen Ärzte Deutschlands (NAV) vorgeschlagen. So könnte die katholische und evangelische Kirche einen nützlichen Beitrag zur Verbesserung der landärztlichen Versorgung der Bevölkerung leisten. Die Reformvorschläge der Kirchen für ein neues Bodenrecht, die kürzlich in einer

Denkschrift vorgelegt wurden, sollten nach Ansicht des NAV um das gute Beispiel praktischer Nutzanwendung bereichert werden. Den Kirchen dürfte das eigentlich nicht schwerfallen: Ihnen geht es in der Denkschrift ohnehin darum, daß das Angebot an Grund und Boden erweitert wird.«

Es sei dahingestellt, ob sich die Kirchen künftig in der einen oder anderen Weise an der ärztlichen Versorgung der Bevölkerung mitbeteiligen sollten. Was der ärztlichen Anregung fehlt, ist das gute Beispiel, mit dem die Ärzteschaft ihrerseits eine längst überfällige Reform an Kopf und Gliedern einzuleiten gedenkt. Möglichkeiten dazu gibt es mehr als genug.

Aus der Vielzahl möglicher Initiativen seien hier nur einige wenige genannt, z. B. die seit länger als einem Jahrzehnt betriebene ärztliche Niederlassungsfreiheit im EG-Raum. Solange hier jedoch westdeutsche Arztfunktionäre ihre französischen Kollegen des Boykotts der angestrebten Niederlassungsfreiheit bezichtigen, auf der anderen Seite französische Delegierte deutsche Kommissionsmitglieder »ungezogene Flegel« nennen, da angeblich sie die Niederlassungsfreiheit mit allen möglichen Mätzchen verhindern, solange wird das für die beteiligten Staaten »ein Warten auf Godot« und aus dem ständigen Ausschuß der Ärzte in der Europäischen Gemeinschaft vielleicht ein »ewiger Ausschuß«.

Zu bedenken wäre aber auch, ob es berechtigt ist, die Verlängerung von Arbeitsgenehmigungen ausländischer Ärzte so streng wie gegenwärtig zu handhaben. »Die Frage, ob ausländische Arbeitnehmer ein Anrecht darauf haben, von einem ihre eigene Sprache sprechenden Arzt behandelt zu werden, wird leider auch kaum gestellt«, wie der Vorsitzende des Marburger Bundes – mit 35 000 Krankenhaus-Ärzten der mitgliederstärkste Ärzteverband in der Bundesrepublik –, Dr. med. Edwin Odenbach, Köln, zu bedenken gab. Noch ist es für einen ausländischen Arzt schwer, die Genehmigung zur Führung einer eigenen Praxis zu erhalten, wie der folgende Fall zeigt:

»Einem Türken, der seit 1962 als Assistenzarzt an der Städtischen Kinderklinik Dortmund/Lücklenberg arbeitete und seit vier Monaten im Kreiskrankenhaus Uelzen tätig ist, darf der nordrhein-westfälische Innenminister die Bestallung als Kinderarzt nicht versagen. Dieses bemerkenswerte Urteil fällte die Zweite Kammer des Verwaltungsgerichts Gelsenkirchen.

Ausländern kann die Bestallung als Arzt in der Bundesrepublik nach der Bundesärzteordnung in besonderen Einzelfällen und aus

Gründen des öffentlichen Gesundheitsinteresses erteilt werden. Im Gegensatz zum Innenministerium bejahte das Verwaltungsgericht diese Voraussetzung. Der türkische Arzt, der seine Examina in der Türkei bestanden hatte und zur weiteren Fachausbildung nach Deutschland gekommen war, hatte sich auf eine Anzeige hin um die Niederlassung als Kinderarzt in der Gemeinde Eppingen in Baden-Württemberg beworben, wo es für 25 000 Einwohner weit und breit keinen Kinderarzt gab ...

Zu Unrecht habe der Minister – entschied das Gericht – hier Gründe des öffentlichen Gesundheitsinteresses für seine Bestallung als Arzt verneint. Ein Notstand in der ärztlichen Betreuung müsse nicht nach der Lage im gesamten Bundesgebiet, sondern vielmehr regional betrachtet werden ...« (»Ruhrnachrichten« vom 31. 1. 1970).

Unter diese Rubrik fallen unter anderem auch jene Sanktionen gegen Medizinstudenten aus unterentwickelten Ländern in der Dritten Welt, die sich an westdeutschen Universitäten für den Arztberuf ausbilden lassen wollen. Da wurden verschärfte Zulassungsbestimmungen angekündigt, es sei denn, die Gaststudenten erklärten sich »bereit, unmittelbar nach der Ausbildung in ihre Heimatländer zurückzukehren«; da haben sich aber auch gewisse Gewohnheiten entwickelt, Vorschriften und listige Verordnungen, wie dazu geschaffen, unliebsame Medizinstudenten abzuwehren. Ein ungeübtes Auge ist kaum in der Lage, die Fußangeln vorsichtig verschlüsselter Neins zu erkennen und zu beweisen. Beispiele dafür sind reichlich vorhanden.

Dabei hat bisher kaum jemand daran gedacht, daß ohne die inzwischen fast 6000 ausländischen Ärzte in deutschen Krankenhäusern die Versorgung auf diesem Sektor des deutschen Gesundheitswesens längst zusammengebrochen wäre. Und erst im Januar 1973 war die baden-württembergische Landesregierung gezwungen, zur Aufrechterhaltung der zahnärztlichen Versorgung 40 schwedische Zahnmediziner ins Schwabenland zu holen. Die Ärztekammern ebenso wie die vom Gesetzgeber eigens mit der Sicherstellung der ärztlichen Versorgung beauftragten Kassenärztlichen Vereinigungen werden es sich in Zukunft gefallen lassen müssen, daß zumindest vorübergehend oder teilweise der Sicherstellungsauftrag in den heute bereits unterversorgten Gebieten der Bundesrepublik in andere, wirkungsvollere Hände übertragen wird.

Selbst aus maßgeblichen Medizinerkreisen, die früher als andere den Zug der Zeit erkannten, melden sich Stimmen, die in diese Richtung zielen. So deutete der ehemalige Hartmannbund-Chef

Dr. Karl-Hans Metzner auf einem berufspolitischen Spitzengespräch 1971 in Davos an, daß es schon in naher Zukunft »nicht mehr allein ärztliche Aufgabe sein kann, die medizinische Versorgung zu garantieren«. Ähnlichen Weitblick bewies hier auch der Herausgeber und Chefredakteur des führenden ärztlichen Wochenmagazins »Selecta«, Dr. Ildar Idris: »Die Kraft der Ärzte reicht nicht mehr aus, um mit der Springflut neuer Aufgaben fertig zu werden.«

Ein Königreich für einen Arzt

Wenn wir als Mindestzahl für die ärztliche Versorgung der Bevölkerung einen Index von 13 Ärzten für 10 000 Menschen (das ist ein Arzt für rund 770 Einwohner) annehmen, fehlen derzeit 3 900 000 Ärzte auf der Welt. (Dr. med. Paul Lüth in »Kritische Medizin«). Auf die speziellen Verhältnisse in der Bundesrepublik angewandt (Gesetzliche Krankenversicherung!), wo derzeit 10 000 Bundesbürger von durchschnittlich 7 Kassenärzten (das ist ein Arzt für 1430 Einwohner) betreut werden, haben wir gegenwärtig rund 38 000 bis 40 000 Kassenärzte zu wenig, mit besonders krassen Lücken auf dem Land. Dr. med. Rolf Schloegell, Sekretär des Soziomedizinischen Ausschusses des Weltärztebundes und Hauptgeschäftsführer der Kassenärztlichen Bundesvereinigung, Köln, schrieb dazu im »Deutschen Ärzteblatt«: »Je größer die Zahl der Ärzte in einem Land ist, um so mehr Möglichkeiten bestehen für die Bevölkerung, von den Errungenschaften moderner Medizin Gebrauch zu machen.«

Die Kinder- und Müttersterblichkeit liegt denn auch in den westdeutschen Großstädten weit unter dem Bundesdurchschnitt. In den ländlichen Provinzen sterben um die Hälfte mehr Säuglinge und Mütter als etwa in München, Hamburg oder Frankfurt. In zehntausenden Gemeinden gibt es keinen Kinderarzt, keinen Frauenarzt.

Die Bundesrepublik hält noch immer an einem Krankenversicherungssystem fest, das sich sozial nennt – in Wahrheit aber die Interessen von 58 Millionen Bundesbürgern dem Standesegoismus von 43 000 Kassenärzten und ihren Funktionären unterordnet. Wir alle sind noch immer der Willkür dieser Herren in den weißen Kitteln ausgeliefert.

Auch dieses Beispiel macht wieder einmal deutlich, daß unsere auf

Spezialisierung ausgerichtete Gesellschaft immer leichter auch von relativ kleinen, aber dafür um so besser organisierten Gruppen überstimmt werden kann, sofern ihre Mitglieder nur über das erforderliche Maß an Standfestigkeit verfügen. Sobald die »Unersetzlichen« zu Cliquen werden, die nur noch ihre eigenen vordergründigen Interessen im Auge haben und ihre Verantwortung gegenüber der Allgemeinheit ins Unterbewußtsein abschieben, können sie praktisch auch jede Forderung durchsetzen. Selbst eine Regierung ist dann gezwungen, klein beizugeben, wie die Vergangenheit erwiesen hat. Die Gesellschaft ist gegenüber dieser Form sozialer Erpressung nahezu hilflos.

Wie schlimm muß der Notstand sein, wenn beispielsweise das Land Bayern mit Darlehen und Umsatzgarantie bis zu 100 000 Mark jährlich winkt, um Ärzte in einsame Gegenden zu locken, wo sich 2000, 3000, 5000, ja manchmal 10 000 Menschen in einen einzigen Doktor teilen müssen. Unter der Rubrik »dringlich zu besetzende Kassenarztsitze in Bayern« erscheinen heute noch im »Bayerischen Ärzteblatt« regelmäßig bis zu 40 freie Stellen. In einer wahllos herausgegriffenen Ausgabe des »Deutschen Ärzteblattes« (Heft 28 vom 13. Juli 1972) werden allein im Textteil 123 Mediziner für dringlich zu besetzende Kassenarztsitze gesucht. Nicht gezählt wurden dabei die zahlreichen Stellenausschreibungen für Ärzte aller Fachrichtungen im Anzeigenteil des gleichen Heftes. Viele 100 Bürgermeister in deutschen Gemeinden ringen – trotz aller Anstrengungen oft genug vergeblich – mit den zuständigen ärztlichen Verwaltungsstellen um jeden neuen Mediziner. Dabei bieten sie alles auf, was in ihren meist bescheidenen Kräften steht – nur, um Ärzten den Entschluß, in der Provinz zu praktizieren, etwas zu erleichtern: eigenes Haus mit Swimming-Pool, Beteiligung an der Gemeindejagd mit garantiertem Rehbockabschuß, Pkw und Reinemachefrau. In besonders schwer zu besetzenden Kassenarztsitzen stellen die Kassenärztlichen Vereinigungen zusätzlich eine jährliche Anlaufgarantie in Höhe von 120 000 DM zur Verfügung – nicht selten sind auch diese »Lockvögel« umsonst.

Immer häufiger kommt es vor, daß kranke Menschen – darunter zahlreiche alte und gebrechliche – einen zwanzig Kilometer weiten Anmarschweg bis zum nächsten Arzt in Kauf nehmen müssen; ärztliche Hausbesuche sind weitgehend unbekannt. Weniger unbekannt sind dagegen Wartezeiten, die sich zuweilen über einen ganzen Vormittag und den halben Nachmittag erstrecken. Auch der Bundesdurchschnitt der Kassenpatienten muß in der Regel während eines einzigen Arztbesuches 70 bis 80 Minuten in meist kahlen, schlecht gelüfteten Wartezimmern verbringen, um dann in durchschnittlich 3 Minuten vom Arzt abgefertigt zu werden. So wurde aus der Sprechstunde inzwischen die Sprechminute.

Alptraum Wartezimmer

Aber nach wie vor existiert das Problem Wartezeit für die Mehrzahl der Ärzte überhaupt nicht. Im Gegenteil, sie sind allen Ernstes der Auffassung, vielen ihrer Patienten einen Gefallen zu tun, wenn diese möglichst viel Zeit im Wartezimmer verbringen müssen. Aufschlußreich in diesem Zusammenhang ist besonders die Ansicht des ranghöchsten Sprechers der deutschen Kassenärzte, Dr. Hans-Wolf Muschallik: »Für eine Reihe von Menschen – und deren Anzahl ist keineswegs klein, ja nach unserem Eindruck nimmt sie sogar zu – ist das Wartezimmer einer der wenigen verbliebenen Orte der Möglichkeit einer menschlichen Begegnung und des zwischenmenschlichen Gesprächs. In diesem Falle ist Warten keine Last. Das gilt für alleinstehende Rentner in gleicher Weise wie für viele, die psychosomatisch krank sind, weil sie sich alleingelassen, ausgestoßen und isoliert fühlen.«

Da ist man versucht zu rufen: Nun wissen wir es endlich, was uns zu unserem Glück gerade noch gefehlt hat! Auf in die ärztlichen Wartezimmer! Kaffeekränzchen beim Onkel Doktor und die Wartezimmer-Party sind der letzte Schrei in der modernen ärztlichen Versorgung – nach dem Motto: Hast du Langeweile, mach dir ein paar schöne Stunden, geh zum Arzt!

Und wie honorieren die Ärzte unser Entgegenkommen? Um sich vor jeder »außerplanmäßigen« Hilfsbereitschaft zu drücken, greifen manche von ihnen »zu tragisch-komischen Schutzmaßnahmen«, erzählt der praktische Arzt Dr. Paul Mößinger in seinem Buch »Sorgen um die Medizin«. »Immer wieder mal läßt ein Arzt im persönlichen Gespräch heraus, daß er abends kein Licht im Hause anmacht, um Abwesenheit vorzutäuschen. Wenn ein Arzt soviel Ungemütlichkeit auf sich nimmt und abends mit seiner Familie im Dunkeln sitzt, dann ist die Entpersönlichung zwischen Arzt und Patient wahrhaftig auf die Spitze getrieben.«

Jeder Arzt sollte im übrigen einmal den Mut aufbringen, einen

Blick in sein Wartezimmer zu werfen. Mitunter bietet sich folgendes Bild: Die stromsparende Glühbirne ist trüb und das Fenster zu klein. Das Mobiliar so recht zum Verheizen. Ein schlechter Trost sind auch die abgegriffenen, verschmierten und meist gänzlich zerfledderten Zeitschriften. Sieht das der Arzt denn nicht? Aber nein, er ist ja niemals dazu verurteilt, sich in diesem Raum aufzuhalten. Für ihn ist das Wartezimmer lediglich eine Art Schleuse. Sofern er sie jemals eines Blickes würdigt, geschieht es höchstens, um die Krankenscheine bzw. die Häupter seiner lieben Privatpatienten zu zählen. Sofern letztere nicht – wie bei meinem Hausarzt – in einem gemütlich eingerichteten Séparée untergebracht sind.

Als eine Brutstätte für Krankheitskeime und Mikroben bezeichnete kürzlich ein Arzt die Wartezimmer der niedergelassenen Ärzte. Denn noch immer besteht nicht die geringste hygienische Kontrolle in den Arztpraxen. Während noch der kleinste Krämerladen einer regelmäßigen Hygieneüberwachung durch die Gesundheitsämter unterliegt und keine Lebensmittelverkäuferin ohne Gesundheitszeugnis Wurst verkaufen darf, bleiben der Kassenarzt und seine Praxis völlig unbehelligt. Weder die Ärztekammern noch die Kassenärztlichen Vereinigungen machen irgendwelche Stichproben, die Sterilität von Spritzen und Verbandsmaterialien ist von der Sauberkeit der Sprechstundenhelferinnen abhängig. Kaum jemand sorgt sich um den hygienischen Zustand der Untersuchungsliegen, und wie ein Kassenarzt etwa bei einer Grippeepidemie seine Praxisräume von Krankheitskeimen befreit, ist in die Obhut der Reinemachefrau gestellt. Ähnliche Verhältnisse herrschen in deutschen Krankenhäusern.

Mit der Forderung nach hygienischer Überwachung der Kassenärztlichen Praxen löste der ehemalige Gesundheitssenator Prof. Wolter, seit 1973 Staatssekretär im Bundesgesundheitsministerium, beim Vorstand der Berliner Kassenärztlichen Vereinigung heillose Verwirrung aus. Denn die Kassenarztoberen können zwar mehr oder weniger präzise Angaben über die technisch-apparativen Ausstattungen von Praxen machen, nicht aber über deren sanitäre Anlagen, die noch niemals jemand in Augenschein nahm. Und manche Praxen sind nicht gerade sauber. In den Vorzimmern bundesdeutscher Ärzte werden Patienten mitunter noch kränker, als sie ohnehin schon sind. Oder sie unterlassen – aus Furcht vor muffigen Wartezimmern – einen notwendigen Arztbesuch völlig. Nicht selten verschleppen sie dadurch Krankheiten, die bei einer Behandlung im Frühstadium leicht hätten bekämpft werden können.

Ärzte auf der Landflucht

Auf welche Gründe ist diese »Verdünnung« der kassenärztlichen Versorgung in den Stadtrandgebieten und in vielen ländlichen Regionen zurückzuführen?

Im wesentlichen müssen dafür drei Komplexe als Hauptursache angeführt werden:

1. Ausgelöst wurde die ganze Misere durch das denkwürdige Grundsatzurteil des Karlsruher Bundesverfassungsgerichts vom 23. März 1960, das für Kassenärzte die Niederlassungsfreiheit verkündete. Vor dem Urteil konnten die Ärztekammern die niederlassungswilligen Mediziner nach den jeweiligen Erfordernissen gleichmäßig über ihr Hoheitsgebiet verteilen. Die Kammerherren operierten mit der sogenannten Verhältniszahl 1 : 600, d. h. sie wachten mit Argusaugen darüber, daß die Zahl der Einwohner, die in einem bestimmten Gebiet von einem Arzt betreut wurde, die 600-Grenze nicht unterschritt. Durch diese Zwangswirtschaft – die Ärztekammern blockierten nach Belieben nicht nur die Niederlassung, sondern auch die Bemühungen vieler Mediziner, als Kassenärzte zugelassen zu werden –, die dem Grundgesetz in dieser Form gewiß widersprach, wurde ein großer Teil des ärztlichen Nachwuchses von der freien Tätigkeit als Arzt von vornherein ausgeschlossen. Als dann durch den Spruch des Bundesverfassungsgerichtes die Schleusen geöffnet wurden, ergoß sich ein Strom von Ärzten aus den Kliniken in die freie Praxis. Jahrelang hatten sie dort gegen einen Hungerlohn ausharren müssen, jedoch gleichzeitig die Gelegenheit benutzt, sich zum Facharzt »hochzudienen«. Schon damals wurde durch die verfehlte Politik der Ärztekammern der Grundstein für den heutigen Niedergang des Praktischen Arztes gelegt.

Die Stoßrichtung der niederlassungswilligen Mediziner zielte fast ausschließlich in die großen Städte. Selbst auf dem Land bereits praktizierende Ärzte zog es mehr und mehr in die Ballungsgebiete. Zahlreiche Städte wurden in wenigen Jahren von Ärzten, die in den dicht bevölkerten Betonwüsten das große Geld und das angenehme Leben witterten, förmlich überschwemmt. Der Großraum München beispielsweise darf heute den Ruf für sich in Anspruch nehmen, mit fast 6000 Ärzten die größte Arztkolonie Europas zu sein. Auf jeweils 250 Einwohner kommt durchschnittlich ein Arzt. Noch größer ist die Arztdichte in Würzburg; hier stehen einem Arzt nur noch 147 Menschen gegenüber.

Als die jahrelange Erbhofpolitik und Günstlingswirtschaft der Ärztekammern durch die Aufhebung der Zulassungsbeschränkung vom Tisch war, sannen die ärztlichen Standesfürsten auf Abhilfe. Da sie schon Mitte der fünfziger Jahre nicht müde geworden waren, das Schreckgespenst eines »ärztlichen Proletariats« zu beschwören, fiel es ihnen anfangs der sechziger Jahre nicht mehr allzu schwer, die Universitäten für ihre Politik zu gewinnen. So wurde 1962 der sogenannte Numerus clausus an den medizinischen Fakultäten geboren, zum Teil auch, um den nachdrängenden Ärztenachwuchs wieder in den Griff zu bekommen.

2. Die Abneigung der Kassenärzte, sich außerhalb der Stadtzentren niederzulassen. So verlockend für viele Ärzte die abwechslungsreiche – und einträgliche! – Tätigkeit auf dem Lande sein mag, so sehr fürchten sie den Streß und die nahezu pausenlose Bereitschaft in vielen Landpraxen. Offenbar fällt es der nachwachsenden Generation von Medizinern in einer Zeit, da alle Welt von Arbeitszeitverkürzung, Rationalisierung, Urlaub und geregelter Freizeit spricht, immer schwerer zu glauben, daß sie allein diejenigen sein sollen, die siebenmal vierundzwanzig Stunden in der Woche erreichbar sein müssen. Schließlich übersehen viele Ärzte nicht die Belastung für die Familie in einer Landpraxis, die Schwierigkeiten für die Ausbildung der Kinder und das Abgeschnittensein vom gesellschaftlichen Leben der Stadt. Die Zeiten, da es noch eine Ehre war, ganz weit draußen in der Provinz zu praktizieren, sind wahrscheinlich endgültig vorbei: »Dann schon lieber in den Kongo«, wie 1972 ein Mediziner im »Baden-Württembergischen Ärzteblatt« schrieb. Ihren Kindern glauben die meisten Ärzte einen langen Schulweg, sich selbst eine längere Autofahrt ins Theater nicht zumuten zu können; von Alten und Kranken, die ihre Hilfe brauchen, erwarten sie hingegen wie selbstverständlich kilometerlange Anfahrten und Fußwege.

3. Die zunehmende Spezialisierung der Ärzte bei gleichzeitigem Rückgang des Nachwuchses an Praktischen Ärzten. Der Allgemeinpraktiker, aus dem nichtakademischen Wundarzt des vergangenen Jahrhunderts hervorgegangen, verfügt über ein niedrigeres Ansehen als der Facharzt. Obwohl nach vielerlei Statistiken 90 Prozent aller Krankheiten von ihm betreut werden. Oder gerade deswegen? Nicht wenige Hochschulmediziner sind nämlich der Ansicht, daß 90 Prozent der Krankheiten in der Allgemeinpraxis von selbst heilen.

Der Medizinstudent begegnet – von ganz wenigen Ausnahmen abgesehen – zu keiner Zeit seiner sechsjährigen Ausbildung einem Praktischen Arzt. Es gibt kein Kolleg für Praktische Medizin, es gibt keine Wissenschaft von der so lebenswichtigen Allgemeinpraxis. Die Folge: der »Herr Doktor«, der eben sein Examen bestand, hat von der Praxis im »Schützengraben der Medizin« nicht viel Ahnung. Obwohl ihm die Bestallungsordnung die Fähigkeit zum Praktischen Arzt attestiert, steht er von heute auf morgen seinen Patienten recht hilflos gegenüber. Von 100 frischgebackenen Medizinern wollen heute nur noch 2 Praktischer Arzt werden, und die bleiben in der Stadt oder im Krankenhaus. Begründung: Die Ausbildung genüge nicht, die Vielfalt der medizinischen Probleme der Allgemeinpraxis zu bewältigen; zudem müsse vor allem der Praktische Arzt in der Provinz auf wissenschaftliche Information und Weiterbildung, auf Erfahrungsaustausch mit Kollegen weitgehend verzichten.

Das war nicht immer so. Zu Beginn unseres Jahrhunderts war das Ausbildungsziel der medizinischen Fakultäten der Praktische Arzt, die Spezialisierung steckte noch in den Kinderschuhen. Viele Universitätsprofessoren waren jahrelang Allgemeinpraktiker gewesen, ehe sie zu ihren Ausbildungsstätten als Lehrer zurückkehrten. Die Ordinarien gingen mit ihren Studenten in die Häuser der Kranken, denn die Bettenzahl der Kliniken war gering. So war das Arbeitsfeld, ob in Stadt oder Land, den Hochschulen und damit dem medizinischen Nachwuchs von Anfang an vertraut.

Inzwischen haben sich die Universitäten von der medizinischen Alltagspraxis fast hermetisch abgekapselt, sind indessen jedoch festen Glaubens, das Krankengut in ihren weitläufigen Klinikstädten spiegele das der Gesamtbevölkerung wider. In den Universitätskliniken aber überwiegen bei weitem die seltenen Krankheitsbilder; mehr als 90 Prozent der Alltagskrankheiten, an denen Millionen Menschen leiden, bekommen die dort tätigen Ärzte nie zu Gesicht.

Daß dem so ist, liegt nicht nur an den Universitäten. Ein ausgeprägter Futterneid auf seiten der niedergelassenen Ärzte hat teil an dieser Schuld. Das deutsche Kassenarztrecht enthält einen Paragraphen, der besagt: »Die Kassenärztlichen Vereinigungen und die Kassenärztliche Bundesvereinigung haben die den Krankenkassen obliegende ärztliche Versorgung sicherzustellen.« Dieser Sicherstellungsauftrag ist für die Kassenärzteschaft zugleich ein Sicherstellungsmonopol, um das sie lange und hart gestritten haben. Das Gesetz garantiert ihnen, daß sie weder von Krankenhäusern oder Universitätskliniken noch von kasseneigenen Ambulatorien, die es heute nur noch vereinzelt gibt, in eine Konkurrenz um den Patienten gedrängt werden.

Aber kann die überalterte und überlastete Ärzteschaft die kassenärztliche Versorgung überhaupt noch aus eigener Kraft sicherstellen? Gibt es nicht heute schon, wie uns die Beispiele beweisen, einen »schmerzlichen Ärztemangel« (bayerischer Arbeits- und Sozialminister Fritz Pirkl), der sich nicht nur in total überfüllten Wartezimmern und unverantwortlich knappen Behandlungszeiten äußert?

Wer diese Fragen stellt, begibt sich in Gefahr, von streitbaren Ärztefunktionären statt mit einer sachlich fundierten Antwort mit bösen Worten bedient zu werden. Das »Deutsche Ärzteblatt« veröffentlichte im Frühjahr 1972 einen Vortrag des Ehrenvorsitzenden der Kassenärztlichen Bundesvereinigung, Dr. Friedrich Voges, zu diesem Thema, wo von »hetzerischen Schlagworten wie Arztmangel und überfüllten Wartezimmern« gesprochen wird.

Freie Arztwahl – eine Farce

Indes vermag nichts darüber hinwegzutäuschen, daß die von der Ärzteschaft bis zum Überdruß gerühmte »freie Arztwahl« der Patienten in den meisten Fällen nicht existiert. Sie besteht im allgemeinen nur dort – und auch da mit Einschränkungen –, wo dem Patienten verschiedene Ärzte in Reichweite zur Verfügung stehen, wie dies für die größten Städte heute im allgemeinen zutrifft. Schon in vielen mittleren und Kleinstädten, vom Lande ganz zu schweigen, ist das nicht der Fall. Der Kranke ist in der Regel auf den »nächsten« Arzt, den Arzt seines Bezirkes angewiesen, mag dieser ihm nun besonders sympathisch sein oder nicht. Und selbst in den größten Städten hat man, wenn es sich um Spezialisten handelt, oft nicht die Wahl, und es ist nicht jedem Kranken möglich, in die benachbarte Großstadt zu fahren, um einen Arzt zu konsultieren oder gar – bei schwerer Erkrankung – von dort kommen zu lassen. Wenn der Patient von seinem verbrieften Grundrecht der freien Arztwahl Gebrauch machen will und soll, dann muß natürlich auch ein entsprechendes Angebot an Ärzten vorhanden sein. Im Bundesgesundheitsministerium scheint man diese Selbstverständlichkeit endlich erkannt zu haben. Da es jedoch Jahre dauern würde, bis die Zahl der Arztpraxen auf den notwendigen Stand gebracht ist, der Bund aber im Zuge der angekündigten Verbesserung der Lebensqualität rasch zu sichtbaren Resultaten gelangen möchte, dürfte schon in absehbarer Zeit mit der Eröffnung neuer Möglichkeiten im Hinblick auf die ärztliche Versorgung gerechnet werden. Frau Katharina Focke, die Nachfolgerin von Frau Käthe Strobel im Bundesgesundheitsministerium, beabsichtigt jedenfalls – wie sie in einer Fernsehsendung am 11. Februar 1973 erklärte – insbesondere die Krankenhäuser auf dem Land stärker als bisher in die ärztliche Versorgung der Bevölkerung einzubeziehen.

Auch der Regierung kann schließlich nicht länger verborgen bleiben, daß die Monopolstellung der freipraktizierenden Ärzte volkswirtschaftlich nicht mehr vertretbar ist. Wenn die Fortschritte der Medizin allen zugute kommen sollen – und darauf hat Bundeskanzler Brandt in seiner Regierungserklärung ausdrücklich hingewiesen –, wenn außerdem die Gesundheitsvorsorge ausgebaut werden soll, dann müssen wir die ärztliche Versorgung rationalisieren, sonst enden wir im finanziellen Chaos. Rationalisieren aber heißt vor allem Zusammenarbeit, heißt Abbau der bestehenden Schranken; und zwar sowohl zwischen ambulanter und stationärer ärztlicher Tätigkeit als auch zwischen freier Praxis und öffentlichem Gesundheitsdienst.

Wo immer bisher eine derartige Rationalisierung versucht wurde, ist sie von der freipraktizierenden Ärzteschaft in der Regel erbittert bekämpft worden. Meistens mit Erfolg. Ein Beispiel von vielen ist der Vorschlag, den die Deutsche Krankenhausgesellschaft 1973 auf Empfehlung des Europarats machte.

Bis heute muß ein ins Krankenhaus eingelieferter Kassenpatient grundsätzlich stationär behandelt werden. Auch wenn während seiner dortigen Voruntersuchung oder Nachbehandlung ein Krankenhausaufenthalt entbehrlich wäre. Da dies sehr häufig der Fall ist, schlug die Deutsche Krankenhausgesellschaft vor, die rein stationäre Leistung der Krankenhäuser aufzuteilen – in einen stationären und einen nichtstationären Teil. Eingewiesene Patienten sollten künftig, sofern ihr Zustand dies erlaubt, ambulant mit den besonderen Möglichkeiten des Krankenhauses voruntersucht und nachbehandelt werden können. Nur für die Dauer der eigentlichen Krankenhausbehandlung sollten sie sich dort aufhalten und auch Pflege in Anspruch nehmen. Damit hoffte man, ein Drittel der Kosten und des Personals einsparen zu können.

Ob eine solche Lösung praktikabel gewesen wäre, soll an dieser Stelle ebenso wenig erörtert werden wie die Frage, ob unsere Krankenhäuser nicht auch andere Möglichkeiten haben, die galoppierende

Kostenentwicklung zu bremsen. Hier soll uns lediglich die Standespolitik der freipraktizierenden Ärzteschaft interessieren.

Obwohl der Plan der Krankenhausgesellschaft die Tätigkeit der Kassenärzte, wie es hieß, nicht einengen sollte, beantworteten deren Vertreter ihn mit scharfen Protesten. Sie brachten das Vorhaben schließlich zu Fall. Als Hauptgrund für ihre ablehnende Haltung gaben sie an: Nach unserer Auffassung wäre das der erste Schritt, um generell zu offenen Ambulatorien der Krankenhäuser zu kommen. Denn wenn der Vorschlag verwirklicht würde, hätten die Krankenhäuser einen enormen Investitionsbedarf, und dieser enorme Aufwand müßte über kurz oder lang amortisiert werden. So etwas würde dann nach dem Parkinsonschen Gesetz verlaufen – am Ende bliebe den Krankenhäusern gar nichts anderes übrig, als offene Ambulatorien zu fordern, in die jeder Patient gehen kann.

Ambulatorien gibt es heute nur in sehr begrenzter Zahl – vor allem an Universitätskliniken. In dem Bericht der von der Bundesregierung eingesetzten Sozialenquete-Kommission aber werden sie als »rein wirtschaftlich recht attraktiv« bezeichnet, weil »ein Patient in Minutenschnelle vom Allgemeinarzt an verschiedene Fachärzte mit ausreichender Geräteausstattung *weitergereicht* werden kann, so daß mit geringstem Zeit- und Sachaufwand eine zuverlässige Diagnose zustande kommt, der sich das gebotene therapeutische Programm unverzüglich anschließt«.

Wenn dem so ist – und es besteht nicht der geringste Anlaß, an der Sachkenntnis und Unparteilichkeit dieser Kommission zu zweifeln –, warum sind dann unsere freipraktizierenden Ärzte dagegen? Wer die ärztliche Verbandspresse der vergangenen Jahre und die Verlautbarungen ärztlicher Standespolitiker daraufhin prüft, der stößt dabei auf eine Reihe von Widersprüchlichkeiten. So wurden gegen die Betreuung ambulanter Patienten in ärztlichen Behandlungs- und Beratungszentren – seien es nun Polikliniken, Mayokliniken, Ambulatorien oder Gemeinschaftspraxen – von Standesvertretern der Ärzteschaft unter anderem folgende Argumente vorgebracht. Zunächst die ideologischen:

»Wir Ärzte lehnen das strikt ab, weil es unserer freiheitlichen und westlichen Auffassung entgegensteht.« So der frühere Präsident der Bundesärztekammer, Prof. Dr. Dr. h. c. Ernst Fromm. Und weiter: »Wir haben sehr viel auszusetzen an einer ambulantenhaften Normenversorgung der Menschen in Form der östlichen Ambulatorien.«

Daß es ähnliche Ambulatoriumsformen in großer Zahl auch in den Vereinigten Staaten gibt, ließ Prof. Fromm unerwähnt. Und das »Berliner Ärzteblatt« erinnerte daran, daß die Idee des Ambulatoriums »auch vom Nationalsozialismus propagiert wurde«. Wörtlich hieß es: »Der Ambulatoriumsarzt ist kein freier Arzt mehr ... Er ist nicht mehr der Anwalt der Kranken und Schwachen, sondern der Beauftragte einer Bürokratie, deren Interessen er in erster Linie wahrzunehmen hat.«

Was immer auch gegen ärztliche Großbetriebe eingewendet werden mag – heute werden sie bereits in großer Zahl in Form von Gruppenpraxen und Diagnosezentren von eben diesen niedergelassenen Ärzten gefördert –, eine einseitig geführte ideologische Kampagne ist wenig überzeugend. Zumal, wenn auch die übrige Haltung der ärztlichen Standespolitik in dieser Frage oft unklar und widersprüchlich ist. So lauten ihre drei meistgenannten anderen Einwände gegen medizinische Behandlungszentren, sofern sie nicht allein von der Ärzteschaft finanziert werden:

Unerläßliche Grundlage der ärztlichen Berufsausübung ist das Vertrauensverhältnis zwischen Arzt und Patient. Wenn mehrere Ärzte den Patienten gemeinsam betreuen, ist dieses persönliche Vertrauensverhältnis gestört, wenn nicht gar aufgehoben;

in solchen Zentren arbeiten neben privilegierten Ärzten mit Unternehmerfunktion weisungsgebundene Ärzte. Das entspricht nicht unseren traditionellen Grundsätzen von der ärztlichen Berufsausübung. Denn der Arztberuf ist seinem Wesen nach ein freier Beruf;

zu unserer liberalen Gesellschaftsordnung gehört die Möglichkeit des Patienten, seinen Arzt frei zu wählen. Diese freie Arztwahl ist in ambulatorienhaften Zentren in der Regel nicht gegeben.

»Heil«-Monopol auf Kosten der Patienten

Wie weit es mit der freien Arztwahl her ist, sahen wir bereits. Und wie steht es damit, wenn der Patient ins Krankenhaus muß? Wird er dort etwa nicht von mehreren Ärzten gemeinsam betreut? Und sind dort nicht auch neben privilegierten Ärzten mit quasi Unternehmerfunktion »weisungsgebundene« Ärzte tätig? Und hat der Patient, der ins Krankenhaus muß, immer die Möglichkeit, sich den Arzt auszusuchen, von dem er gerne operiert werden möchte?

Der Streit um die ambulante Versorgung des Patienten schwelt seit langem. Er wurde von allen Seiten streckenweise ziemlich rüde geführt. Immerhin fielen Worte wie »seltsame Sparschweine« und »Barrikadenkämpfer« – auch das dürfte das Ansehen der Jünger Hippokrates' nicht sonderlich gefördert haben. Vor kurzem lud sich der alte Konfliktstoff erneut auf. Verbandspresse und Standesorganisationen riefen die Kassenärzteschaft neuerdings verstärkt dazu auf, die – wie es heißt – »unnötige« und »gedankenlose« Inanspruchnahme von Polikliniken und Krankenhausärzten zu unterlassen. Gleichzeitig kündigten Kassenärztliche Vereinigungen ihre oft jahrelang bestehenden Verträge mit Krankenhäusern zur Benutzung dortiger Einrichtungen überraschend. Worum es dabei geht, zeigt ein Brief der Kassenärztlichen Vereinigung Hessen. Über seinen Inhalt berichtet die Zeitschrift »Der niedergelassene Arzt«:

»Die niedergelassenen Ärzte hätten ... es selbst in der Hand, ob der Monopolauftrag der Kassenärztlichen Vereinigungen bei einer Reform vom Tisch gefegt würde oder nicht.«

Das ist der Kern der ganzen Auseinandersetzung: die Sorge, das Monopol einzubüßen. Sie bildet auch den Hintergrund aller anderen oft so heftig ausgetragenen Kämpfe gegen Krankenkassenambulatorien, Einrichtungen des Öffentlichen Gesundheitsdienstes und von privater Hand geförderte Diagnose- und Vorsorgezentren. Um das gleich dazuzusagen: Der Kampf der Kassenärzte um ihr Monopol ist durchaus legitim. Die ärztlichen Organisationen haben nicht nur das gute Recht, sie haben die Pflicht, die wirtschaftlichen Interessen ihrer Mitglieder zu schützen. Die Frage ist nur, und nicht nur hier: Wie tun sie das und um welchen Preis? Wird dieser Kampf tatsächlich auch zum Wohl des Patienten geführt, wie die Ärzteverbände steif und fest behaupten? Oder laufen hier Arztinteressen und die Interessen der Gesellschaft, wie viele Kritiker meinen, auseinander?

Als Folge der Vertragskündigungen durch viele Kassenärztliche Vereinigungen wurden zahlreiche Krankenhauslabors und andere kostspielige Klinikeinrichtungen unrentabel. Die Werte, die dort jetzt brachliegen oder ungenügend ausgelastet sind, gehen in die Millionen. Das ist volkswirtschaftlicher Aberwitz. Indessen, die Interessenpolitik der Kassenärzte hat noch einen anderen, einen wissenschaftlichen Aspekt. Der Kampf ums Monopol – oder sagen wir besser: um die Erhaltung des jetzigen Systems – kann nur dann zum Wohl des Patienten sein, wenn ihm dieses System die optimale ärztliche Versorgung garantiert; wenn er darin das bekommt, was heute auch wissenschaftlich an ärztlicher Betreuung möglich ist. Aber von der bestmöglichen ärztlichen Versorgung sind wir im Augenblick weiter als je zuvor entfernt. Schlimmer noch: Die Überforderung (zu wenige Ärzte – zu viele Patienten), die unzureichende technische Ausrüstung vieler Arztpraxen und die oft haarsträubende Unwissenheit ihrer Besitzer kosten immer mehr Menschen das Leben. Wir wollen später noch ausführlich darauf eingehen.

Welche Formen die finanziellen Ansprüche der ärztlichen Vereinigungen – konkret: der ärztlichen Verwaltungsbosse – annehmen können, mag die jahrzehntelange Fehde zwischen der Universität Freiburg und der Kassenärztlichen Vereinigung (KV) Südbadens illustrieren. Seit 1955, als das sogenannte Gesetz über das Kassenarztrecht in Kraft trat, verhandelten die beiden Kontrahenten über die Modalitäten eines vom Gesetzgeber geforderten Vertrages, der den Krankenanstalten der Universitätskliniken die Behandlung von Kassenpatienten in dem für Lehr- und Forschungsaufgaben benötigten Umfang sicherstellt und dem einzelnen Kranken die Wahl zwischen den niedergelassenen Kassenärzten und der Universitätsklinik läßt.

Bis dahin waren die Kassenpatienten in Südbaden darauf angewiesen, sich ausschließlich durch niedergelassene Kassenärzte behandeln zu lassen. Viele Kassenärzte wagten, selbst wenn sie am Ende ihrer Kunst angelangt waren, nur in außergewöhnlichen Fällen, Patienten in die Universitätskliniken zu überweisen. Denn die Kassenärztliche Vereinigung Südbadens ließ ihre Mitglieder in Rundschreiben immer wieder wissen, daß sie Überweisungen von Patienten in die Freiburger Kliniken nur in einem ganz eng begrenzten Umfang und dann mit »gezielter Auftragserteilung« sehen möchte. Zugleich gab sie deutlich zu verstehen, daß Patienten so weit wie möglich nur den Fachärzten in Südbaden weitergereicht werden sollten. Auch versäumte die KV Südbaden nicht, vor einer Nichtbeachtung ihrer Wünsche zu warnen und für den Fall der Zuwiderhandlung mit Regreßansprüchen zu drohen.

Dabei ist die Rechtsgrundlage eindeutig. Die Reichsversicherungsordnung in der Fassung vom 17. 8. 1955 bestimmt: »Die Kassenärztlichen Vereinigungen schließen mit den Universitäten Verträge über die Vergütung für die Behandlung von Versicherten in den Polikliniken. Diese Verträge müssen den Universitätspolikliniken die Untersuchung und Behandlung von Versicherten in dem für die Durchführung ihrer Lehr- und Forschungsaufgaben benötigten Um fang gewährleisten.« Aber trotz des klaren Gesetzestextes kämpfte die Freiburger Universitätsklinik vergebens um »ihre Kranken«. Wer in der Poliklinik der Universität behandelt werden wollte, mußte das entweder aus eigener Tasche bezahlen oder ein »hoffnungsloser Fall« sein, den die niedergelassenen Ärzte »aufgegeben« und an die Klinik verwiesen hatten. Um aber mit Erfolg junge Mediziner ausbilden zu können, kann man ihnen nicht ständig Sonderfälle und medizinische Kuriositäten vorsetzen. Benötigt werden daher »Patienten mit normalen Krankheitsverläufen«.

Aber gerade diese Normalfälle ließ die Kassenärztliche Vereinigung seit Jahr und Tag nicht aus den Fingern. Begründung: »Die Kollegen mögen bedenken, daß jede Mark, die für eine solche ambulante Untersuchung an die Kasse der klinischen Universitätsanstalten abgeführt wird, uns für die Zahlung an die Kollegen fehlt.« Die Sorge um eine angebliche Existenzgefährdung der Ärzte traf aber gerade für Südbaden am allerwenigsten zu. Denn seit Jahren gilt, was die KV-Manager an die »Sehr geehrten Kolleginnen und Kollegen« in einer Erfolgsmeldung zum Ausdruck brachten: »Es ist erfreulich festzustellen, daß es uns in ständigen Verhandlungen mit den RVO-Kassen gelungen ist, hinsichtlich der Höhe der Vergütung im Bundesgebiet an die Spitze zu gelangen.«

Einen Rekord in die andere Richtung weist Südbaden dagegen auf medizinischem Gebiet – ebenfalls seit Jahren bekannt – auf. Wie es um das Niveau ärztlicher Diagnostik in diesem Teil des Bundesgebietes bestellt ist, zeigen folgende Beispiele: Ein 9jähriger Junge mußte sterben, weil eine akute Blinddarmentzündung für eine Darminfektion gehalten wurde. Ein Handwerker wurde gesundgeschrieben, obwohl er einen schweren Knochenbruch erlitten hatte. Einem kleinen Mädchen wurde gesunder und normaler Knochenbau bescheinigt, tatsächlich litt es jedoch an einem »gespaltenen Apophysen-Kern« und Knochenauflockerung. Ein kleines Landkrankenhaus wies eine junge Frau, die mit dem Fahrrad gestürzt war, dreimal mit der Begründung ab, außer Prellungen fehle ihr nichts. In der Freiburger Universitätsklinik schüttelte man über diese Diagnose den Kopf. Die Frau hatte bei ihrem Unfall einen schweren Schlüsselbeinbruch davongetragen. Andere Ärzte wiederum leisteten sich das Kunststück, eine Schilddrüsenerkrankung (die Schilddrüse ist beim Menschen im allgemeinen in der Halsgegend zu finden) als Unterleibsleiden zu diagnostizieren.

Der Tod kommt meist am Wochenende

Was nützen uns 3000–4000 Krankenhäuser (und 50 000 teilweise hochspezialisierte Klinikärzte), wenn wir sie ohne den Gnadenerweis unserer niedergelassenen Mediziner nicht in Anspruch nehmen dürfen? Was hat sich eigentlich der Gesetzgeber dabei gedacht, als er den Berufsstand der freipraktizierenden Mediziner mit solch selbstherrlicher Macht ausstattete? Der Sprecher der bayerischen Ärztekammer, Dr. Willy Reichstein, schreibt in seinem Buch »Der Mediziner«: »Da der Arzt eine öffentliche Aufgabe erfüllt, muß sichergestellt sein, daß diese Tätigkeit in einer dem öffentlichen Interesse entsprechenden Ordnung ausgeübt wird«, worüber zu wachen die Landesärztekammern verpflichtet seien. Schön und gut! Nur, wer bestimmt in diesem Falle die Regeln dieser Ordnung, die dem öffentlichen Interesse entsprechen sollen?

Sagen wir es deutlich: Wir stecken in puncto Gesundheitswesen bis zum Hals im Dreck! Und die Ärzte tun wenig, um uns da herauszuziehen. Wäre es anders, würden sie für uns, ihre Patienten, längst auf die Barrikaden geklettert sein. In ihrer Gesamtheit bilden sie zweifellos einen Machtfaktor, der es mit Krankenkassen und Wirtschaftskonzernen, notfalls auch mit Regierungen aufnehmen kann – die Vergangenheit bewies es oft genug. Sie aber schweigen, weil es so besser in ihren Kram paßt, und schleusen immer größere Patientenherden durch ihre meist nur dürftig ausgestatteten Reparaturwerkstätten – immer schön im Kreis, versteht sich – und kassieren, kassieren, kassieren ... Anstatt gegen die zahllosen widrigen Wechselfälle des menschlichen Lebens ein vorbeugendes Gesundheitssystem zu entwickeln – wie es die Spitzenfunktionäre der Ärzteschaft seit Jahren immer wieder versprachen –, versäumen sie keine Gelegenheit, einem wirksamen Gesundheitssystem vorzubeugen. Der »Verband der Ärzte Deutschlands (Hartmannbund)« gab auf einer seiner letzten Hauptversammlungen in Baden-Baden einmal offen zu, was es für die deutschen Ärzte »mit allen Mitteln zu verteidigen« gilt: Die ärztliche Selbstverwaltung, die Vertragsfreiheit, mit den Krankenkassen Honorare auszuhandeln, und den Sicherstellungsauftrag.

Sicherstellungsauftrag? Die meisten Bundesbürger haben Angst, am Wochenende krank zu werden; sie fühlen sich sonntags von ihren Ärzten im Stich gelassen. Mit diesem Ergebnis einer Repräsentativumfrage deckten die Tübinger Wickert-Institute einen alarmierenden Notstand in der Krankenversorgung auf. 70 Prozent der Befragten erklärten: Wir möchten alles – nur nicht am Wochenende krank werden! Ihre bitteren Erfahrungen: An Samstagen, Sonn- und Feiertagen werden Patienten einfach »abgewimmelt«. Die meisten Ärzte sind nicht zu erreichen. Sie haben ihr freies Wochenende. Zufällig sterben auch die meisten Deutschen übers Wochenende. Will da noch einer behaupten: Sicherstellungsauftrag ausgeführt!

Der einzelne Rufer in dieser Wüste kann da auch nicht viel ausrichten. »Ein Berufsstand, der nicht bereit ist, für seine Sonderstellung in der Gesellschaft etwas zu tun, verdient eine solche Sonderstellung nicht.« Der Bundesvorsitzende des Deutschen Kassenarztverbandes, Dr. med. Helmut Walther, Büttelborn, forderte auf einer Fortbildungstagung in Travemünde im Sommer 1972 die deutschen Kassenärzte auf, alles zu tun, um durch verbesserte Maßnahmen den gestiegenen Ansprüchen der Bevölkerung an die gesundheitliche Betreuung zu entsprechen.

Der Deutsche Kassenarztverband wurde inzwischen von der Bundesärztekammer in Köln mit einem rüden Verweis beschieden.

1 Notarzt für 100 000 Kölner

So bleibt vielen Menschen nichts anderes übrig, als auch weiterhin ohne ärztliche Unterstützung von dieser Welt zu gehen. Nicht nur am Wochenende, neuerdings immer häufiger auch mittwochs. Wer an diesem Wochentag ärztliche Hilfe braucht, wird in fünf von zehn Fällen kein Glück haben. Dem kann es so gehen wie einem 76jährigen schwerkranken Mann in Köln, für dessen tragischen Fall – wegen unterlassener Hilfeleistung eines Arztes – der Staatsanwalt Interesse zeigte.

Vor dem Schöffengericht erklärte der Arzt: »Ich hatte an dem Tag Mittwochsbereitschaft für den Notfalldienst. Dieser Bereitschaftsdienst war sehr stark frequentiert. Am Nachmittag hatte ich über 50 Patienten, größtenteils Hausbesuche. Als ich um 21 Uhr 30 gerade vom letzten zurückkam, warteten zu Hause bei mir noch drei Patienten. In diesem Augenblick kam der Anruf. Die Frau schilderte mir auf meine Fragen, ihr Mann, der seit neun Monaten an Lungenkrebs leide und der am Tag vorher vom behandelnden Arzt eine Beruhigungsspritze bekommen habe, sei wieder sehr unruhig, dabei aber nicht ansprechbar, und atme röchelnd und unregelmäßig.« Der Arzt fügte hinzu: »Ich kam zu der Erkenntnis, daß ich hier nicht mehr helfen konnte. Eine Spritze wäre zwecklos gewesen, da der Mann keine Schmerzen (!) hatte. Sie hätte den Tod nur beschleunigt, was ich aus christlicher und ärztlich-ethischen Erwägungen ablehne.« Als er gehört habe »Lungenkrebs«, sei ihm völlig klar gewesen, daß der Mann sterben werde. Das habe er – wie er versicherte – auch der Frau am Telefon gesagt: »Da wird er wohl sterben. Das müssen wir ja alle!« Das nennen die Mediziner »Sterbehilfe«.

Der Arzt wurde freigesprochen. Der Notfallarzt, so begründete der Richter das Urteil, sei »in erster Linie für jene da, denen noch zu helfen ist«. Der Vertreter der Anklage hatte vergeblich darauf hingewiesen, daß nach dem Gesetz »Hilfe auch zur Erleichterung des Todes« möglich ist.

Das Kölner Schöffengericht hielt sich mehr an die Auslassungen des medizinischen Sachverständigen, Professor Dotzauer, Direktor des Gerichtsmedizinischen Instituts der Universität Köln. In seiner Eigenschaft als Vorstandsmitglied der zuständigen Ärztekammer Nordrhein machte er geltend, daß die Besetzung des ärztlichen Bereitschaftsdienstes ein akutes und sehr schwieriges Problem sei; ein Problem, wie er nachdrücklich vermerkte, der »Bereitschaftswilligkeit« der Ärzte, des einzigen Berufsstandes, von dem die Allgemeinheit so schweren Dienst verlange.

In seinem Gutachten machte der medizinische Sachverständige darauf aufmerksam, daß es »Jahr um Jahr schwieriger wird, den Bereitschaftsdienst ausreichend zu versorgen«. Deshalb sei »der Arzt am Sterbebett zwar wünschenswert, aber nicht zu verwirklichen«. Auch in Krankenhäusern werde ohne Arzt gestorben. Meist sei nicht einmal eine Krankenschwester dabei.

Nebenbei: In der Haut dieses Bereitschaftsarztes möchte ich auch nicht stecken. Der Bezirk, den er zu überwachen hat, zählt nicht nur 1000, 2000 oder 5000 Menschen, sondern 100 000! Das ist die Bevölkerung einer ganzen Großstadt! Und diese Zustände herrschen nicht irgendwo in der Provinz, nein – in Köln, der viertgrößten Stadt der Bundesrepublik und gleichzeitig Sitz des Hauptquartiers der deutschen Ärzteschaft!

Besonders aufschlußreich in diesem Zusammenhang ist die öffentlich vorgetragene Meinung des Vorsitzenden des Verbandes der niedergelassenen Ärzte Deutschlands, Dr. med. Kaspar Roos. Der rührige Ärzteführer erklärte in der »Neuen Rhein-Zeitung« vom 8. September 1972:

»Daß Sie ausführlich über die Schöffengerichtsverhandlung berichtet haben, bei der der angeklagte Arzt freigesprochen wurde, ist für mich als Arzt völlig verständlich. Offen bleibt jedoch eine Frage, die weder Gericht noch Verteidiger noch Sachverständiger angeschnitten haben: War der Arzt unter den vorliegenden Umständen überhaupt berechtigt, den gewünschten Hausbesuch bei dem sterbenden Patienten durchzuführen? Diese Frage muß man sich dann stellen, wenn der Sterbende nicht Privatpatient, sondern Kassenpatient war.

Nach den gesetzlichen Bestimmungen der Reichsversicherungsordnung kann man das bezweifeln. So heißt es nämlich in Paragraph 368 e:

Der Versicherte hat Anspruch auf die ärztliche Versorgung, die zur Heilung oder Linderung nach den Regeln der ärztlichen Kunst zweckmäßig und ausreichend ist. Leistungen, die für die Erzielung des Heilerfolges nicht notwendig oder unwirtschaftlich sind, kann der Versicherte nicht beanspruchen, der Kassenarzt und der beteiligte Arzt dürfen sie nicht bewirken oder verordnen; die Kasse darf sie nachträglich nicht bewilligen.

Nach diesen gesetzlichen Bestimmungen war bei dem bewußtlosen Patienten ein Tätigwerden des Arztes weder zur Heilung noch zur Linderung notwendig oder zweckmäßig, und insoweit wäre der Hausbesuch des Arztes im Ernstfall, d. h. im Streitfall vor den Prüfungseinrichtungen der Krankenkasse und der Kassenärztlichen Vereinigung als unwirtschaftlich zu beurteilen gewesen. In diesem Dilemma zwischen Menschlichkeit und Sozialgesetzen befinden sich in der deutschen sozialen Krankenversicherung immer einmal wieder Patient und Arzt.«

Ein Arzt darf Hilfeleistungen verweigern

Kranke haben im übrigen auch dann keinen Anspruch auf Behandlung, wenn der Arzt, den sie aufsuchen, überlastet ist. Der Kassenpatient ist dann gehalten, einen anderen Mediziner zu finden. So entschied das Bundessozialgericht in Kassel. Ausnahmen von dieser Regel gelten laut Urteil nur in Notfällen. Da heute praktisch jeder Arzt in seiner Praxis überlastet ist, kann es heute jedem Patienten passieren, von seinem Arzt abgewiesen zu werden.

Das Bundessozialgericht ließ bei der Urteilsbegründung erkennen, daß Ärzte ihre Praxis einschränken dürfen, ohne gegen ihre ärztlichen Pflichten zu verstoßen. Andererseits können sich nach diesem Urteil die von den Krankenkassen zur Behandlung von Kassenpatienten zugelassenen Ärzte nicht darauf berufen, daß sie nur dann teure Apparaturen anschaffen und unterhalten können, wenn sie besonders viele Patienten behandeln.

Das Bundessozialgericht wies damit die Klage eines Arztes aus Nordrhein-Westfalen ab, dem im Jahre 1965 das Honorar für die Behandlung von Kassenpatienten gekürzt worden war. Die Krankenkasse begründete die Kürzung damit, daß der Arzt durch die Aufnahme allzu vieler Kassenpatienten keine vollwertigen ärztlichen Leistungen erbracht und selbst auch nichts getan habe, um seine Praxis sinnvoll einzuschränken.

Der Spruch des Bundessozialgerichts wird Folgen haben, für Ärzte wie für Patienten. Vor allem für Patienten. Ein pensionierter Ingenieur in der Nähe von Hamburg mußte qualvoll an einem Asthmaleiden sterben, weil der alarmierte Arzt wegen seines überfüllten Wartezimmers ablehnte, mit der rettenden Spritze zu Hilfe zu kommen. Bei Drucklegung dieses Buches war jedoch noch keine Anklage erhoben worden.

Der die Ermittlungen leitende Kriminalbeamte habe im gleichen Ort bereits zweimal wegen unterlassener Hilfeleistung gegen Ärzte ermittelt, erklärte er dem Reporter der »Neuen Revue«: »In einem Fall starb ein Selbstmörder an Schlaftabletten, obwohl der alarmierte Arzt ihn noch hätte retten können, wenn er nur hingegangen wäre«, berichtete der Kriminalhauptmeister, »das andere Mal hatte sich ein Arzt geweigert, zu einem Mann zu kommen, der bei einer Schlägerei schwer verletzt worden war«. In beiden Fällen wurde das Verfahren von der zuständigen Staatsanwaltschaft in Stade eingestellt. In dem neuen Fall aber, so erfuhr die Hamburger Illustrierte, sei man »fest entschlossen, diese Sache restlos aufzuklären«. Der Staatsanwalt bat den Reporter jedoch vorsorglich, nicht seinen Namen zu veröffentlichen. »Ich möchte nämlich auch nicht unbedingt die Ärzte zum Feind haben.«

Die Arroganz und Unverfrorenheit mancher Ärzte kennt keine Grenzen. Kürzlich forderte ein Mediziner aus dem Raum Köln von seiner zuständigen Ärztekammer ein Fixum, falls er sich am Notfalldienst an sprechstundenfreien Tagen und Wochenenden beteiligen müsse. Das Bundesverwaltungsgericht in Berlin lehnte die Klage des Arztes jedoch ab: »Die Pflicht eines niedergelassenen Arztes«, so heißt es in dem Beschluß, »zur Teilnahme am Notfalldienst stellt eine Berufsausübungsregelung dar.« Angesichts der Tatsache, daß die Hilfeleistung in Notfällen zum Wesen des Arztseins gehöre, könne darin grundsätzlich keine übermäßige und unzumutbare Belastung gesehen werden. (Aktenzeichen: I B 76/73.)

Dies alles sind schrille Dissonanzen im Lied vom edlen Arzt. Sicher gibt es viele Leser, die eine Verallgemeinerung ablehnen. Ob es aber klug ist, solche Mißklänge zu bagatellisieren? Ärztliche Hilfsbereitschaft wird heute in der Regel nur noch nach außen hin zur Schau getragen.

Zugegeben: Das liegt an der zunehmenden Überforderung der niedergelassenen Ärzte, die von ihren beruflichen Standesorganisationen eher noch angeheizt wird. Tatsache ist – das Bild vom Arzt als Helfer der Menschheit, der seinen schönsten Lohn im Helfen-dürfen sieht, ist verblaßt. Aber »je mehr die Öffentlichkeit im Arzt den *edlen Helfer* zu sehen gewohnt ist und zu sehen wünscht, desto mehr bleibt ihr verborgen, daß es unter dieser Oberfläche da und dort erheblich brodelt. Viele Kassenärzte üben heute ihre Tätigkeit in der Haltung der Resignation, der Unzufriedenheit, ja, der Verbitterung aus. Diese Stimmungen dringen aus begreiflichen Gründen nicht nach außen. Sie sind fast nur im persönlichen Gespräch von Arzt zu Arzt aufzuspüren. Hier werden sie allerdings zumeist in schonungsloser Offenheit besprochen. Ob man mit Ärzten aus Hamburg, Köln oder München zusammentrifft, immer findet man dieselben Sorgen und denselben Druck, der auf den Kollegen lastet.« (Dr. med. P. Mößinger in »Sorgen um die Medizin«.)

Kann es überhaupt zu viele Ärzte geben? Ist die Gefahr für den Kranken Tag für Tag und Jahr für Jahr nicht größer, wenn wesentliche ärztliche Leistungen aus Personalmangel nicht vollbracht werden können und durch Überforderungen gehetzter Ärzte folgenschwere Kunstfehler provoziert werden?

Es soll dabei nicht übersehen werden, daß auch der Arzt von einer Ausnahmesituation in die andere gestoßen wird und dadurch seine Sicherheit, seine Ruhe verliert, die für den Heilungsprozeß bei seinen Patienten nicht ohne Bedeutung ist. Solange der Arzt überfordert ist, muß er kompensieren und um sein Image, seine Autorität bangen, muß er Standesideologie – »Magie« – betreiben. Viele Ärzte tragen ihren weißen Kittel schon lange nicht mehr als Kutte, sondern als Kostüm, als Verkleidung und Verschleierung. Die Ahnungslosigkeit und Ohnmacht des Patienten wird aber von vielen Ärzten in dem Maße mißbraucht, wie ihnen durch die Politik ihrer Standesfunktionäre der Boden unter den Füßen entzogen wird.

Welcher Patient würde sich noch narkotisieren und operieren lassen, Pillen schlucken, Diät halten, Punktionen ertragen, wenn er nicht bereit wäre, im Arzt den großen Medizinmann, den weisen Zauberer zu sehen, dem er sich anvertrauen und ausliefern kann? Er glaubt – wenigstens ein bißchen – an die Unfehlbarkeit des Arztes. Das gibt ihm die Kraft, Ungewisses, Gefährliches und Schmerzliches zu riskieren und alles für seine Gesundung einzusetzen. Er will gar nicht wissen, daß der Arzt vielleicht etwas nicht kann. Vielleicht nur deswegen nicht kann, weil er keine Zeit hat.

Machen wir uns doch nichts vor: Die Gesundheit des einzelnen Menschen ist für manche Ärzte – will er sich in unserer so ganz auf Leistung getrimmten Gesellschaft einen Platz an der Sonne ergattern – von zweitrangiger Bedeutung. Entscheidend für ihn ist vielmehr, daß seine Patienten in Massen auftreten oder wohlbetuchte Privatpatienten sind. In der Stadt leben viele Ärzte von den Bewohnern eines einzigen Häuserblocks; um die gleiche Anzahl von Patienten auf dem Land zusammenzubringen, muß ein Mediziner häufig die Bauernhöfe in einem Areal abklappern, das der Größe einer Stadt mit 100 000 Einwohnern entspricht. Wiederum ein Aspekt, der die Landflucht der meisten Ärzte hinreichend erklärt.

Gefahr durch greise Mediziner

Die Diagnose der ärztlichen Versorgung in der Bundesrepublik wäre unvollständig, würden wir es versäumen, die Altersstruktur der niedergelassenen Ärzte, vor allem der praktischen Ärzte, einer Kontrolle zu unterziehen. Um es gleich zu sagen: der Befund signalisiert höchste Alarmstufe.

In Westdeutschland kann jeder, der einmal die ärztliche Approbation erlangt hat, bis ins hohe Greisenalter hinein praktizieren. Zahllose Beispiele beweisen das zur Genüge. Professor Fromm sagte einmal, der Patient brauche ja nur wegzubleiben, wenn ein Arzt infolge hohen Alters zur Praxisführung nicht mehr in der Lage sei. Wenn das aber der einzige Arzt weit und breit ist? Andererseits sind von den rund 4800 niedergelassenen Ärzten im Alter von 75 bis 80 Jahren immer noch 40 Prozent in ihrer Praxis tätig, zum größten Teil deswegen, weil ihre Altersversorgung völlig unzureichend ist. Der Stuttgarter Privatdozent und Vorsitzende der Deutschen Akademie der praktischen Ärzte, Dr. med. Siegfried Häussler, hat gut reden, wenn er feststellt: »Eine erhebliche Zahl von praktischen Ärzten ist heute noch in einem Alter tätig, in dem sie eigentlich die aktive Berufstätigkeit längst hätten aufgeben müssen.«

Die Mehrheit der heute in eigener Praxis tätigen Kassenärzte, vor allem der praktischen Ärzte, steht dem Rentenalter nicht mehr allzu fern. Bereits am 31. Dezember 1967 lag – wie eine amtliche Erhebung ergab – das Durchschnittsalter der Allgemeinpraktiker bei 58,3 Jahren. Nur jeder 8. praktische Arzt war unter 50 Jahren, mehr als 500 waren über 80. Die wohl älteste noch praktizierende Ärztin der letzten Jahre war die 96jährige Dr. Wally Kachel aus München. Ihr Münchener Kollege, der Geheime Sanitätsrat Dr. med. Theodor Struppler, brachte es in seiner Praxis immerhin auf stolze 95 Jahre.

Die jahrzehntelange Geringschätzung des praktischen Arztes durch die Medizinerbosse beginnt sich zu rächen. Besitzt aber jemand angesichts der unheilvollen Überalterung der deutschen Kassenärzteschaft die Kühnheit, den Ärztekammern im Interesse der Patienten entsprechende Maßnahmen vorzuschlagen, bekommt er den heiligen Zorn der weißen Zunft zu spüren. So mußte sich die damalige Bundesgesundheitsministerin Käthe Strobel vom Vizepräsidenten der Ärztekammer Nordwürttemberg, Dr. Dietrich Maiwald, einen Anpfiff gefallen lassen, als sie 1970 bei den Gesundheitsbehörden der einzelnen Bundesländer anfragen ließ, ob »Ärzte, deren geistige und körperliche Kräfte offenkundig im Verfall begriffen sind, ihre Tätigkeit weiter ausüben« sollten oder ob es vielleicht nicht besser wäre, solchen Ärzten »im Zusammenwirken mit den Landesärztekammern« die Approbation zu entziehen. Im »Berliner Ärzteblatt« wetterte der Geschäftsträger der Württembergischen Ärztekammer, Maiwald: Er habe den Eindruck, daß Frau Strobel zur »großen Säuberung« und »Ausrottungsaktion« gegen »alte Kollegen Liquidationskommandos« ins Leben rufen wolle.

Unter einsichtigeren Ärzten werden die Konsequenzen der Überalterung des Berufsstandes offen diskutiert. So erklärte der Darmstädter Allgemeinpraktiker Dr. Friedrich Roth in einem ärztlichen Verbandsorgan (»Der Kassenarzt«): »Ich schätze den Leistungsabfall mit etwa 30 Prozent.« Das führe zweifellos »zu nicht mehr vertretbaren Fehlleistungsquoten zum Schaden der kranken Bevölkerung«.

Was aber gedenken die ärztlichen Berufsverbände, was gedenkt die Deutsche Akademie der praktischen Ärzte zu tun, um einerseits ihre alten Mitglieder von der Fron unwürdiger Alltagsschinderei, die Bevölkerung aber vor jenen Gefahren zu bewahren, die fraglos von senilen Ärzten ausgehen können? Wer von den Verantwortlichen den Mut zur Ehrlichkeit hat, weiß, daß dieses Problem existiert, seit Ärzte alt wurden und aus diesen oder anderen Gründen berufliche Fehler begingen. Wer von den ärztlichen Standespolitikern die Augen nicht verschließt, weiß, daß durch falschverstandene Standessolidarität gegenüber alternden Kollegen nicht wiedergutzumachender Schaden angerichtet werden kann.

Sauerbruch, der Chef der weltberühmten Charité in Berlin, ist kein Einzelfall. Er ist nur der bekannteste. Jürgen Thorwald widmete ihm ein Buch. Der Tod einer Reihe von Patienten muß demnach dem Altersstarrsinn und einer fortgeschrittenen Arteriosklerose des einst genialen Chirurgieprofessors angelastet werden. Im Herbst 1949, wenige Monate vor seiner Zwangspensionierung, operierte Prof. Sauerbruch unter anderem ein junges Mädchen, das an einer bösartigen Krebserkrankung litt. Im Verlauf des operativen Eingriffs, so berichtete Thorwald in seinem Buch »Die Entlassung«, stellte sich heraus, daß die krebsige Wucherung bereits große Teile des Darmtraktes ergriffen hatte und daher entfernt werden mußte. Bis dahin war alles gutgegangen. Auch die Darmgeschwulst war bereits beseitigt, da kam es zur Katastrophe. In einem Anfall geistiger Umnachtung versäumte es der einstige Gigant unter den berühmtesten Operateuren der Welt, die auf Grund der Entfernung der Krebsgeschwulst unterbrochene Verbindung zwischen Magen und Darm wiederherzustellen. Aber damit nicht genug. Er nähte nicht nur den Magen rundum zu, so daß weder etwas hinein noch heraus konnte, sondern er verschloß ebenso das freie Darmende. Stunden später starb das Mädchen.

Es gibt aber auch namenlose Chirurgen, die in hohem Alter täglich operieren. Natürlich gibt es darunter Ärzte, die sich geistig und körperlich in hervorragender Verfassung befinden und manchen jüngeren Kollegen in den Schatten stellen. Aber es gibt auch andere, die nicht im Vollbesitz ihrer geistigen Kräfte sind. Auch sie operieren – und niemand hindert sie.

Aber nicht nur der Operationssaal ist Schauplatz derartiger medizinischer Fehlleistungen. Die große Strafkammer eines Landgerichts in Nordrhein-Westfalen verurteilte einen 70jährigen Arzt wegen fahrlässiger Tötung zu 4 Monaten Gefängnis und 2000 Mark Geldbuße. Der Arzt wurde für schuldig befunden, fahrlässig den Tod eines 3jährigen Buben verursacht zu haben. Nach den Feststellungen des Gerichts war der Mediziner nicht in der Lage, die Schwere des Notfalls zu erkennen. Obwohl er vorher telefonisch über das Eintreffen des Buben und dessen gefährlichen Zustand informiert worden war, ließ er das Kind mindestens 8 Minuten lang im Wartezimmer seiner Praxis sitzen. Das Kind hatte mit seinem Vater den Weihnachtsmarkt besucht und sich an einer Bratwurst verschluckt. Der Vater hatte zwar den Arzt beim Eintreffen in der Praxis um sofortige Behandlung seines Kindes gebeten, der Arzt jedoch hatte ihn mit einer abwehrenden Handbewegung zum Warten aufgefordert und zunächst zwei andere Patienten abgefertigt. Auf dem Transport von der Praxis des Arztes zu einem nahen Krankenhaus erstickte der Junge.

Wie aus der jüngsten und einer der detailliertesten Analysen der ärztlichen Versorgung eines einzelnen Bundeslandes (Saarland) hervorgeht, werden noch innerhalb dieses Jahrzehnts fast die Hälfte aller praktischen Ärzte das 65. Lebensjahr erreichen und »vermutlich aus dem Beruf ausscheiden«. Oder wir werden von einer Armee vieler kleiner Sauerbruchs behandelt. In der von der Kassenärztlichen Vereinigung des Saarlandes erarbeiteten und zu Beginn des Jahres 1973 – u. a. im »Deutschen Ärzteblatt« – veröffentlichten Erhebung wird insbesondere auf das absolute Fehlen entsprechenden Nachwuchses hingewiesen. Von 52 Arztkindern, die unlängst approbiert wurden bzw. sich noch im Medizinstudium befinden, erklärte sich angeblich niemand bereit, als praktischer Arzt tätig zu werden. Nicht in der Stadt, schon gar nicht auf dem Land.

Zieht man in Betracht, daß die Altersstruktur der praktischen Ärzte in anderen Bundesländern zum Teil noch schlechter ist als im Saarland, vergegenwärtigen wir uns ferner, daß 1980 auch die meisten der verbleibenden 11 000–12 000 Allgemeinpraktiker nahe an die Pensionierungsgrenze herangekommen sein werden und daß die Bundesrepublik bis dahin zwischen 65 und 70 Millionen Einwohner zählen wird, dann sollte jetzt, jetzt sofort, gehandelt werden. Es ist mehr als nur medizinisches Glücksspiel, wenn man die Sicherung der Gesundheit eines gesamten Volkes auf die Altersschwäche eines Berufsstandes gründet, der bei der Erfüllung seiner öffentlichen Aufgabe das eigene – finanzielle! – Wohl an die Spitze seiner Bemühungen zu stellen geneigt ist.

Mit Kassandra-Rufen haben diese Feststellungen ebensowenig gemeinsam wie mit Sensationsmacherei. Hier geht es schlicht um unsere Gesundheit, um unser Leben. Darum, ob wir in Zukunft – mangels ärztlicher Versorgung – 10, 20 oder auch 30 Jahre früher sterben als etwa die Menschen in Frankreich, England oder Dänemark. »Es ist schon heute so«, gesteht der Neu-Isenburger Kassenarzt Dr. Hans Hayn offen, »daß der Patient oftmals in einer schwierigen Situation ist, einen Arzt zu finden, der bei ihm einen Hausbesuch macht. Im Notfall muß der Patient oft lange Zeit suchen, bis er irgendwo eine Versorgung, einen Arzt findet. Es brennt bei der ärztlichen Notfallversorgung, und es brennt bei der ärztlichen Basisversorgung.«

Wieviel Ärzte stehen uns wirklich zur Verfügung?
Wieviel Ärzte brauchen wir in Zukunft?
Dieses 1. Kapitel schneidet viele Probleme gleichzeitig an, doch die Substanz aller wird von Zahlen und Statistiken gebildet.
Wer liefert die richtigen Zahlen?
Wer stellt die richtigen Prognosen?
Das Bundesgesundheitsministerium?
Die Ärzteverbände?
Das Statistische Bundesamt?
Die Bundesärztekammer?
Das Bundeswissenschaftsministerium?
Bisher keiner von allen, denn die Statistiken sind offensichtlich zum Mittel standespolitischer, sozialpolitischer, bildungspolitischer oder ähnlicher Interessen geworden.
Restlose Klarheit werden wir erst gewinnen, wenn für alle Bereiche des Gesundheitswesens ein völlig unabhängiges Gremium Zahlen erarbeitet. Bis zu diesem Zeitpunkt bleiben wir, die Patienten, das, was wir heute offensichtlich sind: verraten und verkauft.

II. Numerus clausus – die große Lüge

Die Sünden medizinischer Nachwuchspolitik

Im Sommer 1948 zählten die westdeutschen Universitäten bzw. das, was der Zweite Weltkrieg von ihnen übriggelassen hatte, 28 000 Medizinstudenten. Das war vor nunmehr genau 26 Jahren, 3 Jahre nach der Stunde Null. Werfen wir einen kurzen Blick zurück: Auf dem Territorium der heutigen Bundesrepublik lebten damals 48 Millionen Menschen. Die DM wurde geboren, und der Kinsey-Report lieferte erstmalig Zahlen über das Liebesleben der Amerikaner. Norman Mailer schockte die Welt mit seinem realistischen Roman vom fernöstlichen Kriegsschauplatz, und die UN-Vollversammlung verkündete die »Erklärung der Menschenrechte«. In Schweden wurde das erste künstliche Herz entwickelt, und Großbritannien schenkte seinen Bürgern einen umfassenden nationalen Gesundheitsdienst. Die US-Luftflotte brach die sowjetrussische Blockade Berlins, und der Schweizer Chemieprofessor Paul Müller erhielt für die Entdeckung der Wirkungsweise von DDT als Insektengift den Nobelpreis für Medizin.

Heute, ein Vierteljahrhundert später, Frühjahr 1974. Die Bundesrepublik zählt mittlerweile mehr als 62 Millionen Einwohner, die DM platzt aus allen Nähten und auf einem Gebirge aus Glas und Beton wächst ein feister Wohlstandsriese zu schwindelnder Größe. Lediglich die Medizin, die ärztliche Betreuung dieser mit dem Gift einer nach Megatonnen zu messenden Arzneimittelflut gedopten Überflußgesellschaft, kränkelt leise hüstelnd vor sich hin. Der medizinische Nachwuchs wird von Jahr zu Jahr dünner, trotz eines rapid ansteigenden »Gesundheitskonsums«. Aus dem – im Vergleich zur 48-Millionen-Bevölkerung von 1948 – stolzen Studentenkontingent von 28 000 sind heute – für 62 Millionen Bundesbürger – erst 30 500 Medizinerkandidaten geworden. Frankreich hatte 1969/70 mit mehr als 100 000 Medizinstudenten (davon 26 000 im ersten Studienjahr) gut dreimal soviel, die Sowjetunion (1972) mit ca. 250 000 gar mehr als achtmal soviel, allerdings bei einer viermal größeren Einwohnerzahl als die Bundesrepublik. (Die Angaben über die französischen bzw. russischen Studentenzahlen wurden dem »Deutschen Ärzteblatt« vom 19. Sept. 1970 und »medizin heute«, Nr. 10/1972, entnommen.)

Die Sünden unserer medizinischen Nachwuchspolitik reichen zurück bis in die Mitte der fünfziger Jahre. Schon damals gelang es einer Handvoll Arztfunktionäre, an ihrer Spitze der Hauptgeschäftsführer der beiden höchsten deutschen Mediziner-Gremien, Bundesärztekammer und Deutscher Ärztetag, Prof. Dr. med. Josef Stockhausen, die Öffentlichkeit über den tatsächlichen Bedarf an Ärzten – bis heute! – im unklaren zu lassen.

Bei dem Versuch, vor allem die niedergelassenen Kassenärzte wie ein Relikt aus längst vergangenen Zeiten zu hegen und zu pflegen, handelte der Regent der deutschen Ärzteschaft fast 20 Jahre nach der Devise: Je knapper das Angebot, desto größer die Nachfrage (und der Gewinn!). In der gesellschaftspolitischen Landschaft der Bundesrepublik fand der Oberstarzt der Reserve und Träger des Komturkreuzes der Republik Italien für seine Schützlinge eine Nische, einen Naturschutzpark, dessen einziger Zugang scharfer Kontrolle von seiten seiner politischen Freunde und Helfershelfer unterzogen wird.

Den kritischen Blicken der Öffentlichkeit weitgehend entzogen und von ihrem »Schirmherrn« eifersüchtig vor jeglicher Konkurrenz bewahrt, werkeln die 40 000–45 000 Kassenärzte fleißig in ihren Praxen. Eine ganze Reihe von ihnen kümmern sich nicht sonderlich um die großen Fortschritte, die anderswo in der Medizin gemacht wurden. Mit dem Rezeptblock in der Hand fürchteten sie sich noch vor kaum einer Krankheit, und den von Jahr zu Jahr größer werdenden Patientenstrom bewältigen sie auf immer die gleiche Weise 400 Millionen Rezepte schrieben sie 1972 aus und kassierten für ihre Arbeit 1 500 000 000 DM. Und die Weiden versprechen in Zukunft noch fetter zu werden. Für die »Kassenlöwen« ist es ein Gebot der Fairneß, umgekehrt auch ihren treusorgenden Spitzenfunktionären die Stange zu halten. So wäscht eine Hand die andere, und allesamt wandeln sie unter den vergoldeten Strahlen einer Sonne (im Kanzleideutsch nennt man das »soziale Krankenversicherung«), die ihre Energie im wesentlichen aus den mit schöner Regelmäßigkeit erhöhten Sozialversicherungsbeiträgen von rund 25 Millionen Arbeitnehmern bezieht.

Um diesen paradiesischen Zustand für die Kassenärzte und ihre offiziellen Vertreter so lange wie möglich am Leben zu erhalten, vielleicht sogar noch weiter auszubauen, durften Prof. Stockhausen und Co. in der Wahl ihrer Mittel nicht zimperlich sein. Was lag näher, als der Öffentlichkeit in düsteren Farben die Gefahr einer Überfüllung des ärztlichen Berufsstandes ununterbrochen vor Augen zu halten, was zwangsläufig – so die Ärzteführer – zu einem medizinischen Proletariat mit einem unerträglich niedrigen Standard hätte führen müssen. Um jedoch im Vergleich mit anderen zivilisierten Ländern in der – statistischen – Arztdichte nicht ins Hintertreffen zu geraten, galt es nicht nur, dem medizinischen Nachwuchs die freie Praxis zu »vermiesen« und eine gesicherte Position im Krankenhaus dafür um so schmackhafter zu machen; es mußten mit aller Sorgfalt auch Ärztestatistiken aufgestellt werden, die der Öffentlichkeit eine ungemein hohe Arztdichte in Westdeutschland vorgaukeln, den eklatanten Mangel an Kassenärzten aber elegant verschleiern. Niemand aus Kreisen der Ärzteschaft wies darauf hin, daß in den amtlichen Zahlen alles vertreten ist, was irgendwann einmal den hippokratischen Eid schwor, mochte es sich nun um Uralte, Kranke, Funktionäre oder längst aus dem Beruf ausgeschiedene Mediziner handeln.

Einer anderen Entwicklung versuchte man ebenfalls rechtzeitig – und mit Erfolg, wie sich jetzt herausstellte – zu begegnen. Da es im Zuge der allgemeinen Spezialisierung – wollte man nicht unglaubwürdig und damit verdächtig werden – ratsam schien, das Volumen der Fachärzte zu vergrößern, die Gesamtzahl der niedergelassenen Kassenärzte jedoch nicht zu verändern, war das Todesurteil über den praktischen Arzt gesprochen. Allenthalben läutete man das Sterbeglöckchen des Allgemeinpraktikers, jenes Stützpfeilers der ärztlichen Versorgung in Stadt und Land, dessen Reste auch heute noch die Hauptlast bei der medizinischen Betreuung der Bevölkerung zu tragen haben, und beerdigte den Hausarzt schon zu einer Zeit, da er eigentlich noch gar nicht gestorben war. Auch sonst unterließ man in den Führungsgremien der Ärzteschaft alles, was auch nur ein bißchen das Berufsbild des praktischen Arztes hätte attraktiv machen können. Nicht zuletzt die Ausbildungspläne der medizinischen Fakultäten wurden auf diese allgemeine Marschrichtung eingeschworen.

Die Durchführung dieses strategischen Konzeptes blieb indes von gewissen Schwierigkeiten nicht verschont. Bis zu jenem denkwürdigen Urteil des Bundesverfassungsgerichts im Jahre 1960, da die uneingeschränkte Niederlassungsfreiheit für Ärzte proklamiert wurde, hatte es keine allzu große Mühe bedeutet, den kassenärztlichen Nachwuchs so knapp wie möglich zu halten. Mit Einführung der Niederlassungsfreiheit war den Ärztekammern dieses Kontrollinstrument jedoch aus der Hand geschlagen. Die »Wildbahn« (»Der niedergelassene Arzt«, Heft 12/1973) der Kassenärzte geriet ernstlich in Gefahr, von niederlassungslustigen Jungmedizinern überrannt zu werden. Da kam der deutschen Ärzteführung die rettende Idee: Wenn schon nicht mehr die Niederlassung gerettet werden konnte, dann mußte bei der Zulassung zum Medizinstudium eine wirksame Sperre eingebaut werden. Von hier bis zu dem berühmt-berüchtigten Numerus clausus war es dann nur noch ein Katzensprung.

Die Bundesärztekammer hatte ihr Feld gut bestellt, an einer zufriedenstellenden Ernte konnte es keinen Zweifel geben. 1955 hatte ihr Hauptgeschäftsführer seine Stimme zum ersten Mal erhoben und mit der Überzeugungskraft eines päpstlichen Nuntius erklärt: »Unser Bedarf an Nachwuchs beträgt jährlich maximal 1200.« 2 Jahre darauf korrigierte er sich und nannte die Zahl 1100 als höchste der Gefühle. 1961 schließlich prophezeite er 1500 bis 1600 Ärzte als Nachwuchsbedarf für die nächsten Jahre.

Anfang der sechziger Jahre konnte Prof. Stockhausen einen mächtigen Mitstreiter für seine Parolen gewinnen. Auf dem 64. Deutschen Ärztetag im Jahre 1961 führte sich der damals noch ziemlich frischgebackene Präsident der Bundesärztekammer, Dr. med. Ernst Fromm, mit der richtigen Einstellung bei der verschworenen Gilde der Kammerherren ein: »Der Vorstand des Bundesärztetages hat mich ausdrücklich beauftragt, gewissen Versuchen nachdrücklich entgegenzutreten, unsere Warnungen vor dem Medizinstudium als Interessentengeschrei und Zunftdenken zu diskreditieren und zu deformieren. Ich weise nochmals darauf hin, daß – wie jedermann auf Grund authentischen, amtlichen Zahlenmaterials nachprüfen kann – die derzeitigen Nachwuchszahlen mehr als das Dreifache unseres Ergänzungsbedarfs an Ärzten ausmacht.«

Ganz anders lautete eine Rechnung des Deutschen Wissenschaftsrates, eines Gremiums, dem namhafte Wissenschaftler und Persönlichkeiten des öffentlichen Lebens angehören. Diplomvolkswirt Alfred Heim, der von dieser unabhängigen Kommission mit der Erstellung einer Statistik beauftragt worden war, um sich in der Auseinandersetzung, ob es in der Bundesrepublik zu viele oder zuwenig Ärzte gäbe, durch genaue Unterlagen ein eigenes Urteil bilden zu können, kam in der »Deutschen Medizinischen Wochenschrift« zu folgendem Schluß:

»Geht man davon aus, daß bereits Ende 1959 ein Fehlbedarf von ca. 4000 Ärzten bestand und die Zahl der Ärzte sich entsprechend der unteren Grenze der Vorschätzung entwickeln wird, so ist mit einem Ansteigen des Fehlbedarfs bis zum Jahre 1967 auf 14 000 bis 15 000 zu rechnen ... Die Zahl der Ärzte muß, wenn die ärztliche Versorgung der Bevölkerung gleichbleiben soll, wegen des Bevölkerungswachstums jährlich um 200 bis 300 steigen ... Um die aus dem Berufsleben ausscheidenden Ärzte zu ersetzen, sind dann jährlich etwa 3000 bis 3200 Ärzte notwendig. Der jährliche Gesamtbedarf an Ärzten auf lange Sicht beträgt somit 3300 bis 3500. Diese Zahl an Approbationen wird erreicht, wenn jährlich 4000 bis 4400 Studienanfänger sich für das Medizinstudium entscheiden.«

Professor Koller vom Statistischen Bundesamt in Wiesbaden bezifferte schon Ende der fünfziger Jahre »die durchschnittliche Berufstätigkeit der Ärzte unter Berücksichtigung der Sterblichkeit, der Frühinvalidität und des hohen Anteils der Frauen, die nur zum Teil ihren Beruf voll ausüben werden, auf etwa 26 Jahre und die *Ersatzquote* auf 3,8 bis 3,9 %« (»Deutsche Medizinische Wochenschrift« Nr. 30/1961). Auf heutige Verhältnisse übertragen, würde das bedeuten: Bei einer Gesamtzahl von gegenwärtig rund 120 000 Medizinern liegt der jährliche Ergänzungsbedarf bei etwa 4700; geht man ferner davon aus, daß jeder vierte Studienanfänger das Fach wechselt oder vorzeitig die Universität verläßt (laut Bundeswissenschaftsminister Dr. Klaus von Dohnanyi), dann sind jährlich etwa 6300 Studienanfänger in den Medizinischen Fakultäten der Bundesrepublik erforderlich, um zumindest die heutige Anzahl an Medizinern aufrechterhalten zu können.

Die ärztlichen Standesfürsten, auf der Wacht wie stets in solchen Fällen, erklärten jedoch die wissenschaftlichen Berechnungen für »wirklichkeitsfremd« und »fehlerhaft«. Aber damit gaben sie sich nicht zufrieden. Die Bundesärztekammer wandte sich im Februar 1961 mit einem Flugblatt an alle Abiturienten des Bundesgebietes und Westberlins. Sein Inhalt sollte mit »unangreifbaren« Zahlen die hohe

Arztdichte in der Bundesrepublik verdeutlichen und mit düsteren Zukunftsbildern die Schulabgänger jenes Jahrgangs eindringlich vor dem Medizinstudium warnen.

Auch in der Folgezeit wurde das Professorengespann Fromm/Stockhausen nicht müde, landauf und landab der Bevölkerung ihre Sorgen über ein Zuviel an Ärzten wissen zu lassen. Die dringende Forderung des Wissenschaftsrates, die Ausbildungskapazität der medizinischen Fakultäten in der Bundesrepublik beträchtlich zu erhöhen, hielt Hauptgeschäftsführer Stockhausen »aus der Verpflichtung der Ärztekammern, um die Erhaltung eines sittlich und wissenschaftlich hochstehenden Ärztestandes« für außerordentlich gefährlich. Als der Wissenschaftsrat 1963 als medizinischen Nachwuchsbedarf 4000, später gar 6000 Medizinstudenten – was rund 5000 bzw. 7500 Studienanfänger bedeutete – nannte, wobei er ausdrücklich darauf hinwies, daß bei dem wachsenden Umfang, den die Vorsorgemedizin in der Zukunft einnehme, auch diese Zahl eher noch zu niedrig gegriffen sei, war es mit der Ruhe der Ärztekammerbosse endgültig vorbei.

Professor Fromm und die Universitäten

Bei einem Gespräch wenige Jahre später mit dem Präsidenten der Bundesärztekammer, Prof. Dr. Fromm, hatte ich Gelegenheit, nähere Einzelheiten seiner Einstellung diesem brennenden Problem gegenüber kennenzulernen. Hier einige Auszüge aus diesem Interview, das ich 1967 als verantwortlicher Schriftleiter der Ärztezeitung »puls international« führte und im gleichen Blatt veröffentlichte:

Frage: Welche Konsequenzen wären zu befürchten, falls die Empfehlungen des Wissenschaftsrates befolgt würden, wonach in der Bundesrepublik jährlich mehr als 6000 Jungärzte zur Bedarfsdeckung nötig seien?

Prof. Fromm: Die Überfüllung der medizinischen Fakultäten würde sich noch weiter steigern, da die Neubauten und Neugründungen sicher nicht Schritt halten könnten. Das würde ferner vor allem zu einer weiteren Verschlechterung der Ausbildung führen – eben wegen der heutigen Überfüllung schon –, und zwar gerade in einer Zeit, in der wir uns die Köpfe zerbrechen über eine Verbesserung. Ich bin außerdem überzeugt, daß die Existenzsicherung dieser dann »produzierten« Ärzte außerordentlich schwer sein wird. Es wird nicht leicht sein, ihnen eine vernünftige lebenswerte Position zu schaffen. Aber darüber machen sich manche Väter von sogenannten »wissenschaftlichen Plänen« auch keine Sorgen.

Frage: Hat der Wissenschaftsrat die Bundesärztekammer in dieser Frage um eine Stellungnahme ersucht?

Prof. Fromm: Der Wissenschaftsrat diskutiert nie mit uns. Das hält er für völlig falsch. Er betrachtet uns als Interessenten. Und mit Interessenten zu sprechen hält er wiederum für unwissenschaftlich. Daß die Hochschulen und die übrigen Mitglieder – im Wissenschaftsrat sitzen ja bekanntlich Hochschullehrer neben Industriellen und ministeriellen Beamten – selbst Interessenten sind, daran scheint noch niemand gedacht zu haben. Ich möchte wirklich mal wissen, warum man dem Stand jeglichen Sachverstand in diesen Fragen abspricht, obwohl man doch gerade an den Hochschulen von den praktischen Organisationsproblemen der ärztlichen Versorgung der Bevölkerung im ambulanten Sektor der Sozialen Krankenversicherung keine Ahnung hat. Die haben noch nie gesehen, was später aus einem »arbeitslosen Arzt« wird, aber ich habe diese Ärzte jahrelang vertreten. Da sitzt nun ein junger Arzt, muß seine Familie ernähren: Da sind Anfechtungen, und da gibt es eine Reihe von mehr oder weniger legalen Möglichkeiten, Geld zu verdienen. Natürlich kann er auch versuchen, beispielsweise an seinen 50 Patientchen so viel Medizin zu betreiben, daß am Ende auch etwas für seinen eigenen Lebensunterhalt übrigbleibt. Ob das der Volksgesundheit besonders zuträglich ist, möchte ich aber doch sehr bezweifeln.

Frage: Würden Sie es bei einer derartigen Entwicklung für möglich halten, daß es dann in der Bundesrepublik sogenannte Halbärzte gibt, die eine Art von Feldscherposition übernehmen könnten? So wäre es dann etwa denkbar, daß einem voll ausgebildeten Allgemeinpraktiker draußen auf dem Land 2 oder 3 dieser medizinischen Helfer unterstellt werden.

Prof. Fromm: Bisher ist das, Gott sei Dank, ja nicht vorgesehen. Noch wird durch die Approbationsordnung und durch das Heilpraktikergesetz geregelt, wer die Heilkunde in Deutschland ausüben darf.

Frage: Herr Professor, Sie nannten kürzlich einmal eine Bedarfszahl, die fast nur ein Drittel derjenigen des Wissenschaftsrates beträgt. Wie ist die Bundesärztekammer zu dieser Berechnung gekommen?

Prof. Fromm: Wir sind davon ausgegangen, wie viele Ärzte nötig sind, um die Zahl der jetzt im Beruf befindlichen zu erhalten. Da sind wir auf 2200 gekommen, d. h. nicht wir, sondern 2 vollkommen unabhängig voneinander arbeitende Gutachter. Einer von ihnen war Prof. Freudenberg, und der andere war ein Kenner der Materie, Herr Nebel. Beide gingen natürlich von der m. E. berechtigten Voraussetzung aus, daß die jetzige Zahl der Ärzte ausreicht, um ein zivilisiertes mitteleuropäisches Volk unserer Größenordnung medizinisch gut zu versorgen. Der häufig gehörte Einwand, es würden doch da und dort noch eine ganze Menge Ärzte fehlen, ist für meine Begriffe etwas verfehlt. Denn selbst wenn es morgen 10 000 Ärzte mehr gäbe, würden da und dort auch noch welche fehlen. Solange die Wahl des Arbeitsplatzes in einem Lande frei ist, wird man dorthin gehen, wo man am liebsten arbeiten möchte. Das aber wird spätestens dann aufhören, wenn man dort nichts mehr bekommt. Tatsache ist, daß bereits heute fast sämtliche Medizinalassistentenstellen bis 1969 »ausgebucht« sind. Wer heute sein Staatsexamen gemacht hat und meint, er könne gleich eine Medizinalassistentenstelle bekommen, der ist leider auf dem Holzweg. Aber um nochmal auf ihre Ausgangsfrage zurückkommen: Die Fakultäten werden diese Empfehlung des Wissenschaftsrates, von der niemand weiß, wie sie zustande kam, niemals akzeptieren; sie werden bestimmt sagen, wir können einfach keine Studenten mehr aufnehmen. Ich kann mir beim besten Willen nicht vorstellen, daß eine Fakultät so verantwortungslos ist und sagt: Ja, bitte sehr, nur her mit der doppelten Zahl von Studenten. Andererseits könnte ich mir sehr wohl vorstellen, daß wir in Deutschland auch 200 000 Ärzte beschäftigen könnten; ob dadurch aber die Volksgesundheit verbessert wird ist noch lange nicht gesagt. Im übrigen dürfte als Faustregel gelten, daß sich ein Volk soviel Ärzte leisten kann, wie es bezahlen kann. Wir können aber heute kaum noch die schon praktizierenden Mediziner einigermaßen ausreichend entlohnen.

Auch nichtmedizinische Fakultäten machen dicht

Angesichts derartiger Formulierungen, die an Klarheit nichts zu wünschen übrig lassen, war natürlich keine einzige Universität »so verantwortungslos«, noch mehr Studenten aufzunehmen. Im Gegenteil: Nun machten auch noch jene Fakultäten dicht, die bis dahin dem Numerus clausus immer noch abwartend gegenübergestanden hatten. Auch die für den kostspieligen Ausbau der Universitäten zuständigen Ministerien vernahmen die Worte des höchsten Repräsentanten der deutschen Ärzteschaft nur zu gern – die Einrichtung eines einzigen medizinischen Studienplatzes kostet immerhin 250 000 Mark, die gesamte Ausbildung eines Medizinstudenten bis zum approbierten Arzt – laut einer Mitteilung von Bundeswissenschaftsminister Klaus von Dohnanyi – 500 000 Mark. Nachdem offensichtlich auch kein Politiker willens war, gegen den ärztlichen Standesegoismus zu Felde zu ziehen, verstummten schließlich auch die Wissenschaftsräte. Zahlreiche Fakultäten anderer Fachrichtungen eiferten den medizinischen Hochschulen nach und drosselten ebenfalls den Zustrom ihrer Studenten.

Seitdem laufen unsere Abiturienten mit dem Grundgesetz unter dem Arm herum: »Alle Deutschen haben das Recht«, verspricht ihnen der Artikel 12 unserer Verfassung, »Beruf, Arbeitsplatz und Ausbildungsstätte frei zu wählen.« Das Recht haben sie vielleicht noch, aber nicht mehr die Möglichkeit. Der akademische Begriff des Numerus clausus, hinter dem sich eine harte Ausschlußmaßnahme verbirgt, hinderte inzwischen Zehntausende Bewerber daran, ihr verfassungsmäßiges Recht auf freie Berufswahl wahrzunehmen. Damit wird gleichzeitig das Recht des einzelnen auf Bildung ganz eindeutig den wirtschaftlichen Erfordernissen eines Standes untergeordnet, werden Qualifikationen, die – wegen vorgetäuschter Überfüllung – nicht zum Nutzen der Gesellschaft angewendet werden können, als suspekt angesehen. Fragt der Leitartikler Dr. med. Walter Hemmer im »Berliner Ärzteblatt«:

»Ist es berechtigt, ja, ist es zweckmäßig, die Frage nach dem Bedarf nach Akademikern – wir lassen hier also bewußt die Beschränkung auf die Ärzte fallen – ausschließlich unter dem Gesichtspunkt zu beantworten, ob der Studienanfänger nach Beendigung seiner Ausbildung mit einer sozial gesicherten Existenz rechnen kann? Ist es zulässig, mit dem Abitur jungen Menschen die Universitätsreife zu bescheinigen, den Zugang zur Universität aber zu verwehren?« Um dann jedoch linientreu fortzufahren: »Wir zweifeln gar nicht daran, daß die Haltung der Bundesärztekammer, die besorgt vor einer Überfüllung des ärztlichen Berufes warnt, nicht nur vom Standpunkt der derzeit und künftig tätigen Ärzte aus verantwortungsbewußt ist, sondern auch von der Besorgnis um das künftige Schicksal des Studienanfängers und um vergeudete Studienplätze diktiert wird.«

Kein Zweifel: Die Gesellschaft hat das Recht und die Pflicht, ihren Bedarf an Ärzten zu kalkulieren. Sie kann die Zahl der Medizinstudenten nicht allein abhängig machen von den Berufswünschen ihrer Abiturienten. So grausam das im Einzelfall sein mag: Das Grundrecht auf die freie Wahl des Berufes ist wahrscheinlich auf die Dauer nicht zu halten. Nicht zu halten ist aber ebenso die ärztliche Niederlassungsfreiheit. Den Zugang zum Medizinstudium nach Bedarf zu drosseln und sich selbst wie in einem Naturschutzpark alle Freiheiten zu erlauben, ist falsch verstandene Demokratie.

Die wortgewaltigen Ärzteführer jedoch beharren auf ihrem Standpunkt und bezeichnen ihn als den allein seligmachenden. Noch im Frühjahr 1970, als inzwischen auch dem einfachsten Gemüt klar geworden sein mußte, daß die Bundesärztekammer auf Kosten einer zufriedenstellenden ärztlichen Versorgung der Bevölkerung und zum Vorteil ihrer Mitglieder noch immer eine massive Erbhofpolitik betrieb, erklärte Hauptgeschäftsführer Stockhausen im Deutschen Ärzteblatt: »Man wird gut daran tun, die Forderung nach *mehr Ärzten* in jedem Fall sorgfältig zu prüfen, wenn man nicht am Bedarf vorbei Mediziner und damit ein medizinisches Proletariat produzieren will. Schließlich bergen Überangebote auch die Gefahr von Minderungen des Leistungsniveaus auch in Teilbereichen der Medizin in sich.«

Selbst diejenigen, die studieren durften und ihr Examen bestanden, suchten die ärztlichen Berufspolitiker von der Niederlassung abzuschrecken: In immer neuen Schauermärchen beschrieben sie die Fron des kassenärztlichen »Frontschweins«. Ausgerechnet der Chef des Deutschen Kassenarztverbandes, Dr. Helmut Walther, der im südhessischen Büttelborn eine 12 Räume große Luxuspraxis sein eigen nennt, stimmte ein herzzerreißendes Klagelied über den »schändlich unterbezahlten«, »himmelschreienden« Arbeitsbedingungen ausgesetzten niedergelassenen Kassenarzt an, der darüber hinaus zu Honorarsätzen arbeiten müsse, »für die in der allgemeinen Wirtschaft nur ein mitleidiges Lächeln übrigbleibt«.

Auf einem Presseseminar Ende 1971 in Berlin erklärte der ranghöchste Kassenarzt in der Bundesrepublik, Dr. Hans-Wolf Muschallik: »Nach unseren Erhebungen und Rundfragen, aber auch nach dem Ergebnis der Arbeiten von Ausschüssen ist die Behauptung von der angeblich nicht oder nicht mehr sichergestellten ärztlichen Versorgung in der Bundesrepublik einfach falsch ... Es besteht kein Notstand in der Sicherstellung der kassenärztlichen Versorgung, und es droht für die nächste Zeit auch keiner.« Wie kann man, so muß man sich fragen, so kühn so etwas sagen? Bisher scheint niemand in der Öffentlichkeit dieser Dreistigkeit ärztlicher Spitzenfunktionäre gewachsen zu sein. Der Wille zum Kampf gegen den Notstand weicht in zunehmendem Maße schlaffer Resignation. Andererseits werden zugunsten der künftigen Studenten immer mehr Steuergelder in den Bildungsbereich gepumpt, besonders in die medizinischen Fakultäten. Hier aber versickern nun die Millionen, und niemand weiß so recht, wohin.

Mehr Studienplätze, mehr Lehrer – weniger Studenten

Während im Jahre 1962 – zur Zeit der Einführung des Numerus clausus – nach Angaben des Statistischen Bundesamtes 5900 Studienanfänger in der Medizin gezählt wurden, lagen die entsprechenden Angaben 1971 bei 3662 (darunter 730 Ausländer!). Und das trotz erheblich gestiegener Investitionen (statt 18 gibt es heute 25 medizinische Fakultäten) und einem um mehr als 150 Prozent gestiegenen Ausbildungspersonal. Bei einem Verhältnis von 3,8 Studenten auf eine Hochschullehrerstelle befinden sich die Mediziner etwa gegenüber den Disziplinen der Philosophischen Fakultät mit 15,6 zu 1 oder gar den Studenten der wirtschaftswissenschaftlichen Fakultät mit 26,3 zu 1 in einer beneidenswerten Lage. Wie aber erklärte sich dann, daß die 6305 im Jahre 1971 von den medizinischen Fakultäten bereitgestellten Studienplätze für Studienanfänger die Zahl der tatsächlichen Aufnahmen um fast das doppelte überschreitet? Hat sich etwa auch in unseren Universitäten – wie in der Ärzteschaft – eine von wirtschaftlichen Interessen diktierte Nachwuchspolitik breitgemacht? Ist gar »der Numerus clausus die unmittelbare und eindeutige Folge der Abschaffung der Hörergebühren an den Universitäten«, wie Dr. med. Kaspar Roos vom Verband der Niedergelassenen Ärzte Deutschlands (NAV) behauptet?

Tatsächlich stellt sich heraus, daß die deutschen Hochschullehrer weit mehr Studenten ausbilden konnten, als sie noch für jeden einzelnen, der an ihren Vorlesungen teilnahm, ein sogenanntes Hörergeld kassierten. Als dann Mitte der sechziger Jahre nur noch eine

Kolleggeldpauschale gewährt wurde, erlahmte der Eifer der Professoren buchstäblich über Nacht. Nicht länger bedurfte es der Überredungskünste der ärztlichen Standesvertreter, den Zustrom der Medizinstudenten zu kanalisieren. Die Beamten an den Hochschulen hatten plötzlich selbst Grund genug, die Zahl ihrer Zöglinge einer scharfen Kontrolle zu unterziehen. Das geht inzwischen soweit, daß selbst die Reihen derjenigen Studenten, die sich mit Hängen und Würgen eine Zulassung zum Medizinstudium ergattern konnten, durch drakonische Aufnahmeprüfungen zu den einzelnen Kursen bis zur Hälfte des ursprünglichen Bestandes gelichtet werden. Die Hochschullehrer fordern nicht selten ein so hohes Wissensniveau, daß es oft auch »Einser«-Kandidaten schwerfällt, Schritt zu halten. »Die abschreckende Prüfungspraxis«, erboste sich »Der Spiegel« in einer 1969 veröffentlichten Dokumentation »Über Krise und Zukunft der deutschen Hochschulen« mit Recht, »führt gelegentlich zu absurden Ergebnissen. Bei der Aufnahmeprüfung für ein Praktikum in Physiologie, das im vorletzten Wintersemester an der Hamburger Universität stattfand, meldeten sich weniger Anwärter, als Arbeitsplätze bereitstanden. Berüchtigt strenge Prüfungsfragen hatten die Bewerber für einen anderen Kurs so eingeschüchtert, daß während des ganzen Wintersemesters 20 bis 30 Arbeitsplätze ungenutzt blieben.«

Die Willkür der meisten medizinischen Fakultäten, unterstützt von der Bundesärztekammer und zumindest geduldet von der Bundesregierung, gibt Anlaß zu schlimmsten Befürchtungen für die Zukunft. Für das Wintersemester 1972/73 lagen rund 22 000 Bewerbungen vor, jedoch wurde nur 3200 das Medizinstudium gestattet; 3200 Studienplätze an 25 Universitäten?! Bis 1962 wurden allein in Heidelberg jährlich 700 bis 800 Medizinstudenten aufgenommen (1970 jedoch nur noch 340), ohne daß man auch nur die geringsten Klagen über eine ungenügende Ausbildung jener Ärzte gehört hätte, die heute längst im Beruf stehen. Auch die anderen medizinischen Fakultäten reduzierten ihre Aufnahmekapazitäten rigoros. Die Universität Marburg erreichte in den letzten Jahren nur noch 21 Prozent ihrer ursprünglichen Höchstleistung, Erlangen liegt bei 38 Prozent. In Münster ist die Zahl der Zulassungen von etwa 640 im Jahre 1962 auf rund 320 zurückgegangen, obwohl auch hier wie in allen anderen Universitäten sowohl in räumlicher wie auch in personeller Hinsicht eine Reihe von zusätzlichen Kapazitäten in den zurückliegenden Jahren durch staatliche Zuschüsse geschaffen wurden.

1970 traf eine Arbeitsgruppe des Hochschul-Informations-Systems

(HIS) die »verblüffende Feststellung«, daß sich in der medizinischen Fakultät der Universität Tübingen, wo es nach Auskunft der Hochschulverwaltung besonders schmerzliche Engpässe geben sollte, »bei vermehrten Personalstellen das Angebot an Veranstaltungen eher verringert hat«. Die HIS-Arbeitsgruppe konnte »den medizinischen Instituten den Vorwurf nicht ersparen, daß sie offensichtlich kein Interesse daran haben, in vermehrtem Umfang Mediziner auszubilden«. Das Hochschul-Informations-System (HIS) ist eine GmbH, die von der Stiftung Volkswagenwerk 1970 gegründet wurde.

Im Deutschen Bundestag machte der CDU-Abgeordnete Dr. Dichgans 1971 darauf aufmerksam, daß die Medizinischen Fakultäten noch Anfang der sechziger Jahre maximal 7000 Studienanfänger pro Studienjahr zuließen, im Studienjahr 1969/70 dagegen nur noch rund 4000 – obgleich sich in diesem Jahr die Zahl der Lehrkräfte (und auch die Geldmittel) um rund 50 Prozent erhöhte. »Mit Befremden« hat im Mai 1973 schließlich auch der Haushaltsausschuß des Deutschen Bundestages bei seinen Beratungen über Aus- und Neubau von Hochschulen davon Kenntnis genommen, daß, wie es in seinem dazu gefaßten Beschluß heißt, »einige Medizinischen Fakultäten den Numerus clausus seit 1961/62 so handhaben, daß 1973 weniger Studienanfänger der Medizin aufgenommen werden, als im Durchschnitt in früheren Jahren.«

Daß selbst bei einigen Landesärztekammern, die sich vor kurzem noch um eine drohende Arztschwemme gesorgt hatten, inzwischen ein Sinneswandel eingetreten ist, zeigt eine im »Deutschen Ärzteblatt« vom 10. Mai 1973 veröffentlichte Erklärung der Ärztekammer Niedersachsen: »Insbesondere unter Berücksichtigung der enormen finanziellen Mittel, die für den Ausbau der Hochschulen vom Bund und den Ländern bereitgestellt wurden, weisen die Zulassungszahlen auf eine deutliche Fehlentwicklung hin. Die Formel von Angebot und Nachfrage – zu denken ist dabei an die steigende Inanspruchnahme der ärztlichen Leistungen als Folge des medizinisch-technischen Fortschritts – wird seit Jahren von den dafür Verantwortlichen mißachtet. Deshalb wird sich nach Auffassung der Ärztekammer der Mangel künftig in allen Bereichen des Gesundheitswesens möglicherweise noch verschärfen.«

Obwohl – nach Wissenschaftsminister Dr. Klaus von Dohnanyi – »die Ausgaben für die medizinischen Fakultäten von 1963 bis 1972 von 900 Millionen DM auf 3,7 Milliarden DM nahezu vervierfacht worden sind«!

Im gleichen Maße, wie sich in den letzten Jahren Studienplätze in den medizinischen Fakultäten in Luft auflösten, wurden auch die Auslesekriterien des Numerus clausus straffer und straffer. Von mittelalterlichen Daumenschrauben zu sprechen, die den studienwilligen Abiturienten angelegt werden, ist eher noch untertrieben. Denn im Gegensatz zu den USA, wo die medizinischen Studienbewerber mittels ausgeklügelter Testverfahren auf die Eignung zum Arztberuf geprüft und ausgesiebt werden, bedienen sich die bundesrepublikanischen Universitäten im wahrsten Sinne des Wortes idiotischer Methoden. Wer heute in der Bundesrepublik Medizin studieren möchte, muß nach Ansicht der Hamburger Tageszeitung »Die Welt« vor allem die »Geduld eines Fakirs, die Übersicht eines Feldherrn und die Ausdauer eines Olympiakämpfers besitzen«. Wichtiger als alle diese höchst löblichen Eigenschaften sind außergewöhnliche Zensuren beim Abitur. Nach Möglichkeit sollten sie einem Universalgenie zur Ehre gereichen.

»Kader strammer Reihenuntersucher«

Die derzeit gültige Zulassungsordnung orientiert sich nicht nur an Abiturnoten von sogenannten Kernfächern, die zur medizinischen Wissenschaft keine unmittelbare Beziehung haben (wie etwa Mathematik, Deutsch, Griechisch, Physik und Französisch), sondern läßt unter anderem die Tatsache unberücksichtigt, daß aufgrund des fraglos bestehenden Niveaugefälles der Abiturnoten zwischen Nord- und Süddeutschland z. B. ein Student aus Hamburg gegenüber dem Konkurrenten aus München deutlich im Nachteil ist. Noch weitaus gravierender jedoch ist neben der regional bedingten Ungerechtigkeit eine soziale Benachteiligung derjenigen Bevölkerungsschichten, die nicht in der Lage sind, ihre Kinder in kostspielige Internatsschulen zu schicken. Aus naheliegenden Gründen fallen die Abiturnoten bei Schülern aus privatwirtschaftlich betriebenen Gymnasien in der Regel wesentlich besser aus als bei Abiturienten staatlicher oder kommunaler Lehranstalten.

Schließlich beanstanden die meisten Kritiker der gegenwärtig angewandten Methode, daß die Abiturnoten wenig oder gar nichts über die Qualifikation zum Arzt aussagten, sehr viel aber über die Fähigkeit junger Menschen, sich anzupassen. Es spricht für die alte Garde unserer Ärzte, daß Strebernoten Seltenheitswert besaßen. Eine 1968 angestellte Untersuchung des Kieler Ordinarius für Anatomie, Prof. Alkmar von Kügelgen, erbrachte ein aufschlußreiches Resultat: von 71 Absolventen des ärztlichen Vorexamens (Physikum), die diese Prüfung mit dem Prädikat »sehr gut« bestanden, wären nur die Hälfte zum Studium zugelassen worden, wenn ein Notendurchschnitt von 3,2 beim Abitur als Zulassungsgrenze Gültigkeit gehabt hätte. An den meisten der insgesamt 25 medizinischen Fakultäten in Westdeutschland aber lag die Grenze im Wintersemester 1973/74 zwischen 1,6 und 1,8!

Dr. med. Paul Lüth, als praktizierender Kassenarzt und Mitglied der Ärztekammer Hessen das »schlechte Gewissen« der etablierten Medizin, widmet in seinem Buch »Kritische Medizin« dieser Tatsache einen bissigen Kommentar:

»Die Numerus-clausus-Generationen werden Kader strammer Reihenuntersucher stellen, unerschütterliche Technokraten, die nur auf Medizin – und was sie dafür halten – sich verstehen und, wie 1933, in Unschuld ihr Handwerk weiter betreiben, wenn die totalitäre Zange – diesmal der universalen Verwaltungsmaschine – die Menschheit zerniert, das Individuum eliminiert.«

Zur Illustration der schizophrenen Situation im deutschen Bildungswesen wollen wir schließlich auch noch einen Blick in die Universität München werfen. Rund 1000 Studenten bereiten sich hier zur Zeit auf das zukunftsträchtige Berufsbild Psychologe vor. 3 Lehrstuhlinhaber sowie 2 Dozenten müssen zusehen, wie sie diese 10 Hundertschaften Psychologiestudenten in den Griff bekommen. Für die gleiche Zahl stellt die tierärztliche Fakultät 10mal so viele Hochschullehrer zur Verfügung. Die psychische Hilfe kranker Menschen scheint noch immer weit geringer geachtet als die Gesundheit unserer Haustiere.

»Wäre Bildungsplanung nicht jahrelang verketzert worden, ständen wir heute vor anderen Voraussetzungen«, kommentiert der parlamentarische Staatssekretär im Bundesministerium für Arbeit und Sozialordnung, Helmut Rohde, die erbärmliche Lage an den deutschen Hochschulen. Den sarkastischen Seitenhieb auf das vom Konkurrenzdenken der maßgeblichen Ärztepolitiker diktierte Bedarfsvolumen konnte man dabei kaum überhören. Wer jedoch glaubt, die wackeren Streiter aus dem Medizinerlager würden nun endlich in sich gehen, sieht seine Erwartungen bitter enttäuscht. Nicht die ärztlichen Standesvertretungen tragen die Schuld an der Zulassungsbeschränkung zum Medizinstudium, meinte der – im Sommer 1973 verstorbene – hessische Kammerpräsident Dr. Heinz Stroh, sondern ausschließlich die bösen Politiker, die jede Statistik über den ärztlichen Nachwuchs unbeachtet ließen und den Abiturienten die ihnen verbriefte freie Berufswahl nicht ermöglichen. Was sagt man dazu?

Und Stroh argumentierte weiter: Der Numerus clausus bedeute nichts anderes als das Nichtvorhandensein von genügend Studien- und Arbeitsplätzen und der entsprechenden Zahl von Lehrkräften; beides Dinge, für die der Staat zu sorgen habe und nicht die ärztliche Standesvertretung.

Völlig außer acht ließ der Kammerpräses aus Hessen offenbar die Tatsache, daß die Bundesregierung sich bei solchen Entscheidungen wesentlich auf die Arbeitsergebnisse ihrer zahlreichen Beratergremien verlassen muß. Der hier angesprochene Bundesgesundheitsrat beriet aber – wie wir noch sehen werden – seine Auftraggeberin zumindest unkorrekt. Mitglied dieses Gremiums ist – Prof. Dr. Dr. h. c. Ernst Fromm, Präsident des Weltärztebundes. Zwei weitere Angehörige des Bundesgesundheitsrates sind uns inzwischen auch bekannt: Dr. Hans-Wolf Muschallik, Erster Vorsitzender der Kassenärztlichen Bundesvereinigung und damit ranghöchster Kassenarzt in der Bundesrepublik, sowie der NAV-Chef Dr. Kaspar Roos, der am 31. Januar 1972 die folgende Pressemeldung verbreiten ließ: ». . . allem Weh und Ach über Engpässe in der ärztlichen Versorgung zum Trotz stellt der Gesamtvorstand des NAV fest: kein Land der Welt – weder im Osten noch im Westen – hat in ländlichen Gebieten eine bessere Arztdichte als die Bundesrepublik Deutschland . . .«

Dr. med. Walter Hemmer, Herausgeber und verantwortlicher Schriftleiter des »Berliner Ärzteblattes«, seit 1. Juli 1973 zudem Hauptgeschäftsführer des NAV in Köln, teilt die Ansicht seines Chefs offenbar nicht. Einem Beitrag über den Numerus clausus (»Berliner Ärzteblatt«, 83. Jahrgang, Heft 8) konnte der erstaunte Leser u. a. entnehmen: »Die Arztdichte, die die Bundesrepublik an die neunte Stelle der Weltrangliste befördert (ein Arzt auf 598 Einwohner), ist nur noch auf dem Papier respektabel: Nach Abzug der im öffentlichen Gesundheitsdienst, in Verwaltung und Forschung tätigen Ärzte steht für die tatsächliche ärztliche Versorgung nur ein Arzt auf 771 Einwohner, für die ambulante ärztliche Versorgung gar ein freipraktizierender Arzt auf 1250 Einwohner zur Verfügung – und diese Arztdichte stagniert . . .«

»Wer objektiviert, schadet der Ärzteschaft!«

Nun besaß der allseits bekannte Hauptgeschäftsführer der Bundesärztekammer, Prof. Stockhausen, wenigstens die Kühnheit, auf einem Fortbildungskongreß 1972 in Davos lauthals zu verkünden: »Wer objektiviert, schadet der Ärzteschaft!« Alle Welt weiß, was sie von einem solchen Hauptgeschäftsführer der Bundesärztekammer und des Deutschen Ärztetages zu halten hat. Was aber ist zu tun, wenn Funktionäre vom Schlage eines Fromm, Roos oder Muschallik keine Gelegenheit ungenutzt verstreichen lassen, die Bundesregierung zu überzeugen, daß alle ihre Erklärungen der Wahrheit, und nichts als der Wahrheit entsprechen? Dazu nur ein Beispiel:

Auf einer gesundheitspolitischen Konferenz der SPD 1971 in Travemünde erklärte Prof. Fromm zur Situation der ärztlichen Versorgung in der Bundesrepublik erstmals: »Es hat sich ... eine Entwicklung angebahnt, die ungünstig ist und die, wenn sie weiter anhält, für die Zukunft zu berechtigten Sorgen Anlaß gibt.« Wenig später lautete eine Empfehlung des Bundesgesundheitsrates, in dem Prof. Fromm mitarbeitet: »Ein genereller Mangel an praktischen Ärzten in der Bundesrepublik Deutschland besteht nicht.«

Der SPD-Bundestagsabgeordnete Dr. med. Rolf Meinecke, Berufskollege von Professor Fromm und wie dieser in Hamburg zu Hause, schrieb am 11. Januar 1973 im »Deutschen Ärzteblatt«:

»Die außerordentlichen Anstrengungen der sozial-liberalen Regierung zur Behebung des Numerus clausus sind bekannt. Es sei hier nur darauf hingewiesen, daß die Bundesregierung seit 1970 etwa 80 000 Studienplätze an wissenschaftlichen Hochschulen hat schaffen helfen, davon 39 000 im Rahmen eines Sofortprogramms. Demgegenüber ist die Zahl der Studierenden in diesem Bereich vom Wintersemester 1969/70 bis zum Wintersemester 1971/72 um etwa 73 000 angewachsen. Der Zuwachs der Studienplätze an wissenschaftlichen Hochschulen ist in diesem Zeitraum erstmalig höher als die Steigerungsrate der Studenten.«

In der Tat, das kann sich sehen lassen. 80 000 neue Studienplätze innerhalb von 3 Jahren, aber für die Ausbildung unserer künftigen Ärzte standen bis vor kurzem noch nicht einmal 4000 Studienplätze zur Verfügung! Was muß eigentlich noch passieren, ehe die Öffentlichkeit aus ihrem Tiefschlaf erwacht? Haben nicht 98 Prozent aller Bundesbürger zu Protokoll gegeben, die Gesundheit – und damit verbunden die Medizin – sei ihr höchstes Gut?

Ist nach all dem, was wir bisher hörten, die deutsche Ärzteschaft eine Festung aus Beton und Eisen, so ähnelt das, was die Bundesregierung als oberste Patientenlobby bislang entgegenzusetzen hatte, verzweifelt einer mit Haselnußstöcken bewaffneten Landwehr. Die chaotischen Zustände, die schon in wenigen Jahren in weiten Teilen der ärztlichen Versorgung herrschen werden, sollte für die Bundesregierung Anlaß genug sein, fortan ohne wattierte Bandagen auf dem allzu stiefmütterlich behandelten Feld der Gesundheitspolitik zu agieren. Das ist beileibe keine Ermunterung für Schläge unter die (ärztliche) Gürtellinie, wohl aber eine Aufforderung zu einer fairen und vor allem klärenden Auseinandersetzung mit dem hippokratischen Establishment.

Sprach die Bundesärztekammer in ihrem offiziellen Publikationsorgan nicht empört von einem »Eklat in Göttingen«, als der akademische Senat der Universität Göttingen den Antrag der medizinischen Fakultät auf Zulassungsbeschränkung für das Sommersemester 1973 sensationell und völlig unerwartet mit 10 gegen 9 Stimmen ablehnte? Und konnte sie nicht bald darauf mit unverhohlener Erleichterung feststellen, daß die Göttinger Entscheidung – auf wessen Einspruch wohl? – ins Gegenteil verkehrt worden war?

Rief der Deutsche Ärztetag nicht eigens zur Rettung des Allgemeinpraktikers bereits vor Jahren einen Ausschuß (»Deutsche Akademie der Praktischen Ärzte«) ins Leben, weil der Allgemeinpraktiker nur noch durch künstliche Beatmung (wie lange noch?) am Leben zu erhalten ist?

Wie sind schließlich Erklärungen der Bundesärztekammer zu beurteilen, wie sie etwa in deren Tätigkeitsbericht 1971/72 veröffentlicht wurden: »Auf die Einführung des Numerus clausus hat die Bundesärztekammer niemals Einfluß gehabt, ebensowenig, wie sie zu irgendeiner Zeit Einfluß hatte auf die Entwicklung der Zahl des ärztlichen Nachwuchses bzw. der Medizinstudierenden.« Und weiter: »Wer aber glaubt, hier einen *Schuldigen* rasch und eindeutig ermitteln und verantwortlich machen zu können, irrt sich.« Kann man von einem Uneinsichtigen Besserung erwarten?

Es besteht jedoch kein Zweifel, daß es inzwischen auch in der Deutschen Ärzteschaft rumort. Ob aus kühler Berechnung oder getrieben aus der aufrichtigen Sorge, es könnte schließlich die Gesundheit der Bundesbürger im Wettstreit mit der egoistisch-korrupten Standespolitik auf der Strecke bleiben – zahlreiche große und kleine Arztfunktionäre rutschen seit kurzem unruhig auf ihren Stühlen.

Noch sind ihre Forderungen an die Bundesregierung, den Numerus clausus abzuschaffen, pflaumenweich und halbherzig. Und noch mag es dem Zyniker erscheinen, als könne das Jammern des einen oder anderen Ärzteverbandes auf die Formel gebracht werden: wir beklagen zwar die Zulassungsbeschränkung zum Medizinstudium, wir haben aber nichts gegen sie.

Man kann aber nicht umhin, anzuerkennen, was etwa die Ärztekammer Westfalen-Lippe in einem Schreiben an das nordrhein-westfälische Ministerium für Arbeit, Gesundheit und Soziales unter anderem so formulierte: »Wenn nicht sofort alle organisatorischen und gesetzlichen Maßnahmen getroffen werden, um die Zahl der Medizinstudierenden an den westdeutschen Universitäten zu erhöhen, wird die ärztliche Versorgung der Bevölkerung in wenigen Jahren in eine bedrohliche Notsituation geraten.«

Da der Steuerzahler die Universitäten, die Studienplätze bezahlt – auch die der Mediziner –, sollte der Einfluß der Interessenverbände und ihrer Mitglieder auf die Universitäten eingeschränkt werden. Wie viele Ärzte gebraucht werden, ist, wenn schon eine Steuerung der Berufswahl notwendig wird, eine Aufgabe für den (ebenfalls zu kontrollierenden) Staat. Es ist auch seine Pflicht – nicht zuletzt gegenüber dem Steuerzahler – festzustellen, wieso innerhalb der letzten zehn Jahre immer mehr Professoren, immer mehr Studienplätze und immer mehr Geld für immer weniger Medizinstudenten zur Verfügung gestellt wurden. Notfalls müßten den Universitäten Auflagen gemacht werden, falls sie nicht einwandfrei beweisen können, daß nicht zum Teil »tote Seelen« die Studienplätze blockieren. Ein eventuell notwendiger Eingriff in die Hoheitsrechte der westdeutschen Universitäten setzt allerdings eine realistische, auch zukünftigen Ansprüchen und Erfordernissen gerecht werdende Bedarfsplanung voraus. Fest steht inzwischen: Bei einer Straffung des Lehrplans und einer optimalen Ausnützung aller vorhandenen Einrichtungen, könnten pro Jahr mindestens 3000 Studenten mehr zum Medizinstudium zugelassen werden.

III. Müssen wir so früh sterben?

Müttersterblichkeit 6mal höher als in Schweden

Pfeifen wir – soweit es unsere Gesundheit betrifft – »auf dem letzten Loch«? Das sicher nicht. Es gibt aber heute auf dem weiten Feld der Medizin kaum noch etwas, wo die Bundesrepublik als führend bezeichnet werden könnte. Es sei denn, man würde das Schlußlicht in manchen statistischen Gesundheitstabellen als Nummer 1 bezeichnen. Was für ein Glück, daß wir nicht – wie beispielsweise in der Bundesliga – in eine nächsttiefere Klasse »absteigen« können. Doch wer weiß, vielleicht wird es eines Tages sowohl auf nationaler wie auf internationaler Ebene einmal so etwas wie Gesundheitswettbewerbe geben. Immerhin sprach der ehemalige Staatssekretär im Bonner Gesundheitsministerium, Prof. Dr. von Manger-König, bereits Anfang 1973 davon, daß eine grundgesetzliche Verpflichtung zur Gesundheit in Zukunft keineswegs als absurd angesehen werden dürfe.

Der Patient von heute ist für den Arzt ein Konglomerat von Organen. Daher werden heute in erster Linie Krankheiten behandelt, statt kranke Menschen geheilt. Der ärztliche Blick ruht heute länger und öfter auf Röntgenbildern und EKG-Kurven als auf dem Gesicht des Patienten. Die hohen Gestehungskosten der medizinischen Apparaturen zwingen den Arzt, viel zu viele unnötige Tests und Untersuchungen vorzunehmen; denn wie jeder technische Vorgang hat auch die Technik in der Medizin die Tendenz, sich hemmungslos auszubreiten und alles in ihren Bann zu ziehen. Die große, hochorganisierte ärztliche Praxis mit Labors und Röntgenkammern, mit blinkenden Instrumenten, dem leisen Schnurren der hinter Chrom verborgenen Motoren in kühl gekachelten Behandlungsräumen, die Luft geschwängert mit einschläfernden Phenoldämpfen – das alles macht den verdächtigen Eindruck, daß nichts für den Patienten da ist, sondern umgekehrt der Patient für die ärztliche Praxis, damit der Betrieb erhalten bleibe und funktioniere.

»Die heutige Medizin ist trotz eines außerordentlichen Aufwandes an Technik nur in einem erschreckend geringen Maße in der Lage, dem heutigen kranken Menschen zu helfen«, so der Hamburger Arzt und Philosoph Arthur Jores.

Was also kommt unter dem Strich heraus? Die Bilanz sollte auch einen hartgesottenen Arzt nachdenklich stimmen:

- Die Bundesrepublik gehört zu den Ländern mit der höchsten Todesrate bei Magenkrebs. Operierte japanische Patienten haben heute eine 5-Jahres-Überlebensrate von über 90 Prozent, Magenkrebs-Kranke in der Bundesrepublik nach Radikaloperationen dagegen nur eine solche von 15 bis 25 Prozent.
- Im Hinblick auf die Säuglingssterblichkeit hält die Bundesrepublik bereits seit mehreren Jahren einen traurigen 17. Rang in der Weltstatistik. Auf 1000 Lebendgeborene kommen 24 Todesfälle. Legt man die Werte von Schweden und Holland zugrunde (auf 1000 Lebendgeborene kommen dort jeweils nur 12 Todesfälle), müßten bei uns jährlich etwa 8400 Säuglinge mehr am Leben bleiben.
- 125 000 Kinder werden in der Bundesrepublik jährlich mit organischen, psychischen oder Stoffwechselanomalien geboren. Jedes Jahr steigt die Zahl der hirngeschädigten Kinder um 6000. Mindestens die Hälfte davon könnte durch Vorsorge oder frühe Behandlung aufgefangen und später sozial eingegliedert werden. Aber bei den meisten Ärzten sind keine ausreichenden Kenntnisse über die sorgfältige neurologische Untersuchung eines Säuglings vorhanden.
- Mit fast 52 Todesfällen auf je 100 000 Geburten liegt die Müttersterblichkeit bei uns doppelt so hoch wie etwa in den Vereinigten Staaten, Großbritannien oder Frankreich und fast 6mal so hoch wie in Schweden.
- Rund 18 000 Menschen erliegen jährlich in der Bundesrepublik einem Nierenleiden. Vielen von ihnen wäre bereits heute zu helfen, wenn sie an allen Fortschritten der Medizin teilhaben könnten. Noch aber fehlen in vielen Städten Zentren zur Blutwäsche, in denen eine Harnvergiftung überbrückt oder die Patienten auf Dauer behandelt werden können. Wer Glück hat, wohnt in einem Bundesland, das über mehrere der ca. 300 künstlichen Nieren verfügt. Wer noch mehr Glück hat, erhält sogar einen Dauerplatz an der rettenden Maschine. Alle übrigen müssen auf diesen »Platz an der Sonne« warten, bis ein anderer für sie stirbt.

Ist es zu verantworten, daß in der Bundesrepublik heute immer noch viel zu wenig Dialyseplätze zur Verfügung stehen, daß auch das

System der Heimdialyse bei uns noch viel zu wenig ausgebaut ist? »Mit dem gleichen zweifelhaften moralischen Recht, mit dem man einem solchen Kranken einen lebensrettenden Dialyseplatz vorenthält, kann man auch ein Conterganḱind totschießen«, sagte provozierend der Bremer Jurist Prof. W. Däubler anläßlich der 80. Tagung der Nordwestdeutschen Gesellschaft für Innere Medizin in Hamburg und verwies dabei auf den Artikel 2 des Grundgesetzes, der jedem Deutschen das Recht auf Leben garantiert. Bedarf es erst, wie Däubler meinte, eines spektakulären Schadensersatzprozesses gegen den Staat, um hier Abhilfe zu schaffen?

• Mehr als 75 Prozent aller durch Verkehrs-, Sport- und Spielunfälle schwerverletzten Kinder werden von Ärzten in ungenügender Weise erstversorgt. »Nur der geringere Teil der Ärzteschaft [ist] in der Lage«, in Notfällen rasch und richtig zu handeln, stellten 3 Kinderchirurgen in der »Münchner Medizinischen Wochenschrift« fest, »was Konsequenzen hinsichtlich Ausbildung und Fortbildung haben sollte.«

• Im Zeitalter der Herzverpflanzungen, der künstlichen Nieren, der lebensrettenden Antibiotika wird in der Bundesrepublik, so kritisierte das deutsche Nachrichtenmagazin »Der Spiegel«, noch immer an Grippe gestorben, bei jeder Epidemie tausendfach: ». . . weil der Arzt nicht erreichbar war, zu spät kam, Komplikationen nicht erkannte oder den Kranken mit dem telefonischen Rat beschied, im Bett zu bleiben, Wadenwickel zu machen und auf Besserung zu hoffen. Als beispielsweise um die Weihnachtstage 1969 die bösartige Hongkong-Grippe in der Bundesrepublik grassierte, nahmen Deutschlands niedergelassene Ärzte das Ereignis ähnlich gelassen hin wie den ersten Schnee. Obwohl aus den bereits von der Grippe heimgesuchten Ländern seit Wochen Alarmmeldungen über die deutschen Grenzen drangen und sich der Vormarschweg des gefährlichen Virus von der Landkarte ablesen ließ wie das heraufziehende Islandtief auf der Wetterkarte, fuhr die überwiegende Mehrheit der niedergelassenen Ärzte in Urlaub oder gab sich, geschützt vom automatischen Anrufbeantworter, der Feiertagsruhe hin.«

10 000 Grippe-Opfer

Freimütig bestätigte der Baden-Württembergische Ärztekammer-Präsident Dr. Bernhard Degenhardt im südwestdeutschen Standesblatt: »Es standen nur etwa 35 Prozent aller Ärzte an der Front.« Statt dessen ließen sie den gefährdeten Bundesbürgern über die Tagesschau des Fernsehens verkünden, »daß Gliederschwere, Schüttelfrost und eine schwere Erkältung nicht unbedingt die Vorboten einer Grippe sein müssen«. Sogar ein »Fieberanstieg bis 39°« sei »lediglich eine natürliche, zur Erholung führende Reaktion des Körpers«. Dergleichen Krankheitserscheinungen könnten »auch mit sämtlichen sogenannten Schmerzmitteln, durch Hustenmittel und medizinische Tees sowie durch Wadenwickel und Brustumschläge gelindert werden«. Folgerichtig wurde im »Deutschen Ärzteblatt« die ungewöhnliche Grippetherapie eines Kassenarztes nicht etwa kritisch, sondern mehr als Beispiel für die Bewältigung eines Notstands wiedergegeben. Der Doktor hatte einfach per Tonband verkünden lassen: »Bei Grippe suchen Sie die offene Apotheke auf.«

Selbst als feststand, daß rund 10 000 Bundesbürger der Epidemie zum Opfer gefallen waren – Grippe-Todesfälle sind meldepflichtig –, war nach Meinung der Kassenärzteschaft nichts passiert. Im Gegenteil: »Besonders während der letzten Grippewelle«, so Bundes-KV-Chef Muschallik, habe sich das Kassenarztsystem »vorzüglich bewährt«. Die amtliche »Verluststatistik« (Kammerpräsident Degenhardt) wurde einfach angezweifelt. Degenhardt: »Sterben tun die Menschen letztlich alle an einem Herzstillstand oder einem Kreislaufversagen.« Schuld an ihrem Unglück hatten die Bundesbürger gewissermaßen selbst. Denn, so der praktische Kassenarzt Dr. Wolfgang Krais, Vorsitzender der Ärzteschaft Stuttgart, wo allein 63 Menschen an Grippe gestorben waren: »Die Bevölkerung sollte sich schon im Herbst gegen die Grippe impfen lassen.«

• Die Tuberkulose, in zahlreichen zivilisierten Ländern der Welt längst so gut wie ausgerottet, ist in der Bundesrepublik noch immer die am häufigsten vorkommende Infektionskrankheit. Die Zahl der Neuerkrankungen ist vergleichsweise 5mal so hoch wie etwa in der DDR. Seit 1963 beträgt die Zahl der jährlichen Neuerkrankungen an behandlungsbedürftiger Tuberkulose rund 55 000; 16 000 davon sind Fälle offener, ansteckungsfähiger Tuberkulose. Die Zahl der jährlichen Sterbefälle: rund 7500. Der Bestand an Tuberkulosekranken liegt in den letzten Jahren bei rund 250 000. Gegen den

»Volksfeind Tuberkulose« zog die Medizin mit allen – in ihrer Wirkung recht umstrittenen – Mitteln zu Felde, als die Krankheit noch allgegenwärtig war. Heute sind endlich die Methoden der Diagnostik und Behandlung so verfeinert, daß man der Tuberkulose längst den Garaus machen könnte. Man könnte sie besiegen, aber man verdrängt sie nur aus dem Bewußtsein. Die Tuberkulose findet heute sozusagen außerhalb der Universitäten statt. Die Medizinstudenten erfahren kaum noch etwas über die Krankheit, sie bekommen keinen Kranken zu Gesicht. Und wenn dann dieser Kranke eines Tages dem jungen Arzt vor die Augen kommt, denkt er an alles mögliche, nur nicht an Tuberkulose. Schreibt das Ärztemagazin »Selecta« in seiner Ausgabe vom 23. Oktober 1972: »Die frühere Volkskrankheit ist an die Peripherie des allgemeinen ärztlichen Bewußtseins gerückt. Die Gesamtsituation wird falsch eingeschätzt. Die Kenntnisse über die Krankheit werden schlechter, und man verkennt Befunde, klagte Dr. Christian Göttsching, Freiburg, in seinem Überblick der Irrtümer und Mißverständnisse in der Tuberkulosebekämpfung.«

Der Berliner Pathologe Dr. Kurt Krückemeyer führte 7 Jahre lang über 7255 Erwachsenensektionen in einem städtischen Krankenhaus durch. Von den 219 (= 3 Prozent) Tuberkulosefällen, die er dabei fand, waren 204 klinisch unerkannt geblieben, darunter 84 infektiöse Fälle. »Legt man einen strengen Maßstab an, dann rangiert die Bundesrepublik unter den Nachzüglern, was den Kampf gegen Tuberkulose angeht«, so der »Praxis-Kurier« vom 25. April 1973. Denn: »Die Tuberkulose-Schutzimpfung wird in der Bundesrepublik nicht so intensiv durchgeführt, wie es eigentlich nötig wäre.«

Vermeidbare Fehler bei der Chemotherapie der Tuberkulose sind heute ebenfalls noch immer ein alltägliches Ereignis. Welch verheerendes Ausmaß die nichtfachgerechte Behandlung der Tuberkulose tatsächlich erreicht, ergab sich bei einer Nachuntersuchung von 2000 Rückfällen bei Lungentuberkulosen, die zu 76 Prozent auf Behandlungsfehler zurückzuführen sind.

Auch die Alterstuberkulose bleibt häufig unerkannt. »Wird die Tuberkulose erst auf dem Sektionstisch diagnostiziert, sollte man wenigstens die Hinterbliebenen untersuchen. (Großeltern hüten oft die Enkelkinder!) Auch unter diesem Aspekt rät Krückemeyer, die Obduktion zur allgemeinen Regel zu machen«, so berichtete »Selecta« weiter. »In Berlin bemüht man sich, die Todesursachenstatistik mit Hilfe der Sektionsergebnisse zu korrigieren. Wenn man auf Grund des Sektionsprozentsatzes die Tuberkulosefälle hochrechnet, wird die Zahl der zu Lebzeiten bekannten Fälle vervielfacht. Sektionen finden aber fast ausschließlich in den größeren Kliniken statt, in denen die Patienten bis zum Tode behandelt wurden. Daraus läßt sich schließen, daß die Zahl der unerkannten Fälle noch weit größer ist, meinte Dr. Hans-Jürgen Brandt, der gemeinsam mit Dr. Hans-Joachim Nörenberg, beide Berlin, über besondere Verläufe der Tuberkulose bei älteren Menschen sprach.«

Stark vernachlässigt wird in der Bundesrepublik auch die bakteriologische Diagnostik bei der Tuberkulose, die erst die Voraussetzung für eine korrekte Behandlung schafft. Dies ist darauf zurückzuführen, daß in Westdeutschland die röntgenologischen Befunde lange überbewertet wurden. Das Röntgenbild sagt zwar etwas über den Verlauf der Krankheit aus, aber nichts über die Resistenz der Erreger. Solange man aber diese nicht kennt, bleibt die Therapie ein »Lotteriespiel«. Der geringe Anklang, den die bakteriologische Diagnose bei uns findet, mag darauf zurückzuführen sein, daß eine Bestimmung 8 bis 10 Wochen dauert. Während dieser Zeit können sich die Verhältnisse natürlich schon wieder geändert haben. Trotzdem ist es besser, verspätet auf die neue mikrobiologische Situation zu reagieren, als mit der falschen Medikation fortzufahren. Zum anderen mangelt es bei uns immer noch an Laborkapazitäten. Für wie wichtig die Laboratoriumsuntersuchungen anderenorts gehalten werden, zeigt eine Verordnung des Ministeriums für Gesundheitswesen in der DDR vom Jahre 1964, die regelmäßige bakteriologische Untersuchungen bei Tuberkulosekranken zwingend vorschreibt. Mögen viele andere Vergleiche zwischen der Bundesrepublik und der DDR für die westliche Hälfte Deutschlands vorteilhafter ausfallen – im Gesundheitswesen ist die Bundesrepublik ein Entwicklungsland, und das auch im Vergleich zu seinen westlichen Nachbarn, so sehr die Mediziner das immer bestreiten mögen. »Auf einigen besonders geförderten Gebieten hat das Gesundheitswesen der DDR«, so schreibt das Bonner Ministerium für Innerdeutsche Beziehungen, »einigen Vorsprung vor dem der Bundesrepublik gewonnen, auf kaum einem wird man von wesentlichem Rückstand sprechen dürfen.« Tatsächlich erzielte die DDR im Kampf gegen Infektionskrankheiten, Mütter- und Säuglingssterblichkeit, wohl auch in einigen Sparten der Jugendgesundheitspflege einen eindeutigen Vorsprung. Seit 1963 gab es keinen Fall von Kinderlähmung mehr, seit 5 Jahren gilt die Diphtherie als überwunden. Jetzt sollen auch die Masern ausgerottet werden: Mehr als

3 Millionen Impfstoffdosen wurden seit 1967 verbraucht. Die Erkrankungshäufigkeit ist auf ein Zehntel der bundesdeutschen Werte zurückgegangen.

Jeder fünfte Bundesbürger sanatoriumsreif

• Unter 26 europäischen Ländern stehen wir in bezug auf die Gesamtzahl aller Todesfälle pro Jahr an 20. Stelle. Nur in 6 Ländern sterben pro 1000 Einwohner noch mehr Menschen als in der Bundesrepublik.

• Der Krankenstand der westdeutschen Bevölkerung betrug 1972 nahezu 7 Prozent – in den USA nur 4 Prozent. Aber auch die deutsche Bevölkerung war schon mal gesünder: 1920 – 2 Jahre nach einem kräftezehrenden Weltkrieg – waren im damals Deutschen Reich nur jeweils 2 Prozent der Bevölkerung krank. Jeder 5. Bundesbürger ist sanatoriumsreif. So etwa stellt sich das Ergebnis der bisher größten Vorsorgeuntersuchung dieser Art in Europa dar, die in Baden-Württemberg durchgeführt wurde. Man ließ 31 500 Sozialversicherte durch ihre Kassenärzte untersuchen; bei 32,5 Prozent waren keinerlei medizinische Maßnahmen erforderlich, bei 45,2 Prozent wurde eine Behandlung durch den Hausarzt, bei 20,8 Prozent durch den Facharzt und bei 1,5 Prozent der Krankenhausaufenthalt empfohlen. 71 Prozent der Frauen wurden für krank befunden, jedoch nur 62 Prozent der Männer. In einem gewissen Gegensatz dazu steht der bei Männern häufiger als bei Frauen gemachte Vorschlag für eine Sanatoriumsbehandlung. Insgesamt sollen 19,4 Prozent in ein Sanatorium gehen.

Trotzdem: kein Monat, kaum eine Woche vergeht, ohne daß die Spitzenfunktionäre der deutschen Ärzteschaft beteuern, wie gut es mit der Gesundheitsversorgung in der Bundesrepublik bestellt sei. Im März 1971 erklärte der Erste Vorsitzende der Kassenärztlichen Bundesvereinigung, Dr. med. Hans-Wolf Muschallik, auf der 23. Hauptversammlung des Saarländischen Ärztesyndikats Saarbrücken: »Der internationale Vergleich zeigt uns immer wieder, daß der Stand der ärztlichen Betreuung unserer Bevölkerung so hoch ist, daß viele Länder, darunter auch hochentwickelte Industrienationen, sich ständig darum bemühen, diesen unseren Stand zu erreichen.«

Wenige Monate später unterzogen auch einige bayerische Schreibtischärzte die deutsche Medizin einer internationalen Leistungskontrolle. In einem standespolitischen Kommentar der »Münchener Ärztlichen Anzeigen« hieß es, »in keinem Lande auf unserem Erdball«, gebe es »eine bessere Versorgung der Bevölkerung mit ärztlichen Dienstleistungen, Arzneien und Heilmitteln«. Und: Nirgendwo sei mit »erträglichem« Aufwand »ein derart geglücktes System ärztlicher Versorgung erreicht wie bei uns«.

Leider Gottes sieht die Wahrheit – wie wir gesehen haben – ganz anders aus, auch im Hinblick auf die allgemeine Krebssterblichkeit. Hier stehen wir an viertletzter Stelle, nur 3 Länder in der Welt haben eine noch höhere Sterblichkeitsrate. In der Krebssterblichkeit der Frauen liegen wir unter 25 Ländern an vorletzter Stelle, nur in Österreich sterben mehr Frauen an Krebs. Bei den Männern liegt die Bundesrepublik von 25 Ländern auf dem 20. Rang. Das Risiko, an Krebs zu sterben, liegt für westdeutsche Bürger um 20 bis 50 Prozent höher als in den Vereinigten Staaten, Schweden oder Italien. Anstelle von 150 000 Krebstoten braucht es also in der Bundesrepublik nur 75 000, schlimmstenfalls 100 000 Tote zu geben. Woran liegt das? Die rechtzeitige Krebsdiagnose ist hierzulande die Ausnahme und die tödliche Verzögerung die Regel. In der altehrwürdigen »Münchner Medizinischen Wochenschrift« sagte der Erlangener Mediziner Prof. Dr. med. Gert Hegemann ganz deutlich: »Die Verschleppungszeit vom ersten Auftreten deutlicher Krebssymptome bis zur Einweisung in eine chirurgische Klinik beträgt durchschnittlich 14 Monate.«

Das sind genau 9 Monate zuviel. Vor kurzer Zeit erst wieder wetterte der Westberliner Prof. Dr. med. Franke auf einer ärztlichen Fortbildungstagung, daß immer noch und immer wieder Patienten als Hämorrhoiden-Fälle zur Operation eingewiesen werden, bei denen man nur hätte »den Finger reinstecken müssen, um festzustellen, daß es ein Karzinom ist«. Während vielmonatiger, zum Teil mehrjähriger diagnostischer Bemühungen durch praktische Ärzte sei jedoch noch nicht einmal diese primitive Untersuchungsmethode angewandt worden.

»In Deutschland sterben jährlich ein paar tausend Menschen zuviel an Magenkrebs«, erklärte der Präsident der European Association for Gastrocamera Diagnosis, Hiroshi Oshima, während einer Vortragsreise durch die Bundesrepublik. »Sie könnten gerettet werden, wenn ihr Magenkrebs rechtzeitig durch Gastrofotografie entdeckt worden wäre.« Risikolos, beschwerdearm, zuverlässig und rasch durchführbar ist nach Ansicht des fernöstlichen Gastdozenten und seiner Anhänger nur die Gastrofotografie. Sie liefert in 95 Prozent aller Fälle eine richtige Diagnose, genügend Erfahrung vorausgesetzt. Denn natürlich ist die Kameradiagnostik nur so gut wie der Fotograf. Das gleiche Dilemma stellt sich übrigens bei deutschen Fachärzten für Röntgenologie und besonders bei solchen Medizinern, die die Röntgenologie so nebenbei betreiben.

In einer Stunde lassen sich 20 bis 25 Personen mit der japanischen Methode untersuchen. Bei jedem wird ein Film mit 36 Bildern verknipst, der alle Partien des Magens gestochen scharf aufzeichnet. Die Auswertung erfordert meist nur 2 Minuten. In Japan wurden bisher mehr als 2 Millionen Menschen im gefährdeten Alter auf diese Weise in die Vorsorge eingeschlossen. In Deutschland sind es nur einige tausend.

Insgesamt 18 Millionen der heute lebenden 63 Millionen Bundesbürger werden voraussichtlich an Krebs erkranken, 12 Millionen werden daran sterben. In den USA würden es 5 bis 6 Millionen Tote weniger sein – das sind mehr Menschen, als beispielsweise Finnland Einwohner hat.

»Daß in der Bevölkerung nicht mehr Mißtrauen entstanden ist gegenüber diesem ständigen Hinhalten, den nicht gehaltenen Versprechungen und den oft völlig gegenteiligen Meinungen der Fachleute, ist nur durch das naive Vertrauen zur ärztlichen Allmacht zu erklären, das schon die Primitiven gegenüber ihren Medizinmännern zeigen«, so Dr. Frederic Vester in »Bausteine der Zukunft«.

Täglich sterben 800 Bundesbürger den Herztod

Ähnlich deprimierend wie beim Krebs ist die Situation bei den Herzkrankheiten. Trotz allen Bemühens können sich die deutschen Herzspezialisten »nicht schlüssig erklären, warum in Westdeutschland die Infarktletalität (Sterblichkeit beim Herzinfarkt) immer noch ansteigt, während sie in den USA seit 1956 konstant geblieben ist«, so die Formulierung des Leiters der Medizinischen Universitätsklinik in Heidelberg, Prof. Dr. med. Gotthard Schettler im ärztlichen Wochenmagazin »Selecta« vom 4. September 1972. Der Heidelberger Mediziner vermutet, daß »die Zunahme zweier Risikofaktoren in der deutschen Bevölkerung: Hypertonie (Bluthochdruck) und Diabetes, die möglicherweise auch weniger konsequent behandelt werden als in den USA«, verantwortlich dafür sein könnte, daß heute in der Bundesrepublik vergleichsweise doppelt so viele Menschen am Herzinfarkt sterben wie in den USA. Nach Mitteilung des Statistischen Bundesamtes in Wiesbaden waren über 333 000 (46 Prozent) aller 1971 registrierten Sterbefälle Folgen von Krankheiten des Kreislaufsystems. Täglich sterben 800 Bundesbürger den Herztod.

Im Jahre 1965 waren es rund 55 000 Todesfälle in der Bundesrepublik, die – vorzeitig – durch Herzkranzgefäßerkrankungen, Zerebralsklerose, Leberzirrhose und Diabetes mellitus erfolgten. Man muß es sich in aller Deutlichkeit vor Augen halten: in 15 Jahren (1950 bis 1965) stieg die Zahl der Todesfälle an Herzkranzgefäßerkrankungen um 110 Prozent, an Leberzirrhose ebenfalls um 110 Prozent, an Zerebralsklerose um 60 Prozent und an Diabetes mellitus um 20 Prozent. 1950 starben an diesen 4 Krankheiten insgesamt 45 000 Menschen, 1965 hätten es – entsprechend der veränderten Bevölkerungsstruktur – 65 000 sein müssen; es waren aber 120 000!

55 000 vorzeitige Todesfälle sind weiß Gott kein »Pappenstiel«. Rund 3mal so viel Menschen wie jährlich im Straßenverkehr. Vorzeitige Sterblichkeit bedeutet indes auch vermeidbare Sterblichkeit. Rund 20 Prozent der Krankenhauspatienten, die früher nach einem Herz- oder Atemstillstand von den Ärzten aufgegeben wurden, könnten durch rechtzeitige Wiederbelebungsmaßnahmen gerettet werden. Dies ist das Ergebnis der bisher umfangreichsten und intensivsten Wiederbelebungsversuche, die am Royal Viktoria Hospital in Montreal vorgenommen wurden. Die Studie setzte einen neuen Standard, an dem sich künftig alle Kliniken auch in der Bundesrepublik werden orientieren müssen. Nach dieser kanadischen Untersuchung überleben 70 Prozent dieser Patienten mindestens 1 Jahr, 60 Prozent 2 Jahre und 51 Prozent 3 Jahre oder länger. Der gesundheitliche Zustand der Patienten verschlechtert sich, wie Nachuntersuchungen ergeben haben, durch den »vorübergehenden Tod« im allgemeinen nicht. Lediglich bei 4 von insgesamt 230 geretteten Patienten ist es zu bleibenden Hirnschäden gekommen. Von den Kranken waren 60 Prozent unter 60 Jahre alt, 80 Prozent waren unter 70. Von den 230 »Herztoten« wurden 4 sogar zweimal wiederbelebt.

Zwischen 12 000 und 15 000 Herzoperationen müßten jährlich in der Bundesrepublik vorgenommen werden, davon mindestens 6000 bis 8000 mit Hilfe einer Herzlungenmaschine. Die 15 000 Herzpatienten, die in jedem Jahr neu anfallen und nach menschlichem Ermessen mit einem operativen Eingriff geheilt werden könnten, müssen warten, weil bis jetzt keiner die Hand rührte, um die Kapazität wenigstens der Kliniken zu stärken, die für Herzchirurgie ausgerüstet sind.

Die Gesundheitsministerkonferenz der Länder befaßte sich in Berlin mit der Frage, ob es erforderlich ist, weitere Herzoperationszentren einzurichten. Ermittlungen der Arbeitsgemeinschaft der Leitenden Medizinalbeamten der Länder und der »Deutschen Gesellschaft für Thorax-, Herz- und Gefäßchirurgie« ließen jedoch erkennen, daß solche Zentren in der Regel nicht zweckmäßig sind, weil »es sehr schwer ist, für ein derartig eng begrenztes Arbeitsgebiet geeignetes Personal zu bekommen«.

In den USA wird für eine Million Einwohner ein Herzzentrum gefordert und ist in der Tat auch vorhanden, desgleichen auch in Großbritannien. Sogenannte Wartelisten sind daher in diesen Ländern so gut wie unbekannt. Bei 63 Millionen Einwohnern in der Bundesrepublik würden – amerikanische Verhältnisse zugrundegelegt – 63 Herzzentren erforderlich sein. Es gibt aber nur 9!

Zur Zeit bestehen an den wenigen großen Herzzentren der Bundesrepublik Wartelisten von 2 bis 4 Jahren. Auch Notfälle, vor allem in der enorm angewachsenen Säuglingschirurgie, können nicht zeitgerecht operiert werden. Die personelle Besetzung der Herzzentren entspricht in keiner Weise den Erfordernissen. Den Krankenhäusern und Ärzten den Überhang unbehandelter Patienten allein zum Vorwurf zu machen, wäre jedoch ungerecht. Hier liegt vor allem auch eine politische Aufgabe vor, deren Dringlichkeit noch lange nicht im erforderlichen Maß erkannt wurde. Von der Zahl der im Straßenverkehr getöteten Mitmenschen läßt sich jeder alarmieren, und jeder findet es in Ordnung, wenn für die Erhöhung der Sicherheit Milliardenbeträge zur Verfügung gestellt werden. Die Zahl der Herzpatienten, die wegen des Mangels an technischen Einrichtungen und ausgebildetem Personal nicht operiert werden können, ist zufällig fast ebenso groß wie die der Todesopfer im Straßenverkehr eines jeden Jahres. Für sie gibt es aber keine Haushaltsstelle in den Etats von Bund und Ländern. Man sieht ja die 15 000 Leidenden nicht, die vergeblich auf einen Termin und auf einen Platz in den 9 vorhandenen Operationssälen warten.

Eine haarsträubende »Kleinigkeit« am Rande: künstliche Herzen gibt es viele – aber sie schlagen nicht. Künstliche Nieren gibt es zu wenige – und sie sind zu groß und zu störanfällig. Künstliche Sensoren, die Blinde sehend und Taube hörend machen, gibt es überhaupt nicht. Das alles, sagt die Stiftung Volkswagenwerk, brauche nicht so zu sein, wenn dem neuen interdisziplinären Arbeitsgebiet der Biomedizinischen Technik ein anderer Stellenwert in der Forschung eingeräumt würde.

Kosten und Kenntnisse stecken die Grenzen ab, an denen die Bastler in den Kellern der Universitätskliniken heute scheitern müssen. So das offizielle Verbandsorgan des »Hartmann-Bundes« in Bonn-Bad Godesberg. Nach Auffassung dieses Ärzteblattes sei es schlechterdings niemandem möglich, die neuesten Erkenntnisse der verschiedenen Zweige der Ingenieurwissenschaften nach dem ärztlichen Dienst im Selbststudium zu erwerben – und sie dann auch noch fruchtbringend anzuwenden. Gelinge es einzelnen doch – so dem Konstrukteur der Heidelberger Kapsel zur Messung der Säurewerte des Magens –, dann stießen sie an die engen Grenzen der alten Universitätsstrukturen und resignierten oder emigrierten. Der rasche Wechsel von einem Arbeitsgebiet zum anderen, wie ihn noch Hermann von Helmholtz praktiziert habe, der als Anatom begann und seine Laufbahn als Präsident der Physikalischen-Technischen Reichsanstalt beendete, sei gegenwärtig nur unter großen Opfern – dem Verzicht auf die Habilitation beispielsweise – möglich.

»Der Deutsche Arzt« schreibt weiter: »Dabei gibt es auf dem Feld der biomedizinischen Technik eine Fülle von Aufgaben. Schon jetzt zeichnet sich eine technologische Lücke ab: Die Diskrepanz zwischen dem, was zur Erleichterung und Verlängerung des menschlichen Lebens beim gegenwärtigen Stand der Technik getan werden könnte, und dem, was getan wird, wächst rasch. So wie es Transistorradios und Minikameras, Apolloraketen und Nachtgläser für das Militär gibt, so könnte es eine Fülle *künstlicher Organe* und *medizinischer Geräte und Systeme* geben.« Die Mittel, die zu einer Initiallösung in der biomedizinischen Technik notwendig seien, so schrieb die Stiftung Volkswagenwerk an alle Bonner Abgeordneten, entsprächen den Kosten von 2 Kilometer Autobahn.

Ganz offensichtlich liegt vieles, wenn nicht allzu vieles, im argen, ohne daß es in das Bewußtsein der Öffentlichkeit dringt. Gerade diese Voraussetzung aber müßte erfüllt sein, um drastische Maßnahmen gegen tausend Lässigkeiten und Unzulänglichkeiten ergreifen zu können. So aber wird – bewußt oder unbewußt – auf zahlreichen Gebieten des deutschen Gesundheitswesens weitergeschludert. Die Auswirkungen machen sich nicht nur auf unserem Lohnstreifen unter der Rubrik »Sozialabgaben« bemerkbar. Wenn eines gar nicht allzu fernen Tages jener Punkt erreicht sein wird, an dem wir für einen so nebulösen Begriff wie Sozial- und Krankenversicherung fast soviel Geld abzweigen müssen, wie am Ende für uns selbst übrig bleibt, dann wird sicher auch der schläfrigste Bundesbürger plötzlich hellwach sein. Unsere Gesundheit dürfte bis dahin allerdings endgültig »vor die Hunde gegangen« sein.

Hat man je davon gehört, daß Lehrer ihre Stellung dazu benutzen, den Staat zu zwingen, für die Kinder mehr zu tun? Meist ist nur von der Arbeitsüberlastung der Lehrer und deren Gehalt die Rede. So ähnlich scheint es bei den Ärzten zu sein; auch hier geschieht wenig, die ärztliche Standespolitik glaubhaft gegenüber dem Patienten zu vertreten, solange nur für die materiellen Interessen der Ärzte gefochten wird und nicht auch für die Gesundheit der Patienten. Die Interessenverbände der Ärzte müßten sich also auf neue Ziele hin orientieren – diese Umsteuerung müßte begleitet sein von einer grundlegenden – und nachprüfbaren! – Verbesserung des ärztlichen Standards. Nur unter dieser Voraussetzung sollten Ärzte damit rechnen dürfen, ihre vielbeschworene Berufsfreiheit bis auf weiteres erhalten zu können.

IV. Die Ärzte stellen die Vertrauensfrage

Sind Patienten unmündige Kinder?

Es ist kein Geheimnis, daß die Massenmedien bei der medizinischen Berichterstattung manches Unerfreuliche anrichten. Aber auch in der Medizin liegt ja vieles im argen. Aufrechnen nützt jedoch nichts, denn man muß auf jeden Fall feststellen, daß die Öffentlichkeit selbstverständlich ein Recht darauf hat zu erfahren, was in der Medizin geschieht, denn sie finanziert ja mit ihren Steuergeldern einen erheblichen Teil der medizinischen Forschung und Ausbildung.

Hören wir, was der profilierte Fachschriftsteller Dr. Theo Löbsack, der sich sehr eingehend mit diesem Problem in seinem Buch »Medizin als Gefahr« auseinandersetzt, schreibt: »Das Recht auf medizinische Information kann man der Allgemeinheit auch nicht dadurch schmälern, daß man behauptet, mit der Berichterstattung etwa über Nebenwirkungen bestimmter Medikamente (die deshalb vom Hersteller wieder aus dem Handel gezogen wurden) werde allgemein das Vertrauen der Bevölkerung in die Medikamente untergraben. Wo Vertrauen herrschen soll, da muß es gerechtfertigt sein und da dürfen die, die es erwarten, auch die Kritik nicht scheuen. Die pharmazeutische Industrie ist keine Zauberkünstlerin, der alles gelingt und der nichts danebengerät, und es ist eine Binsenweisheit, daß jeder Fortschritt mit einem Risiko erkauft werden muß. Um dieses Risiko aber möglichst klein zu halten, braucht es dort, wo neben der Verantwortung auch erhebliche merkantile Interessen im Spiele sind, wirksame Gegengewichte, zu denen eine redliche und unerschrockene Berichterstattung nun einmal gehört. Der Öffentlichkeit würde ein schlechter Dienst erwiesen, wenn ihre Unterrichtung behindert würde in der Annahme, daß der blind vertrauende, der unwissende Patient besser sei als der aufgeklärte, der kritische und vorinformierte, der weiß, daß auch der Arzt nur ein Mensch ist, dessen Arbeit er unterstützen kann, indem er ihm beispielsweise sagt, daß er eine Penicillin-Allergie hat und darum Vorsicht mit einschlägigen Antibiotika geboten sei.«

Soll der Patient seinem Arzt wie ein unmündiges Kind gegenübertreten, soll er kritiklos alles hinnehmen und erdulden, was der Arzt ihm verschreibt und mit ihm unternimmt? Oder sollte er mit einer gewissen Reserve in die Sprechstunde gehen, die nicht Vertrauenslosigkeit bedeuten muß, denn sein Vertrauen zeigt er ja dadurch, daß er kommt? Ist es so, daß der Arzt eine durch Vorinformiertheit unbelastete, gläubige Hingabe als Therapiehilfe benötigt, oder ist er sich seiner Sache genügend sicher, daß er Vorinformiertheit nicht zu scheuen braucht?

Es ist schon recht merkwürdig – jedesmal, wenn deutsche Ärzte kritisiert werden, steht angeblich das Vertrauen der Patienten auf dem Spiele. Aber geht denn das Vertrauen zum Arzt schon allein deswegen verloren, weil Patienten in der Presse lesen können, daß sich unsere Mediziner vom ärztlichen Notdienst drücken, wo sie nur können? Oder wenn man aus dem »Gesundheitsbericht« der Bundesregierung erfahren kann, daß die Bundesrepublik in bezug auf die Krebssterblichkeit an viertletzter Stelle rangiert, daß es also nur drei Länder auf der Welt gibt, in denen noch mehr Menschen an Krebs sterben? Oder wenn man in diesem Buch liest, daß fast 60 Prozent aller niedergelassenen Ärzte niemals einen Fortbildungskongreß besuchen oder fast 90 Prozent aller »Hausärzte« ihren Patienten »ab und zu« Gefälligkeitsatteste ausstellen, oder wenn man hört, daß Patienten in Krankenhäusern zum Krüppel oder gar zu Tode bestrahlt werden? Oder wenn man erfährt, daß täglich eine Riesenherde von drei Millionen Patienten im Eilschritt durch die 40 000 ärztlichen Sprechzimmer getrieben wird? Kurz, warum eigentlich sollte das »Vertrauen« des Patienten zum Arzt verlorengehen, wenn eben dieser Patient erfährt, daß – was für ihn doch ohnehin längst nichts Neues mehr ist – unsere Ärzte keineswegs jene barmherzigen Samariter sind, für die sie unsere Vorfahren in ihrer gläubigen Einfalt vielleicht noch hielten?

Nein, durch Kritik wird Vertrauen nicht aufs Spiel gesetzt. Auch andere Berufsstände lassen sich Kritik gefallen, Priester und Lehrer, Polizei, Architekten, Richter, Offiziere, jeder Schriftsteller wird kritisiert, jeder Künstler, jeder Politiker – und durchaus nicht immer sachlich und wohlwollend. Viele Ärzte aber – das wenigstens muß man aus ihrem hysterischen Gezeter in der letzten Zeit schließen – wollen unantastbar bleiben wie eine Primadonna; »Halbgötter in Weiß«, so scheint es, ist ihnen nicht genug – Herren über Leben, Tod und Honorare wollen sie sein, dabei edel und gut wie Claus Biederstaedt als Chirurg Killian im Fernsehfilm.

Weit entfernt davon, irgendwelche Mißstände auch nur zuzugeben, sehen sie nur für sich selber »Gefahr im Verzuge«, und der Vorstand der »Aktionsgemeinschaft der Deutschen Ärzte«, einer vor 12 Jahren gegründeten »Kampforganisation«, ruft die Ärzte zu einem »Kampf« auf, in dem »alle Mittel zur Abwehr« der »antiärztlichen Propaganda- und Pogromhetze« eingesetzt werden sollen. »Man schafft Kampffonds, weil es an den Mitteln für den geistigen Einsatz fehlt«, schrieb das Verbandsblatt »Ortskrankenkasse«, das den ärztlichen Standesführern an anderer Stelle eine »nervös verspannte, ständige Abwehrbereitschaft« von »augenscheinlich psychotischem Zwangscharakter« bescheinigt hatte – pure »Defensivstrategie« werde da betrieben, der »man entnehmen könnte, daß es außer den Ärzten in dieser Gesellschaft nur noch Ärzte-Gegner« gebe.

Nicht wer kritisiert, sondern wer auf Kritik in diesem Ton reagiert, der verspielt Vertrauen, auch und gerade das Vertrauen der Patienten.

Wie wird es weitergehen? Wandelt sich das verkorkste Arzt-Patienten-Verhältnis? Sind die Zeiten der gottähnlichen Überväter gezählt? Der Arzt und Publizist Dr. med. Hans Halter schrieb kürzlich in diesem Zusammenhang:

»Ein Wandel zeichnet sich ab. Doch ein Verdienst der Ärzte wäre das nicht. Noch verteidigen die meisten Weißkittel ihre alte Hackordnung. Denn noch braucht der Durchschnittsarzt den Respekt seiner Kundschaft. Nur wenn er gleichermaßen gefürchtet wie bewundert wird, kann er gleich einem Magier seinen Patienten nahezu beschwören, nun aber auch gesund zu werden (was gar nicht so selten gelingt). Verweigert dagegen der Kranke die Achtung, dann verliert der Magier seine Sicherheit; dann bekommt er es mit der Angst zu tun, den Anforderungen nicht gewachsen zu sein, vor der Skepsis nicht zu bestehen. Der dumme, geduldige Mensch, der keine Fragen stellt, stellt auch den Arzt nicht in Frage. Doch immer mehr Patienten machen da nicht mehr mit. Der *ideale Patient* stirbt aus, klagen die Ärzte öffentlich. Kranke nämlich, die glauben und nicht fragen.«

»Antiquierte Vater-Sohn-Beziehung«

Es fehlt nicht an Versuchen ärztlicher Autoren, die tieferen Ursachen der »Vertrauenskrise« aufzudecken und wenn möglich zu bewältigen. Aber entweder haben sie in entscheidenden Augenblicken

Angst vor ihrer eigenen Courage oder vor dem Bannstrahl der mächtigen Ärztekammerherren. Dr. med. Paul Lüth, selbst praktischer Arzt in einer kleinen hessischen Gemeinde und obendrein Delegierter der Landesärztekammer Hessen, also dem ärztlichen Establishment zugehörig, ist eine der wenigen rühmlichen Ausnahmen. Lüth scheut sich nicht, das von seinen Kollegen bis zum Überdruß strapazierte, angeblich unverzichtbare Vertrauensverhältnis Arzt–Patienten als »antiquierte Vater-Sohn-Beziehung« zu verhöhnen.

Es hat sich inzwischen herumgesprochen, daß Ärzte keineswegs jene Überwesen sind, für die sie sich oftmals selbst halten. 55 Prozent der westdeutschen Mediziner, so ergab eine Untersuchung der Kölner Soziologin Heidrun Kaupen-Haas, setzen ihren eigenen Beruf auf die oberste oder zweithöchste Sprosse der sozialen Rangleiter. Kein anderer Berufsstand leidet an gleich hoher Selbsteinschätzung – was nicht gerade für ein geordnetes Innenleben unserer Krankheitsstrategen spricht. Mit einiger Beklemmung konnte man im vergangenen Jahr lesen, daß für viele Ärzte der Beruf die Folge einer wenig erfreulichen Kindheit und Jugend ist. Eine ebenso aufschlußreiche wie überraschende Untersuchung in den Vereinigten Staaten ergab, daß nahezu 50 Prozent der Ärzte eine schlechte Ehe führen, und jeweils mehr als ein Drittel starkem Rauschgift- bzw. Alkoholgenuß anheimgefallen waren, oder sich 10mal häufiger als der Durchschnitt von einem Psychiater behandeln ließen. Dieses Bild vom seelisch zerrütteten Arzt, vor dem man sich fragt, ob es in der Bundesrepublik viel anders aussieht als in den Vereinigten Staaten, wird vervollständigt durch die Tatsache, daß die Mediziner eine vielfach höhere Selbstmordquote als alle anderen Berufsgruppen aufzuweisen haben.

Nach Ansicht der drei amerikanischen Forscher Dr. George E. Vaillant, Nancy Corbin Sobowale und Dr. Charles MacArthur von der medizinischen Akademie Tuft und der Harvard-Universität in Boston braucht sich die psychologische Gefährdung der Ärzte zwar keineswegs nachteilig auf die Behandlung ihrer Patienten auszuwirken, doch wäre es vielleicht nicht völlig absurd, auch weniger neutrale Schlußfolgerungen aus dem einzigartigen Untersuchungsmaterial zu ziehen.

Viele deutsche Ärzte sitzen auf hohem Roß und begegnen ihren Patienten mit Arroganz und Herablassung. Eine alltägliche Beobachtung: Der Arzt verabredet mit dem Patienten keine Zeit, er »bestellt« ihn, ähnlich wie ein Vorgesetzter einen Untergebenen. Unterlagen über Gutachten oder Befunde werden dem Patienten, obgleich er sie bezahlt hat, vorenthalten oder nur in verschlossenem Umschlag zur Weitergabe an einen anderen Arzt überreicht. Die ärztliche Überheblichkeit färbt zu allem Überfluß nicht selten auch auf den Umgangston der Arzthelferinnen ab.

In einem Leitfaden, der 1969 unter dem Titel »Die Führung einer allgemeinen Praxis« erschien, doziert Dr. Dr. med. Fritz Geiger, praktischer Arzt und Präsident der »Internationalen Gesellschaft für Allgemeinmedizin«, über den Umgang mit Patienten: »Die Patienten wollen den souveränen Führer ... im Arzt täglich und stündlich spüren. Diese zum Teil bescheidene Führerrolle muß der Arzt spielen, sonst bleiben die Patienten sozial unbefriedigt.

Der Patient ist zum Gehorsam bereit. Er wünscht, geführt zu werden, und er wünscht, gehorchen zu dürfen.

Nachdem die Persönlichkeit des Arztes die wirkungsvollste Arznei für seine Patienten ist, muß der Arzt immer und jederzeit die ganze Macht und Ausstrahlung dieser seiner Arztpersönlichkeit zum Einsatz bringen. Falsche Bescheidenheit ist hier fehl am Platze. Sie würde nur dem Ziele der Arzt-Patienten-Beziehung, nämlich der Heilung der Krankheit, im Wege stehen.

Die Kleidung des Arztes beim Hausbesuch sei solide, praktisch und gegebenenfalls auch elegant. Er zeige, daß er ein Herr ist. Die Patienten wünschen und wollen es so ... Der salopp oder ärmlich gekleidete praktische Arzt verliert bei den Hausbesuchen an Reputation und an ärztlicher Heilkraft.

Die Erfahrung der Praxisjahre schärft seinen sechsten Sinn ... aus dem Mahlstrom seiner Patientenmühle täglich 5 bis 10 Patienten herauszuziehen, denen er eine genaue Untersuchung mit eingehender Anamnese angedeihen läßt ... Auf diese Weise bringt es auch ein Kassenlöwe mit 2000 Krankenscheinen pro Quartal zustande, ein guter Arzt zu sein. Mit beinahe nachtwandlerischer Sicherheit fischt er aus dem Strom der Bagatellen, der täglich an ihm vorbeifließt, die Schwerkranken heraus.«

Enthumanisiertes Sprechzimmer

Über den Umgang mit Patienten, die in allen »Arztführern« wohldressierten deutschen Schäferhunden gleichen, schrieb ein besorgter Mediziner den rührenden Satz: »Der Arzt sollte eine freundlichverstehende Haltung bewahren. Vorwürfe oder gar Streit mit dem Patienten sind in jedem Fall zu vermeiden.« Der Arzt spricht offenbar aus Erfahrung, denn: fast 40 Prozent der Bundesbürger fühlen sich im Sprechzimmer nicht als Mensch, sondern nur als Nummer behandelt. Das hat eine Umfrage enthüllt, die vom Zweiten Deutschen Fernsehen durchgeführt wurde. Zutiefst bestürzt über die fortschreitende Enthumanisierung des ärztlichen Sprechzimmers sagte der Chirurg Dr. Hans Graf von Lehndorff 1972 auf dem Münchener Chirurgenkongreß: »Ich glaube, diese Klage ist ein Alarmruf, den wir nicht überhören dürfen, wenn wir noch Wert darauf legen, im vollen Sinn als Ärzte bezeichnet zu werden. Wenn wir aufhören, mit unseren Patienten zu sprechen, dann heißt das, daß wir sie nicht mehr als vollwertige Menschen, sondern als Objekte ansehen. Und das muß sich dann natürlich auf die ganze Art und Weise, wie wir mit ihnen umgehen, auswirken. Dasselbe gilt für Schwestern, Pfleger und alle anderen Personen, die es mit dem Kranken direkt zu tun haben.«

An die Adresse der Krankenhäuser richtete der Redner die eindringliche Mahnung: »Wenn wir im Umgang mit unseren Patienten auf das Wort verzichten, dann sinken unsere Krankenhäuser zu Reparaturwerkstätten, dann sinken wir selber zu Monteuren, Installateuren und Handlangern ab. Schließlich ist die Sprache das, was uns eigentlich erst zu Menschen macht. Und wenn wir uns ihrer nicht mehr bedienen, hört unser Menschsein automatisch auf. Schon der Gesunde bedarf der Möglichkeit, mit seinesgleichen zu sprechen, um sich als Mensch zu fühlen.«

Niemand aber ist so sehr auf das Wort angewiesen wie der kranke Mensch, wobei viele Ärzte erst die Sprache ihrer Patienten lernen müssen, um sich wirklich verständlich machen zu können. »Die Kommunikation zwischen Arzt und Patient ist mitnichten ein Dialog, sondern genauso steril wie das Instrumentarium«, erklärte der Ulmer Medizinsoziologe Dr. J. von Toschke auf einer Tagung in Bad Orb. Ist das ein Wunder? Seit ewigen Zeiten – vom Schamanentum über die Bader und Barbiere bis zum heutigen Fachwissenschaftler – war der Ritus immer derselbe: autoritäres Verordnen, demütiges Befolgen.

Welche entscheidende Rolle für den Erfolg der ärztlichen Behandlung der Kontakt zwischen Arzt und Patient spielt, wurde durch eine Untersuchung am Kinderkrankenhaus von Los Angeles bestätigt. Hier waren Besuche von 800 Müttern mit ihren kranken Kindern in der Aufnahmestation mit Film und Tonband aufgezeichnet und analysiert worden. Anschließend wurden die Frauen gefragt, ob sie mit dem Arztgespräch zufrieden gewesen seien.

Die Auswertung der aufgezeichneten Gespräche ließ die wichtigsten Gründe für eine mangelnde Kommunikation zwischen Patient und Arzt deutlich werden. So stellte sich heraus, daß mehr als die Hälfte der Ärzte nicht in der Lage war oder sich gar keine Mühe gegeben hatte, sich allgemeinverständlich auszudrücken. Fachbegriffe wurden von den Müttern oft in grotesker Weise mißdeutet. Unter »Lumbalpunktion« (Entnahme von Rückenmarksflüssigkeit) verstand eine Mutter die Operation zur Entwässerung der Lungen. Unter »Inkubationszeit« (Zeitspanne zwischen der Ansteckung und dem Ausbruch einer Infektionskrankheit) stellte sich eine andere Frau jenen Zeitraum vor, in der ihr Kind das Bett hüten müsse.

Daß nur 42 Prozent der 800 Mütter die ärztlichen Anweisungen tatsächlich befolgte, ist bei diesem Testergebnis nicht weiter verwunderlich. Von den durch das Arztgespräch enttäuschten Müttern hielten sich nur 16,7 Prozent an den Rat des Doktors. Die »Sprachbarriere« scheint allerdings nicht der wesentlichste Grund für einen mißglückten Kommunikationsversuch zu sein. Am häufigsten klagten die befragten Mütter darüber, daß der Arzt zuwenig auf ihre große Sorge um das Kind eingegangen war. Wie die Auswertung der Konsultationsgespräche ergab, waren auch tatsächlich weniger als 5 Prozent der Gesprächszeit persönlicher Anteilnahme gewidmet. Besonders irritierte viele Mütter, daß die Ärzte nicht auf das Symptom eingingen, das sie selbst am meisten beunruhigte. Einige der Mütter konzentrierten ihre Aufmerksamkeit so sehr auf dieses ihnen besonders bedenklich erscheinende Krankheitsmerkmal, daß sie dem Arzt nicht zuhörten und später aussagten, er hätte ihnen nichts verschrieben, was – wie Rückfragen bei den Ärzten ergaben – nicht zutraf. Gingen die Ärzte jedoch auf die Besorgnis der Mütter ein, so empfanden diese die Konsultation meist als befriedigend und zeigten mehr Bereitschaft, den ärztlichen Anweisungen zu folgen.

Während die überwiegende Mehrheit der untersuchenden Ärzte den Eindruck hatte, die Unterhaltung mit der jeweiligen Mutter besonders freundlich geführt zu haben, hatten mehr als die Hälfte der befragten Frauen den gegenteiligen Eindruck. 193 der 800 Mütter gaben sogar an, daß der Arzt in »geschäftsmäßigem« Ton mit ihnen verhandelt habe. Im Durchschnitt der Unterhaltungen sprach der Arzt wesentlich mehr als die Mutter, obwohl er sich selbst dessen nicht bewußt geworden war. Interessanterweise klagten Mütter mit höherer Schulbildung nicht seltener über mangelnden Kontakt mit dem Arzt als Frauen aus weniger gebildeten Schichten – ein entscheidender Hinweis darauf, daß es bei dem Gespräch mit dem Arzt weniger auf das gleiche Vokabular als vielmehr auf das Einfühlungsvermögen des Mediziners ankommt.

Die amerikanische Studie bestätigt, was auch deutsche Psychiater und Soziologen am Arzt-Patient-Verhältnis auszusetzen haben: die mitfühlende Hinwendung zum Patienten findet in der Regel nicht statt. Eine wissenschaftliche Tagung in Konstanz am Bodensee hat ergeben: weißer Kittel und unleserliche Schrift, medizinisches Abrakadabra und der Aufmarsch bei Chefvisiten sind hierzulande typisch für einseitig festgelegte Machtverhältnisse, bei denen dem Patienten immer die Rolle des Unterlegenen zukommt. »Arzt sein heißt, der Stärkere von zweien sein«, hatte Bismarcks Leibarzt vor hundert Jahren bekannt.

». . . auf dat Seelische, da gehnse nich ein . . .«

Umfragen ergaben es immer wieder – der Anspruch des Patienten an das fachliche Können seines Arztes rangiert an 2. Stelle. Aber die bemoosten Häupter der streng naturwissenschaftlich ausgerichteten Schulmedizin ignorieren solche Erkenntnisse und Bedürfnisse der Kranken beharrlich. Sie können nicht begreifen, daß ihre Patienten mehr wünschen, als nur von ihren Krankheiten geheilt zu werden.

Die »Westdeutsche Allgemeine Zeitung« bescherte unlängst ihrer großen Lesergemeinde einen köstlichen Krankenhausdialog, der besser als noch so lange Erklärungen illustriert, was gemeint ist. Ein Besucher fragt den Patienten im Streckverband nach seinem Befinden:

»Na ja, Ämmil«, sachter, »wazzo läuft, Fafleekunk is gut, Krimmis genuch, nachz schlafen kannich auch, blooß eem die ärztliche Betreuunk.«

»Wieso«, sarich, »machense datt nich richtig?«

»Wazze gelärnt ham schon, Ämmil, nur auf dat Seelische, da gehnse nich ein.«

Und dann schildert der stationäre Patient sehr bildkräftig, was man »fürn Krawall inne Seele« kriegt, wenn man wochenlang auf dem Kreuz liegt, ohne daß so ein Mediziner auf die Idee kommt, altes Geschirr zum An-die-Wand-Schmeißen zur Verfügung zu stellen,

»datte endlich frische Luft inne Seele kriss, Ämmil, auf sowatt kommense nich! Allet ganz gut un schön in son Krankenhaus, aber über datt, wazze gelärnt ham, Ämmil, da kann son Aaz aimfach nich drüber raus.«

Von der Kraft des Wortes hat der heutige Arzt keine Ahnung mehr. Er glaubt an die Mächtigkeit der Chemie, aber nicht mehr an die Mächtigkeit seines Wortes und weiß nichts davon, wie behutsam es gesetzt werden muß. In der Beschäftigung mit dem Patienten bemüht man sich, die Person auszuklammern. Das zeigen besonders deutlich die heute üblichen Fragen nach der medizinischen Vorgeschichte, weil nur nach Krankheiten gefragt und es peinlich vermieden wird, auch nur einen Gedanken an den Lebenslauf des Patienten zu verlieren. Die Medizin bedarf also der Ergänzung, der Ergänzung durch die Hereinnahme des Seelischen. Die Medizin muß erkennen, daß sie nicht nur angewandte Naturwissenschaft ist, sondern auch Geisteswissenschaft. Weg vom Organ und zurück zum Menschen! Das ist die Forderung, die eine neue Medizin stellen wird. Mit dem sich wandelnden Menschen muß sich auch die ärztliche Kunst wandeln, sonst verfehlt sie ihr Ziel.

Wie kläglich es offenbar mit der Fähigkeit des Arztes bestellt ist, ein gezieltes Gespräch mit seinem Patienten zu führen, zeigt ein Nachhilfeaufsatz im »Deutschen Ärzteblatt«, Heft 4 vom 25. Januar 1973. Der Verfasser, Prof. Dr. med. Walter Bräutigam, Leiter der Psychosomatischen Klinik der Universität Heidelberg, gibt dem ärztlichen Leser in Kindergärtnerinnenmanier Hinweise »zur Methodik des diagnostischen Gesprächs«. Da heißt es etwa: »Am Anfang steht die Frage nach den Beschwerden, dem Grund des jetzigen Kommens. *Was führt Sie her?* Oder: *Erzählen Sie mir doch mehr von sich!* Oder: *Erzählen Sie etwas aus Ihrer Kindheit!* Oder: *Wie haben Sie Ihre Eltern erlebt?* Oder: *Wir haben noch gar nicht vom Sexuellen gesprochen!* Zwischendurch werden Hinweise gegeben wie dieser: »Am besten sollte an dieser Stelle des ärztlichen Gesprächs eine körperliche Untersuchung eingeschoben werden.« Was selbstverständliches Rüstzeug jedes Arztes sein sollte, faßt der Professor für seine medizinischen Hilfsschulzöglinge noch einmal einprägsam zusammen: »Der Patient wird nur sprechen und über sich nachdenken können, wenn er spürt, daß der Arzt ihn hören will und kann. Das bedeutet, daß er ihn, etwa angesichts eines Wartezimmers mit vielen Patienten, möglicherweise abends noch einmal einbestellen muß. Der Patient muß spüren, daß der Arzt Anteil nimmt . . .«

Der Arzt – ein Automat?

Man erzählt von einem hervorragenden Kliniker die Anekdote, daß er eines Tages zu einem Kranken gerufen wurde. Er schickte seinen Assistenten im voraus zu dem Kranken: dieser nahm eine Menge von Apparaten, von chemischen Reagentien usw. mit und untersuchte alle nur möglichen Funktionen und die Zusammensetzung aller Körpersäfte und Ausscheidungen. Schließlich kam der Professor. Der Assistent legte ihm die ganze Fülle der erhaltenen Werte vor, und die beiden diskutierten über deren Bedeutung. Indes wollte sich ein klarer diagnostischer Schluß nicht einstellen. Der große Gelehrte überlegte hin und her und meinte schließlich: »Was kann man nun noch für eine Untersuchung machen?« Darauf meinte der Assistent ganz bescheiden: »Vielleicht können wir noch mit dem Kranken selbst sprechen.«

Gewiß ist dies eine Anekdote, aber sie zeigt doch den Geist und die Richtung dieser ganzen Haltung: Wissenschaft vor allem! Die Gefahr besteht darin, daß der Arzt aufhört zu denken und ein bloßer Automat wird, in den man einen Groschen hineinsteckt.

Damit sinkt er auf die Stufe eines Drogistenlehrlings, der in seinem Eifer meint, für jede Krankheit ein Mittelchen parat zu haben, von der Angina bis zur Zuckerkrankheit. Ein Grund mehr, weswegen sich immer mehr Patienten den sogenannten Heilpraktikern zuwenden. Denn hätte die Schulmedizin das Niveau in Diagnostik und Therapie, das sie zu haben behauptet, dann würde den Heilpraktikern jede Existenzmöglichkeit entzogen sein.

Bei den Heilpraktikern besteht – im Gegensatz zur Ärzteschaft – das Leistungsprinzip: Haben sie Erfolg, haben sie Patienten. Trotzdem – oder vielleicht gerade deswegen? – werden sie an allen Ecken und Enden verunglimpft. So heißt es beispielsweise im Tätigkeitsbericht der deutschen Ärzteschaft über das Geschäftsjahr 1971/72 unter anderem: »Grundlage der Zulassung als Heilpraktiker ist . . . nicht fundiertes ärztliches Wissen und Können auf Grund eines vom Staat festgelegten medizinischen Universitätsausbildungsganges.« Der Bericht mokiert sich ferner über die Feststellung, daß sich Heilpraktiker »auf Grund besonderer Anlagen und Fähigkeiten zum Heilen berufen fühlen (müssen) und deshalb zur Ausübung ihrer Tätigkeit einer besonderen Ausbildung nicht bedürfen«. Die Ärzteführung wirft den »Nichtärzten« schließlich vor, lediglich vor dem zuständigen Amtsarzt nachweisen zu müssen, daß die angestrebte Tätigkeit als Heilpraktiker nicht zu einer »Gefahr für die Volksgesundheit« wird.

Ich möchte nicht gehässig sein, aber eine echte Berufung zum Heilen zu fühlen und nachweislich keine Gefahr für die Volksgesundheit zu sein, das ist weit mehr, als viele der nach schulmedizinischen Großvätermethoden ausgebildeten Vollärzte aufzuweisen vermögen. Immerhin gaben 68 Prozent der befragten Medizinstudenten einer süddeutschen Universität an, den Arztberuf in erster Linie aus finanziellen Gründen anzustreben; die »Berufung« rangierte mit mickrigen 4 Prozent auf einem der hintersten Plätze der Skala. Im Hinblick auf die »Gefahr für die Volksgesundheit« gibt es zwar bei den etablierten Ärzten keine genauen Untersuchungen – das wußte die Standesführung bisher erfolgreich zu verhindern –, es kann jedoch keinen Zweifel darüber geben, daß vom niedergelassenen Arzt und seinen komplizierten Apparaturen (die er zum Teil noch nicht einmal richtig zu bedienen weiß) und dem Arsenal hochwirksamer Medikamente die weitaus größeren Gefahren für die Volksgesundheit zu befürchten sind.

Was der Bericht der Bundesärztekammer zum Komplex »Heilpraktiker« glaubt anmerken zu müssen, gilt daher vor allem für ihre eigenen Mitglieder: »Obwohl von Politikern der Schutz des Menschen vor Risiken für die Gesundheit immer wieder proklamiert wird, gibt es bisher keine Anzeichen, die darauf schließen lassen, daß hier eine grundsätzliche, den Forderungen nach ausreichendem Schutz der Volksgesundheit gerecht werdende Regelung bevorsteht. Die Verantwortung dafür liegt ausschließlich bei Staat, Regierung und Parlament.«

Es gibt tausend Gründe mehr, weshalb sich die arrivierte Medizin ein klein wenig mehr Selbstbescheidung und etwas mehr Toleranz auferlegen sollte – an dieser Stelle nur noch ein typisches Beispiel. Das Ärztemagazin »Selecta« unterzog sich in seiner Weihnachtsausgabe 1972 der Mühe, in seinem Archiv unter dem Stichwort »Herzinfarkt« nach den bisher in der medizinischen Literatur genannten Risikofaktoren für den »heimtückischen Herztod« zu fahnden. Neben »Hypertonie, Hyperlipidämie, Rauchen, Übergewicht, Diabetes« stießen die »Selecta«-Redakteure auf eine Reihe weiterer, »fast stets mit statistischer Signifikanz ausgestatteter Risikofaktoren: in einer Großstadt zu leben, gerne lange zu schlafen, öfter Rohrzucker zu essen, sich an einem Montag zu befinden, an einer Hauptverkehrsstraße zu wohnen, an Calciummangel zu leiden, Seitensprünge zu machen, eine sitzende Lebensweise zu bevorzugen, in einem hochindustrialisierten Land zu leben, sich in einer Tiefdruckwetterlage aufzuhalten, einen Bandscheibenschaden zu haben, höherer Angestellter zu sein, mittlerer Angestellter zu sein, kleiner Angestellter zu sein, Arbeiter zu sein.

Ausgesprochen gut gegen Herzinfarkt ist es dagegen, die Blutgruppe o zu haben, hartes Wasser zu trinken, eine höhere Schulbildung zu haben, vegetarisch zu essen, die *Pille* zu nehmen, ein rangniedriger Mönch in einem Trappistenkloster zu sein, fluoriertes Wasser zu trinken, sich viel Bewegung zu machen, gern Fisch zu essen, seinen Heparinspiegel hochzuhalten, regelmäßig Aperitifs zu trinken, ferner: höherer Angestellter zu sein, mittlerer Angestellter zu sein, kleiner Angestellter zu sein, Arbeiter zu sein.«

Es ist gar nicht so einfach, Vertrauen zum Arzt zu haben.

Die Folgerung aus diesem Kapitel läßt sich auf einen einfachen Nenner bringen: Der Arzt sollte nicht der »weiße Magier« sein, an den der Patient blind glauben muß. Vertrauen beruht auf Verstehen, Verstehen auf Transparenz. Nur wenn der Patient versteht, was der Arzt tut, kann der Patient mithelfen, gesund zu werden und seine Gesundheit zu erhalten. Die Aufklärung des Patienten schließt nicht aus, sondern im Gegenteil ein, daß der Arzt auch Menschenkenner, Psychologe ist. Wie anders sollte er andere Menschen behandeln« können? Erst dann wird auch umgekehrt der Patient Verständnis für die Situation des Arztes entwickeln, auch für dessen Schwächen und Fehler, Sorgen und Nöte.

Solange Ärzte und ihre Verbände den Patienten nicht als Partner behandeln, werden die Presse, das Fernsehen oder wie hier der Verlag sich an dieser Aufklärung versuchen. Da die Ärzte es bisher nicht für erforderlich hielten, Mißstände im deutschen Gesundheitswesen abzustellen, dürfen sie sich nicht wundern, daß andere dort eingreifen, wo verständlichen Forderungen der Öffentlichkeit nicht Rechnung getragen wird.

V. Deutsche Ärzte sind schlecht ausgebildet

Gebimst und gedrillt

Mediziner werden in unseren Universitäten höchst unzureichend auf den Umgang mit Menschen vorbereitet. Bezeichnenderweise beginnt die Ausbildung der Ärzte an Leichen. Die Universität erzieht sie zu Wissenschaftlern und verwehrt ihnen dadurch, so der Frankfurter Soziologe Prof. Max Horkheimer, »sich mit Dingen zu beschäftigen, die eine bessere, vernünftigere Gestaltung der menschlichen Beziehungen ermöglichen«. Bereits der Start ist falsch programmiert. Und »wer das erste Knopfloch verfehlt, kommt mit dem Zuknöpfen nicht zurecht«, wußte man schon zu Goethes Zeiten.

Das Studium der Medizin ist ein »studium generale«. Was sich in fast 3000 Jahren an Wissen in Kliniken und Hochschularchiven angesammelt hat, dem Studenten wird es eingetrichtert. Bis Mitte 1972 dauerte das Medizinstudium 7½ Jahre, in insgesamt 26 Fächern wurde der Jungmediziner geprüft. Von diesen 26 waren 24 rein naturwissenschaftliche Fächer. Von der neuen Approbationsordnung, die im Oktober 1972 in Kraft trat, erhoffte man sich auch eine Neuordnung der ärztlichen Ausbildung. Was jedoch nach Jahren professoralen Knobelns herauskam, hat mit einer Studienreform nichts zu tun. Der Neuheitenkatalog enthält nichts – außer einer Verkürzung des Studiums auf sechs Jahre –, was das Herz künftiger Ärztegenerationen in der Bundesrepublik hätte höher schlagen lassen können. Vergleicht man die alte mit der neuen Situation, wird man an jenen Geisteskranken erinnert, der in jahrelanger heimlicher Arbeit die Gitter der Zelle durchsägte, am Blitzableiter hinabglitt und sich beim Pförtner der Klinik zur Wiederaufnahme meldete. Auch die Verkürzung des Studiums änderte an dem Breitwandpanorama der Medizin nichts: Deutschlands Medizinstudenten werden künftig »in 5500 Pflichtvorlesungsstunden gebimst und gedrillt«, so der bissige Kommentar des »Berliner Ärzteblattes« und »durch das Fegefeuer von 34 Examensfächern und mehr als 20 praktischen Prüfungen gescheucht.

Dieses geballte Konzentrat, das den Medizinadepten keine Stunde der Reflexion, keine geistige Verarbeitung des Stoffwissens läßt, muß die Medizinstudiosi anmuten wie eine Strafaktion, die ihnen jede gesellschaftskritische Aufmüpfigkeit vergällen soll.«

Während der sogenannten vorklinischen Ausbildung – bis zum Physikum also – studiert der werdende Arzt vor allem naturwissenschaftliche Grunddisziplinen: Physiologie, Anatomie, Chemie, Physik, physikalische Chemie. Sogar Zoologie und Botanik geistern nach wie vor durch des Mediziners Stundenplan. Während der sogenannten klinischen Ausbildung – also zum Teil bereits am Krankenbett, in Kontakt mit dem Patienten – studiert der werdende Arzt Spezialfächer, die besonders Organe oder Methoden zum Gegenstand haben: Chirurgie, Orthopädie, Neurologie, Bakteriologie, Pathologie, Dermatologie, Urologie, physikalische Therapie, Augenheilkunde, Frauenheilkunde, Kinderheilkunde und natürlich all die verschiedenen Spezialfächer innerhalb der inneren Medizin. Neuerdings ist das Staatsexamen auch angereichert durch die Prüfungsfächer Patho-Physiologie und Patho-physiologische Biochemie, klinische Chemie, Humangenetik, klinische Radiologie, medizinische Statistik und Dokumentation, psychosomatische Medizin und Psychotherapie, Sozialmedizin, Arbeitsmedizin, Präventivmedizin, Versicherungsmedizin, Rechtsmedizin und ärztliche Rechts- und Berufskunde.

Über seinen späteren Patienten, den ganzen Menschen, lernt der Medizinstudent so gut wie nichts. Er erfährt kaum, in welchem sozialen Umfeld der Patient lebt und erkrankt, welche Be- oder Entlastung die Erkrankung für den Patienten bedeutet. Er weiß nicht, ob der Patient seelisch oder nur körperlich oder durch seine Lebensverhältnisse gestört ist. Er lernt dafür, wieviel Blütenblätter die Dotterblume hat. Muß ein Panzeroffizier reiten lernen? Keine Frage, er muß nicht, wenn auch die Panzermänner Tradition und Terminologie der Reiterregimenter vergangener Jahrhunderte pflegen. Muß ein Humanmediziner Tierkunde pauken? Er muß, obwohl seine Patienten Menschen sind.

Der durchschnittliche praktische Arzt kann eine Neurose von einer Psychose kaum unterscheiden, behandeln schon gar nicht. Ein klein bißchen Psychiatrie lernt er, ein halbes Semester lang, wenn man alles zusammenzählt. Für Psychotherapie gibt es in Deutschland ganze neun Lehrstühle. Das und wie der Lebensstil eines Menschen und seine Mitmenschen sein Krankheitsbild bestimmen, erfährt der Student der Medizin in Deutschland nie. Er erfährt nicht, warum der eine

Bauchschmerzen bekommt – mit ganz realen körperlichen Folgen –, der andere nicht, warum der eine nicht schlafen kann, der zweite nicht essen, der dritte nicht lieben kann.

Der Student der Medizin lernt nur Organstörungen kennen und behandelt dann sein Leben lang alles, was er unter die Hände bekommt, als Organstörung: Potenzstörungen mit Hormonen, Herzneurosen mit Kreislaufmitteln, Magengeschwüre operativ. 40 Prozent der niedergelassenen Ärzte geben an, während ihres Studiums nie etwas von Medizinsoziologie, Psychotherapie und Psychosomatik gehört zu haben. Die Ausbildung des Arztes definiert ihn als Naturwissenschaftler, als Organhandwerker. Das ist eine erstaunliche Verkümmerung des Anspruchs der Medizin, mehr als nur eine technische Fertigkeit zu sein.

Unvermittelt und völlig zusammenhanglos stehen die Fächer der medizinischen Ausbildung nebeneinander. Bei keinem dieser Fächer ist geklärt, ob und in welchem Umfang sie nötig sind. Auf welche spätere Tätigkeit der Arzt ausgerichtet werden soll, das ist bei dieser Ausbildung schon gar nicht klar.

Ist er praktischer Arzt, der viele Patienten hat und keine Forschung betreibt, ist er Hals-Nasen-Ohren-Arzt mit der Tendenz zur Superspezialisierung, beispielsweise als »Facharzt für das rechte Ohr«, ist er Augenarzt, Mitglied eines Teams in einer organisatorisch und technisch komplizierten Institution, ist er reiner Forscher, der nie einen Patienten zu sehen bekommt, arbeitet er in einer Universität, einem Unternehmen, als Vertrauens- oder Betriebsarzt oder in einer Behörde. Das alles sind ärztliche Tätigkeiten. Für die meisten dieser Tätigkeiten wird er irgendwie ausgebildet, für keine richtig. Oft entspricht der allgemeinen Kompetenz des Arztes zugleich seine spezielle Inkompetenz. Dabei kann der Arzt vieles gleichzeitig sein: Wissenschaftler und Handwerker, Lehrer, Seelsorger, sogar Richter. Täglich und tausendfach entscheidet er über Krankengelder, Renten und Unterstützungen. Er bestimmt und definiert, was krank und wer gesund ist.

In dem Bemühen der jungen Mediziner – und ihrer Lehrer –, alles zu können, müssen immer mehr nicht ohne Bitternis feststellen, nichts zu können. Zumindest nicht sehr viel. Kein Wunder deshalb, daß der einstige Weltruhm deutscher Heilkunst verblaßt ist. Der Standard ärztlicher Kunst in der Bundesrepublik ist im Sinken begriffen. Die Bevölkerung wird heute »schlechter versorgt als vor 80 Jahren«, diagnostizierte der Wiener Medizinprofessor Dr. Ernst Lauda. Den

Medizinstudenten wird zwar eine fast chaotische Fülle theoretischen Wissens, aber »nicht annähernd das notwendige praktische Können vermittelt«, so der Präsident der Bayerischen Landesärztekammer, Prof. Dr. Hans-Joachim Severing. »Um dieses System zu ändern, ist eine Revolution notwendig«, gab schon vor 15 Jahren der Heidelberger Mediziner Prof. Hans Schaefer zu bedenken.

Manche Schwester kann's besser

Um die medizinische Forschung wieder an den internationalen Stand heranführen zu können, schlugen der Deutsche Wissenschaftsrat und auch die Deutsche Forschungsgemeinschaft (eine unabhängige Körperschaft, der Repräsentanten der deutschen Wissenschaft angehören) übereinstimmend vor, daß für Medizinstudenten, die den Arztberuf anstreben, ein anderer Ausbildungsweg geschaffen wird, als für jene Jungmediziner, die eine wissenschaftliche Laufbahn einschlagen wollen.

Doch hat man die Rechnung ohne die herrschende Clique der Hochschulmediziner und jener Gestalten innerhalb führender Arztgremien gemacht, die sich erbittert gegen solche und ähnliche Reformbestrebungen zur Wehr setzen. »Mit allen Fasern unseres beruflichen Seins«, so ereiferte sich beispielsweise Professor Fromm mit beschwörender Gestik, stemmen sich die Mediziner »gegen Versuche, den ärztlichen Berufsstand aufzusplittern«.

Warum sind sie nicht mehr vorbildlich, die deutschen Ärzte? Liegt es am System oder an den Menschen?

»Am System und an den Menschen«, sagte der inzwischen verstorbene Ordinarius an der Universität Köln, Prof. Dr. Hans Schulten. Was ist falsch am System? »Die Ärzte können immer nur so gut sein wie ihre Ausbildung.« Was falsch ist an der medizinischen Ausbildung, haben wir zum Teil schon gesehen. Hinzu kommt, daß Länder, die heute in der Medizin führend sind – etwa die USA –, ihre Studenten längst in kleinen Gruppen am Krankenbett ausbilden. Der deutsche Mediziner jedoch verbringt zwei Drittel seiner Studienzeit in Massenvorlesungen. So lernt er seinen künftigen Beruf hauptsächlich in der Theorie kennen. Wie man dagegen einen Wundverband anlegt, wird ihm nicht beigebracht. Solche praktischen Fähigkeiten soll der junge Doktor später in Kliniken und Krankenhäusern erwerben. Aber am Ende dieses »Praktikums« steht keine Prüfung. Niemand kontrolliert, ob der fertige Arzt sein Fach beherrscht – oder ob er lebensgefährlich unfähig ist. Approbierte Jungärzte sind heute der Praxis oft so fremd, daß sich Patienten weigern, von ihnen intravenös gespritzt zu werden. Sie sagen: Die Schwester kann's besser.

Als inoffizieller, wenn auch nicht objektiver Gradmesser für die wissenschaftliche Leistung eines Landes gilt seit Beginn dieses Jahrhunderts die Zahl seiner Nobelpreisträger. Mißt man die Leistungen der deutschen Medizin seit dem Ende des Zweiten Weltkriegs an ihrer Ausbeute an Nobelpreisen, so ist das Ergebnis bescheiden. Am Abend des 10. Dezembers 1956:

Der Zeremonienmeister ruft den nächsten Preisträger auf: »Doktor Werner Forssmann, Deutschland.« Eine Minute später erhielt Dr. Forssmann aus der Hand des schwedischen Königs eine Urkunde und eine goldene Plakette. Ein Scheck über 54 000 Mark folgte. Der Arzt hatte den Nobelpreis für Medizin bekommen, für eine Leistung aus dem Jahre 1929. Für eine Leistung übrigens, von der der große Geheimrat Sauerbruch – Forssmann war einer seiner Schüler an der berühmten Berliner Charité – sagte: »Mit solchen Kunststücken habilitiert man sich in einem Zirkus und nicht an einer anständigen Klinik.« Der heroische Selbstversuch Forssmanns, die Herzkatheterung, brachte dem damals noch unbekannten Arzt nichts als Scherereien ein. Sauerbruch schmiß ihn sogar aus seiner Klinik. Und solche Methoden sind heute keineswegs in Vergessenheit geraten. Immer noch gebieten schier allmächtige Universitätsprofessoren, Chefärzte und Klinikdirektoren über Studenten, Doktoranden, Assistenten und sogar Oberärzte im Professorenrang (aber ohne Lehrstuhl). »Vom feudalen System mit den leibeigenen Knechten«, so bekannte ein ausländischer Mediziner, habe er »keine richtige Vorstellung gehabt«, bis er »die Organisation der Schulmedizin in Deutschland kennenlernte«.

Die bewährten deutschen Methoden der Forschung hatten mit Prof. Forssmann ihren letzten anerkannten Erfolg. Seitdem ist es still geworden um die deutschen medizinischen Wissenschaftler. Zwar wurde 1964 Professor Feodor Lynen gemeinsam mit dem 1936 in die Vereinigten Staaten emigrierten Konrad Bloch mit dem medizinischen Nobelpreis ausgezeichnet, für »Entdeckungen über Mechanismus und Regulation bei den Umsätzen von Cholesterin und Fettsäuren«. Die Verleihung des Nobelpreises an Lynen und Bloch kennzeichnet jedoch in mehrfacher Hinsicht die Situation medizinischer Spitzenforschung in Deutschland: Beide Preisträger sind keine Mediziner, sondern Biochemiker.

Das sollte bei dieser Gelegenheit auch einmal gesagt werden: Auf zahlreichen Ärztekongressen wird heutzutage – warum wohl? – der Geist der großen Ärzte beschworen, die vor 100 Jahren der medizinischen Wissenschaft Europas eine Blütezeit bescherten. Die ganze »Heldenverehrung« hat nur einen Schönheitsfehler: Viele dieser *großen Ärzte* waren gar keine Ärzte, sondern Chemiker, Biologen usw.: Zum Beispiel der französische Chemiker Louis Pasteur, der die bakteriologische Ära einleitete und unter anderem einen Impfstoff gegen die Tollwut entwickelte. Nicht Rudolph Virchow begründete die »wissenschaftliche Weltmedizin«, sondern Louis Pasteur, »der für ein Jahrhundert populärste Franzose nach Napoleon«. Das Genie Pasteurs wirkt noch heute nach: keine wissenschaftliche Arbeit über ein medizinisches Problem, die nicht mit einem Zitat von Louis Pasteur eingeleitet oder abgeschlossen wird – in Frankreich natürlich, so wie bei uns mit Goethe alles besiegelt und beschworen wird. Auch Alexander Fleming, Paul Ehrlich, Adolf Butenandt oder Claude Bernard waren keine Mediziner. Aber das nur am Rande.

Deutschlands Chancen, das müssen auch patriotische Wissenschaftler zugeben, sind für die nächste Zukunft nicht gerade rosig. Bleibt die alte Linie der Auswahl, sind kaum bundesdeutsche Kandidaten in Sicht. Denn eine abgeschlossene Lebensleistung und eine große Entdeckung, die der Menschheit von Nutzen sind, wie der Schwede Alfred Nobel die Verleihung des Nobelpreises verstanden wissen wollte, ist in der Bundesrepublik aus dem »Geschäft mit der Krankheit« nicht zu erwarten. »Wenn sich unter den heutigen Kassenarztverhältnissen keine Genies im Range eines Robert Koch oder Sigmund Freud entfalten können, so tragen die ärztlichen Organisationen auch dafür und für die daraus entstehenden Folgen die Verantwortung«, erbost sich Dr. med. Paul Mößinger in seinem bereits erwähnten Buch »Sorgen um die Medizin«.

Blattlaus und Ameise

Auf der anderen Seite ist es die deutsche Universitätsmedizin, die den wissenschaftlichen Nachwuchs gewissermaßen am ausgestreckten Arm verhungern läßt. Es gibt keine Statistik über die Zahl der forschenden jungen Kliniker, die resigniert in die besser honorierte freie Praxis oder Krankenhaustätigkeit oder in den Pharmaziejob abgewandert sind. Wenn es sie gäbe, wäre diese Statistik mehr als deprimierend.

In einem Aufruf »Mehr Ärzte für die Forschung« wies der Stuttgarter Standespolitiker Rolf Berensmann Ende der 60er Jahre nach, daß die Abwanderung in die Praxis eine natürliche Folge des Einkommensgefälles zwischen forschenden und praktisch tätigen Ärzten ist; nach den Untersuchungen Berensmanns bezieht ein theoretischer Mediziner als hochspezialisierte Kraft im Status eines Widerrufsbeamten mit 37 Jahren, also nach 12 und mehr Berufsjahren, ein Grundgehalt von 1500 Mark. (Inzwischen ist es zwar um einige Hundert Mark gestiegen, aber knapp ist es noch immer.) Berensmann kam zu dem Schluß:

Die praktische Medizin kann in der Bundesrepublik auf lange Sicht nicht Schritt halten, wenn die theoretische Medizin verkümmert. Der Fortschritt der Medizin basiert wesentlich auf den Leistungen der theoretischen Medizin. Qualifizierte Mediziner können für die theoretisch-medizinischen Fächer nur gewonnen werden, wenn sie als Forscher so bezahlt werden, daß der Abstand zu den Einkommen in der praktischen Medizin nicht unzumutbar groß ist.

Geld ist aber nicht der einzige Grund, weswegen noch immer deutsche Nachwuchsforscher in der Medizin mit »dicker Wut im Bauch« herumlaufen. Das »Berliner Ärzteblatt« karikiert einen dieser Aspekte mit spitzer Feder:

»Bislang war es doch üblich, daß der *Nachwuchs* von einem, der nicht mehr wuchs, auf irgendwelche Forschungsfragen angesetzt wurde, so, wie die Blattlaus von der Ameise aufs grüne Blatt gesetzt wird, auf daß sie es aussauge und sich süßen Seim abmelken lasse. Wenn sie Glück hatte, durfte die Blattlaus – pardon, der Assistenzarzt – damit rechnen, in der professoralen Publikation beiläufige Erwähnung zu finden oder in Ausnahmefällen sogar als Zweitautor nach dem großen Meister genannt zu werden. Letzteres dann, wenn die Mitarbeit des Chefs am Manuskript sich auf eigenwillige stilistische Korrekturen beschränkte, während natürlich der sogenannte Co-Autor sämtliche zugrundeliegenden Forschungsarbeiten am Halse hatte.«

So bleibt die berufliche Befriedigung vieler junger Ärzte in den Universitätskliniken meist aus. In den großen Krankenhäusern lastet auf dem anonymen kleinen Assistenzarzt sowieso oft nur ein »Rädchengefühl«. Er weiß, daß er jederzeit austauschbar ist. Die aus dem vorigen Jahrhundert stammende Ordinarien-Universität leistete im 19. Jahrhundert sowohl in der Forschung als auch in der Lehre sicher Großes. Das ist heute vorbei.

Vor einiger Zeit bat ein Medizinjournalist, selbst Arzt, einen dieser göttergleichen Professoren um eine fachliche Auskunft. Der Professor antwortete ihm mit folgendem Brief: »Sehr geehrter Herr Kollege, ich stelle mit Mißvergnügen fest, daß in den deutschen Tageszeitungen nur Meldungen aus den USA veröffentlicht werden, so, als gäbe es keine deutsche Medizin. Ich möchte Sie in aller Deutlichkeit darauf hinweisen, daß die deutsche Medizin die Jahre der Isolierung von der Welt und der Untätigkeit infolge der Zerstörung ihrer Institute längst überwunden hat. Im übrigen gebe ich der Presse grundsätzlich keine Auskunft. Presse, Rundfunk und Fernsehen haben vor dem Operationssaal Halt zu machen. Das sind wir unseren Patienten schuldig.«

Arme Patienten!

Die Krise an den medizinischen Hochschulen in der Bundesrepublik spitzt sich indes immer mehr zu. Ein englischer Universitätslehrer traf den Nagel auf den Kopf, als er sagte: »Wer von einem lernt, der selbst mit Lernen beschäftigt ist, trinkt vom fließenden Bache. Wer von einem lernt, der schon alles gelernt hat, was er lehrt, trinkt von dem grünen Schlamm eines stehenden Pfuhls.«

Kann es sich unsere Gesellschaft auf die Dauer leisten, die Ausbildung der Studenten und die Weiterbildung der jungen Akademiker auch nur gelegentlich Leuten zu überlassen, die dazu nicht oder nicht mehr in der Lage sind? Bedauerlicherweise gibt es viel zu wenige Professoren vom Format des Heidelberger Medizinhistorikers Heinrich Schipperges, der mutig genug ist zu bekennen:

»Wir Mediziner werden in der Tat noch ganz aus jenem Unterrichtsprogramm gebildet, das um das Jahr 1870 das Philosophikum durch ein Physicum ersetzte. Die Naturwissenschaftler halten sich auf ihrem letzten Stand. Die Historiker haben ihren Historismus längst überwunden. Mit Theologen läßt sich heutzutage sachlich reden und diskutieren. Sogar die Philosophen haben auf alles Dogma verzichtet und leben in einem offenen System. Nur wir Mediziner sind hoffnungslos antiquiert.«

Warum sollten wir es länger tolerieren, daß ein Wissenschaftler, der mit einem Bein noch immer im vorigen Jahrhundert steht, 20 Jahre und länger Vorlesungen halten darf, nur weil er einmal einen Lehrstuhl ergatterte?

Warum dürfen Inhaber lukrativer Fakultätsposten, die im Neben- oder Hauptberuf – so genau läßt sich das nicht trennen – zum Millionärsclub der Skalpellartisten gehören, jahrzehntelang vor leeren Bänken über Steinzeitmedizin reden?

Warum schauen wir noch immer seelenruhig zu, wie sich an unseren Universitäten ganze Lehrstuhldynastien einnisten und den akademischen Medizinbetrieb »kontrollieren«?

Pädagogische Laien auf dem Katheder

Wenn es doch zum Anfang wenigstens möglich wäre, in Zukunft nur noch solche Hochschullehrer zu berufen, die das Zeug zum Lehrer – nachweislich! – auch tatsächlich besitzen. Denn die Zahl derer wird von Jahr zu Jahr größer, »denen der Tempelhofer Schrebergartenverein *Fröhliche Eintracht* nie erlauben würde, auch nur eine klitzekleine Rede in seinem Namen zu halten. Die didaktischen Fähigkeiten eines Ordinarius spielen bei seiner Berufung bislang keine Rolle. Niemand hat den künftigen akademischen Lehrer für diese Aufgabe präpariert. Manche können auf Anhieb eine ordentliche Vorlesung halten, andere lernen es nie. Die gleiche Gesellschaft, die ihre Volksschullehrer jahrelang ausbildet, duldet, daß in den Universitäten pädagogische Laien das Katheder besetzt halten.« (Dr. Hans Halter im »Berliner Ärzteblatt«, Heft 11/69).

Die Assistenten einer technischen Hochschule für Architektur haben in dieser Beziehung bereits wertvolle Pionierarbeit geleistet. In einer Fachzeitschrift formulierten sie mittels Inserat, welche Forderungen sie an ihre zukünftigen Lehrer stellen, die der Rektor ein Heft zuvor in der gleichen Zeitung ebenfalls durch eine Anzeige gesucht hatte.

»Im Interesse der künftigen Zusammenarbeit sehen wir uns veranlaßt, den Bewerbern zu erläutern, welchen Anforderungen sie zu genügen haben:

1. Lehrpersonen sind am von allen getragenen Arbeitsprozeß Beteiligte. Sie genießen keine besonderen Rechte kraft Person und/oder Amt.

2. Themen zur Bearbeitung werden von allen Mitarbeitenden gemeinsam entwickelt. Ziele und Inhalte werden am Gegenstand während der Arbeit abgeleitet.

3. Die Lehrperson ist verpflichtet, sich didaktische Fähigkeiten anzueignen und am Aufbau der Hochschuldidaktik mitzuarbeiten.

4. Die Lehrperson unterliegt der ständigen öffentlichen Kontrolle in bezug auf ihre Lehrbefähigung und ihre Bereitschaft zur Einordnung im Rahmen der Zusammenarbeit.

5. Die Lehrperson hat keinen Anspruch auf Personen- und Sachmittel kraft Amt.

6. Die langfristige Bindung an die Fakultät (Professur) ist von wiederholtem Qualifikationsnachweis abhängig.«

Vereinzelt sind es auch beherzte Hochschullehrer, die gegen eine festgefügte Professorenphalanx Stellung beziehen. In einem Schreiben an den Ministerpräsidenten der Stuttgarter Landesregierung, Hans Filbinger, bezeichnete der Direktor des Instituts für Statik und Dynamik der Raumfahrtkonstruktion an der Stuttgarter Universität, Prof. Argyris, den »intellektuellen Niedergang» an der Stuttgarter Universität als erschreckend.

Es sei heute eine unglaubliche Bürde, als Hochschullehrer in Deutschland zu wirken. »Jeden Monat, wenn ich in meinem Londoner Büro der Universität sitze, glaube ich einer Irrenanstalt entkommen zu sein«, heißt es in dem Schreiben an Filbinger. Prof. Argyris hob gleichzeitig hervor, daß ausländische Professoren die Mißstände an etlichen deutschen Universitäten scharf verurteilen. Wörtlich heißt es in dem Brief: »Zu Ihrer Information lassen Sie mich sagen, daß vor einigen Wochen (Spätherbst 1972 – der Verf.) eine der bekanntesten Personen des öffentlichen Lebens in England, die für Universitäten verantwortlich sind, sich äußerst scharf über die Zustände an den deutschen Universitäten geäußert hat. Ich meine hier Lord Annas, den Rektor der Londoner Universität. Lord Annas hat in einer Rundfunkansprache im britischen Rundfunk wörtlich erklärt, daß die Freie Universität von Berlin infolge der sogenannten Reformen eine physische und intellektuelle Ruine ist, und daß diese Entwicklung mehr und mehr auch auf andere Universitäten Westdeutschlands übergreift. Lord Annas soll von Chaos und von der Weigerung gesprochen haben, an den Universitäten zu lehren, lernen und forschen.«

Trotz verhältnismäßig guter Krankenversorgung und modernster technischer Ausstattung bietet das 300-Millionen-Klinik-Projekt der Freien Universität Berlin in seiner inneren Verfassung seit langem ein desolates Bild. Ein aufgeblähter bürokratischer Apparat, verworrene Zuständigkeiten, politische Richtungskämpfe unter »linken« und

»rechten« Medizinern sowie ein verhärtetes »Gruppendenken« selbst in unbedeutenden Verwaltungsdingen – das alles lähmt und erschöpft sowohl den Ausbildungsbetrieb als auch die technisch-organisatorische Verwaltung der Kliniken.

Angesichts dieser »chaotischen Zustände« kann es nicht verwundern, daß kaum noch ein Hochschullehrer bereit ist, nach Berlin zu gehen. Mangels Masse ernannte man daher in den letzten zwei Jahren mehr als 100 »hausgemachte« Hochschullehrer auf Lebenszeit. Die Inflation der Habilitationsverfahren wurde gespeist aus dem Corps der wissenschaftlichen Assistenten im 5. Ausbildungsjahr. Dazu heißt es in einem Gutachten der Expertenkommission, die der Regierende Bürgermeister Klaus Schütz auf Antrag des Senators für Wissenschaft und Kunst »zur Untersuchung der Auswirkungen des Berliner Universitätsgesetzes« berufen hatte: »Die schematische Regelung ... wirkt sich in der Medizin besonders verheerend aus. Die Ernennung zum Hochschullehrer hat nicht einmal die Anerkennung als Facharzt zur Voraussetzung gehabt ... außerdem geschah die Ernennung nicht auf Grund einer Bedarfsplanung.« Es gibt nämlich jetzt zu viele sogenannte »Hochschullehrer». Auf Jahre hinaus ist die Freie Universität Berlin mit medizinischem Lehrpersonal reichlich eingedeckt. Was noch schlimmer ist: Assistenten, die ursprünglich gar nicht vorhatten, Hochschullehrer zu werden, sind es jetzt.

Nur 35 Prozent zum Arztberuf qualifiziert

Bei solchen und ähnlichen beklagenswerten Umständen auch an anderen westdeutschen Universitäten braucht man nicht erstaunt zu sein, daß das akademische Niveau unserer Jungmediziner im internationalen Vergleich beschämend ist. Umfragen zufolge sind 20 Prozent aller examinierten Medizinstudenten wegen mangelhafter Ausbildung unfähig, ihren Beruf auszuüben. An den medizinischen Fakultäten unseres Landes sind bestenfalls 35 Prozent der Mediziner von ihrer Ausbildung her für den Arztberuf qualifiziert, 45 Prozent verfügen über die nötigsten Grundkenntnisse, und 20 Prozent sind nach 5- bis 6jährigem Studium nicht in der Lage, zumindest die elementarsten Anforderungen für den Beruf des Arztes zu erfüllen.

Mehr als zwei Drittel der Jungmediziner trauen sich zum Zeitpunkt ihres Staatsexamens nicht zu, in einem kleinen Krankenhaus allein Nachtdienst zu machen – auch wenn der Assistent und der Chefarzt telefonisch erreichbar sind. Dies ergab eine Untersuchung von Diplom-Soziologin Ute Schmidt, Diplom-Psychologin Annemarie Träger und Dr. med. Peter Costas am Universitäts-Klinikum Berlin-Steglitz. Befragt wurden 101 Examenskandidaten des Sommersemesters 1971. Die Jungmediziner, von denen sich 97 Prozent für eine – staatliche (60 Prozent) – Kontrolle des Arzneimittelwesens und 45 Prozent für eine Reform der Ärzteorganisationen aussprachen, bemängelten, »daß die abstrakte Krankheit im Zentrum steht, daß von Therapie viel weniger die Rede ist als von Krankheitsbild und Diagnose«.

Das Hartmannbund-Organ »Der deutsche Arzt« (Nr. 5/1973), der diese Untersuchungsergebnisse referierte, berichtete ferner: Die didaktischen Fähigkeiten ihrer Professoren stuften mehr als 90 Prozent der Interviewten von »mittelmäßig« bis »schlecht« ein. Das dreiköpfige Wissenschaftlerteam fand außerdem heraus, »daß (bezahlte) Nachtwachen der einzige Zugang zur klinischen Praxis gewesen sind«. Viele »beherrschen nicht einmal die gängigsten ärztlichen Techniken. 53 Prozent gaben an, keine Wunde versorgen zu können, nur 12 Prozent hatten das in der Uni, 35 Prozent wenigstens während des Nachtdienstes gelernt«. Ferner: »Noch schlimmer steht es um die Schockbehandlung: 61 Prozent hatten keine Ahnung davon, 10 Prozent hatten es *ordentlich* (nämlich im Rahmen des Studiums) und 38 Prozent *außerordentlich* (im Nachtdienst) gelernt. 33 Prozent konnten keine Intubation (das Einlegen einer Röhre in den Kehlkopf vom Munde aus, um Erstickungsgefahr abzuwenden – d. Verf.) vornehmen.« 84 Prozent der befragten Jungärzte betrachten ihre Ausbildung insgesamt als »schlecht«.

Die Folge davon ist, daß viele Ärzte ihre Unwissenheit später im Beruf durch Verabreichung von Überdosen Antibiotika kaschieren müssen. Sie kurieren, mangels Wissen, auf Verdacht. Schlägt ihre über den Daumen gepeilte Therapie nicht an, bleibt ihnen immer noch das beruhigende Gefühl, den Patienten ins Krankenhaus überweisen zu können.

Während Deutschland bis 1933 eine besondere Anziehungskraft auf amerikanische Medizinstudenten und -wissenschaftler ausgeübt hatte, verkehrte sich dieser Trend nach dem Ende des Zweiten Weltkriegs ins Gegenteil. Besonders lernbegierige Medizinstudenten und fortbildungsbeflissene Wissenschaftler traten nun den Weg über den großen Teich in umgekehrter Richtung an, um den Anschluß an internationale Maßstäbe innerhalb der Medizin nicht zu verlieren. Denn der Ausbildungsstand unserer jungen Ärzte im Vergleich zu ihren amerikanischen Kollegen ist erschreckend niedrig. Durch eine Veröffentlichung der Bundesärztekammer wurde diese niederschmetternde Tatsache bestätigt: In dem Bericht heißt es, daß fast 40 Prozent von 372 deutschen Ärzten beim ärztlichen Examen in den USA durchfielen, obwohl diese Mediziner ihre deutschen Examina erfolgreich bestanden hatten. Damit stehen die deutschen Ärzte an der Spitze aller Durchgefallenen. Schweizer und Chinesen schnitten wesentlich besser ab. Wenn aber der Prozentsatz der Versager bereits bei denjenigen deutschen Medizinern rund 40 Prozent beträgt, die sich im Vergleich mit ihren Standesgenossen offenbar eine besondere Tüchtigkeit zubilligten und daraufhin vor einem ausländischen Examen nicht zurückschreckten, dann hat die Öffentlichkeit ein Recht zu fragen, wie hoch zur Zeit der Prozentsatz der medizinischen Wenig- oder Nichtskönner sein mag, die in der Bundesrepublik von ihren Hochschulen auf die Bevölkerung losgelassen werden. Und wie beklemmend müßte das Ergebnis von solchen Ärzten sein, deren Staatsexamen 10, 20 oder gar 30 Jahre zurückliegt?

»Ich kann als Universitätsprofessor der Philosophie nur sagen«, so schreibt Prof. J. Rolin in seinem Buch »Was erwarten wir vom Arzt«, »daß mir sowohl die große Anzahl wie auch die Qualifikation derjenigen unter meinen Hörern, die bei der medizinischen Fakultät immatrikuliert sind, Anlaß zu tiefster Besorgnis geben, wenn ich an die zukünftigen Ärzte und Kranken denke ... es ist erstaunlich, daß man schwierige Examina ablegen muß, bevor man in den Staatsdienst tritt, oder Lehrer und Ingenieur werden kann, während das Abschlußexamen für den Arzt, also für einen zumindest ebenso anstrengenden Beruf, im Vergleich dazu eher ein Scherz ist, den man dann auch noch mit dem Doktortitel verziert.«

Inzwischen sind die Anforderungen zwar schärfer geworden; aber amerikanische Ärzte, die die Zustände an deutschen medizinischen Fakultäten und deren Examensverhältnisse untersuchten, stellten unter anderem fest, daß es in Deutschland noch immer »für die schlechten Mediziner zu viele Chancen gibt, doch noch durchzukommen«. Prof. Dr. med. Engel, Portland, findet dafür die folgende Erklärung: »Die Lehrerschaft zögert aus Menschenfreundlichkeit, die Nichtkönner auszumerzen.« Eine deutsche Wochenzeitung erklärte hierzu vorsorglich, daß die Objektivität des Berichtes der amerikanischen Ärzte von einem unserer bekanntesten Internisten »gerühmt«

worden sei. Man darf wohl ergänzend hinzufügen, daß »Menschenfreundlichkeit« unserer Hochschullehrer sicher nicht der einzige – und sicher nicht der wichtigste – Grund für die Misere der medizinischen Ausbildung ist.

Nicht nur bei Laien, auch bei Fachleuten ist der medizinische Doktortitel inzwischen in einen sehr zweifelhaften Ruf geraten. Der wissenschaftliche Wert dieser Doktorarbeiten – 97 Prozent aller deutschen Mediziner erwerben den Doktorgrad, weil er für die soziale und fachliche Reputation unentbehrlich scheint – wird allgemein als gering angesehen. Der Bonner Professor und frühere Präsident des Bundesgesundheitsamtes, Wilhelm Hagen, hält die Praxis der medizinischen Promotion für »wissenschaftliche Kindergärtnerei«; und der Kieler Anatom Professor von Kügelgen schätzt etwa die Hälfte aller medizinischen Doktorarbeiten als »wertlos« ein. Tatsächlich zeichnen sich die medizinischen Dissertationen selten durch Tiefgang aus. Während etwa Diplomchemiker durchschnittlich 2 1/2 Jahre, Diplomphysiker sogar 3 1/2 Jahre für ihre Doktorarbeit aufwenden, benötigen die Medizinstudenten für die Dissertation meist nur ein Semester. Aber »mit Robe und Doktorhut wird jedes Kauderwelsch weise und wird jede Dummheit zur Vernunft«, hatte schon Molière entdeckt.

Der Leser mag selbst urteilen, was von solchen medizinischen Doktorarbeiten zu halten ist, die innerhalb der letzten Jahre ihren Verfassern den Doktortitel einbrachten: »Untersuchung über die Nesselwirkung von Nordseequallen auf den Menschen.« – »Der Arzt als städtischer Amtsträger im alten Amberg.« – »Über den Einfluß von Colchicin auf das Haarwachstum des Meerschweinchens.« – »Zur Frage der Luftfeuchtigkeit in Münchener Volksschulen.«

»Die Ablegung des medizinischen Doktorexamens herkömmlicher Art gilt nicht als Promotion im Sinne dieser Grundsätze«, erklärte im Frühjahr 1972 die »Ständige Kommission für Forschung und wissenschaftlichen Nachwuchs« an Berlins Freier Universität. Fauchte eine Ärztezeitung, der in München erscheinende »Praxis-Kurier«, zurück: »Das Diktum hat was für sich – Arroganz. Welche Arbeiten haben die Denker gewogen, welche gar gelesen? Sind sie vielleicht dem Dr. med. Friedrich Schiller, unserem großen Dichter und Philosophen, noch gram, der *herkömmlich*, wenn auch erst im dritten Anlauf, *über den Zusammenhang der tierischen Natur des Menschen mit seiner geistigen* promoviert hat? Oder dachten die gelehrten Kommissionsmitglieder an solche Kuriosa wie *Der Schnuller im Wandel der Zeiten* oder *Beeinflußt der Mondumlauf die täglichen Geburtenzah-*

len und das Geschlechtsverhältnis der Neugeborenen? – beides Arbeiten, die in den letzten Jahren zum Doktor der gesamten Heilkunde an der Freien Universität verhalfen.«

Medizinische Analphabeten

Aber nach wie vor scheint das Medizinstudium mehr als jede andere akademische Ausbildung geeignet, die Studenten zu kritikschwachen, aber lernbeflissenen Fachidioten zu drillen: bis zum Staatsexamen wird den Jungmedizinern fast ausschließlich schulmäßige Paukarbeit abverlangt; nur selten haben sie Gelegenheit, erworbenes Wissen zu erproben, geschweige denn selber wissenschaftlich zu arbeiten. Wissenschaftliche Denkmethodik und die Entwicklung kritischen Urteilsvermögens kommen fast immer zu kurz. C. G. Jung äußerte sich darüber einmal sehr drastisch: »Das medizinische Studium besteht einerseits in der Aufstapelung eines unheimlich großen Gedächtnismaterials, welches ohne wirkliche Kenntnis der Grundlagen einfach memoriert wird, andererseits in der Erfahrung in praktischen Fertigkeiten, welche nach dem Prinzip: *Da wird nicht lange gedacht, sondern in die Hand genommen!* erworben werden muß. So kommt es, daß von allen Fakultäten der Mediziner am wenigsten Gelegenheit hat, die Funktion des Denkens zu entwickeln.«

Somit scheint diese einzige Gelegenheit zu wissenschaftlicher Arbeit während des Medizinstudiums ungenützt zu bleiben. Der Heidelberger Physiologe und Sozialmediziner Prof. Hans Schaefer äußerte sich in seinem Buch »Die Medizin in unserer Zeit« sehr skeptisch über den Nutzeffekt der naturwissenschaftlichen Erziehung auf unseren medizinischen Fakultäten: »Ich hatte Gelegenheit, praktische Ärzte auf ihre Kenntnisse in den medizinischen Grundwissenschaften zu prüfen. Das Ergebnis war niederdrückend. Es wäre weniger schlimm, wenn der Kollege Einzelheiten vergessen hätte, die er rasch in einem Lehrbuch nachlesen kann. Meist enthüllt sich aber ein völliges Unvermögen, die Tatsachen der Medizin mit wissenschaftlichem Geist zu durchdenken. An die Stelle einer wissenschaftlichen Betrachtung tritt vielmehr in der Mehrzahl der Fälle Empirie, wenn nicht gar eine Art von Aberglaube, was es verständlich erscheinen läßt, daß selbst Ärzte sich derzeit ohne die geringsten Bedenken hie und da kurpfuscherischer Methoden bei der Behandlung ihrer Kranken bedienen.«

Die Art und Weise, wie medizinische Wissenschaft an den praktisch tätigen Arzt gebracht wird, läßt allerdings auch nichts Gutes erwarten. Er ertrinkt in einer Fülle wissenschaftlicher Arbeiten, deren Wert zum großen Teil recht umstritten ist. Dazu Schaefer: »An der Existenz überflüssiger oder minderwertiger Arbeit in der Medizin zweifelt kein Einsichtiger. Man hat mit Recht betont, daß man aus dem Zwang zur Publikation, nur um Geld für Forschung oder eine eigene Anstellung zu erhalten, sehr viel Papier unnötig bedruckt. Die Gedankenlosigkeit vieler Gelehrter, aus einer Arbeit des Ansehens wegen vier zu machen, mit allen Konsequenzen für vierfache Belastung der Dokumentation in der ganzen Welt, Unausgereiftes zu präsentieren und das gleiche mehrfach drucken zu lassen, schafft auch hier aus Wohltat Plage.«

Je schneller sich neue Erkenntnisse in der Medizin sammeln, je mehr der Schatz des Wissens anschwillt und sich auftürmt, um so größer wird das »Analphabetentum« der Masse der Ärzte. Nie zuvor in der Geschichte der Medizin war die Diskrepanz zwischen tatsächlich vorhandenem Wissen und der Unkenntnis davon besonders unter den niedergelassenen Ärzten so groß, wie es heute der Fall ist. Eine riesige Lücke, die ständig noch größer wird, klafft zwischen beiden bereits heute, eine Kluft, die sich – und das ist das Erschreckende – zudem noch mehr und mehr verbreitern und zu vertiefen droht. Deutet doch nichts darauf hin, daß sich das überstürzende Tempo der medizinisch-naturwissenschaftlichen Forschung einerseits verlangsamt und andererseits die Interessenlosigkeit vieler Ärzte in absehbarer Zeit abnimmt.

Von einem Arzt behandelt zu werden, der die letzten Erkenntnisse der medizinischen Wissenschaft nicht mehr mitgekriegt hat, gehört zu den Vorstellungen, die nahezu jeden Patienten schon einmal beschäftigt haben. Auf einem Kongreß für ärztliche Fortbildung in Berlin sagte der angesehene Kliniker Prof. Dr. Schettler, daß bereits der Arzt, der 1960 sein Staatsexamen gemacht habe, heute nicht mehr mithalten könne.

»Draußen, im Arztalltag, wird dann leider zum größten Teil all das wieder vernichtet, was die Universität mühsam an theoretischem Wissen beigebracht und das Krankenhaus an praktischen Erfahrungen mitgegeben hat.« Das ist nicht die Klage eines erfolglosen kleinen Arztes. Prof. Georg Landes, Chefarzt in Landshut, sagte es. Und wer hat – nach Prof. Landes – die Schuld an diesem Mißstand? »Die systematische Vernichtung der praktischen Krankenhauserfahrungen wird durch die heutige Praxis der kassenärztlichen Vereinigung in wenigen Jahren erreicht.«

Ordnet ein junger Arzt Spezialuntersuchungen seiner Patienten an, so wie er es gelernt hat – bekommt er oft genug Ärger. Bittet er einen genesenden Kranken um weitere Besuche, weil er einen Rückfall vermeiden möchte – bekommt er Ärger. Verschreibt er ein teures Medikament, weil er es für wirksamer hält als ein billiges – wieder bekommt er Ärger mit seiner kassenärztlichen Verwaltungsstelle.

»Der Vorsitzende der Kassenärztlichen Vereinigung Niederbayern«, so berichtete Prof. Landes, »hatte sogar in einer Versammlung die Kollegen öffentlich aufgefordert, kostenlose Arzneimuster an die Patienten zu verteilen, um die Arzneikosten zu senken.«

Auf einer Tagung französischer, holländischer und deutscher Ärzte in Köln fielen dazu harte Worte. »Das deutsche System«, sagten die Franzosen, »verstößt sogar gegen den Hippokratischen Eid, nach bestem Wissen und Gewissen zu helfen.«

Vor diesem Hintergrund ist es nicht weiter verwunderlich, daß die ärztliche Tätigkeit, die für die Gesellschaft von größter Wichtigkeit ist, weder eine systematische Aufstellung von Qualitätsnormen, noch eine wirkungsvolle Überwachung der Einhaltung dieser Maßstäbe kennt. Der Laie ist kaum in der Lage, die Qualität der ärztlichen Leistung zu beurteilen, und wo er es zu können glaubt, sind seine Kriterien meist unpräzise oder unangemessen. So wird nach alter Tradition die Einhaltung eines hohen professionellen Standards den Organisationen des ärztlichen Berufsstandes überlassen. Die Öffentlichkeit zählt darauf, daß es den Standesorganisationen möglich und ernst damit ist, eine Kontrolle der Qualität ärztlicher Tätigkeit durchzuführen. Allerdings sind in letzter Zeit auch hieran berechtigte Zweifel geäußert worden.

Das liegt nicht zuletzt an dem berufsethischen Zuckerbäckerstil der meisten ärztlichen Standesblätter. Was beispielsweise das »Deutsche Ärzteblatt« statt in die kommunalen Abwasserkanäle in die Gehirne des ärztlichen Fußvolkes sickern läßt, ist eingetrübt und ungeklärt wie offenbar das Bewußtsein ihrer standesfürstlichen Autoren. Die angeblichen Bemühungen der Ärztekammern im Hinblick auf eine regelmäßige Fortbildung der Ärzte werden mit beeindruckenden Zahlen vor der Öffentlichkeit glaubwürdig untermauert. Die letzte Umfrage im Jahre 1968 ergab demnach, daß 6500 Einzelveranstaltungen mit insgesamt 700 000 teilnehmenden Ärzten durchgeführt wurden, die insgesamt 680 000 Fortbildungskongreßtage absolvierten. Gewohnt, mit Zahlen zu spielen, errechneten die fixen Statistiker der obersten Ärzteführung, daß somit »jeder fortbildungspflichtige Arzt im Durchschnitt fast zwei volle Arbeitswochen in seine berufliche Fortbildung investiert«.

Abgesehen davon, daß selbst diese Zahlen, würden sie den Tatsachen entsprechen, im internationalen Vergleich kein Ruhmesblatt für den weit zurückgebliebenen deutschen Arzt bedeuten würden (der Durchschnittsarzt in den USA verhält sich zum Durchschnittsarzt in der Bundesrepublik etwa wie ein Volksschüler zu einem Hilfsschüler), sind diese Zahlen lediglich dazu da, dem Patienten eine Fata Morgana der Fähigkeiten seines Arztes vorzugaukeln. In Wirklichkeit sind die meisten »Hausärzte« – und sie hätten Fortbildung am dringendsten nötig – wegen Arbeitsüberlastung gar nicht in der Lage, etwa für mehrere Tage eine Fortbildungsveranstaltung zu besuchen. Und wenn sich der eine oder andere doch einmal freimachen kann, kehrt er in der Regel enttäuscht in seine Praxis zurück; denn die Vorträge, die zumeist von wissenschaftlich arbeitenden Chefärzten, Dozenten und Professoren gehalten werden, gehen zuwenig auf den Alltag eines praktischen Arztes ein. Offenbar haben die verantwortlichen Ärzteführer noch nicht erkannt, welche Bedeutung der Allgemeinpraxis auch heute im Zeitalter der spezialisierten Spezialisten zukommt. Die Finnen haben das mal sehr schön gesagt: Der Hausarzt stellt auf keinem Gebiet Weltrekorde auf. Aber er ist das, was der Zehnkämpfer unter den Leichtathleten ist.

Er sollte es wenigstens sein, muß man einschränkend hinzufügen. Denn für viele deutsche Allgemeinpraktiker ist der Weg dahin noch weit. Machen wir die Probe aufs Exempel: Jeder zweite Arzt ist im Hinblick auf Rehabilitation bzw. Wiedereingliederung eines Kranken in Beruf und Gesellschaft insofern orientiert, als er die Honorarsätze für diese Maßnahmen kennt. Aber: »Der Arzt als Sachwalter seines Patienten muß wissen, wie er ihm helfen kann. Das ist ein Ausbildungsmangel erster Ordnung.« Selbst Prof. Dr. Fromm sieht das ein. Was weiß schon ein praktischer Arzt – bei den Internisten ist es nicht viel besser – von der deutschen Sozialgesetzgebung? Unsere Rehabilitationsgesetze stellen bedeutende Mittel zur Verfügung. Die Rentenversicherung gewährt bis zu zwei Jahren Übergangsgeld, wenn sich ein Verletzter einen neuen Beruf suchen muß. Sogar der Nichtversicherte kann über das sogenannte Bundessozialhilfegesetz Mittel bis zu 40 000 Mark für seine Wiedereingliederung vom Staat erhalten. Allerdings – und genau hier liegt der Hase im Pfeffer – nur unter der

Voraussetzung, daß ihn irgend jemand auf diese Möglichkeit hinweist. Es gibt wahrscheinlich zahlreiche Rentner, die noch gar keine Rente hätten beanspruchen brauchen: vom Fürsorger über den Krankenhausarzt bis zum Hausarzt wissen die Mediziner häufig nicht, daß es ein Bundessozialhilfegesetz überhaupt gibt. Und erst recht haben viele keine Ahnung, welche Möglichkeiten und welche Wege sie ihren Patienten eröffnen könnten.

Mindestnormen gibt es nicht

Heute kann nur mit gutem Gewissen Mediziner werden, wer sich nicht scheut, mit schlechtem Gewissen Arzt zu sein. Es ist unbegreiflich, weswegen ein Arzt bisher noch nicht einmal in den heute so wichtigen medizinischen Sparten wie Wiederbelebung und Erste Hilfe ausgebildet wurde. Prof. Otto Just, Heidelberg, stellte die düstere Prognose, daß von den mehr als 60 Millionen Einwohnern der Bundesrepublik 4,8 Millionen an Unfällen verschiedener Art sterben werden. Nach seiner Überzeugung könnten mindestens 500 000 unter optimalen, heute bereits erreichbaren Bedingungen vor diesem Tode bewahrt werden. Die Voraussetzung ist allerdings: solide Ausbildung in Wiederbelebung und Erster Hilfe von Ärzten, Schwestern, Pflegern, Sanitätern und Laienhelfern.

Geradezu peinlich wirkt es, wenn man beobachten muß, wie gänzlich hilflos viele niedergelassene Ärzte im Umgang mit modernen Apparaturen in ihrer Praxis sind. An dieser Stelle wird die wachsende Kluft zwischen den technischen Möglichkeiten der modernen Medizin auf der einen Seite und den vielen sorgsam gehegten Spitzweg-Idyllen in der heute praktizierten ärztlichen Versorgung der Bevölkerung besonders deutlich. Zahlreiche Ärzte sind schon heute nur mehr »Babysitter« ihrer mehr oder weniger medizinisch geschulten »Hilfsarbeiter«. Ohne das Heer der medizinisch-technischen Assistentinnen wäre die heutige Apparatemedizin unbrauchbar. Daumendrückend stehen die Ärzte im Hintergrund, hoffend, daß bloß nichts schiefgeht. Zwar gibt es eine Reihe von Fortbildungskursen, wo der Arzt eimerweise mit Technik vollgestopft wird; aber ein EKG richtig zu interpretieren, ist für viele immer noch Glückssache. Auch eine Katze, die einen Kanarienvogel gefressen hat, kann darum noch nicht singen.

Die Bundesregierung ist über die Tatsache, daß unsere Ärzte immer dümmer werden, sehr wohl orientiert. Das läßt sich nicht nur dem letzten Gesundheitsbericht entnehmen, sondern auch einer Forderung von Bundesarbeitsminister Walter Arendt, der vorsorglich erklärte: »Es steht außer Zweifel, daß eine wirksame Umsetzung der Früherkennungsprogramme in die ärztliche Praxis nur erfolgen kann, wenn sich zuvor die Ärzte mit den medizinischen Erkenntnissen und den Methoden der Früherkennung vertraut gemacht haben.« Dieser Appell von Minister Arendt bezieht sich auch auf die apparative Ausrüstung von ärztlichen Praxen. Er weiß, eine Mindestnorm gibt es nicht. Die Einrichtung und Ausstattung einer Praxis ist in das Ermessen des jeweiligen Arztes gestellt. In der ärztlichen Berufsordnung gibt es in dieser Hinsicht keine Bestimmungen. Aber: »So dumm sind deutsche Ärzte bis heute nicht«, empört sich ein nordrhein-westfälischer Arzt in der Ärztezeitschrift »Selecta«, »daß sie nicht 95 Prozent aller Erkrankungen auch ohne neue hochentwickelte medizinisch-technische Geräte richtig diagnostizieren und behandeln könnten.« Da haben wir's. Wozu also der ganze »Klimbim«, wenn es auch mit Perkussionshämmerchen und Stethoskop geht?

Dessen ungeachtet ist der Marktwert eines praktischen Arztes inzwischen bei Null angelangt. Ein oberfränkischer Allgemeinpraktiker hatte es am eigenen Leibe zu spüren bekommen. Bitter beklagte er sich in einem Leserbrief: »Ich kann aus gesundheitlichen Gründen meine Allgemeinpraxis nicht mehr wie bisher aufrechterhalten. Ich stellte mich bei einem Klinikchef vor und bekam die freundliche, aber bestimmte Antwort, daß ich als Assistenzarzt (niederste Einstufung, Differenzbetrag zum Hilfsarbeiter + 3,50 DM zu meinen Gunsten) wieder anzufangen hätte. Das bedeutet zweimal Nachtdienst, alle drei Wochen Sonntagsdienst. Eine Beschäftigung im Labor käme auch nicht in Frage, da dafür ein Facharzt von der Stadt mit fünfjähriger Ausbildung vorgeschrieben sei. Das ist also mein Marktwert nach 25 Jahren Landpraxis!«

Ein anderer Arzt stößt in das gleiche Horn, wenn er sagt: »Während zu meiner Studienzeit die Hochschullehrer mit besonderer Hochachtung von ihren Kollegen in der freien Praxis, besonders auf dem Lande, sprachen, wird dem Studenten von heute der Eindruck vermittelt, die Kollegen draußen seien mehr oder weniger medizinische Trottel.« Dieses Bild des praktischen Arztes wird sich auch in Zukunft nicht so rasch ändern, wenn ihre Vertreter weiterhin in höheren Regionen schweben. Einer von ihnen behauptet: »Es gehört immer eine besondere, man kann fast sagen, künstlerische Begabung dazu, wenn ein Arzt die Krankheit eines Menschen voll erfassen will. Daß nicht alle Ärzte diese hohe Begabung mit auf die Welt bringen, braucht wohl kaum erwähnt zu werden.«

Nach 25jährigen Verhandlungen einigte sich der Exekutivrat der Weltgesundheitsorganisation (WHO) in Genf über die Berufsdefinition des Arztes. Die Definition, die 1972 veröffentlicht wurde, lautet wie folgt: »Ein Arzt ist jemand, der ordnungsgemäß eine Ausbildungsstätte für Ärzte absolviert hat, die von dem Land, in dem sich die Ausbildungsstätte befindet, anerkannt ist, der die an dieser Ausbildungsstätte vorgeschriebenen Kurse und Studien erfolgreich beendet hat und über die notwendigen Qualifikationen verfügt, um als praktischer Arzt (dazu gehört Vorbeugung, Diagnose, Behandlung und Heilung von Krankheiten auf Grund eigener Urteilsfähigkeit) für die Gesundheit von Einzelpersonen und Gemeinden zu sorgen.« Nach dieser Definition sind viele deutschen Ärzte keine Ärzte!

Am Niedergang des deutschen Arzttums tragen die ärztlichen Standesorganisationen in der Bundesrepublik die Hauptschuld. Anders als etwa in Schweden oder in weiten Teilen der USA verzichtete die ärztliche Standesführung in der Bundesrepublik auch darauf, Richtlinien oder gar eine Nachweispflicht dafür zu installieren, daß niedergelassene Ärzte ihre medizinischen Kenntnisse auf den neusten Stand bringen: ärztliche Fortbildungsveranstaltungen dienen bislang vornehmlich der Steuerersparnis. »Unergiebig«, so formulierte es ein Mediziner, der selbst als »Fortbildungsbeauftragter« tätig ist, »sind auch die sogenannten Kongresse in Davos etwa, die so beliebt sind, weil abzugsfähig. Man spannt mal ein paar Tage aus, fährt Ski oder läßt sich bräunen, hört ein wenig zu bei Vorträgen und redet ein bißchen – aber das ist ja keine Fortbildung.«

Nur 41 Prozent besuchen Fortbildungskurse

Berufliche Weiterbildung ist bei den Ärzten oftmals auch dann nicht gefragt, wenn sie direkt ins Sprechzimmer kommt. Diesen Hang zur Bequemlichkeit bekam Ende 1972 auch die Zeitschrift des Deutschen Kongresses für Ärztliche Fortbildung (»Deutsches Medizinisches Journal«) zu spüren. Das monatlich erscheinende Blatt mit einer Auflage von rund 22 000 Exemplaren mußte aus Kostengründen zum Jahresende von seinem Berliner Verlag eingestellt werden.

Die Suche nach einem neuen Verleger für die medizinische Fachzeitschrift verlief ergebnislos, da sich mittlerweile herumgesprochen hatte, daß zu wenige Ärzte von echter Fortbildung viel halten.

Vor den Teilnehmern des 25. Bayerischen Ärztetages in Augsburg konnte Prof. Albert Schretzenmayr seine große Sorge darüber nicht verhehlen: Noch immer gebe es eine Gruppe von Ärzten, die sich nicht ausreichend der ärztlichen Fortbildung widme. Wie groß diese Gruppe sei, lasse sich schwer sagen. Schretzenmayr schätzt die Zahl dieser »Fortbildungsanalphabeten« auf etwa 20 Prozent. Demnach würde jeder fünfte Arzt die Pflicht der ärztlichen Fortbildung ignorieren. Prof. Schretzenmayr vermutet: »Es ist in erster Linie das Überzeugtsein vom eigenen Wissen und der eigenen Erfahrungswissenschaft. Ihre Perfektion, ihr Up-to-date-Sein wird diesen Kollegen jeden Morgen durch ein volles Wartezimmer vor Augen geführt, ihre Tüchtigkeit jedes Vierteljahr durch eine der Frequenz entsprechende Kassenabrechnung bestätigt.«

Die Enttäuschung von Prof. Schretzenmayr wäre wahrscheinlich noch größer gewesen, hätte er gewußt, daß die Zahl der an Fortbildungskursen teilnehmenden Ärzte in der Bundesrepublik noch weit geringer ist als von ihm angenommen. Eine Sozialanalyse der Ärztezeitung »puls international« brachte es an den Tag. Mehr als 5000 freipraktizierende Ärzte aus der Bundesrepublik und Westberlin hatten an dieser Umfrage teilgenommen und ihren mehrseitigen Fragebogen ausgefüllt zurückgesandt. Das Ergebnis war in puncto Fortbildung ernüchternd: lediglich 41 Prozent der deutschen Ärzte haben demnach Zeit für Fortbildungskurse. Die Sozialanalyse, die von der oben genannten Ärztezeitung gleichzeitig in sieben europäischen Ländern durchgeführt wurde, ergab, daß die Bundesrepublik auch hier an letzter Stelle rangiert. In Holland sind es 43 Prozent der Ärzte, die an Fortbildungskursen teilnehmen, in allen anderen Ländern mehr als 50 Prozent (Finnland 87 Prozent, Dänemark 73 Prozent, Schweden 66 Prozent, Norwegen 65 Prozent, England 58 Prozent).

Liegt es an den Fortbildungskongressen selber? »Aus Kongressen kommt oft nicht mehr heraus als die Kongreßteilnehmer.« Dieser böse Spruch ist weit bekannt und vielbelacht. Viele, zu viele Ärzte können sich jedoch mit ihm identifizieren. Denn obwohl Fortbildungsveranstaltungen zum täglichen Brot der Ärzte gehören sollten: aus vielen Kongressen gehen die Mediziner mit einem unguten Gefühl weg. Sie erbrachten nicht das erwartete Ergebnis. Sie kommen ihnen wie teure Zeitverschwendung vor, als unnütze Belastung, auf die man gerne verzichten würde. Ein Berliner Arzt kritisierte während einer öffentlichen Podiumsdiskussion Ende 1972 die Veranstaltungen der Bundesärztekammer mit dem Freizeittouch: »Ich sehe nicht ein, warum ich extra nach Davos reisen soll, um mich fortzubilden.«

Die Verantwortlichen der ärztlichen Fortbildung stört das wenig. Von Jahr zu Jahr werden ihre Kongresse aufwendiger und umfangreicher. In kaum einer Sparte werden so viele, so große und deshalb organisatorisch so desolate Veranstaltungen abgehalten wie in der Medizin: Jeder will die renommiertesten Namen und die sensationellsten Erkenntnisse auf seinem Kongreß vorführen. »Kongresse sind wie Dinosaurier«, sagte Dr. med. Friedrich Deich in der »Welt«. »Diese Tiere haben in der Größenordnung eines Hasen angefangen, wurden schließlich 40 Tonnen schwer, 23 Meter lang und 12 Meter hoch. Nur das Gehirn am Ende des 9 Meter langen Halses blieb relativ klein. Es war nur eine Frage der Zeit, wann diese Kolosse im Sumpf steckenbleiben würden. So auch die Kongresse: Angefangen hat es mit einer kleinen Gruppe von Gleichgesinnten. Die kamen zusammen, nur so. Man wählte einen Vorsitzenden, der saß oben am Tisch. Nach 3 Tagen war alles gesagt, was gesagt werden mußte. Heute melden sich 5000 an, aber es kommen 8000. Das Programmheft ist so dick wie das Adreßbuch einer Großstadt. Es werden 2000 Referate und mehr in 6 bis 32 *Parallelveranstaltungen* gehalten. Während der Vorträge geht das Licht aus, und weit vorn auf der Leinwand huschen Tabellen mit kleinen Zahlen vorbei. Man nennt sie Bilder, obwohl auf ihnen nichts zu sehen ist. Meist werden sie vertauscht. Der *Redner* redet nicht, sondern liest ein schon vor Wochen fertig ausgedrucktes Manuskript herunter, meist so schnell, daß ihm niemand folgen kann. Aber das stört nicht, denn das Auditorium ist längst zum Schlafsaal geworden.«

Fraglos sind medizinische Fortbildungskongresse ohne den berühmt-berüchtigten Tempelschlaf der Zuhörer so selten wie eine Mondfinsternis. Das liegt nicht an den Zuhörern. Nur 10 Prozent aller Kongreßreferate sind für die freipraktizierenden Ärzte interessant. Der Rest von 90 Prozent ist an einen kleinen Kreis von Experten adressiert. Die Hauptschwierigkeit der Fortbildung liegt vor allem darin, daß die Fortbildung für den niedergelassenen Arzt fast ausschließlich von Klinikern gestaltet wird, die die Praxis und die Situation in der Praxis nicht kennen. Für die wenigen fortbildungsbeflissenen Ärzte mit eigener Praxis ist das Ganze eine Art Lotterie: In der Gangart eines Frosches springen sie von Vortrag zu Vortrag und haben am Ende dennoch oft genug das Gefühl, im Pfeffer zu liegen. Mit vielen gelehrten Worten gefüttert, verläßt der ärztliche Praktiker manche Fortbildungsveranstaltung. Das Notizbuch, das verwertbare Fakten zusammenhält, bleibt schmal. Vielleicht hat die rebellierende Jugend doch besser als die Ordinarien erkannt, daß etwas nicht stimmt. So verläßt sich das ärztliche »Frontschwein« weiter auf seine gute Beobachtungsgabe, seine Ahnungen und Erfahrungen. Intuition ist genial, aber der Irrtum ist immer weniger entschuldbar, wie die sich häufenden Haftpflichtprozesse beweisen. Das Angebot an Möglichkeiten der Fortbildung ist offensichtlich groß, ein wissenschaftlicher Effekt jedoch so gut wie nicht vorhanden. Die Forschung entwickelt elektronische Dokumentationsmethoden, aber schon die Fülle der Zeitschriften und der anspruchsvoll redigierten Wissenschaftsseiten in den Tages- und Wochenzeitungen machen Großtagungen für den Fachmann wertlos. Die Tagungen honoriger Koryphäen mit Silberkrawatten sind oft nur noch ein Jahrmarkt der Eitelkeiten. Medizinische Fortbildungskongresse sind wie Zwiebeln: Man entfernt Schale um Schale, und was übrigbleibt, ist zum Weinen.

Neuerdings soll die ärztliche Fortbildung »mundgerechter« dargeboten werden. Ein 24köpfiger »unabhängiger« wissenschaftlicher Beirat – mit Prof. Dr. Fromm an der Spitze – fand sich im Axel-Springer-Verlag zusammen, das »erste audiovisuelle Fortbildungsperiodikum für Ärzte« zu kreieren. »Medicolloc«, wie sich Springers Kassettenfortbildungsprogramm für Ärzte nennt, ist in erster Linie ein Geschäft für das Hamburger Presse-Imperium und für den ärztlichen »Beirat«, dem die Crème de la Crème der ärztlichen Spitzenfunktionäre angehört. Ob es dem Arzt in seiner Praxis weiterhilft, muß zumindest in Frage gestellt werden. Sicher ist bis jetzt nur, daß jeder Kassettenabonnent erst einmal runde 3000 Mark zu bezahlen hat, bevor er über seinen eigenen Fernsehschirm medizinische Fortbildung zu sehen bekommt.

Ein ähnliches Fortbildungsprojekt auf audiovisueller Basis ist vom Verband der Ärzte Deutschlands (Hartmannbund) geplant. Die ärztliche Vereinigung mit Sitz in Bonn-Bad Godesberg, die – nach gewerkschaftlichem Vorbild – einer »Union der Heilberufe« als gemeinsame Interessenvertretung der Ärzte, Zahnärzte und Apotheker auf die Beine helfen will, beabsichtigt die Herstellung einer medizinischen Enzyklopädie aus 1000 Fünfminutenfortbildungsfilmen.

Die Bundesärztekammer in Köln wird sich also über mangelnde Konkurrenz auf dem Fortbildungssektor in Zukunft nicht mehr zu beklagen haben. Eine gewerkschaftlich orientierte »Union der Heilberufe« würde dem »Allerheiligsten« der deutschen Ärzteschaft aber auch darüber hinaus das Leben schwermachen. Wie aus gutinformierten Kreisen verlautet, soll das Kassettenprogramm des Hartmannbundes von einer gewerkschaftseigenen Bank finanziert werden. Der Kölner Chefarzt und Vorsitzender des Hartmannbundes, Dr. med. Horst Bourmer, weiß offenbar, wie lästige Mitbewerber aus dem Feld zu schlagen sind. So darf man gespannt sein, ob sich in Sachen Fortbildung bald doch einmal etwas Neues, vielleicht sogar Sinnvolles tut.

Die wenigsten Menschen sind für einen bestimmten Beruf »geboren«. Auch Ärzte sind im allgemeinen keine Wunderkinder. Also müssen sie gut ausgebildet werden, vor allem in sozialpolitischer und psychologischer Hinsicht. Eine gute Ausbildung setzt eine gute Theorie, eine gute Wissenschaft voraus. So bestünde der erste Schritt, die deutsche Medizin wieder auf internationales Niveau zu heben, darin, die medizinische Grundlagenforschung an den Universitäten entscheidend zu verbessern. Ein weiterer segensreicher Schritt wäre, von jedem Ausbilder ein pädagogisches Studium zu verlangen.

Neben der Grundlagenforschung wäre an den Universitäten anstelle einer immer weitergehenden Spezialisierung schließlich auch eine praktische Ausbildung an den »normalen« alltäglichen Krankheiten zu etablieren. Mit anderen Worten: Es müßte ein kontinuierlicher Weg von einer guten Theorie zu einer guten Praxis angelegt und begangen werden.

Der fertige Arzt, der frischgebacken von der Universität kommt, müßte sich schließlich im Abstand von etwa fünf Jahren einer Kontrolle seines Wissens und seiner medizinischen Fähigkeiten unterwerfen. Damit verbunden wäre notwendigerweise die Erfüllung von Mindestnormen bei einer obligatorischen Fortbildung.

VI. Gesundheitsvorsorge mangelhaft

300 000 vorzeitig erwerbsunfähig

Gewerkschaftliches Engagement wird künftig in der deutschen Gesundheitspolitik kein Fremdwort mehr sein. Der zunehmend schlechte Gesundheitszustand und die ärztliche Versorgungsmisere verheißt den rührigen Gesundheitsexperten des Deutschen Gewerkschaftsbundes ein lohnendes Betätigungsfeld. Sie befinden sich bei ihrem Bemühen, die Gesundheit der Bevölkerung in den Mittelpunkt ihres Aktionsprogramms der nächsten Jahre zu stellen, in allerbester Gesellschaft. Auch die sozialliberale Bundesregierung hat ähnliche Ambitionen. Der Einsatz lohnt sich für beide allemal: Durch Krankheit entstehen dem Staat jedes Jahr Kosten in Höhe von rund einem Achtel des Bruttosozialprodukts. Das waren im Jahre 1973 mehr als 100 000 000 000 DM (!), die für Krankheit und alle damit verbundenen Folgekosten aufgewandt werden müssen. Und: Pro Jahr fallen in der Bundesrepublik 300 000 wertvolle Arbeitskräfte durch vorzeitige Berufs- und Erwerbsunfähigkeit aus. Und: wir arbeiten, an Arbeitsstunden gerechnet, unter den Westeuropäern, so ziemlich am wenigsten, aber wir haben auch gleichzeitig den höchsten Krankenstand aufzuweisen.

Seit die Umrisse dieser unerwarteten Allianz erkennbar geworden sind, geistern Nachtmaare durch die Träume der ärztlichen Spitzenfunktionäre. Allzu gerne würden sie wenigstens noch während der 70er Jahre ungestört die Messe des großen Geldes zelebrieren und ihre skandalösen Fehlleistungen und Mißerfolge in das Reich der Schatten verbannen. Die Vermutung, daß die deutsche Ärzteschaft kein sonderliches Interesse an einer umfassenden und gründlichen Krankheitsfrüherkennung hat, wird aus Medizinerkreisen nur selten bestätigt. Eine dieser rühmlichen Ausnahmen ist der im Sommer 1972 als Vorsitzender des Hartmannbundes zurückgetretene Mainzer Internist Dr. med. Karl-Hans Metzner. Im offiziellen Organ dieses Verbandes erklärte Metzner: »Es wird viel von Gesundheit geredet, aber nicht im Hinblick auf die Gesundheit gehandelt ... Letzten Endes hat jede Gesellschaft die Medizin, die ihr angemessen ist, und dementsprechend ist es richtig, daß auch die Medizin bei uns nicht gesundheitsorientiert, sondern krankheitsorientiert ist.«

Doch mit einer Zahnbürste kann man den Rhein nicht putzen. Der Deutsche Gewerkschaftsbund (DGB), der jahrelang vergeblich um Verständnis für kanalisierende Maßnahmen in der medizinischen Versorgung der Bevölkerung bei den ärztlichen Standesherren gebuhlt hatte, beauftragte 1971 sein eigenes Wirtschafts- und Sozialwissenschaftliches Institut (WSI) mit der Herstellung eines »Röntgenbildes« der medizinischen Szenerie der Bundesrepublik. Das Ergebnis war noch nicht bekannt, da brach ein Wutgeheul im ärztlichen Lager aus, so daß man den Eindruck gewinnen mußte, die deutschen Mediziner schürften heimlich eine Goldmine. Kein Zitatenschatz gab monatelang so viel melodramatische Töne für ärztliche Fest- und Sonntagsredner her wie die WSI-Studie über die »Gesundheitssicherung in der Bundesrepublik Deutschland«. »Kein apokalyptisches Schockgemälde«, schrieb seinerzeit das »Berliner Ärzteblatt«, »läßt Deutschlands Ärzten den Schreck so sehr in die Glieder fahren wie diese Gewerkschaftsbibel, die mit den Worten des Vorsitzenden Mao die Farbe, nicht aber Format und Umfang gemein hat, und nicht nur von den Adressaten – Regierung, Partei, Ärzten – als Provokation empfunden werden muß, sondern von den Autoren – Prof. Dr. Erwin Jahn, Prof. Dr. Hans-Joachim Jahn, Dr. Ernst-Otto Krasemann, Dipl.-Volkswirt Wolfgang Mudra, Dr. Peter Rosenberg, Prof. Dr. Fritz Rudolph, Prof. Dr. Theo Thiemeyer – auch als solche konzipiert wurde.«

Dabei hatte die Gewerkschaftsstudie nicht mehr – allerdings auch nicht weniger – erklärt, daß die ärztliche Versorgung in der Bundesrepublik gefährdet sei.

Nachdem Bundeskanzler Brandt im November 1972 einen unerwartet hohen Wahlsieg in seine Bonner Scheuer gefahren hatte, wurden die deutschen Ärzte, kaum daß sie sich von der »Spiegel«-Attakke und der WSI-Studie einigermaßen erholt hatten, erneut von kalten Winden gebeutelt. Diesmal blies der Mistral aus dem Bundesgesundheitsministerium. Obgleich das Resultat der noch im Auftrag von Frau Käte Strobel arbeitenden »Studiengruppe für Systemforschung« in Heidelberg bereits im Sommer 1972 vorgelegen hatte, wurden Einzelheiten erst im Dezember desselben Jahres veröffentlicht. Für den Tenor der Studie ist das folgende Zitat kennzeichnend:

»Man muß also feststellen, daß die durchschnittliche Privatpraxis weit hinter dem neuesten Stand der Diagnostik herhinkt ... Die größten institutionellen Mängel werden zweifellos in der außerklinischen bzw. ambulanten Versorgung gesehen, deren wichtigster Träger, nämlich die Praxen der niedergelassenen Ärzte, mit großer Wahrscheinlichkeit an Bedeutung verlieren werden, wenn sich nicht neuere und effizientere Organisationsformen durchsetzen werden.«

Mit diesen und anderen Worten wurde in der Heidelberger Studie praktisch der Abschied vom Einzelarzt, wie er dem Bürger der Bundesrepublik vertraut ist, vorausgesagt.

Erhoben wurden die Befunde der Heidelberger Untersuchung mit Hilfe der sogenannten Delphi-Technik, einer Befragungsmethode, die Anfang der 60er Jahre von Zukunftsforschern der amerikanischen Denkfabrik Rand-Corporation ausgeklügelt wurde: Experten äußern, jeder für sich, auf standardisierten Fragebögen ihre Meinung zu einem bestimmten Problem; bei einem zweiten Durchgang haben sie nach Kenntnisnahme der anderen Meinungen die Möglichkeit, ihr eigenes Urteil zu differenzieren oder auch zu ändern.

Rund 200 Wissenschaftler und Verbandsvertreter, Versicherungs- und Verwaltungspraktiker, Mediziner und Pharmazeuten äußerten sich bei der Heidelberger »repräsentativen Expertenbefragung« über »Störungen und Fehlentwicklungen« im westdeutschen Gesundheitswesen, aber auch über die derzeit »in der Diskussion befindlichen Lösungsvorschläge«.

Eine Reihe von Mängeln, die sich aus dem bisher praktizierten Verfahren der Abrechnung von Krankenscheinen ergeben, schien vielen Befragten unübersehbar: Einerseits verleite es in der Einzelpraxis »zur Vornahme überflüssiger Verrichtungen« und auch »zu unnötigen Konsultationen«, andererseits würden notwendige, aber »zeitaufwendigere« Untersuchungen oft unterbleiben. Insgesamt waren 85 Prozent der befragten Experten – darunter der damalige Hauptgeschäftsführer der Bundesärztekammer, Prof. Stockhausen – der Meinung, daß die Effizienz der ambulanten ärztlichen Versorgung erhöht werden könne, vor allem durch die Einrichtung von Gruppen- und Gemeinschaftspraxen.

Dem Verlangen nach mehr Planung entspricht eine Abkehr vom »freien Wettbewerb«, wie das folgende Zitat zeigt: »In der ambulanten Versorgung ist das Problem einer zentralen Planung wesentlich schwerwiegender, da hier staatliche Instanzen bisher fast keine Planungskompetenzen bzw. Eingriffsmöglichkeiten haben, da für die bedarfsgerechte Versorgung die kassenärztlichen Vereinigungen zuständig sind.« Diese aber überließen das Problem dem freien Wettbewerb, der, wie sich ganz deutlich gezeigt habe, zu strukturellen Mängeln, insbesondere in der regionalen Versorgung, führe.

Es war kein erquickliches Schauspiel, das die deutsche Ärzteschaft kurz darauf bot und immer noch bietet. Seit die Matadore der medizinischen Arena in der Bundesrepublik in einer Art Verfolgungswahn verharren und bei der leisesten Kritik von außen in hysterisches Geschrei ausbrechen, mußten sie ein erkleckliches Maß jenes Goodwill, das die Öffentlichkeit dem ärztlichen Stand lange Zeit entgegenzubringen bereit war, drangeben. Die unbeherrschte Reaktion auf das 133 Seiten starke Heidelberger Gutachten, das aus Mitteln des Bundesministeriums für Jugend, Familie und Gesundheit gefördert wurde, kostete die Ärzteschaft besonders in parlamentarischen Kreisen viele Sympathien.

Die Empörung innerhalb der Ärzteschaft war jedoch vorauszusehen. Untersuchungen, die sich kritisch mit der Qualität der medizinischen Versorgung auseinandersetzen, wurden hierzulande noch jedesmal als unwissenschaftlich oder tendenziös abgetan. Und mit dem Argument der Unwissenschaftlichkeit ließ sich bisher in der Bundesrepublik verhältnismäßig leicht eine Auseinandersetzung um die Verbesserung der medizinischen Versorgung blockieren. Das mag vor allem daran liegen, daß es bei uns – im Gegensatz zu den angelsächsischen Ländern – weitgehend an sachlichen Analysen, die sich mit der Zuverlässigkeit und der Effektivität ärztlicher Tätigkeit befassen, fehlt. Es geht dabei nicht vordergründig um eine Kontrolle der Ärzte, sondern um die Erkennung folgenschwerer Mängel. Systemanalysen sind in anderen Wirtschaftszweigen gang und gäbe, und es ist erstaunlich, daß sich gerade der Gesundheitsbetrieb, wo ein Versagen häufiger tödliche Folgen hat als irgendwo sonst, bisher einer Überprüfung entziehen konnte.

Was kritische Studien offenlegen können, ergibt sich beispielsweise aus der von Prof. H. Gilmann, Medizinische Klinik der Städtischen Krankenanstalten Ludwigshafen, in Zusammenarbeit mit mehreren deutschen Universitätskliniken vorgenommenen systematischen Nachuntersuchung von Infarktpatienten. Dabei ergab sich (»Lebensversicherungsmedizin«, Nr. 25/1972), daß die Kranken »durch den Mangel an ärztlicher Instruktion und Führung und/oder durch fehlende Einsicht von seiten der Betroffenen« die Risikofaktoren nicht genügend kennen und beachten. Die Risikofaktoren wie Übergewicht,

Bluthochdruck und Rauchen bestanden bei den untersuchten Patienten auch nach dem Infarkt beinahe im selben Ausmaß wie vorher. Diese Tatsache liefert, wie Gilmann berichtet, »den Anlaß zur Revision der bisher üblichen Therapie von Infarktrehabilitanten, die nur in geringem Prozentsatz mit herzwirksamen Glykosiden oder Antikoagulantien, dagegen in weit über zwei Drittel der Fälle mit zum Teil nicht genau definierten Substanzen behandelt wurden. Die offensichtliche Scheu des verantwortlich weiterbehandelnden Arztes vor effektiven Therapeutika wie beispielsweise den Glykosiden, den gerinnungshemmenden Substanzen oder den Antihypertensiva (blutdrucksenkende Mittel) sollte endlich überwunden werden.«

Für die Richtigkeit dieser Beobachtungen spricht auch eine kürzlich von Prof. Jahn vom Institut für Sozialmedizin und Epidemiologie des Berliner Bundesgesundheitsamtes in Hessen vorgenommene Untersuchung. Danach wird der Bluthochdruck bei 50 Prozent der in ärztlicher Behandlung stehenden Patienten nicht therapiert.

Im Interesse von Arzt und Patient brauchen wir auf allen anderen Gebieten der Medizin ähnliche Erhebungen. Die von den Fakten erzwungene sachliche Diskussion wird dann die heute noch überwiegend ideologisch geführten Auseinandersetzungen entkrampfen und die unerläßlichen Reformen erleichtern.

18 Millionen ohne werksärztliche Aufsicht

Einer dieser neuralgischen Punkte ist die Arbeitsmedizin. Konventionellen Arbeitsschutz gewähren in der Bundesrepublik nur einige Großbetriebe. So werden 25 Prozent der Beschäftigten betreut, mehr nicht. 18 Millionen arbeiten ohne werksärztliche Aufsicht. Die Münchener Ärztezeitschrift »euromed« erkennt das Problem richtig, wenn sie schreibt:

»Nachrichten aus der Welt der Arbeitsmedizin sollten alle einen schwarzen Trauerrand tragen. Bisher fristet dieser so eminent wichtige Zweig der Heilkunde ein kümmerliches Dasein abseits des öffentlichen Interesses, an den Hohen Schulen schlecht oder gar nicht vertreten, vor allem aber fast ohne Einfluß auf die Entscheidungen der Produzenten ... Die Gewissensfrage an alle Verantwortlichen kann nur lauten: Gibt es eine Diskrepanz zwischen arbeitsmedizinischen Erkenntnissen und den Wirklichkeiten am Arbeitsplatz? Ist der

Blutzoll höher, als er sein müßte? Die hauptberuflichen Werksärzte, es gibt nicht mehr als vier- bis fünfhundert, scheinen dieser Ansicht zu sein. Sie kennen zwar die Daten über Staub und Hitze, toxische Einwirkungen und Cancerogene besser als alle anderen. Sie haben die Nachtarbeit treffend als *Friedhofschicht* beschrieben, die unmenschliche Monotonie am Band angeprangert ... Der Anstieg berufsbedingter Gesundheitsschäden ist schließlich kein Naturereignis. Er ist auch nicht der unumgängliche Preis für den industriellen Fortschritt, sondern gerade in einem hochentwickelten Land eine Schande.«

• Das betriebliche Gesundheitswesen in der Bundesrepublik ist erheblich schlechter als in vergleichbaren anderen Ländern. Da bei uns eine wirksame arbeitsmedizinische Vorbeugung im Betrieb fehlt, zeigt die Gegenüberstellung mit der DDR, daß beispielsweise im Jahre 1968 in der Bundesrepublik von 1000 Arbeitnehmern 88 einen Arbeitsunfall erlitten, während es in der DDR nur 41, also weniger als die Hälfte waren. Legt man die für 1968 genannten Unfallzahlen in der DDR zugrunde, hätten in der Bundesrepublik während des gleichen Zeitraums 1,5 Mrd. DM für Unfallversicherungsprämien eingespart werden können. Eine bessere arbeitsmedizinische Betreuung als bisher hätte schließlich noch einen weiteren Vorteil: Während von 1000 westdeutschen Arbeitnehmern im Jahre 1968 »nur« 88 einen Arbeitsunfall erlitten, betrug die entsprechende Quote bei unseren ausländischen Arbeitskräften im Durchschnitt aller Wirtschaftszweige 222. Im Baugewerbe kletterte diese Zahl gar auf 330.

Nach dem Unfallbericht der Bundesregierung für 1970 ist in der Bundesrepublik seit 1967 wieder eine steigende Tendenz in der Zahl der Arbeitsunfälle und Berufskrankheiten zu verzeichnen. Der Zuwachs von 42 000 Arbeitsgeschädigten im Jahre 1970 gegenüber dem Vorjahr bedeutet eine Mehrbelastung der Unfallversicherungsträger von 5,5 Prozent. Das Bundesarbeitsministerium spricht von *unternehmerischer Willkür* in der arbeitsmedizinischen Betreuung und möchte dies nun durch ein Gesetz in den Griff bekommen. Jeder Arbeitnehmer soll in Zukunft, unabhängig von der Betriebsgröße, Anspruch auf arbeitsmedizinische Betreuung haben.

Jeden Tag verunglücken in der Bundesrepublik 25 Menschen tödlich während der Arbeitszeit, jährlich ereignen sich 7000 tödliche Unfälle in den Betrieben. Für 2,5 Millionen Arbeitsunfälle jährlich müssen die Berufsgenossenschaften als Versicherungsträger über 4 Milliarden Mark bezahlen. Die Volkswirtschaft verliert durch Arbeitsunfälle und Berufskrankheiten 12 Milliarden Mark im Jahr.

Einem Schlosserlehrling, so hat die IG Metall ausgerechnet, der 1972 durch eine Quetschung des linken Vorfußes die linke große Zehe verloren hat, muß seine Berufsgenossenschaft im Laufe seines Lebens voraussichtlich 128 559.60 DM Rente bezahlen. Ein Paar Sicherheitsschuhe, das ihn vor diesem Unfall bewahrt hätte, kostet dagegen 35 bis 45 DM. Aber der Kampf gegen die »schleichenden Unfälle« durch Berufskrankheiten ist praktisch noch gar nicht eröffnet. Er könnte leicht eines Tages zum Klassenkampf werden. Ein niedersächsisches Sozialgericht hat einen Chemieunternehmer davor bewahrt, mit einem Kostenaufwand von 200 000 Mark seinen Betrieb so einzurichten, daß die bei ihm verwendeten Wachsgase bei seinen Arbeiterinnen keine Haut- und Lebererkrankungen hervorrufen können. Begründung des Gerichts: »Das hätte ... den Konkurs zur Folge gehabt.« Und in einem Brief eines Werksarztes an den Vorstand der IG-Metall heißt es: »Wenn ein Arzt tun würde, was er müßte, so müßte er in einem bestimmten Walzwerk 70 Prozent aller Arbeiter an lärmexponierten Stellen wegen Verdachts einer Berufskrankheit melden.«

Die vier- bis fünfhundert deutschen Werksärzte aber sind meistens brave Angestellte der Unternehmer: Welcher Arbeitnehmer noch gesund, welcher krank ist, bestimmt – etwas überspitzt formuliert – die Unternehmensleitung. Das Niveau der Werksärzte rangiert daher auch am untersten Ende der Ärzteskala. Für einen »Apfel und ein Ei« kaufen Industriemanager ihr werksärztliches Personal ein, das trotz Oberarztqualifikation mitunter kaum in der Lage ist, eine Spritze fachgerecht zu setzen.

In einem Kölner Pharma-Unternehmen wurde 1966 eine Reinemachefrau auf dem Werksgelände von einem Elektrokarren schwer am rechten Bein verletzt. Der zuständige Werksarzt kommentierte die traurige Tatsache, daß die Wunde bis heute (!) nicht verheilt ist, so: »Das Bein wäre ja wahrscheinlich sowieso einmal aufgegangen!« Wie mag die Erklärung dieses Werksarztes bei einem tödlichen Betriebsunfall lauten?

Eine erhebliche Ausweitung der werksärztlichen Kompetenzen, die von den niedergelassenen Ärzten bisher jedoch mehr oder weniger erfolgreich vereitelt werden konnte, würde nicht nur die bundesdeutsche Unfallquote wesentlich senken, sondern darüber hinaus auch zu einer spürbaren Verringerung der Ausgaben für Unfälle und ihrer Folgen führen. Es gäbe zahlreiche andere Einsatzmöglichkeiten für den Werksarzt. Angenommen, ein Arbeiter bekommt ein Magengeschwür auf Grund schwerer psychischer Belastungen. Seine Chance, immer wieder teure Krankenhausaufenthalte, Kuren, Medikamente oder Operationen verordnet und von seiner Krankenkasse bezahlt zu bekommen, ist um vieles höher als die, daß sich ein Spezialist geduldig seine Konflikte anhört und ihm bei deren Lösung beisteht. Natürlich würde dies wiederum voraussetzen, daß die ärztliche Ausbildung einen tieferen Einblick in psychosoziale Zusammenhänge gewährt.

In einem amtlichen Bericht des amerikanischen Erziehungs-, Gesundheits- und Wohlfahrtsministeriums wird die Unzufriedenheit über langweilige, keinerlei Herausforderung darstellende Routinejobs analysiert und festgestellt, daß sie die wirtschaftliche und soziale Stärke des Landes untergrabe. Die Folgen: Produktivitätseinbußen, vermehrtes Fernbleiben von der Arbeit, häufiger Wechsel des Arbeitsplatzes, wilde Streiks, Industriesabotage und Bummelei bei der Arbeit. Außerdem größere Häufigkeit psychosomatisch bedingter körperlicher und geistiger Erkrankungen, verminderte Stabilität der Familie und der Gemeinschaft, Drogen- und vor allem Alkoholmißbrauch, Aggressionslust und Kriminalität innerhalb wie außerhalb der Betriebe. Der umfangreiche Bericht trägt überzeugendes Beweismaterial dafür zusammen, daß zufriedenstellende Arbeit ein grundlegendes menschliches Bedürfnis ist.

Sehr ausführlich wurden die Zusammenhänge zwischen Arbeit und Krankheit behandelt. So wurde festgestellt, daß eine eindeutige Beziehung zwischen zufriedenstellender Arbeit und Langlebigkeit bestehe, während Unzufriedenheit am Arbeitsplatz zu einer Vermehrung von Herzleiden, Magengeschwüren, Rheumatismus und Geisteskrankheiten führe. Um der Verdrießlichkeit infolge unerfreulicher Arbeitsbedingungen Herr zu werden, werde zu Alkohol und Rauschgift gegriffen und, im extremen Fall, Selbstmord verübt. Auch hier sollte der Werksarzt ordnend eingreifen können. Er darf jedoch laut ärztlicher Berufsordnung in der Bundesrepublik lediglich die Diagnose stellen. Zu einer eventuellen notwendigen Heilbehandlung muß der Werksarzt den Patienten an einen freipraktizierenden Kollegen überweisen. Auch hier hat die vielgerühmte freie Arztwahl ein empfindliches Loch. Selbst wenn er wollte, dürfte der Patient nicht die praktische Hilfe des Werksarztes in Anspruch nehmen.

Einer der heftigsten Verfechter dieser »Arbeitsteilung« zwischen Werksarzt und freipraktizierendem Arzt ist der Kölner Berufspolitiker Dr. Roos. In einem Aufsatz zum Thema »Werksarzt und kassenärztliche Versorgung« führte er im »Berliner Ärzteblatt« aus:

»Es ist keine Frage, daß im Interesse der betroffenen Menschen einmal eine Arbeitsteilung zwischen den Werksärzten einerseits und den behandelnden praktischen Ärzten und Fachärzten andererseits erforderlich ist. Zum anderen ist es unumstritten, daß auch die behandelnden Ärzte aller Fachgruppen ausreichende arbeitsmedizinische Kenntnisse haben müssen, um ihre Patienten nicht nur sachgerecht zu beraten, sondern auch zu behandeln. Beim heutigen Stand der medizinischen Wissenschaft ist ein Werksarzt in seinem Arbeitsalltag voll ausgelastet, wenn er sich allein unter den Gesichtspunkten der Arbeitsmedizin betätigt. Nicht wenige Werksärzte klagen darüber, daß der Verzicht auf die Therapie geradezu eine *Kastration* sei. Das sei nicht bestritten, doch haben viele Ärzte diesen Verzicht durch freiwillige Entscheidung seit eh und je geleistet. Das gilt besonders für die Kollegen im öffentlichen Gesundheitsdienst. Hier bedarf es eben auch bei unseren werksärztlich tätigen Kollegen einer gewissen Selbstdisziplin. Nur die reibungslose Zusammenarbeit zwischen den Werksärzten auf ihrem Arbeitsbereich und den freipraktizierenden Ärzten bei deren Aufgabenstellung kann letztlich eine optimale ärztliche Versorgung aller Arbeitnehmer am Arbeitsplatz und im persönlichen Krankheitsfall gewährleisten.«

Der Werksarzt darf also nur vorbeugen und beraten, und nur im Notfall – und nur in diesem! – helfen, sogenannte Prophylaxe betreiben. Die entsprechende Bestimmung in der ärztlichen Berufsordnung – »Werks- und Betriebsärzte haben sich als solche auf ihren Tätigkeitsbereich zu beschränken. Das gleiche gilt für die in der Gesundheitsfürsorge tätigen Ärzte« – macht nicht nur den Werksärzten selbst, sondern auch besonders den erkrankten oder unfallverletzten Werksangehörigen viel Kopfzerbrechen. Man kann es als Laie nur schwer verstehen, wieso beispielsweise ein Internist oder ein Chirurg, der Werksarzt ist, sich der Weiterbehandlung enthalten soll.

Ein Silberstreif am arbeitsmedizinischen Himmel, der Anfang 1973 sichtbar wurde, stimmt inzwischen zuversichtlich. Ein Kölner Großbetrieb richtete für seine Belegschaft ein Ärztezentrum ein. Der neuen Einrichtung wird Modellcharakter für das Land Nordrhein-Westfalen zugeschrieben. Es könnte aber auch Modellcharakter für die gesamte Industrie gewinnen. Dadurch würde ein wesentlicher Teil der ärztlichen Versorgung der Bevölkerung der Bundesrepublik in die Wirtschaft verlagert. Der sozialpolitische Chefkorrespondent der Hamburger Tageszeitung »Die Welt« knüpfte daran die folgenden Gedanken: »Wenn das Schule macht, wenn die Industrie sich ein

Diagnostikzentrum nach dem anderen schafft, dann wandelt sich die Landschaft des Gesundheitswesens. Wer wollte sagen, daß eine solche Vorstellung utopisch sei? Hier verbindet sich der starke Drang nach Ausbreitung der Krankheitsfrüherkennung mit dem ökonomischen Prinzip, das gerade die Unternehmen anspricht. Sie haben keinen Grund, mit der gegenwärtigen Entwicklung zufrieden zu sein. Wieder sind die Ausgaben der gesetzlichen Krankenversicherung im Jahr um 5 Milliarden Mark gestiegen.«

Krankenhäuser an Gesundheitsvorsorge nicht beteiligt

Bis vor wenigen Jahren hatte man die Aufgabe der Medizin vor allem in der Behandlung und Heilung bereits bestehender Erkrankungen gesehen. Neuerdings tritt immer mehr die präventive Medizin, die Medizin für den gesunden Menschen, das Bemühen, seine Gesundheit zu erhalten und zu festigen, den Erkrankungen vorzubeugen, sie zu verhüten, als gleichberechtigter Zweig der »Heil«-Kunde auf. Der baden-württembergische Arbeits- und Sozialminister Hirlinger unterstützt diese Tendenz, wenn er sagt: »Wir müssen endlich dazu kommen, unsere Krankenversicherung als Gesundheitsversicherung zu verstehen.«

Anstelle der allgemeinen, den ganzen Menschen umfassenden Vorsorgeuntersuchung haben die Kassenpatienten bis heute jedoch nur ein Anrecht auf Untersuchungen bestimmter Organe, von denen die niedergelassenen Ärzte glauben, sie dank ihrer Ausbildung und ihrer Ausrüstung gerade noch bewältigen zu können. Den Nachweis, daß er einschlägige Untersuchungsmethoden (etwa Rektoskopie oder Kolposkopie) wirklich beherrscht oder (bei Lehrlingsuntersuchungen auf Grund des Jugendarbeitsschutzgesetzes) über entsprechende arbeitsmedizinische Kenntnisse verfügt, muß kein niedergelassener Arzt erbringen. Es genügt, wenn er seiner Ärztekammer mitteilt, er sei zu solchen Vorsorgeuntersuchungen bereit und befähigt – sogleich erhält er die Genehmigung. Trotz Murks- und Ramscharbeit in zahlreichen Kassenarztpraxen beugte sich der Gesetzgeber dem massiven Drängen der Ärzteschaft und schanzte den in freier Praxis tätigen Ärzten neben dem Monopol der kassenärztlichen Versorgung auch das Monopol über Vorsorgeuntersuchungen auf Kassenkosten zu. Krankenhäusern und Krankenkassen ist es in jedem Falle untersagt,

Einrichtungen zu schaffen bzw. zur Verfügung zu stellen, um Kassenpatienten eine umfassende Vorsorgeuntersuchung zuteil werden zu lassen. Ein für das Gesundheitswesen zuständiges Regierungsmitglied eines Bundeslandes hielt es inzwischen für richtig, öffentlich kundzutun, daß der Auftrag zur Durchführung der Früherkennungsuntersuchungen an die freipraktizierenden Kassenärzte ein eklatanter gesetzgeberischer Fehler war, der nur auf eine starke parlamentarische Lobby zurückzuführen ist. Auch der bekannte Sozialmediziner Prof. Pflanz, Universität Hannover, lehnt die Prävention durch den niedergelassenen Arzt als völlig unzureichend ab: »Dieses Modell kann als überholt gelten. Es ist nicht möglich, auf diese Weise Krankheiten frühzeitig zu erkennen oder Gefährdungsmöglichkeiten auszuschalten.«

Auf dem 75. Deutschen Ärztetag 1972 in Westerland auf Sylt feierte der damals amtierende Präsident der Bundesärztekammer, Prof. Fromm, die Vorsorgeprogramme als »eine epochale Reform unseres modernen Gesundheitswesens«. Er bezog sich dabei auf die Untersuchungen der Frauen vom 30. Lebensjahr an zur Erkennung von Brust- und Genitalkrebs, die Untersuchungen der Männer vom 45. Lebensjahr zur Erkennung von Rektum- und Prostatakrebs sowie auf die breit angelegten Untersuchungsprogramme bei Neugeborenen und Kleinkindern zur frühzeitigen Erkennung von Fehlbildungen und Funktionsanomalien. Vorbeugende Herzuntersuchungen wurden neuerdings ebenfalls in das Kinderprogramm aufgenommen.

Die meisten dieser Untersuchungen bedürfen keines besonderen technischen Aufwandes. Was darüber hinausgeht, ist jedoch den Ärzten weitgehend zuwider. Sie wollen die auf ganz bestimmte Krankheitszustände gezielte Vorsorgeuntersuchung und sonst nichts. Von allgemeinen Vorsorgeuntersuchungen, die von der Technik und vom Personal her aufwendig sind, halten sie nicht viel. Die allgemeine Einstellung gibt Ärztefunktionär Dr. Kaspar Roos wieder: »Der medizinische Wert ungezielter Vorsorgeuntersuchungen ist nach wie vor wissenschaftlich höchst umstritten.«

Weit umstrittener dürfte indessen sein, wie die Früherkennungsmaßnahmen bisher von den niedergelassenen Ärzten durchgeführt wurden. Angesichts des akuten Ärztemangels ist es nämlich gar nicht möglich, zusätzlich 30 bis 40 Millionen Untersuchungen pro Jahr mit der gebotenen Gründlichkeit durchzuführen. Um mit Friedrich Hebbel zu reden: Es ist, als ob Kornsäcke auf der Kaffeemühle durchgemahlen werden sollten. Von diesem Handicap abgesehen, sind die meisten Ärzte von diesen neuen Aufgaben auch qualitativ weit überfordert. Die Vorsorgeuntersuchungen bei den niedergelassenen Ärzten sind daher oft nichts anderes als medizinische Flickschusterei zu Luxuspreisen. »Was wir ersinnen, ist des Zufalls Spiel.« Dieses Shakespeare-Zitat aus »Hamlet« könnte ebensogut ein ärztlicher Kommentar zu den in Mode gekommenen »Vorsorge«-Untersuchungen sein.

Das Beweismaterial ist erdrückend. Hier nur ein Beispiel, das aber deutlich zeigt, daß selbst solche Vorsorgeuntersuchungen, die keines besonderen technischen Aufwandes bedürfen, bei vielen niedergelassenen Ärzten nicht in den besten Händen liegen:

Heftige Kritik an den seit dem 1. Juli 1971 laufenden Früherkennungsuntersuchungen für Kinder wurde auf der Jahrestagung der Deutschen Gesellschaft für Sozialpädiatrie in Bad Pyrmont geübt. Der Münchener Kinderarzt von internationalem Rang, Prof. Dr. Theodor Hellbrügge, erklärte, die Ärzteschaft sei in keiner Weise auf die notwendigen Maßnahmen vorbereitet gewesen. Auch seien die ausbildungsmäßigen Voraussetzungen hierfür nicht gegeben. 80 Prozent aller Geburten seien nach wie vor mit Risikofaktoren verbunden, ohne daß man genau wisse, welche Faktoren für die Entstehung von Krankheiten verantwortlich zu machen seien. Vorsorgeuntersuchungen, stellte Hellbrügge fest, seien nur dann sinnvoll, wenn der Arzt alle Risiken bei Säuglingen und Kleinkindern auffinden könne. Die Treffsicherheit der Früherkennungsmaßnahmen entsprächen jedoch beim Kinderprogramm nicht den Anforderungen. Hellbrügge kritisierte, daß sich keine Grundlage für sinnvolle und stetige Auswertungen ergäbe. Lediglich allgemeine Anhaltspunkte für den Gesundheitszustand der Kinder könnten ermittelt werden. Auf der gleichen Tagung verteidigte Dozent Dr. med. Siegfried Häussler, Vorsitzender der Kassenärztlichen Vereinigung Nordwürttemberg und Mitglied des Bundesausschusses der Ärzte- und Krankenkassen, die in die Vorsorgeuntersuchungen einbezogenen Kassenärzte mit dem Hinweis, daß man die Voraussetzungen für die Früherkennungsuntersuchungen unter großem Zeitdruck schaffen mußte, um dem Auftrag des Gesetzgebers nachzukommen. Bei der Kritik müsse man sich immer vor Augen halten, daß es sich dabei um ein Massenproblem handele.

Genau das ist der Punkt, wo die Kritik ansetzt. Einen Baum fällt keiner, der nur einen Ast abreißt. Wer es mit der Vorsorgeuntersuchung ernst meint, darf sich nicht mit einem Leistungsangebot brüsten, an dessen Notwendigkeit man zwar nicht vorbeikommt, das aber nicht im erforderlichen Ausmaß erfüllt werden kann. Offenbar ist wohl die Kassenärztliche Bundesvereinigung (KBV) im guten Glauben, ihre Mitglieder durch die lukrativen Vorsorgeuntersuchungen auf Jahre hinaus zu sanieren. Sie wurde darin vor allen Dingen unterstützt durch die Ansicht ihres früheren Zweiten Vorsitzenden, Dr. Gerhard König, der im »Deutschen Ärzteblatt« schrieb: »Wir wollen uns in der Überzeugung, daß die Prävention uns gehört, weil wir das meiste davon verstehen, weder durch klinischen Anspruch noch durch Medizintechniker, die von der Notwendigkeit der Einführung aller möglicher subtilster Techniken in die Prävention faseln, nicht irremachen lassen. Es ist unser Recht der Erstgeburt – was für den Verzicht darauf angeboten wird, sind wie im biblischen Beispiel nur Linsengerichte!«

Die Absicht der niedergelassenen Ärzte liegt auf der Hand: Sie wollen mit geringstem Aufwand den größtmöglichen finanziellen Nutzen erzielen. In aller Öffentlichkeit richten sie an sich selbst den Appell: »Dem Sog, unsere Praxen mit Apparaten auszurüsten, müssen wir widerstehen«, und: »Stethoskop, Spatel, Perkussionshammer und Lampe sind bei vielen Krankheiten ausreichende Mittel für die Diagnose. Der Computer, in dem viele den Stein der Weisen sehen, ist erst dann das Maß der Praxis, wenn dieser Bursche auch Hausbesuche macht.« Man könnte über diese menschlich durchaus verständliche Zielvorstellung das Mäntelchen des Vergessens breiten und sich anderen Dingen zuwenden – wenn dabei nicht unsere Gesundheit auf dem Spiele stünde.

Wie außerordentlich wichtig umfassende Vorsorgeuntersuchungen sein können, zeigen zwei entsprechende Studien in Hessen und Baden-Württemberg. Über die Auswertung der Ergebnisse von Baden-Württemberg schreibt Prof. Dr. Karl Überla, Mediziner und Statistiker an der Universität Ulm im »Deutschen Ärzteblatt« vom 25. Mai 1972: »Behandlungsbedürftige Leiden sind erstaunlich häufig. Etwa jeder 20. hat ein bisher unerkanntes Leiden, das eine Behandlung oder Untersuchung durch den Facharzt oder durch das Krankenhaus erforderlich macht. Etwa jeder 8. hat ein bisher unbekanntes Leiden, das ärztliche Behandlung im weiteren Sinne (durch den Hausarzt) für angebracht erscheinen läßt.«

Unter den bisher unbekannten Leiden wurden bei den mehr als 30 000 untersuchten Menschen unter anderem folgende Fälle entdeckt: 618mal Bluthochdruck, 145mal Frauenkrankheiten, 119mal

Krankheiten der Niere und der Harnwege, 103mal Diabetes sowie zahlreiche Krankheiten an Leber, Galle und Atmungsorganen.

Von einem anderen Modell einer »ungezielten« Vorsorgeuntersuchung, der sogenannten »Hessen-Studie«, wurden ebenfalls rund 30 000 Menschen zwischen 35 und 65 Jahren erfaßt. Von je 10 Untersuchten waren 6 nicht gesund, aber nur 2 von ihnen befanden sich in ärztlicher Behandlung. Von den übrigen 4 war jeweils die Hälfte bisher krank, ohne es zu wissen, oder wies einen »Risikobefund« (wie etwa erhöhter Cholesterinspiegel) auf. Auch hier zeigt sich wieder, welch weites Feld in einer allgemeinen ungezielten Vorsorgeuntersuchung liegt. Die Ergebnisse sprechen eine deutliche Sprache.

»Tod den Diagnosezentren!«

Warum wehren sich die Ärzte gegen diese Art allgemeiner, ungezielter Vorsorgeuntersuchungen, die in sogenannten Diagnosezentren betrieben wird? Dazu Prof. Fromm im »Deutschen Ärzteblatt«: »Man kann in Diagnosezentren ein falsches Sicherheitsgefühl auslösen ... Wir Ärzte aber wissen, daß sich wenige Wochen, ja schon wenige Stunden nach der Untersuchung z. B. ein Krebs entwickeln kann. Ich kann mich infizieren, ich kann eine Tuberkulose bekommen, es kann sich eine Verengung der Blutgefäße entwickeln. Es gibt also keine Gesundheitsgarantie für einen vorher zu bestimmenden Zeitraum.«

Aber das »falsche Sicherheitsgefühl« kann ebenso entstehen, wenn ein Arzt in der Praxis seinem Patienten sagt, er sei gesund. Wann geht der Patient wieder zum Arzt? Wenn er sich krank fühlt. Dann aber kommt auch der Patient, der irgendwann vorher in der Diagnoseklinik war. Ob nun ein beginnender Krebs eher in der mit modernsten technischen »Detektiven» ausgerüsteten Diagnoseklinik oder beim praktischen Arzt mit »Stethoskop und Spatel« erkannt wird, muß an dieser Stelle nicht weiter erörtert werden. Worauf jedoch mit aller Deutlichkeit hingewiesen werden muß, ist die Tatsache, daß die sogenannten Diagnosekliniken für Kassenpatienten häufig verschlossen bleiben. Mit anderen Worten: nur Privatpatienten haben ein Recht auf eine optimale Behandlung, die der Wiederherstellung ihrer Gesundheit oder der Abwendung gesundheitlicher Gefahren dient. Das kostet sie zwar den stolzen Betrag von

1000 bis 2000 Mark, aber sie wissen dann wenigstens genau, ob und was ihnen fehlt. Da frühzeitig erkannte Krankheiten – vor allem auch Krebs und Herzinfarkt – nach Ansicht medizinischer Experten in 50 bis 70 Prozent aller Fälle geheilt werden können, gilt heute wieder – und mehr als je zuvor – das schaurige Wort vom Patienten, der nur deshalb früher sterben muß, weil er arm und mit einem Krankenschein bewaffnet ist. »Jetzt muß die Entscheidung fallen«, schrieb der Zweite NAV-Vorsitzende Dr. Dietrich Maiwald unter seinem Pseudonym Dr. Jo Urnal über die »Schmalspurdiagnostik« seiner ärztlichen Kollegen in der Zeitschrift »Der niedergelassene Arzt«, »ob der Versicherte wirklich die Segnungen der medizinischen Wissenschaft empfangen soll oder ob für ihn die auf Sparflamme gesetzte, geprüfte und kontrollierte Kassenmedizin weiter gelten soll.«

Geht es weiterhin nach dem Willen der freipraktizierenden Kassenärzte, dann wird die Gesundheitsvorsorge in der Bundesrepublik noch lange in den Kinderschuhen steckenbleiben. Denn sie verteufeln nicht nur Diagnose- und Vorsorgezentren (zumindest solange sie nicht selbst finanziell daran beteiligt sind!), sondern versuchen auch auf mehr oder weniger legalem Wege staatlich geförderte Modelluntersuchungen, wie beispielsweise die erwähnte »Hessen-Studie«, zu kontrollieren!

So war der Leiter der »Hessen-Studie« und gleichzeitige Chef des Sozialmedizinischen Instituts des Bundesgesundheitsamtes in Berlin, Prof. Dr. Erwin Jahn, gehalten, den beiden ärztlichen Vereinigungen Hartmannbund und NAV »sämtliche Unterlagen vorher zu übersenden. Sollten NAV und Hartmannbund der Meinung sein«, so das vertrauliche Protokoll über die Gesamtvorstandssitzung des Verbandes der Niedergelassenen Ärzte Deutschlands am 21./22. Februar 1970 in Köln, »daß die Kriterien für eine Modelluntersuchung geeignet seien, dann sollten diese ärztlichen Verbände das Bundesgesundheitsamt unterstützen«. Allerdings »mit der Auflage, dafür auch die Auswertungen zu erhalten«.

Der Arm der niedergelassenen Ärzte aber reicht noch weiter: Weil sie »mauerten« und keinen Patienten überwiesen, sind inzwischen mehrere Vorsorge- und Diagnosezentren pleite gegangen. »Vor jedem Wunderglauben an die Automaten wird gewarnt«, putschte das »Deutsche Ärzteblatt« seine Leser auf.

Ein anderes Blatt aus dem Hoheitsbereich der Bundesärztekammer, »medizin heute«, warnte: »Jedenfalls kann und darf kein verantwortungsbewußter Arzt seine Hand zu Plänen reichen, die eine gewachsene gegliederte Krankenversicherung und eine ärztliche Versorgung zerschlagen, um deren Qualität wir in der ganzen Welt beneidet werden. Hier geht es um die Gesundheit der Bevölkerung, unser höchstes Gut ...« Martialisch faßte der Düsseldorfer Obermedizinalrat Bernhard Knoche das Kampfziel ärztlicher Standesherren, die von den Außenseiterunternehmen Konkurrenz für die Einzelpraxis fürchten, in einer Schlagzeile der »Deutschen Apothekerzeitung« zusammen: »Tod den Diagnosezentren!«

Bei aller Schadenfreude über den Bankrott der Diagnosezentren übersehen die verblendeten Ärzte völlig, daß das Scheitern der kommerzialisierten Vorsorgemedizin vor allem den Sozialisierern Auftrieb gibt. Der frühere Präsident des Hartmannbundes, Dr. med. Karl-Hans Metzner, hatte diese Gefahr offenbar erkannt, als er sich Mitte 1972 – sicher nicht nur mit Blick auf das große Geld – in das Lager der von der niedergelassenen Ärzteschaft befehdeten Diagnosezentren begab. Wie sich jedoch bald herausstellen sollte, war die Aushungerung eines Teils dieser von Dr. Metzner als Geschäftsführer mitübernommenen Diagnosezentren bereits so weit fortgeschritten, daß der rasche Verfall nicht aufzuhalten war. Ein ärztlicher Nachruf hörte sich so an: »Auf den ersten Blick war es ein Programm hehrer Menschlichkeit, freilich einer Menschlichkeit mit technischem Geruch, denn jede Form von Reihenuntersuchung ist ein Fließband seelenloser Medizin, verwandt der Fleischbeschau des Tierarztes.«

Von anderen auf den Geschmack gebracht, sind deutsche Ärzte landauf und landab inzwischen damit beschäftigt, »das einträgliche Geschäft mit dem Krankheitsfimmel der Leute« – wie es ein Kölner Facharzt formulierte – in eigener Regie aufzubauen. Wie Pilze nach einem warmen Regen sprießen Gesundheitszentren, Facharztzentren, Ärztehäuser oder Vorsorgekliniken aus westdeutschem Boden. Etwas abseits dieser stark befahrenen Diagnosestraße versucht der Verband der Niedergelassenen Ärzte einen neuen Pfad zu trampeln. NAV-Herold Roos entwickelte in Zusammenhang mit der Deutschen Krankenversicherungs-AG einen Fragebogentest und versucht nun ebenfalls, auf der Gesundheitswelle mitzuschwimmen. Als Alibi seiner voluminösen Fragebroschüre machte Roos vor der Presse geltend: »Der Patient hat ein ausgeprägtes Bedürfnis, krank zu sein.« Dieses ärztlich diagnostizierte Bedürfnis offenbar zu fördern – statt der Bevölkerung zu sagen, wie sie gesund bleiben kann! – scheint der NAV mit einem 714-Frage-Bogen angetreten zu sein.

Wer künftig als Patient zum Arzt geht, soll nach Meinung von

Dr. Roos vorher die 714 Fragen dieses Anamnesebogens beantworten (inzwischen erheblich verkürzt). Es sind Fragen nach seinem Allgemeinbefinden, nach allen möglichen Beschwerden, natürlich auch nach dem, was ihn im Moment am meisten plagt, Fragen nach seinen Lebensgewohnheiten, nach überstandenen Operationen und Krankheiten, auch nach Leiden seiner Angehörigen, nach seinem bisherigen Medikamentenverbrauch, nach Berührung mit Chemikalien, Dämpfen, Staub und nach vielem anderen mehr.

Er wird gefragt nach Geschlechtskrankheiten, nach Geisteskrankheiten, nach Selbstmord. Auf 30 DIN-A-4-Seiten werden Fragen gestellt wie diese: »Hatten Sie in letzter Zeit berufliche oder finanzielle Schwierigkeiten?« – »Müssen Sie manchmal unwillkürlich gewisse Dinge tun, z. B. zwinkern oder grinsen?« – »Glauben Sie, daß man im Radio oder im Fernsehen versteckte Andeutungen über Sie macht?« – »Hängt Ihr Unterkiefer häufig herab?«

Der ausgefüllte Fragebogen wird beim Arzt abgegeben und von ihm an die »Gesellschaft für Medizinische Datenerfassung und -auswertung mbH« (GEMEDA) in Köln geschickt. Dort wird er mit Hilfe von Computern ausgewertet. Die Ergebnisse der Auswertung, bei denen es sich gewissermaßen um eine Vordiagnose handelt, gehen anschließend an den behandelnden Arzt zurück. Abgesehen von den Kosten in Höhe von 10 DM, die der Patient aus eigener Tasche zu bezahlen hat, dürfte der Nutzeffekt dieser Fragebogenaktion für den einzelnen Patienten nur gering sein. Da die Auswertung der vom Computer erstellten Resultate nur entsprechend ausgebildeten Ärzten in vollem Umfange möglich ist, wird die NAV-Früherkennungsmaßnahme nicht über den Wert einer Spielerei hinauskommen. Ein typisches Beispiel planloser Flickschusterei.

Der Staat, d. h. der Steuerzahler, also Sie und ich, könnten jährlich Milliarden DM sparen, wenn zum Beispiel

- *die Funktionen der Werksärzte erweitert würden*
- *die Krankenhäuser mit Ambulatorien in die Vorsorge eingeschaltet werden könnten*
- *Diagnosezentren und moderne Laboreinrichtungen auch dann von den Ärzten genutzt würden, wenn sie nicht selber finanziell daran beteiligt sind.*

Dazu müßte das Behandlungsmonopol der niedergelassenen Ärzte aufgehoben werden – ein Schritt,

- *den der Staat als Gesetzgeber tun müßte*
- *der die nahezu unbegrenzte Macht der ärztlichen Standesorganisationen einschränken würde*
- *der letztlich im Interesse unser aller Gesundheit läge.*

VII. Kurz ist der Weg in die Heilanstalt

10 Millionen Bundesbürger psychisch gestört

Es ist heute üblich geworden, die Bundesrepublik als ein »Entwicklungsland« zu bezeichnen, wenn es darum geht, Rückständigkeiten – insbesondere auf naturwissenschaftlich-technischem Gebiet – aufzuzeigen. Auch in diesem Buch hatten wir bereits mehrfach Veranlassung, Westdeutschland im internationalen Vergleich einen der hinteren Ränge in der Zivilisationsskala zuzuweisen. Bedauerlicherweise gibt es in unserem Land aber auch gesellschaftliche Bereiche – und hier ist die Medizin meist tonangebend –, in denen wir sogar Entwicklungsländern hinterherhinken. Das ist etwa der Fall bei unserer Einstellung gegenüber seelisch Kranken.

Menschen mit körperlichen Defekten werden weithin von ihren Mitmenschen akzeptiert, da jeder sich in ihre Lage versetzen und sich vorstellen kann, daß ihn das gleiche Schicksal hätte treffen können. Aber Menschen mit psychischen Defekten stoßen durchweg auf Ablehnung durch die Gesunden, deren Phantasie nicht ausreicht, sich ein solches Schicksal für die eigene Person auszumalen. Man ist froh, wenn der psychisch Kranke in eine Anstalt abgeschoben wird. Dort ist er den Blicken entzogen. Was dabei viel zu wenig beachtet und selbst von der Mehrzahl der Ärzte nicht gewußt wird: jeder 3. Patient, der heute wegen irgendwelcher Beschwerden die Praxis eines Allgemeinpraktikers aufsucht, gehört nach Meinung namhafter Psychiater, wie beispielsweise des Mainzer Nervenarztes Prof. Dr. med. Kurt Heinrich von der Neuropsychiatrischen Klinik in der Rheinland-pfälzischen Landeshauptstadt, eigentlich auch in psychiatrische Behandlung. Damit erhält die Nervenheilkunde einen weit höheren Stellenwert im Gebäude der Medizin, als ihr bisher – aus vielerlei Gründen – zuerkannt wurde. Im allgemeinen Medizinstudium fristet die Psychiatrie jedoch noch immer ein recht kümmerliches Dasein: von den meisten Jungärzten als mehr oder weniger lästige Pflichtübung angesehen, beträgt das Pensum 6 bis 9 Monate.

In England und in den USA, die beide heute in der Psychiatrie führend sind, beansprucht dieser Teil des Studiums das 3- bis 6fache. »Für das Geburtsland der Psychiatrie keine brillante Bilanz«, wie der renommierte Psychiater Prof. Hans Bürger-Prinz feststellte.

Welch verheerendes Ausmaß die Vernachlässigung des psychisch Kranken in der Bundesrepublik in den letzten Jahren annahm, wird allein schon durch die folgenden Zahlen dokumentiert:

Rund 10 000 000 Einwohner der Bundesrepublik leiden an psychischen Störungen und bedürften ärztlicher Behandlung. Etwa 2 000 000 leiden an einer so schweren Geisteskrankheit, daß sie berufs- oder arbeitsunfähig sind. Dies geht aus einer Statistik hervor, die Anfang 1973 vom niedersächsischen Sozialministerium herausgegeben wurde. Doch die überwiegende Zahl der Krankenhäuser für psychisch gestörte Menschen sind hoffnungslos veraltet.

In den klobigen Backsteinbauten werden Patienten unterschiedlicher Krankheitsgruppen oftmals wie Schlachtvieh zusammengepfercht; der Personalmangel ist chronisch, die Ärzteschaft überaltert. Die Folge sei, so der Deutsche Wissenschaftsrat, daß in diesen Anstalten neue wissenschaftliche Erkenntnisse nur zögernd übernommen, daß Jungärzte und Lernpfleger mangelhaft ausgebildet werden. Den gegenwärtigen Zustand nannte das Gremium »dringend reformbedürftig«.

Noch immer ist die Psychiatrie in der Bundesrepublik im wesentlichen Sache von Massenanstalten: 59 Großkrankenhäuser, denen der Wissenschaftsrat eine »krasse Notlage« bescheinigte, haben durchschnittlich 1500 Betten. Jedes 7. Krankenhaus hat mehr als 2000 Betten, das größte mehr als 4000; 300 Betten werden dagegen von der Weltgesundheitsorganisation empfohlen. Insgesamt stehen 122 000 Betten für seelisch Kranke zur Verfügung. Damit steht jedes 5. Krankenbett in der Bundesrepublik in einer Nervenheilanstalt. Mit 1,8 Betten auf je 1000 Einwohner verfügt die Bundesrepublik im Verhältnis zu ihrer Bevölkerungszahl jedoch über kaum halb so viele psychiatrische Behandlungsplätze wie andere zivilisierte Staaten. In der Schweiz und in England kommen 3,5 Betten, in Schweden 4,2 und in den Vereinigten Staaten 4,5 Betten auf je 1000 Einwohner.

In Niedersachsen, das 9 Landeskrankenhäuser für Nervenkranke unterhält, in die jährlich etwa 10 000 Patienten eingeliefert werden, gibt es kaum eine Anstalt, die jünger als 100 Jahre ist. Die Kliniken Wunstorf und Möringen können sogar mit Räumlichkeiten aufwarten, die in Goethes Jugendjahren gebaut wurden. Ähnliche Verhältnisse sind in allen anderen Bundesländern anzutreffen.

Ein Arzt an unseren Landeskrankenhäusern, in denen insgesamt mehr als 100 000 Patienten betreut werden, hat, wie Prof. R. Degkwitz von der Psychiatrischen und Nervenklinik der Universität Freiburg errechnete, täglich für die Behandlung eines einzelnen Kranken einschließlich der umfangreichen Verwaltungs- und Schreibarbeiten nur 4 Minuten Zeit. Während nach den Empfehlungen der Weltgesundheitsorganisation für jeweils 30 Patienten mindestens 1 Arzt zur Verfügung stehen sollte, beträgt das Verhältnis – nach Untersuchungen des Wissenschaftsrates – bei uns 1 : 250.

Heute sind oft noch bis zu 60 Patienten in einem einzigen Schlafsaal untergebracht – das entspricht der Zahl von 5 kompletten Fußballmannschaften samt ihren Trainern.

Den 62 Millionen Einwohnern der Bundesrepublik stehen 1117 Psychiater mit eigener Praxis – zumeist in den Ballungsgebieten – gegenüber. Das bedeutet: 1 Nervenarzt für 60 000 Menschen. Daraus erklärt sich, daß ca. 70 Prozent der psychisch gestörten Patienten zwangsweise in die Nervenheilanstalten eingewiesen werden.

Jeder 2. Insasse der psychischen Landeskrankenhäuser und Nervenkliniken könnte resozialisiert werden. Doch wer arm ist und sich nicht die kostspielige Intensivbehandlung in Privatkliniken leisten kann, muß oft genug den Rest seines Lebens zwischen Schizophrenen und Wahnsinnigen verdämmern.

Im Artikel 1 des Grundgesetzes heißt es: »Die Würde des Menschen ist unantastbar. Sie zu achten und sie zu schützen ist Verpflichtung aller staatlichen Gewalt.« Zumindest für den größten Teil der schwer psychisch Kranken, die in öffentlichen Kliniken untergebracht sind, scheint dieses Verfassungsgebot nicht zu gelten. Sie sind zu einem Dasein im Schatten der Gesellschaft verdammt. Schon 1844 sagte der deutsche Irrenarzt Heinrich Damerow: »Der Zustand der öffentlichen Irrenpflege eines Landes gibt den nicht trügerischen Maßstab für den Grad der geistigen Kultur desselben und für die Höhe seiner sittlichen und intellektuellen Freiheit im allgemeinen.« Wieviel mehr sollte dieser Satz heute gelten! Doch es werden kaum Anstrengungen in dieser Hinsicht unternommen. Weder die Öffentlichkeit noch die Führungsgremien der deutschen Ärzteschaft interessieren sich für dieses Thema. Und wenn sie sich einmal darum kümmern, dann von einem Standpunkt aus, der rückständiger ist als der des Medizinmannes im Busch, der davon weiß, daß jedermann von bösen Geistern heimgesucht werden kann. In den Vereinigten Staaten richtete John F. Kennedy 1963 einen Appell an den amerikanischen Kongreß für die Verbesserung der psychiatrischen Versorgung: Es sei alles zu tun, um im Lauf der Jahre die Zahl der Einweisungen in Anstalten immer mehr zu reduzieren. Die körperlich und geistig Behinderten sollten, wenn irgend möglich, innerhalb ihrer Gemeinden bleiben, wo ihnen durch entsprechende Rehabilitationsmaßnahmen, Ausbildungs- und Arbeitsstätten zu einem sinnerfüllten Leben zu verhelfen sei. Der damalige US-Präsident Kennedy wollte nicht an die Unabänderlichkeit des Schicksals dieser Menschen glauben, auch nicht an die Unabänderlichkeit der Reaktion der Öffentlichkeit und der Trägheit der Ärzteschaft. Und was geschieht bei uns?

Nicht länger schweigen!

Im 30-Betten-Wachsaal einer Nervenheilanstalt beginnt nachts ein Schizophrener in seinen Halluzinationen laut zu sprechen. Andere Kranke werden wach; die Nachtpfleger zischen erbost: »Ruhe jetzt, Krause!« oder »Halt's Maul!« Nach einiger Zeit fauchte erneut einer ungehalten: »Wenn du jetzt nicht sofort still bist, mußt du in die Zelle!« Der Kranke ist nicht still; die Pfleger mahnen ihn abermals. Auch das nützt nichts – da stürzt sich ein Pfleger auf ihn, schlägt ihn ins Gesicht, bis er schweigt. Erst als der Schläger Blut an seinen Händen sieht, schaut er den zitternden Geisteskranken an: das Nasenbein ist gebrochen.

Am nächsten Tag wundert sich der Arzt auf seiner Routinevisite (3 Stationen in einer Stunde): »Was soll der Verband auf der Nase bedeuten?« Der Pfleger antwortet, ohne mit der Wimper zu zucken: »Krause soll heute nacht äußerst unruhig und erregt gewesen sein, und bevor die Nachtpfleger es verhindern konnten, fiel er aus dem Bett und so unglücklich aufs Gesicht, daß er sich das Nasenbein brach. Der Vorgang ist im Nachtbericht festgehalten.« Der Arzt nickt: »Veranlassen Sie die nötige Behandlung!« – und eilt weiter.

Eine Horrorgeschichte aus dem vorigen Jahrhundert? Keineswegs. Vielmehr eine von vielen ähnlichen Szenen, die der Journalist Frank Fischer in seinem 1970 erschienenen Buch »Irrenhäuser« schildert. Es wäre für das Bild der deutschen Anstaltspsychiatrie sehr erfreulich, wenn man solche Vorkommnisse mit einem schlichten »unmöglich«

abtun könnte. Aber Fischer recherchierte sorgfältig: er ließ sich als Hilfspfleger anstellen, arbeitete in 6 verschiedenen deutschen Nervenkrankenhäusern und informierte sich anschließend auch noch in holländischen und britischen Anstalten. Daß er als Zielscheibe seiner Kritik keine sozialpsychiatrisch orientierte Universitätsklinik und kein Max-Planck-Institut wählte, in denen die geschilderten Mißstände wahrscheinlich nicht zu finden gewesen wären, kann ihm niemand verübeln.

»Wir haben viel zu lange geschwiegen. Doch die Zustände in unseren größtenteils aus dem vorigen Jahrhundert stammenden Landeskrankenhäusern haben sich teilweise so katastrophal entwickelt, daß wir im Interesse unserer Patienten nicht mehr länger schweigen können.« Mit diesen Worten charakterisierten leitende Ärzte im Januar 1973 die Situation auf dem Gebiet der Versorgung geistig Behinderter und psychisch Kranker. Der Leiter der Abteilung Gesundheitspflege des Landschaftsverbandes Rheinland, Prof. Caspar Kulenkampff: »Viele Patienten leben in den psychiatrischen Krankenhäusern unter menschenunwürdigen Verhältnissen. In den vielfach katastrophal überbelegten Häusern werden Kranke in Stationen zusammengepfercht, in denen Bett an Bett steht und für die private Sphäre des Patienten nicht der kleinste Raum bleibt.« Im Landeskrankenhaus Düren, das mit knapp 1400 Patienten belegt ist, lagen zur selben Zeit Patienten sogar in den Fluren.

Prof. Kulenkampff ist der Vorsitzende einer Kommission, die von der Bundesregierung auf Ersuchen des Bundestages im Sommer 1971 beauftragt wurde, die psychiatrische Situation in der Bundesrepublik zu untersuchen. Die Initiatoren dieser Untersuchung, einige CDU/CSU-Abgeordnete, unter ihnen der hessische CDU-Abgeordnete Walter Picard, verlangten in ihrem im Bundestag eingebrachten Antrag zur umfassenden Untersuchung der Situation bereits im März 1970 die Vorlage einer Enquete bis Ende 1970. Nach eingehenden Debatten und der Anhörung von Psychiatern und nichtärztlichen Mitarbeitern der psychiatrischen Krankenversorgung durch den Bundestagsausschuß für Jugend, Familie und Gesundheit forderte der Bundestag schließlich im Sommer 1971 die Enquete zum »baldmöglichsten Zeitpunkt« an.

Heute, vier Jahre nach der Initiative von Picard, ist überhaupt noch nicht abzusehen, wann die Enquete fertiggestellt sein wird. Sie nimmt in immer stärkerem Maße wissenschaftlichen und akademischen Charakter an. Dies ist angesichts des Übergewichts der Wissenschaftler in der Sachverständigenkommission und den Arbeitsgruppen nicht verwunderlich. Dem Jahr 1976 als voraussichtlich endgültigem Termin der Fertigstellung wurde bisher nicht widersprochen. Dann werden wahrscheinlich nochmals Monate, wenn nicht ein oder zwei Jahre vergehen, bevor die von der Enquete zu erwartenden Empfehlungen von den zuständigen Gremien akzeptiert – oder verwässert – werden, von der Realisierung ganz zu schweigen.

»Kann sich die deutsche Psychiatrie diesen großzügigen Zeitplan wirklich leisten? Werden bis dahin nicht Tausende von seelisch Kranken, die bei entsprechender Behandlung rehabilitiert und wieder in die Gesellschaft eingegliedert werden könnten, zu einem fast animalischen Dasein abgleiten, so daß sie in den Zwingburgen der Irrenhäuser ständig verwahrt werden müssen?« So versuchte in der »Frankfurter Allgemeinen Zeitung« der bekannte Journalist Rainer Flöhl bereits im Herbst 1972 das öffentliche Gewissen aus seinem Trancezustand zu reißen. Die zahlreichen »facts«, die Flöhl zusammengetragen hatte, waren erschütternd genug:

Wie die »brutalen Realitäten« in vielen dieser inzwischen als psychiatrische Krankenhäuser bezeichneten Heilanstalten noch immer aussehen, ergibt sich recht eindrucksvoll aus einer Stichprobenerhebung (8 Anstalten mit fast 9000 Patienten) zu den »Elementarbedürfnissen« vom Dezember 1971. Danach haben 69 Prozent der Patienten keinen eigenen Schrank für ihre persönlichen Dinge, wie etwa Kleidung. Keinen Nachttisch für sich allein haben 19 Prozent, keine Nachttischlampe haben 93 Prozent aller Patienten. 41 Prozent der Kranken schlafen in Sälen mit 10 oder mehr Betten. Auch die sanitären und hygienischen Verhältnisse sind erschreckend. Auf mehr als der Hälfte der Stationen kommt auf 10 und mehr Patienten nur eine Toilette. Bei 15 Prozent der Befragten ist das Verhältnis 1 : 15, und bei 7 Prozent sogar 1 : 20. Nach den neuen Krankenhausbaurichtlinien ist ein WC für jeweils 4 bis 6 Patienten einzurichten. Bei den Waschmöglichkeiten ist die Situation ebenfalls skandalös. Ein Drittel der Insassen muß sich das Waschbecken mit 6 und mehr Personen teilen. Bei rund 3 Prozent sind es sogar 10 und mehr Patienten. 21 Prozent dieser Waschbecken haben nur kaltes Wasser. Mit einer Dusche für mehr als 10 Kranke müssen sich 77 Prozent der Patienten abfinden, für 38 Prozent gilt sogar ein Verhältnis von 15 : 1, und für 21 Prozent liegt es sogar bei 20 : 1. Hinzu kommt, daß es sich teilweise um museumsreife, heute nur noch selten in Haushalten anzutreffende Einrichtungen handelt.

Im Landeskrankenhaus Göttingen, einer Universitätsstadt, die einmal als führend auf dem Gebiet der Psychiatrie und Neurologie galt, sind für 70 Patienten, die keinerlei Gewalt über ihren Körper haben, eine Badewanne und 2 Toiletten vorhanden. In vielen Räumen dieser Anstalt, die 1866 für 200 Patienten errichtet wurde und heute mehr als 800 Patienten beherbergt, steigt die Temperatur im Winter am Tage selten über 16° Celsius; andere Räume sind ständig überheizt. In vielen Zimmern herrscht in den Morgenstunden eine Temperatur von 6–8°. Ein Gesunder hielte das keine 4 Wochen aus – aber Geistesgestörte sollen dabei genesen!

Nationaler Notstand

Dieser »nationale Notstand«, so der Mannheimer Sozialpsychiater Prof. H. Häfner, mag noch ein Überbleibsel der braunen Barbarenherrschaft sein, die alles »Lebensunwerte« brutal vernichteten. Aber warum haben wir auf vielen anderen Gebieten längst den Anschluß erreicht, während sich die psychiatrischen Mißstände noch kaum wesentlich gebessert haben? Das Plenum des Deutschen Ärztetages raffte sich im Jahre 1970 zum ersten Male seit seinem nun 100jährigen Bestehen dazu auf, die »Verbesserung der Hilfe für psychisch Kranke und Gefährdete« auf seine Tagesordnung zu setzen. Was dabei herauskam, war zum Weinen. Der Tübinger Professor Dr. Walter Schulte bemühte sich zwar redlich, den ärztlichen Standesherren das Unheil in den Heilanstalten vor Augen zu führen; aber die Delegierten vermochten nur mit Mühe ihr Desinteresse zu verbergen. Wäre der Antrag, die Notlage der psychisch Kranken zur Sprache zu bringen, nicht auf Initiative des betagten Ärztetagsehrenpräsidenten Flesch-Thebesius erfolgt, wäre es ohnehin nicht zu diesem Programmpunkt gekommen. Gleich der erste Diskussionsredner würgte die Aussprache über dieses Thema ab, indem er vorschlug, einen Ärztetagsantrag über Rauschmittel- und Suchtgefahr gleich mitzubesprechen. Erfolg: Fortan stritt man sich heftig über Gefahren oder Harmlosigkeit von Haschisch, die Psychiatrie war vergessen. Bemerkte das »Berliner Ärzteblatt«: »Seine Kollegen griffen nach dem Joint wie nach einem Strohhalm, als hätte Schulte ein paar hundert Nichtschwimmer unvermittelt ins tiefe Wasser seines ungewohnten Themas geworfen. Er drückte denn im Schlußwort seine

Enttäuschung über dieses Ausweichen aus – einigermaßen dezent, aber das Phänomen der Verdrängung, von dem er zu Beginn gesprochen hatte, war evident genug, selbst in diesem repräsentativen Gremium der bundesdeutschen Ärzteschaft.«

Der 77. Deutsche Ärztetag – vom 25. bis 29. Juni 1974 in Berlin – hat erneut Gelegenheit, unentschuldbare Versäumnisse endlich nachzuholen. Selbst die offizielle Ärzte-Postille, das »Deutsche Ärzteblatt« (Heft 1 vom 3. Januar 1974) erkannte inzwischen: »In der Betreuung psychisch Kranker zeigen sich viele humanitär, ärztlich nicht zufriedenstellend gelöste Probleme.«

Oder müssen doch erst einige rauschgiftsüchtige Arztkinder Erfahrungen in deutschen Nervenkliniken machen, bevor ihre Väter ernsthaft an dieses brennende Problem herangehen? »Die Kliniken, insbesondere die Nervenkliniken, sind in letzter Zeit auf Grund ihrer Arbeit an Drogenkonsumenten einigermaßen in Verruf geraten«, sagte unlängst Dr. Lilian Barth, Fachärztin in den Berliner Bonhoeffer-Anstalten. Denn statt weniger Tage während der relativ kurzen Entgiftungsphase bleiben viele mehrere Monate zwischen Debilen, Schizophrenen und Paranoiden – in niedersächsischen Nervenkliniken etwa 34 Prozent bis zu 3 Monaten und 15 Prozent noch länger. Dabei ist Fachleuten längst klar, daß in psychiatrischen Anstalten »die schlechte Personal- und ebenso schlechte Raumsituation eine erfolgversprechende Behandlung fast unmöglich machen«.

Trotz allem sehen es Ärzte nicht besonders gern, wenn sich »Laien« mit den einer Kulturnation unwürdigen Zuständen in der Medizin auseinandersetzen. Der Verband der Ärzte Deutschlands (Hartmannbund) nannte die DGB-Gewerkschaft »Öffentliche Dienste, Transport und Verkehr« hämisch »Patientenbeglücker« und warf den Gewerkschaftsbossen vor, »auf der allgemeinen Gesundheitswelle« mitschwimmen zu wollen. Was den Hartmannbund so erboste, war die Tatsache, daß die ÖTV die »katastrophalen Unterbringungsverhältnisse« in den bundesdeutschen Heil- und Pflegeanstalten an den Pranger stellte. Die ÖTV beließ es aber nicht bei der Kritik. Zusammen mit Ärzten, Psychologen, Krankenschwestern, Pflegern und Sozialarbeitern gab sie Empfehlungen heraus:

»Stufenweise Verkleinerung der psychiatrischen Großkrankenhäuser, keine Neubauten in bevölkerungsfernen Gegenden, Einrichtung von psychiatrischen Abteilungen in Schwerpunktkrankenhäusern der Allgemeinversorgung. Ausbau der psychiatrischen Krankenhäuser oder Abteilungen zu klinischen Behandlungszentren mit den erforderlichen diagnostisch-therapeutischen Diensten. Schaffung von Spezialeinrichtungen für Kinder- und Jugendpsychiatrie sowie für Suchtkranke. Unterbringung und Behandlung von unzurechnungsfähigen Straftätern in speziell dafür geschaffenen Einrichtungen. Einbeziehung der seelisch Kranken und der geistig Behinderten in die allgemeinen Rehabilitationsmaßnahmen und Harmonisierung der Leistungen der einzelnen Kostenträger.«

Unter den Ärzten sind es nur wenige, die sich mit Nachdruck um eine Besserung in den psychiatrischen Heilanstalten bemühen. Einer von ihnen ist der Düsseldorfer Psychiatrieprofessor Horst Flegel, der 1971 in Westberlins größter Nervenklinik, den Karl-Bonhoeffer-Heilstätten mit 2500 Patienten, die »Therapeutische Gemeinschaft« von Kranken und Pflegepersonal einführen wollte. Der Kranke soll wenigstens in der Klinik als Mensch behandelt werden, »tolerant und aufrichtig, nie autoritär«, sagte Prof. Flegel. Der reformfreudige Professor scheiterte jedoch am Widerstand von Oberärzten und Pflegern. Flegel wurde entlassen.

Unterdessen geht der subtile Terror in Deutschlands Irrenhäusern weiter. Häufig unzulänglich ausgebildetes, jedoch mit nahezu unumschränkter Macht ausgestattetes Pflegepersonal wartet – bei einem Tagessatz von 32,50 DM gegenüber 95 DM in »normalen« Krankenhäusern – diese Patienten. Viele kleinere Anstalten haben keinen einzigen Fürsorger; als Pfleger werden Italiener und Portugiesen eingestellt, die sich nur durch Gesten »verständigen« können. Allzu bequeme Mediziner dämpfen das absonderliche Verhalten der Kranken vom ersten Tag an mit hohen Dosen Psychodrogen (täglich bis zu 60 Tabletten). Unter der Wirkung solcher Medikamente verwischen sich die Ursachen der Erkrankung, und dem Patienten wird die Einsicht in sein Leiden ungemein erschwert. 30, 40, 50 Patienten vegetieren in feuchten Schlafsälen wie die Ratten. Süchtige, Sexualverbrecher, Mörder, brutale Schläger, Schizophrene und Epileptiker, Alte und Junge hocken dicht aufeinander ohne die Chance auf einen Meter Individualdistanz, ohne Beschäftigungstherapie – dafür Schläge mit dem nassen Handtuch, Postzensur und rüder Kasernenhofton.

Vor einiger Zeit berichtete Siegfried Bluth in der Wochenschrift »Deutsche Zeitung« über 3 Frankfurter Soziologiestudenten, die ein sehr »fortschrittliches« Übergangsheim für Geisteskranke von 2 verschiedenen Warten aus kennenlernten: als »Patienten« und als Hilfspfleger. Die Erfahrungen der Studenten bestätigten das, was Frank Fischer in seinem Buch feststellte: Psychisch Kranke werden gerade durch die Institutionen, die sie rehabilitieren und resozialisieren sollen, deklassiert. In dem beschriebenen Heim dürfen ein Mann und eine Frau niemals allein miteinander sprechen – höchstens am Besuchstag, wenn freundliche Mienen Pflicht sind und Journalisten erwartet werden.

Für monotone Hilfsarbeiten erhalten die Insassen pro Tag 5 Mark. Wer sich ausgebeutet fühlt, wird »zusammengestaucht«; wer protestiert, wird als »Rückfall« wieder in das Nervenkrankenhaus zurücküberwiesen, berichtet Bluth. Kontakte mit den Bewohnern des Dorfes, in dem das Übergangsheim liegt, sind höchst unerwünscht. Ein Patient, der in einem Wirtshaus neue Freunde gewann, wurde wegen »Trunksucht« in die Anstalt zurückgeschickt; 2 andere durften sich nicht in die Handballmannschaft des örtlichen Sportvereins aufnehmen lassen, angeblich weil keine Turnhosen verfügbar waren.

Der Heimleiter, inzwischen mehrfacher Hausbesitzer, hält auf Ruhe und Ordnung. Während die »normalen Arbeiter« in den geschützten Betrieben ihre Stechuhr haben wie andere auch und nach Tarif bezahlt werden, hängt über den rehabilitierten Psychotikern immer das Damoklesschwert eines Rücktransports in die »Klapsmühle«, wenn sie gelegentlich zu spät kommen oder sich ihre Arbeit selbst einteilen möchten. Und wenn die Heimleitung den Eindruck hat, der Patient halte mit seinem Wochenlohn von 25 Mark nicht haus, wird auch das Taschengeld eingezogen.

Eine Frau, die im Nachbarort Männer kennenlernte (um 22 Uhr ist ohnedies Sperrstunde), erhielt Hausarrest. Auch wenn die »Kulis aus dem Nervenheim«, wie sich die »normalen« Arbeiter in der Werkzeugfabrik ausdrücken, mit Arbeitskollegen ein Schwätzchen wagen, setzt es nachher einen Anpfiff. Öffentlich nennt der Heimleiter die Patienten »seine Deppen«.

Soweit der Bericht der »Deutsche Zeitung Christ und Welt«, einer Wochenzeitung, der man übermäßige Sympathien für linke Tendenzen ebensowenig vorwerfen kann wie kritiklose Sensationsmache.

30 000 vergessene Fälle

Mit dem Schicksal, an einem Nervenleiden zu erkranken, müssen von den jetzt lebenden Bundesbürgern, wie schon erwähnt, 10 Millionen rechnen. Für alle unter uns, die das Schicksal vor einer Einweisung in ein deutsches Irrenhaus nicht verschont, gibt Frank Fischer in seinem Buch wertvolle Hinweise, unter anderem diesen: »Ein Patient, der tatsächlich noch einen handwerklichen Beruf mitbringt, hat nur die Chance, sich so gut einzuarbeiten, daß er zu einer wertvollen Stütze der Institution wird. In solchen Fällen will die Anstalt von Entlassung nicht viel wissen, denn sie braucht diese Leute zur Aufrechterhaltung des Anstaltbetriebes. So führt das, was eine Brücke zurück ins normale Leben sein sollte, direkt wieder in die Anstalt hinein, die den *guten Arbeiter* zu halten sucht.«

Nur ein Bruchteil von diesen Patienten gelangt in psychiatrische Behandlung, weil der ärztliche Dienst weder qualitativ noch quantitativ den Anforderungen genügt. Auch die Rehabilitation der Kranken ist häufig ausgeschlossen, weil es an Beschäftigungstherapeuten und Sozialarbeitern fehlt. So hat die pfälzische Nervenklinik Landeck beispielsweise für 1600 Patienten nur zwei Fürsorger und keinen ausgebildeten Beschäftigungstherapeuten. Nach der Entlassung ist die Rehabilitation durch den Mangel an niedergelassenen Psychiatern stark gehemmt. Die Krankenhausärzte dürfen ihre früheren Patienten wegen des Einspruchs der freipraktizierenden Ärzte nicht ambulant behandeln. Dies muß deshalb etwas außerhalb der Legalität erfolgen, weshalb schon von »grauen Ambulanzen« gesprochen wird. Diese Situation ist besonders grotesk, weil die freipraktizierenden Nervenärzte mit der Behandlung der psychisch Kranken zumindest mengenmäßig vollkommen überfordert sind. Wir müßten – der Zahl der psychisch Kranken entsprechend – 10mal mehr niedergelassene Nervenärzte haben, als dies heute der Fall ist.

Von »skandalösen Zuständen« auf diesem Gebiet berichtete in der »Deutschen Medizinischen Wochenschrift« Dr. K.-H. Köhler von der Psychiatrischen Klinik der Ruhr-Universität. Der Essener Psychiater schreibt: »Die katastrophale psychiatrische Unterversorgung führt zu einem öffentlichen Notstand, der für Zehntausende selbstmordgefährdeter Menschen akute und wachsende Lebensgefahr bedeutet.«

Vor einigen Jahren verbreitete eine Presseagentur den folgenden Bericht:

»Der niederländische Psychiater Prof. E. Millroed weiß von einer Engländerin, daß sie 11 Jahre zu lange in einer Heilanstalt gewesen ist, nur weil die Routinebeobachtungen nicht gewissenhaft genug vorgenommen wurden. Millroed sprach mit Kollegen in England, Frankreich und Italien. Er fand heraus, daß in diesen Ländern jährlich 500 bis 2500 Anträge von Angehörigen bearbeitet werden, die darum ersuchen, den Gesundheitszustand eines Verwandten zu prüfen, der seit Jahren in einer Heilanstalt lebt. In 40 bis 45 Prozent der Fälle führen diese *Nachuntersuchungen* zur Entlassung.

Niederländische Ärzte haben bei den zuständigen europäischen Stellen den Antrag gestellt, eine Europakommission einzusetzen, die jährlich Heil- und Pflegeanstalten überprüfen soll. Belegungsziffern der Anstalten und Berichte über Krankengeschichten scheinen die Annahme zu rechtfertigen, daß viele Personen nicht, weil sie für die Öffentlichkeit gefährlich werden könnten, zu lange untergebracht sind, sondern einfach weil sie vergessen wurden.

Dies wird von den zuständigen Ärzten bestritten. Die Antragsteller bleiben indessen dabei, daß es nach dem Stand von Mitte 1966 mindestens 30 000 vergessene Fälle gibt.«

Das renommierte Ärztemagazin »Selecta«, das diese Agenturmeldung anzweifelte, bat daraufhin verschiedene Psychiater um ihre Meinung zu dem aufgeworfenen Problem. Dr. Dr. Manfred in der Beeck vom Landeskrankenhaus Schleswig erklärte dazu unter anderem: »In Westdeutschland werden fast 100 000 psychiatrische Patienten stationär behandelt. Wahrscheinlich brauchten 10–30 Prozent von ihnen nicht in der gegenwärtigen Form untergebracht zu sein. Die meisten von ihnen werden zwar nicht der Freiheit *beraubt*, jedoch wird sie ihnen durch die *Verhältnisse, die mal so sind*, vorenthalten, mehr oder weniger gewollt – aus vielen Gründen nicht schuldhaft, solange man nicht genügend darüber nachdenkt ... Die Psychiater kennen die vergessenen Fälle und wissen durch internationalen Austausch der Erfahrungen um Mittel und Wege. Es muß keine vergessenen Fälle geben, nur werden die Fronten in der Diskussion meist verschoben, so daß sich die Nervenärzte in einer Maschinerie befinden, wie der Angeklagte in Kafkas *Prozeß*. Wir klagen die Orwellschen Käfertypen an, die immer noch von Obengenannten, Nachgeordneten oder Insassen sprechen, die vorgeben, *die Freiheit* zu schützen, und die *die Fälle* vergessen.«

Ein anderer Psychiater, Prof. Helmut Erhardt vom Institut für Gerichtliche und Sozialpsychiatrie in Marburg, beantwortete die »Selecta«-Frage unter anderem so: »Was sich Prof. E. Millroed, den ich nicht kenne, mit dieser Aktion gedacht hat, weiß ich nicht, zumal die holländische Anstaltspsychiatrie einen hohen Standard hat und über eine Reihe von Modellanstalten verfügt. Dennoch steht es bei uns mit Gesetzen und Regelungen über Anstaltsaufenthalte nicht zum besten. Meist zu eng wird der Begriff der Selbstgefährdung interpretiert ... Das Behandlungsrecht ist in vielen der Gesetze nicht oder nicht ausreichend geregelt. Die Behandlung und Betreuung endet meist nicht mit einer probeweisen oder endgültigen Entlassung aus dem Krankenhaus ... Die Zahl der lautstark und sensationell aufgebauschten Fälle, etwa *widerrechtliche Freiheitsberaubung*, *Verschwindenlassen* in der *Schlangengrube* oder leichtfertige Entlassung gefährlicher Kranker, hat eher zu- als abgenommen. Daß der *unabhängige* Richter eingeschaltet wurde, hat lediglich die Schreibarbeit und Zahl der Ermessensentscheidungen beim Arzt wie beim Richter erhöht. Man hat übersehen, daß es ziemlich schlecht um einen Rechtsstaat bestellt sein dürfte, wenn der Richter schon auf der Ebene der Krankenbehandlung als sein einziger Garant übrigbleibt.«

Ein Teil der Patienten der sogenannten Landeskrankenhäuser kommt freiwillig oder auf Wunsch des Vormundes, die meisten jedoch werden zwangsweise gebracht. Wer in der Öffentlichkeit als Folge seiner Sucht oder Krankheit »unangenehm« auffällt, den Angehörigen also sehr zur Last wird, ist potentieller Patient. Jeder Nachbar, jeder Mitbürger kann der Ordnungsbehörde oder dem Gesundheitsamt in einem solchen Fall Meldung erstatten. Die Fürsorge, der Amtsarzt schalten sich ein. Entwürdigende Szenen für den Patienten, der sich weigert und schließlich im Polizeiwagen zwangseingeliefert wird. Wer so ins Landeskrankenhaus gebracht wird, hat eher das Gefühl, ins Gefängnis zu kommen als in ein Krankenhaus, in dem man ihm vielleicht helfen kann.

Spätestens eine Woche nach der Einlieferung, wenn der erste Schock abgeklungen ist und der Stationsarzt sich bereits ein Bild vom Patienten machen kann, kommt der zuständige Amtsrichter zur Anhörung. Um sich selbst über die Notwendigkeit der Zwangseinweisung klarzuwerden, hat er neben dem Bericht des Ordnungsamtes eine Reihe von Fragen, die der Patient beantworten soll. Intelligenzfragen sind dabei, aber auch Fragen nach der Kaiserkrönung Karls des Großen, der Jahreszeit oder dem amtierenden Bundeskanzler. Schweigt der Patient verwirrt still, weiß er keine Antwort, ist die Einweisung meist schon bestätigt – »die Fabrikation des Irrsinns« ist perfekt. Was folgt, sind 90 Prozent Inquisition und 10 Prozent Psychiatrie. Jeder körperlich Kranke hat ein Recht, sich behandeln zu lassen oder nicht. Geisteskranke werden meist gegen ihren Willen behandelt. In allen anderen Ländern kann zum Beispiel eine Medikation mit Psychopharmaka formaljuristisch schon Körperverletzung bedeuten und die Anleitung zur Beschäftigungstherapie bereits als

Nötigung aufgefaßt werden. Nur in der Bundesrepublik stehen Geisteskranke oder Menschen, die man dank ärztlicher Eilfertigkeit irrtümlicherweise für geisteskrank hält, hinsichtlich ihrer »Behandlung« auf der Stufe eines wilden Tieres und genießen noch nicht einmal jene Rechte, die jedem Schwerverbrecher in einem Gefängnis zustehen.

Kaltblütige Psychiater

Da kommt aus der Sowjetunion die Kunde: »Es ist Ihnen sicher nicht unbekannt, daß in einigen Ländern die Psychiatrie nicht nur dem Wohle kranker Menschen dient, sondern auch zur Verfolgung und Unterdrückung geistig Gesunder mißbraucht wird. Die *Krankheit* dieser *Patienten* ist ihr Mut, ihre Aufrichtigkeit, ihr Verantwortungsbewußtsein; die *Symptome ihrer Krankheit* sind ihre in Wort und Schrift geäußerten kritischen Ansichten, ihr öffentlicher Protest gegen die Verletzung der Menschenrechte in ihrem Land.« Die österreichische Sektion der Organisation »Amnesty International« wies damit anläßlich einer Tagung der Gesellschaft Österreichischer Nervenärzte und Psychiater auf den Mißbrauch der Psychiatrie vor allem in der Sowjetunion hin und forderte die Tagungsteilnehmer auf, sich mit dieser Tatsache auseinanderzusetzen. Es hieß weiter: »In vielen Ländern wird das verfassungsmäßig garantierte Recht auf freie Meinungsäußerung mit massiver Gewalt unterdrückt, unter anderem auch dadurch, daß Oppositionelle für unzurechnungsfähig erklärt und zwangsweise und unbefristet in psychiatrischen Anstalten interniert werden. Diese Praxis, Kritiker zum Schweigen zu bringen, ist leider schon aus mehreren, auch westlichen Ländern, bekanntgeworden; sie scheint aber nirgendwo so systematisch geübt zu werden wie in der Sowjetunion.«

Das »Deutsche Ärzteblatt« (Heft 16 vom 20. April 1972), dem wir diese Information verdanken, schreibt: »Sie (die österreichische Sektion von Amnesty International) macht weiter auf die 44 englischen Psychiater aufmerksam, die in einem inzwischen weithin bekannten Leserbrief in der *Times* ernste Zweifel an der Rechtmäßigkeit einer psychiatrischen Zwangsbehandlung und Internierung der erwähnten *Patienten* äußerten.«

Es ist sicher außerordentlich verdienstvoll und steht dem offiziellen

Sprachrohr der deutschen Ärzteschaft gut zu Gesicht, sich auf die Seite derjenigen zu stellen, die den Mißbrauch der Psychiatrie »vor allem in der Sowjetunion« verurteilen. Was aber tut die Bundesärztekammer; um kaltblütigen Psychiatern – die sich auch Ärzte nennen – in Deutschland das Handwerk zu legen? Was tut sie angesichts eines Hinweises in der »Frankfurter Allgemeinen Zeitung« vom 30. Oktober 1972, wo Rainer Flöhl unter anderem schreibt: »Die psychiatrischen Krankenhäuser sind also weithin veraltet und zudem überbelegt. Deshalb sind verschiedene Anstalten schon dazu übergegangen, Patienten, die inzwischen nur noch verwahrt werden können, bei denen also nicht mehr mit einer Gesundung zu rechnen ist, in alte, leerstehende Lungenheilstätten oder ähnliche Einrichtungen zu verlegen, abzuschieben. Über diese Praxis ist bisher nichts in der Öffentlichkeit bekanntgeworden. Meist handelt es sich um Patienten ohne nähere Angehörige oder solche, die ohnehin keinen Kontakt mehr mit ihnen haben. Wie weit diese Unterbringung und Pflege in diesem und zumindest teilweise in anderen Bundesländern liegenden Dependancen den ärztlichen und sozialen Erfordernissen entspricht, ist nicht zu erfahren.«

Was gedenkt die Bundesärztekammer zu tun, um Vorfälle zu verhindern, wie sie sich im Kölner »Psychiatrisch-Neurologischen Krankenhaus« (»Klingelpütz«) zugetragen haben? Zitat aus dem »Stern«, 44/1969:

»In ihrem Prozeß wurden die Nervenärzte vor allem durch Aussagen über die Mißhandlung des Häftlings Werner Bargheer und den Tod von Anton Wasilenko belastet. Der Häftling Bargheer, der *mit Abstand ärmste Teufel* (Landgerichtsdirektor Schmitz-Justen im ersten Prozeß), litt unter einer Schizophrenie, die sich durch die Haftpsychose noch steigerte. Ihn hätte man besonders sorgfältig behandeln müssen.

Aber wie er behandelt wurde, darüber sagte der ehemalige Klingelpützkalfaktor Dieter Dombrowski aus: *Er bekam täglich in der Beruhigungszelle und beim Bad Prügel, Faustschläge in den Magen und Boxhiebe ins Gesicht. Er wurde im Bad untergetaucht, mit Ata und Spüli bestäubt und besprüht und dann mit einem großen Schrubber abgeschrubbt.*

Ein anderer Zeuge: *Bargheer lag auf dem Boden, Kalfaktoren hielten ihn fest, der Beamte setzte seinen Fuß auf den Körper und haute ihm eine Beruhigungsspritze in das beschmutzte Gesäß, ohne es vorher zu reinigen.*

Mehrere Kalfaktoren sagten aus, sie hätten Dr. Wachsmuth gerufen, weil sich Bargheer Kot in den Mund geschmiert habe. Der habe jedoch geantwortet: *Laßt ihn doch, wenn es ihm schmeckt.* Sodann habe sich der Mediziner wieder hinter die gepolsterte, schalldichte Tür seines Arbeitszimmers zurückgezogen, um an einem psychiatrischen Gerichtsgutachten zu arbeiten, womit er nebenbei Geld verdiente.

Der ehemalige Vizechef des Klingelpütz, Dr. Erich Thole, über den ärmsten Teufel: *In der B-Zelle, wo der Bargheer ohne unser Wissen 104 Tage eingesperrt war, hielt es ein Gefangener in der Regel nur einen Tag aus.*

Bargheer, der jetzt in einer geschlossenen Heilanstalt am Bodensee untergebracht ist, hatte vor dem Prozeß dem Gericht geschrieben: *Bitte, bitte, laden Sie mich nicht nach Köln. Wenn ich Köln höre, werde ich wahnsinnig vor Angst.* Mit Medikamenten beruhigt, sagte er dann doch in Köln als Zeuge aus.«

Was tut die Bundesärztekammer schließlich, um zu verhindern, daß stationäre Patienten in Nervenheilanstalten durch Überdosen gefährlicher Medikamente wie etwa Chlorpromazin zu Gehirnkrüppeln gemacht werden? Die Zellen dieses Organs können sich nicht erneuern, wenn sie erst einmal zerstört sind. Hat ein Mensch durch diese furchtbaren Medikationen Gehirnschäden davongetragen, dann ist das, als hätte man ihm ein Glied amputiert.

Und was gedenkt die Bundesärztekammer zu tun, die Freiheitsberaubung Tausender Gesunder durch unfähige Psychiater zu verhindern?

Die Nervenärzte, die einen Menschen gegen seinen Willen in der »Waffenkammer« eines Irrenhauses unter die Wirkung von Drogen und Elektroschocks setzen dürfen, üben eine ungeheuerliche Macht aus. Wie rechtfertigt sich diese Macht? Wer kontrolliert sie? Wer untersucht laufend den Geisteszustand der Psychiater, ihre Motive, ihre Interessen, die oft nicht mit Hilfe, mit hippokratischer Pflicht identisch sind? Wie lange müssen wir es noch hinnehmen, daß unschuldige psychisch Kranke einem Schicksal – das plötzlich und jederzeit jeden von uns treffen kann – überantwortet werden, das in seinen Konsequenzen lebenslanger Haft nicht nachsteht?

Gesund ins Irrenhaus

Mit an Sicherheit grenzender Wahrscheinlichkeit werden Irrenhäuser und Nervenkliniken auch von Patienten bevölkert, die völlig normal sind, deren geistige Gesundheit jedoch in der besonderen Umwelt einer solchen Anstalt nicht erkannt wird. Diese Annahme resultiert aus einer geradezu sensationellen Serie von Experimenten, die David L. Rosenhan, Professor für Psychologie an der Kalifornischen Stanford-Universität, Anfang 1973 in der angesehenen Fachzeitschrift »Science« veröffentlichte. Der US-Wissenschaftler wies nach, daß Diagnosen, die von Nervenärzten gestellt werden, von höchst zweifelhaftem Wert sein können. »Wir sind außerstande, geistig Gesunde von Geisteskranken zu unterscheiden«, faßt Prof. Rosenhan seine experimentellen Erfahrungen zusammen, »das ist alarmierend und beängstigend zugleich.«

8 amerikanische Forscher – neben Dr. Rosenhan 3 weitere Psychologen, eine Kinderärztin, ein Psychiater, ein Maler und eine Hausfrau – ließen sich als angebliche »schizophrene Patienten« in 12 verschiedene Heilanstalten der USA einweisen, doch niemand vom Anstaltspersonal einschließlich der Ärzte konnte feststellen, daß die »Patienten« geistig völlig gesund waren. Die 8 freiwilligen Versuchskaninchen schwindelten bei ihrer Mission jeweils nur ein einziges Mal: sie klagten alle über dasselbe, in Wahrheit nicht vorhandene Symptom: »Ich habe ein paarmal seltsame Stimmen gehört.« Was sie dem Anstaltsarzt im weiteren Verlauf des ersten Gespräches mitteilten, entsprach genau der Wahrheit. Auf die Fragen des Arztes nach ihrer Lebensgeschichte, nach Familie und Gewohnheiten antworteten sie stets wahrheitsgemäß. Doch die Psychiater fanden das alles keineswegs normal, vielmehr stellten sie in allen Fällen deutliche Anzeichen von Schizophrenie fest. Auch während ihres im Durchschnitt 19tägigen Aufenthaltes in den psychiatrischen Kliniken verhielten sich alle Experimentatoren völlig normal. Auf Befragen gaben sie ehrliche Auskunft über ihr Befinden und sie betonten, daß das – nur bei der Eingangsuntersuchung einmal erlogene – Symptom nicht mehr aufgetreten sei. Im günstigsten Falle durfte der Pseudopatient die Heilanstalt bereits nach 7 Tagen wieder verlassen, im ungünstigsten Falle wurde er 52 Tage festgehalten.

Wie Dr. Rosenhan berichtete, sei es lediglich den echten psychiatrischen Patienten in den Anstalten gelungen, die getarnten Patienten als »Betrüger« zu entlarven. »Die Tatsache, daß die Patienten im

Gegensatz zum Personal oft das Normalsein eines anderen Menschen erkannten, wirft bedeutsame Fragen auf«, meint der amerikanische Wissenschaftler.

Seine Kollegen und er seien schließlich als »Schizophrene in Remission« (vorübergehendes Nachlassen der Krankheitserscheinungen) entlassen worden, obwohl sie ihr Äußerstes versucht hätten, das Anstaltspersonal von ihrem Normalsein zu überzeugen. Prof. Rosenhan: »Jetzt wissen wir, daß wir Irresein nicht vom Normalsein unterscheiden können.«

Die 12 Nervenheilanstalten waren von dem amerikanischen Forscherteam sorgfältig ausgesucht worden. Man hatte private, halbstaatliche und staatliche Institutionen in 5 verschiedenen US-Staaten zwischen der Ost- und der Westküste der Vereinigten Staaten gewählt. Um so mehr überrascht das einheitliche Ergebnis: Kein Pseudopatient war als solcher erkannt, keiner als gesund entlassen worden.

»Unter bestimmten Umständen, etwa bei starker Abgespanntheit, als Folge von Schlaflosigkeit oder einer Vergiftung kann auch ein gesunder Mensch einmal Halluzinationen haben«, erklärte Dr. Rosenhan. »Wenn er deshalb einen Psychiater aufsucht, mag dieser Schizophrenie diagnostizieren, und eine solche Fehldiagnose wird man nicht wieder los. Sie kann der Beginn eines verpfuschten Lebens sein.« Erinnert sei an dieser Stelle an die Tragödie des US-Senators Eagleton. Wie Millionen Amerikaner begab er sich in psychiatrische Behandlung und ist nun für den Rest seines Lebens diffamiert. Er mußte bekanntlich auf die Kandidatur für die Vizepräsidentschaft verzichten. Erinnert sei aber auch an die Geschichte jener französischen Lehrerin Gabriele Russier, die sich das Leben nahm, weil sie wegen eines Liebesverhältnisses mit einem Schüler eingekerkert wurde. Die Eltern des 19jährigen Schülers brachten ihren Sohn in eine psychiatrische Anstalt, wo ihm sein »Wahnsinn« mit Drogen ausgetrieben werden sollte. Man hat nicht gehört, daß die betreffenden Psychiater sich geweigert hätten, diesen »Patienten« aufzunehmen und zwangsweise zu »behandeln«. Ob Komplicen der Staatsmacht wie in der Sowjetunion oder der Familie wie in Frankreich – auf jeden Fall üben Psychiater eine unzulässige Macht aus.

Und was soll man von psychiatrischen Gutachten, zum Beispiel in einem Strafprozeß, halten, fragt der kalifornische Psychologieprofessor, wenn es so einfach ist, den Fachmann zu täuschen?

Wie erschreckend unsicher Nervenärzte in der Tat sind, zeigte ein weiterer Versuch Professor Rosenhans: Er teilte der psychiatrischen Abteilung einer Universitätsklinik seine Experimente mit und gab der Klinikleitung zu verstehen, daß auch bei ihnen innerhalb des nächsten Vierteljahres mehrere Pseudopatienten »eingeschleust« würden.

Selbstverständlich waren nicht nur die Mediziner, sondern das gesamte Personal außerordentlich bemüht, die »trojanischen Pferde« unter den neuen Patienten zu entdecken. In Wirklichkeit schickte Prof. Rosenhan keinen seiner Mitarbeiter. Doch von den 193 Neuaufnahmen in jener Universitätsklinik wurden während des angegebenen Zeitraums insgesamt 41 Patienten als »Betrüger« eingestuft. Die Psychiater der Universitätsklinik waren der festen Meinung, daß es sich bei diesen 41 um völlig gesunde Menschen handelte, die nicht in die Klinik gehörten, sondern mit Rosenhans Trick hineingekommen waren.

Das Fazit des US-Psychologen lautet: »Ein diagnostischer Prozeß, der so leicht zu so gravierenden Irrtümern führt, kann nicht sehr zuverlässig sein.«

Nervenärzte im deutschen Sprachraum sind anderer Meinung. Der Schweizer Psychiater Prof. Dr. med. Erich Stern schreibt in seinem Buch »Arzt und Patient in der Gegenwart«:

»Der Laie kann dem psychischen Zustand eines Menschen und die Gefahr, die der Betreffende für sich selbst, für andere und für die Allgemeinheit bedeutet, nicht beurteilen, er kann es sich nicht vorstellen, daß ein Mensch, der offenbar klar ist und überlegt, doch krank und gefährlich sein kann. Aber man hat nicht selten beobachtet, wie dann plötzlich aus irgendeinem Anlaß der Kranke gewalttätig wurde und schwerstes Unheil anrichtete, das sich durch seine rechtzeitige Internierung hätte vermeiden lassen. Die Gefahr, daß ein Gesunder dauernd in der Anstalt festgehalten wird, besteht nicht oder ist jedenfalls unendlich gering. Wenn gelegentlich in Romanen derartige Fälle geschildert wurden, so handelt es sich um Erfindungen. Der Laie kann hier nicht urteilen. Und er weiß auch nicht, daß der Kranke, wenn er sieht, daß die von ihm vorgebrachten Ideen auf Ungläubigkeit und auf Widerstand stoßen und unangenehme Folgen für ihn haben können, dissimuliert, das heißt, sie zu verbergen sucht, bis sich dann die Folgen für die anderen zeigen. Eines freilich muß zugegeben werden: täuschen kann sich gelegentlich auch der Arzt, aber diese Fälle sind äußerst selten, und man braucht nicht zu fürchten, daß Gesunde interniert werden.«

Die Stimme eines deutschen Psychiaters darf hier angefügt werden.

In einem Leserbrief an die »Frankfurter Allgemeine Zeitung« vertrat Dr. med. Karl Burkhard, Neuß, unter anderem die Auffassung:

»Stellen wir bei einem Patienten eine psychische Krankheit fest und halten wir ihn für gemeingefährlich, so bedarf es einer gerichtlichen Entscheidung, wenn er gegen seinen Willen in eine Heilanstalt eingeliefert werden soll. Wie will man die etwa samstags erlangen? Und bis zum Montag kann schon viel Unglück geschehen sein! Daran eben krankt die Auslegung des Artikels 104 des Grundgesetzes. Ein Geisteskranker ist schon durch sein Leiden unfrei geworden ... In Nordrhein-Westfalen gibt es sogar die Bestimmung, daß dem Kranken ein Rechtsanwalt beigegeben werden muß, der laut Kommentar seine Aufgabe darin sehen soll, die Anstaltseinweisung des Patienten, wenn möglich, zu verhindern. Ehe damals die Entscheidung im Düsseldorfer Landtag fiel, haben Vertreter der Ärzteschaft, vom berühmten Universitätsprofessor bis zum unbekannten praktischen Arzt, in Wort, Schrift und Tat versucht, für eine sachgemäße Gestaltung des Gesetzes zu wirken. Leider vergeblich ... Wenn ein seelisch Kranker so weit gebessert ist, daß man ihn als resozialisiert betrachten kann, darf man ihn nicht mehr in Gewahrsam halten. Gewiß aus Achtung vor seiner Persönlichkeit, aber auch aus vielen anderen Gründen. Neben den behördlichen Bestimmungen spielt da die Überfüllung der psychiatrischen Krankenhäuser eine große Rolle, die es erwünscht erscheinen läßt, Platz für Nachrückende zu schaffen. Es sei nicht verschwiegen, daß sich unter letzteren auch leichtere Fälle, Neurotiker oder Psychopathen befinden, die schließlich auch von den freipraktizierenden Nervenärzten behandelt werden könnten, wenngleich in der Anstalt eine wirksamere Therapie möglich wäre ... Es wäre eine dankbare Aufgabe, die Frühformen schwerer Psychosen genau zu erforschen, und vielleicht könnte das Ergebnis dazu beitragen, den ärztlichen Spürsinn aller Kollegen so zu schärfen, daß sie verdächtige Kranke einer gründlichen psychiatrischen Exploration zuführen ... Dabei müssen freilich die Gesetzgeber tatkräftig mitwirken.«

Notdurft durch die Eisenstäbe seines Käfigs

Historisch gesehen waren die Nazis Handlanger von Ideen, die schon viel früher entstanden und etwa in einer Broschüre des Psychiaters Alfred Hoche und des Strafrechtlers Karl Bindung ausgedrückt sind. Diese Schrift, die sich mit dem Problem der Vernichtung lebensunwerten Lebens beschäftigte, stammt aus dem Jahre 1920. »Mancher, die Tötungsaktionen der nationalsozialistischen Ära entschieden ablehnende Leser wäre sicher auch heute noch angesprochen von den klugen, aber überaus gefährlichen Gedankengängen der beiden Autoren«, sagte der Kölner Ordinarius für Psychiatrie, Prof. Werner Scheid, während eines Vortrags auf dem 7. Neuropsychiatrischen Symposium in Pula (Jugoslawien). Sie ordneten das Leben in ein durch und durch materialistisch bestimmtes Wertsystem ein; die Nazis setzten diese Ideen lediglich in die Realität um. Psychosen waren ein Ärgernis, Geisteskranke und Debile minderwertig und unbrauchbar; außerdem galten sie als Gefahr für das Erbgut. Der Kranke, der Hilfsbedürftige, wurde zum Feind, der vernichtet werden mußte.

Derartige Gedanken sind keineswegs verschwunden; sie tauchen bei sehr unterschiedlichen Gelegenheiten auch heute immer wieder auf. Und vor dem dunklen geschichtlichen Hintergrund sollte die Verachtung des Geisteskranken, die man vielfältig antrifft, Anlaß zur Beunruhigung werden.

In dem noch nicht beseitigten Dilemma mag es heilsam sein, sich der Worte eines großen deutschen Arztes zu erinnern. Sie stammen von Christoph-Wilhelm Hufeland (1762–1836): Der Arzt ... »soll und darf nichts anderes thun als Leben erhalten; ob es ein Glück oder Unglück sei, ob es Werth habe oder nicht, dies geht ihn nichts an, und maaßt er sich einmal an, diese Rücksicht mit in sein Geschäft aufzunehmen, so sind die Folgen unabsehbar, und der Arzt wird der gefährlichste Mensch im Staate; denn ist einmal die Linie überschritten, glaubt sich der Arzt einmal berechtigt, über die Nothwendigkeit eines Lebens zu entscheiden, so braucht es nur stufenweise Progressionen, um den Unwerth und folglich die Unnöthigkeit eines Menschenlebens auch auf andere Fälle anzuwenden.«

Gegenwärtig hat der Bundesgerichtshof in Karlsruhe darüber zu befinden (Urteil steht noch aus!), ob und wann ein medizinischer Gutachter, der irrtümlich die Zwangseinweisung in eine Heilanstalt verursacht, dafür zivilrechtlich haftet. Damit kommt vor Deutschlands höchster richterlicher Instanz endlich einmal zur Prüfung, was sich längst als klärungsbedürftig erwiesen hat: das Verhältnis zwischen dem Arzt, der das »Urteil« spricht, und dem Richter, der es vollstreckt.

Rund 116 000 Bundesbürger sind zur Zeit in psychiatrischen Anstalten unter Verschluß, fast 70 Prozent von ihnen auf Grund richterlicher Verfügung – aber keine richterliche Verfügung ergeht ohne ärztliches Verdikt. Beiden, Juristen wie dem Mediziner gegenüber, ist der Kranke oder der vermeintlich Kranke praktisch wehrlos ausgeliefert.

Diese leidvolle Erfahrung machte auch der promovierte Volkswirt aus Münster, Dr. Günter Weigand, dessen Fall vor dem Bundesgerichtshof nun ein längst überfälliges Grundsatzurteil erheischt. Der »Fall Dr. Weigand« wird so – nach 10jähriger Unterbrechung – erneut zum Ausgangspunkt einer Diskussion über die Unzulänglichkeiten der bundesdeutschen gesetzlichen Bestimmungen, die das Einweisen von möglicherweise geistig kranken Menschen in geschlossene Heilanstalten regeln sollten. Tatsächlich regelten sie bisher diese schwierige Materie nicht, vielmehr schafften sie besonders unter der Ärzteschaft weitgehend ein Gefühl der Unsicherheit.

Für Dr. Weigand stand viel auf dem Spiel. Gegen ihn, der mit Eifer und Übereifer versucht hatte, einen mysteriösen Todesfall aufzuklären und dabei mit den Gesetzen in Konflikt geraten war, schwebte 1964 in Münster ein Strafverfahren. Statt ins Untersuchungsgefängnis kam er auf Grund eines psychiatrischen Gutachtens in das »Feste Haus« des Landeskrankenhauses Eickelborn und verbrachte dort 14 Wochen unter Geisteskranken – als Gesunder, wie sich später herausstellte. Dieses geschlossene Haus in Eickelborn nennt sich »Heil- und Pflegeanstalt«. Was dort unter »heilen« und »pflegen« verstanden wird, enthüllte erst der Prozeß vor dem Münsteraner Landgericht:

Dr. Günter Weigand, ein völlig unbescholtener Mann, keines einzigen Verbrechens beschuldigt, von 3 anerkannten Universitätsprofessoren für geistig normal erklärt, selbst von seinen ärztlichen Widersachern als hochintelligenter Akademiker anerkannt, praktizierender Katholik, wurde in eine Käfigzelle gesperrt, wie sie gemeingefährlichen, tobsüchtigen Geisteskranken reserviert ist. Er durfte seine kleine Notdurft nicht üblicherweise, sondern nur durch die Eisenstäbe seines Käfigs hindurch auf den Korridor hin verrichten!

Es ist unfaßbar! Und man muß eigentlich dem Prozeß in Münster dankbar sein, daß er enthüllte, was eben möglich ist, auch wenn es jedem normal denkenden Menschen die Schamröte ins Gesicht jagt. Und wenn es zu folgendem Gedankengang zwingt:

Diese unmenschliche, einen geistig gesunden Menschen zutiefst demütigende Handlungsweise muß ja wohl einen bestimmten Zweck gehabt haben. Also: welchen?! Jeder Psychiater weiß, daß mit solchen Methoden ein Mensch entweder in tiefste Depression getrieben wird, an deren Ende erfahrungsgemäß nicht selten der Freitod steht (Prof. Max Bürger-Prinz schreibt in seinem Buch »Ein Psychiater berichtet« von 7 Selbstmorden in einer einzigen Klinik innerhalb einer einzigen Woche!) – oder aber daß er dermaßen in Erregungszustände verfällt – berechtigterweise! –, daß deren letzte Formen der Tobsucht gleichen. Sowohl der Freitod als auch der Verfall in Tobsucht würden den Patienten für immer stumm machen. Jeder sollte sich getrost einmal mit der alptraumhaften Vorstellung herumschlagen, wie er sich eigentlich verhalten würde, falls er wirklich einmal fälschlicherweise in einer Irrenanstalt landete.

Eine Institution, in der in dieser, an die Methoden der Gestapo erinnernden Weise gehandelt wird, nennt sich »Heil- und Pflegeanstalt«! Und der Anstaltsarzt Dr. Wiedemann, den das Gericht in Münster schließlich als befangen ablehnen mußte, durfte den Gerichtssaal verlassen, ohne auch nur eine Silbe des Tadels gehört zu haben. Und anscheinend wird ihm auch weiterhin nichts geschehen, seinen Praktiken schiebt niemand einen Riegel vor, die Barbarei des Mittelalters darf unter der Etikette »Heil- und Pflegeanstalt« weitergehen. Nachdem der Anstaltsleiter Dr. Wiedemann als befangen ausgeschieden war, mußte auch der für Dr. Weigands Einweisung in die Nervenheilanstalt verantwortliche Psychiater, Prof. Helmut Selbach aus Berlin, der bekannt ist für seine Sympathien zur Euthanasielehre, wegen Befangenheit seine unrühmliche Tätigkeit einstellen. Er tat es mit den Worten: »Ich steige aus diesem Unternehmen aus!«

Prof. Selbach, der von Dr. Weigand wegen »Verletzung seines Persönlichkeitsrechts und seiner persönlichen Freiheit« auf 100 000 Mark Schadenersatz verklagt wurde, ließ sich im »Fall Weigand« objektiv zwei Verfehlungen zuschulden kommen:

1. Er hatte sein fertiges, 128 Seiten umfassendes, endgültiges Gutachten, das Dr. Weigand nur *bedingt* für geisteskrank erklärte, auf Wunsch der Staatsanwaltschaft – und innerhalb 24 Stunden! – um ein Zusatzgutachten ergänzt, das Dr. Weigand endgültig für geisteskrank erklärte.

2. Prof. Selbach hat den Gesetzestext des Paragraphen 51 Absatz 1 willkürlich verfälscht, indem er die in ihm alternativ genannten Funktionen »Einsichtsvermögen *oder* Handlungsfreiheit« in »Ein-

sichtsvermögen *und* Handlungsfreiheit« abänderte. Da Selbach wohl nicht möchte, daß man ihn für unfähig hält, diese entscheidende Differenzierung zu machen, bleibt als Alternative nur die Vermutung, er habe absichtlich zu ungunsten von Dr. Weigand aus dem »oder« ein »und« gemacht. Die Klarstellung dieser Handlungsweise des Prof. Selbach gab Universitätsprofessor Dr. jur. Ulrich Klug aus Köln.

Auch Soldaten »effektiv schutzlos«

In der angesehenen »Neuen Juristischen Wochenschrift« (NJW) beklagte der hessische Amtsgerichtsrat Dr. Hans-Jörg Koch, es sei »bestürzend«, welchen enormen Rechtsschutz der Bürger etwa nach Bagatellverstößen genieße, wie »effektiv schutzlos« er aber im Unterbringungsverfahren sei. Zwar gelten, wie das für eine rechtsstaatliche Ordnung selbstverständlich ist, auch für Geisteskranke die Verfassungsgarantien, wonach »die Freiheit der Person unverletzlich« ist und »nur der Richter« über Freiheitsentziehung entscheiden darf. In der Praxis jedoch bestimmt der Arzt die Entscheidung des Richters. Und wenn der gutachtende Mediziner nicht zur Verantwortung gezogen werden kann, weil er nur als »Richtergehilfe« tätig wurde, der Richter wiederum nicht, weil er sich auf die Sachkunde des medizinischen Gutachters verlassen durfte, bleibt der Geisteskranke weitgehend schutzlos.

Kurz ist der Weg in die Heilanstalt noch immer. Die Station »Richter« wird von manchen Ärzten sogar in selbstherrlicher Weise ausgespart: In einem Jahresbericht 1965 (Bundestagsdrucksache V/820) beanstandete der damalige Bundeswehrbeauftragte Matthias Hoogen, daß eine Reihe von Truppenärzten der Bundeswehr bei Einweisung von Soldaten in Nervenheilanstalten das Gesetz mißachtet haben, und zwar häufiger als im Vorjahr. Hoogen brachte dafür zwei Beispiele:

»1. Die Eltern eines noch minderjährigen Wehrpflichtigen sprachen in meiner Dienststelle vor und baten um Unterstützung, weil ihr Sohn in ein Nervenkrankenhaus eingewiesen sei. Der Wehrpflichtige hatte sich nach einem Wochenendurlaub von seinen Eltern mit der Bemerkung verabschiedet, sie würden ihn nicht lebend wiedersehen. Er war dann nicht zu seiner Einheit zurückgekehrt, sondern hatte sich an einem auch den Eltern unbekannt gebliebenem Ort aufgehalten. Erst nach zwei Tagen war es durch Zufall gelungen, ihn zur Rückkehr in sein Elternhaus zu bewegen. Sein Vater hatte ihn daraufhin zu seiner Einheit gebracht und den Kompaniechef von dem Sachverhalt unterrichtet. Auf Veranlassung des Truppenarztes war er sodann ohne Zustimmung seiner Eltern und ohne gerichtliches Einweisungsverfahren in eine geschlossene Abteilung des Nervenkrankenhauses überwiesen worden.

Der Versuch, die Angelegenheit sofort fernmündlich zu klären, scheiterte trotz des Hinweises auf die rechtlichen Bedenken gegen den weiteren Verbleib des Soldaten in der geschlossenen Abteilung an der ablehnenden Haltung des Abteilungsarztes der Anstalt. Dieser erklärte, es liege allein in seiner pflichtgemäßen ärztlichen Entscheidung, ob der Wehrpflichtige weiterhin in der Nervenheilanstalt bleibe oder nicht.

Als die Eltern auf entsprechendes Anraten am nächsten Tag in der Landesheilanstalt vorsprachen, erfuhren sie, daß ihr Sohn inzwischen zur Truppe entlassen und dort sofort beurlaubt worden war.

2. Ein noch minderjähriger Angehöriger einer Gebirgsjägereinheit war nach einer Befehlsverweigerung auf Veranlassung des Truppenarztes wegen Selbstmordgefahr in ein geschlossenes Nervenkrankenhaus gebracht und dort erst nach mehreren Tagen entlassen worden. Er selbst hatte hierzu seine Einwilligung erteilt; die Zustimmung der gesetzlichen Vertreter war nicht eingeholt und ein gerichtliches Einweisungsverfahren nicht durchgeführt worden.

Bei einem fernmündlich geführten Gespräch mit dem Chefarzt des Nervenkrankenhauses war dieser für den Hinweis dankbar, daß die Einwilligung des Minderjährigen unrechtmäßig war. Der Arzt wies darauf hin, von der Truppe würden häufig Soldaten in seine Anstalt eingewiesen, ohne daß aus psychiatrischer Sicht die Voraussetzungen für eine Einweisung in eine geschlossene Anstalt vorlägen.

Diese aus einer Anzahl weiterer Fälle herausgegriffenen Beispiele zeigen, daß sowohl die medizinischen als insbesondere auch die rechtlichen Voraussetzungen für eine Einweisung in eine geschlossene Nervenheilanstalt nicht hinreichend bekannt sind und oftmals nicht beachtet werden. Ich halte es deshalb für erforderlich, in diesem Bericht darauf hinzuweisen, daß die Rechtmäßigkeit der Freiheitsentziehung die wirksame Zustimmung ihrer gesetzlichen Vertreter oder die Durchführung eines richterlichen Freiheitsentziehungsverfahrens erfordert. Darüber hinaus erscheint es geboten, über die einschlägige

Fachdienstliche Anweisung des Bundesministers der Verteidigung hinaus, alle in Frage kommenden Ärzte über die rechtlichen und medizinischen Voraussetzungen einer Einweisung in eine geschlossene Anstalt eingehend zu unterrichten.«

Medizinalrat läßt Nervenarzt verhaften

Ist der einzelne Bundesbürger tatsächlich vogelfrei? Kann der Arzt wirklich zum »gefährlichsten Mann im Staate« (Hufeland) werden? Alle Welt ereifert sich darüber, daß in der Sowjetunion unliebsame Künstler und Wissenschaftler ins Irrenhaus gesteckt werden. Und was tut man in der Bundesrepublik? Selbst ein Arzt kann in diese Freiheitsberaubungsmaschinerie geraten. Mit freundlicher Genehmigung des Dr. Banaschewski-Verlages in München entnehmen wir der renommierten Ärztezeitschrift »euromed« einen Bericht, der unter der Überschrift »Medizinalrat verhaftet Nervenarzt durchs Fenster« in Heft 14 vom 15. August 1966 veröffentlicht wurde: »Der Hamburger Nervenarzt Dr. Harald Klöckner exploriert seit einem Jahr die Bundesärzteordnung statt Patienten. Auf seinem Schreibtisch stapeln sich keine Krankengeschichten, sondern psychiatrische Gutachten, die sich mit ihm selbst befassen. In umfangreichen Aktenordnern sind die Korrespondenzen und Verfügungen der verschiedenen Hamburger Behörden gesammelt.

Merkwürdiges geschah am 21. August – einem Samstag – des vergangenen Jahres in Winterhude. Der Amtsarzt des Bezirksamts Hamburg-Nord, Dr. Fritz Lüdemann, erschien mit zwei Polizisten abends um 22 Uhr vor Klöckners Wohnungstür. Da Lüdemann keine Einweisungsverfügung des Ordnungsamtes oder einen Haftbefehl vorweisen konnte, machte Dr. Klöckner nicht auf. Daraufhin holte Lüdemann in Amtshilfe die Feuerwehr. Die Feuerwehrmänner kletterten auf die *Amtsleiter*, zertrümmerten ein Fenster und drangen in die Wohnung ein. Dr. Klöckner wurde von der Polizei, ohne daß er Widerstand leistete, in die Psychiatrische Klinik des Evangelischen Alsterdorfer Krankenhauses verbracht. Die Wohnungsschlüssel nahm man ihm ab.«

»Das war«, so erklärt Klöckner, »gesetzeswidrig. Ich hätte von der Polizei nur auf dem Polizeirevier sistiert werden können, und ohne Einweisungsverfügung machte sich der Amtsarzt strafbar. Denn nur der Vollzugsdienst der Gesundheitsbehörde hat das Recht, einen Störer oder einen gemeingefährlichen Gemüts- oder Geisteskranken in die psychiatrische Abteilung zu verbringen. Dort wurde ich von einem Pfleger empfangen, was ebenfalls nicht korrekt war. Es hätte der diensthabende Arzt anwesend sein müssen. Alles war für mich vorbereitet. Man hatte mir eine Zelle angewiesen, und es waren auch schon Schlafmittel für mich bereitgestellt. Natürlich nahm ich sie nicht, weil ich zur richterlichen Anhörung am nächsten Tag einen klaren Kopf behalten wollte.«

»Ich habe am nächsten Tag, einem Sonntag, darauf bestanden, gerichtlich gehört zu werden. Die Klinikleitung versuchte mir nahezulegen, doch bis zum Montag zu warten, weil angeblich sonntags kein Richter zur Verfügung sei. Da ich das besser wußte, beharrte ich auf meinem Begehren und klärte den Leiter der psychiatrischen Abteilung auf, daß er sich der Freiheitsberaubung schuldig mache, wenn ich nicht richterlich gehört würde. Denn hätte ich bis zum Montag gewartet, so wäre diese Freiheitsberaubung legalisiert worden. Der Richter erschien auch, und da überhaupt keine Einweisungsverfügung vorlag, mußte er mich wieder freilassen. Abgesehen davon konnte auch der Klinikchef kein Gutachten darüber erstatten, daß die Voraussetzungen für Zwangseinweisung bei mir gegeben waren.«

Was war vorausgegangen, um diese massive, widerrechtliche Aktion zu rechtfertigen?

Die Landesärztekammer hatte am 12. März 1965 dem Gesundheitsamt Hamburg-Nord mitgeteilt, daß Klöckner einer Arzneimittelsucht verdächtig sei. Die Kammer stützte ihre Vermutung auf Hinweise aus dem Familienkreis. In ihrem Bericht behauptete schließlich die Kammer, Klöckner habe seine Praxis »unordentlich« geführt, Kassenabrechnungen nicht fristgemäß eingereicht und ein angefordertes Gutachten nicht rechtzeitig erstattet.

Auf Veranlassung des Gesundheitsamts Hamburg-Nord wurde Klöckner von dem zuständigen Psychiater am 23. März 1965 untersucht. Klöckner gab zu, etwa 10 Tabletten Captagon (das ist etwa die drei- bis vierfache Menge der vom Hersteller vorgeschriebenen Maximaldosis) täglich zu nehmen. Am 29. Juni wurde von der Gesundheitsbehörde eine »Ruhensverfügung« der Approbation erlassen. Begründung: Verdacht auf Arzneimittelsucht.

euromed: Herr Dr. Klöckner, man hat Ihnen vorgeworfen, daß Sie trotz Fristverlängerung zu einer Stellungnahme vor der Ärztekammer nicht erschienen seien.

Klöckner: Der Anhörungspflicht gemäß § 7 der Bundesärzteordnung ist nicht genügt worden, weil die wesentlichen Gründe, die zur beabsichtigten Ruhensverfügung meiner Bestallung führen sollten, mir nicht mitgeteilt worden sind, so daß ich mich weder in tatsächlicher noch rechtlicher Hinsicht zu dem Vorwurf des Vorliegens einer Arzneimittelsucht äußern, sondern nur die Sucht generell bestreiten konnte.

euromed: Sie wurden vom 16. bis 26. März 1965 von Dozent Dr. Hans Grahmann in der Psychiatrischen und Nervenklinik der Kieler Universität untersucht. Sie haben sich außerdem zweier Nachkontrollen unterzogen. Wie lautet – zusammengefaßt – das Ergebnis der klinischen Untersuchung?

Klöckner: Dazu kann ich aus dem Gutachten Dr. Grahmanns zitieren: »Während der klinischen Beobachtung hat Herr Dr. Klöckner keine Medikamente genommen, die hier von Interesse sein könnten, insbesondere kein Captagon. Zwei ambulante Nachuntersuchungen am 13. April und am 23. April 1966, zu denen der Kläger kurzfristig nach Kiel gebeten worden ist, haben ebenfalls keine Anhaltspunkte für einen Medikamentenmißbrauch erbracht. Das ergaben einwandfrei die Untersuchungen des Urins im Gerichtsmedizinischen Institut der hiesigen Universität. Es wurden insgesamt sechs Analysen ausgeführt, die alle ein negatives Resultat hatten.«

Die Beweisfrage des Gerichts, »ob der Kläger, wie ihm im Bescheid vom 29. Juni 1965 und im Widerspruchsbescheid vom 18. August 1965 vorgeworfen wurde, infolge Medikamentenmißbrauchs nicht mehr imstande ist, seine Praxis als Facharzt ordnungsgemäß auszuüben«, wurde vom Gutachter verneint.

euromed: Lag an diesem 21. August, als Polizei und Feuerwehr gewaltsam bei Ihnen eindrangen, ein akuter Anlaß vor?

Klöckner: Nein. Ich war am Freitag in Neumünster, um mein Kind von meiner Mutter zu holen. Meine Frau forderte mich auf, ich solle das Kind sofort wieder zurückbringen, sie würde für uns nicht sorgen. Es gab Ärger um das Haushaltsgeld, und meine Frau verließ am Samstagvormittag gegen 11 Uhr die Wohnung. Sie ging zu einer älteren Dame, die für sie früher einmal geschneidert hatte. Von dort aus rief meine Frau Dr. Lüdemann an und forderte ihn auf, etwas gegen mich zu unternehmen, da das Kind in der Wohnung sei und man mit allem rechnen müsse. Als sie nichts erreichte, griff die ältere Dame zum Hörer und erklärte Dr. Lüdemann, daß unmittelbare Gefahr im Verzuge sei. Meine Frau fühle sich bedroht. Wörtlich soll die

Dame gesagt haben: *Wir leben doch hier nicht in Chicago. Muß es denn erst so weit kommen, bis jemand ein Messer im Rücken hat?* (Daraus entstand die völlig unsinnige Version, ich hätte meine – die Ehe ist mittlerweile geschieden – Frau mit dem Messer bedroht.) Darauf kamen dann Peterwagen und Feuerwehr.

euromed: Hätten Sie aufgemacht, wenn Dr. Lüdemann allein gekommen wäre?

Klöckner: Ja, aber da Dr. Lüdemann selbst Psychiater ist, hätte er in dieser Situation anders handeln müssen.

euromed: Ihnen ist angelastet worden, daß Sie versucht haben, »Bild« anzurufen. Erklärt sich das aus einer Paniksituation?

Klöckner: Das habe ich ganz bewußt und gezielt getan. Ich fühlte mich in die Enge gedrängt und war empört über das Vorgehen Dr. Lüdemanns.

euromed: War dieses Datum der entscheidende Ruin für Ihre Praxis, oder war es bereits die Verfügung vom 29. Juni, aufgrund derer die Behörde ein Ruhen der Approbation angeordnet hatte?

Klöckner: Das muß das Gericht feststellen.

euromed: Sie klagen jetzt, da Ihre Praxis seit einem Jahr ruiniert ist, gegen den Hamburger Senat auf Entschädigung.

Klöckner: Die Klageschrift wegen Amtspflichtverletzung nach § 839 BGB ist von meinem Anwalt inzwischen fertiggestellt worden. Sie richtet sich gegen Dr. Lüdemann. Allerdings ist nicht er haftpflichtig, sondern seine Behörde. Die Verhandlung wird vor dem Landgericht geführt werden. Eine folgende Schadenersatzklage baut sich auf eine Verurteilung nach § 839 BGB auf.

euromed: Außerdem haben Sie nach § 341 und § 342 des Strafgesetzbuches Anzeige wegen Freiheitsberaubung und Hausfriedensbruch im Amt erstattet. Welchen Streitwert legen Sie dem Streit zugrunde?

Klöckner: Das muß ein Gutachter entscheiden.

Am 1. Juni 1966 entschied das Verwaltungsgericht zugunsten von Klöckner. In der Urteilsbegründung heißt es, daß – falls noch gewisse Zweifel an der Eignung Klöckners zur Ausübung des ärztlichen Berufs bestehen – dies zuungunsten der Behörde gehen müßte. »Das Gericht ist der Meinung, daß die Ruhensverfügung schon dann aufgehoben werden muß, wenn die Unfähigkeit oder Nichteignung nicht mehr mit Sicherheit nachgewiesen werden kann.«

Den Medikamentenmißbrauch bestritt der Nervenarzt nie, wohl aber seine Sucht. Captagon war bis vor drei Jahren frei verkäuflich, seitdem untersteht es zwar der Rezeptpflicht, nicht aber dem Betäubungsmittelgesetz.

Der Leiter der medizinisch-wissenschaftlichen Abteilung Hamburg der Herstellerfirma Chemiewerk Homburg, Dr. Klaus Wermund, erklärte auf Anfrage, daß das Mittel keineswegs süchtig mache. Es seien auch keine Entziehungserscheinungen bei striktem Absetzen aufgetreten.

Ein parlamentarisches Nachspiel fand in der Hamburger Bürgerschaft statt. In einer Kleinen Anfrage wollte der CDU-Abgeordnete Rolf Schröder wissen, auf welcher Rechtsgrundlage die Gesundheitsbehörde die Einweisung veranlaßt habe.

Dazu der Senat: Die Gesundheitsbehörde hat die Einweisung Dr. Klöckners in eine Nervenheilanstalt nicht veranlaßt. Die Einweisung erfolgte durch das Gesundheitsamt des Bezirksamtes.

Weiter wollte Schröder vom Senat wissen: Ist die Gesundheitsbehörde bereit, dem geschädigten Arzt materielle Entschädigung zu gewähren?

Dazu der Senat: Nein. Nach Auffassung des Senats stehen Dr. Klöckner Schadensersatzansprüche nicht zu. Das Ruhen der Approbation war zu Recht angeordnet worden, weil Herr Dr. Klöckner süchtig und daher zur Ausübung seines Berufs ungeeignet war. Das Verwaltungsgericht hat am 1. Juni 1966 der Klage nur deshalb stattgegeben, weil es für diesen Zeitpunkt das Vorliegen der Voraussetzungen für das Ruhen der Bestallung nicht mehr mit Sicherheit feststellen konnte.

Der Senat stellte sich damit hinter Dr. Lüdemann und das Bezirksamt Nord. War er aber über die Hintergründe seines Vorgehens auch genügend informiert? Das Bezirksamt selbst verweigert jede Auskunft. Fest steht die paradoxe Situation, daß der richterliche Entlassungsbefehl eher vorlag als der Einweisungsbeschluß.

Für den Amtsschimmel erwies sich die Hürde Klöckners als zu hoch. Klöckner wußte über seine Möglichkeiten gut Bescheid. Schließlich hatte er selbst einmal auf dem Posten gesessen, den jetzt Dr. Lüdemann bekleidet.

Soweit der Bericht in der Ärztezeitschrift »euromed«.

Ein gebrochener Brustwirbel

Ähnlich, wenn nicht schlimmer, erging es dem Remscheider Nervenarzt Dr. Franz Schmidt. Der Psychiater hatte mit seiner Behauptung, in den deutschen Irrenanstalten würden zahlreiche gesunde Menschen gefangengehalten, ebenfalls Mitte der 60er Jahre von sich reden gemacht. Seitdem ist Dr. Schmidt ein Verfemter. Kritik aus den eigenen Reihen: wenn ein Arzt es wagt, vor der Öffentlichkeit schmutzige Wäsche zu waschen, trifft den Verräter der Bannstrahl der mächtigen Standesorganisationen. Gewiß, eine Demokratie ist ohne Meinungsfreiheit nicht denkbar. Also muß Demokratisierung verhütet werden (Sozialisierung wollen sie auch nicht, was wollen sie eigentlich überhaupt, unsere »Halbgötter in Weiß«?), damit Kritiker ohne viel Federlesens liquidiert werden können. Auch der Kritiker aus Remscheid wurde planvoll mürbe gemacht.

In seinem Exil im österreichischen Vorarlberg sagte Dr. Schmidt: »Jahrelang habe ich den Amboß gespielt, auf den alles einschlägt, weil ich einige unbequeme Wahrheiten laut beim Namen genannt habe. Man hat mich daraufhin schikaniert und sogar bei meinen Patienten unmöglich gemacht.«

Und nicht nur das: die Ärztekammer Nordrhein in Düsseldorf regte beim Kölner »Berufsgericht für Heilberufe« an, man möge doch das aufsässige Kammermitglied daraufhin untersuchen, ob es für seine Äußerungen verantwortlich gemacht werden kann. Worauf Schmidt sich umgehend zwei Psychiatern stellte, die ihm attestierten, er sei völlig normal. Daß in diesen Auseinandersetzungen mit harten Bandagen gekämpft werden würde, hatte Schmidt zu spät erkannt: »Ich habe nie die Ärzte angegriffen, sondern nur das System, nach dem heute gesunde Menschen in den Anstalten landen.«

Dennoch fühlten sich »die Kollegen« angegriffen. Die Ärztekammer Nordrhein beantragte am 26. Januar 1966 ein Verfahren vor dem »Berufsgericht für Heilberufe«. Aus dem kollegialen Klagesatz (Aktenzeichen 2 T 6/66): »Ihm wird zur Last gelegt, seine Pflicht zum Wohlverhalten innerhalb und außerhalb seines Berufes dadurch verletzt zu haben, daß er behauptet hat, es würden zahlreiche gesunde Menschen ohne vorherige Untersuchung durch einen Nervenarzt in bundesdeutsche Irrenanstalten eingewiesen und dort unschuldig gefangengehalten.«

Der Remscheider Nervenarzt sammelte rund 400 »Fälle«. An einen Fall erinnert sich Dr. Schmidt besonders gut: 16. Juni 1964. Ein schwüler Sommertag. In der Kanzlei des Krefelder Rechtsanwalts Dr. Hellmut Friedrich herrschte dicke Luft. Assessor Dr. Imre Müller, 37, befand sich wegen des schwierigsten Falles, den er bislang zu meistern hatte, in gereiztem Zustand und hatte sich auserbeten: »Ich habe eine schwierige Arbeit vor mir und möchte nicht gestört werden.« Trotzdem durchbrach die Sekretärin mehrmals die Müllersche Konzentration. Der Anwalt explodierte.

Zwei Stunden später wurde Volljurist Dr. Müller auf der Straße von der Polizei festgenommen, nachdem der Chef der Anwaltskanzlei telefonisch gemeldet hatte, sein Assessor sei übergeschnappt und habe in diesem Zustand Angestellte geschlagen. Der Amtsarzt erkannte auf Schizophrenie, Verfolgungswahn und gemeingefährliches Verhalten. Müller landete in der Heilanstalt Süchteln, wo ihn abends zwei Pfleger laut Anstaltsprotokoll »mit sanfter Gewalt« behandelten.

Die Folgen: Ein gebrochener Brustwirbel. Der querschnittsgelähmte, für immer ans Bett gefesselte Müller werde wohl, so die Erklärung der Anstaltsdiagnostiker, der Tollwut oder der Scheuermannschen Krankheit zum Opfer gefallen sein. Der Gießener Neurologe Prof. Erbslöh ermittelte dagegen eine »Querschnittslähmung, die nur mit Gewalteinwirkung erklärt werden kann«.

Wie viele der 400 Schmidt-Fälle tatsächlich als Gesunde in eine Anstalt eingeliefert wurden, läßt sich mit absoluter Sicherheit nicht mehr feststellen. Die Entlassungspapiere vermerken nämlich in der Regel, der Patient sei als »geheilt« entlassen worden. Die Behauptung der Behörden, der Patient sei zum Zeitpunkt seiner Einlieferung krank gewesen, ist kaum widerlegbar. Zu einer gerichtlichen Klärung kommt es nur selten, weil die meisten Opfer nicht klagen. Nervenarzt Dr. Schmidt: »Meist sind die Opfer nach dem Anstaltserlebnis so gebrochen, daß sie für eine Klage gar nicht mehr die Kraft aufbringen.«

Zuerst einmal: Was ist eigentlich gesund? Was krank? Wer ist überhaupt normal? Sind wir – in gewissem Sinne – nicht alle geisteskrank? Kein anderes Kapitel dieses Buches enthüllt es deutlicher: Nicht für alle Mißstände im westdeutschen Gesundheitswesen sind allein die Ärzte verantwortlich zu machen. Die Gesellschaft selbst lebt in Vorurteilen, und dementsprechend hält auch der Staat eine veraltete Gesetzgebung bereit.

Auf dem Gebiet der Psychiatrie wird sich jedoch nicht viel tun, solange sich das Verhältnis der Gesellschaft zur Krankheit, insbesondere zur psychischen Krankheit nicht ändert, solange Sie und ich, wir alle nicht begreifen, daß es uns morgen selber treffen kann.

Bis dahin sollte man den Weg in die Heilanstalt mit Kontrollen pflastern und ihre Insassen regelmäßig von einem unabhängigen Gremium untersuchen lassen, so daß dort wenigstens niemand mehr ohne massiven Grund einsitzt. Den meisten Anstalten selbst ist meines Erachtens in ihrer heutigen Form kaum noch zu helfen. Sie wären aufzulösen und völlig neu zu konzipieren – Thema für ein eigenes Buch.

VIII. Medizinische Gutachten – ein Krebsgeschwür

Das Opfer wäre ohnehin bald gestorben

In Philadelphia, einer Zweimillionenstadt im amerikanischen Bundesstaat Pennsylvanien, wurde ein 35jähriger Hafenarbeiter von einer Mordanklage freigesprochen. Die Begründung lieferte das sensationelle Gutachten eines medizinischen Sachverständigen: Das Opfer, die 23jährige Geliebte des Angeklagten, wäre ohnehin bald gestorben, da sie an Sichelzellen-Anämie – einer erblichen Blutkrankheit – gelitten habe. Im Morgengrauen eines nebligen Vorfrühlingstages hatte der Hafenarbeiter dem Mädchen in seinem Auto 15 Schläge mit einem Gartenschlauch auf Kopf und Körper versetzt. Nach der Tat fuhr er mehrere Stunden lang mit der Leiche im Auto durch die Straßen Philadelphias und stellte sich schließlich freiwillig der Polizei. Die gerichtsmedizinische Untersuchung ergab, daß das junge Mädchen an Sichelzellen-Anämie litt und nach Ansicht des Gutachters, die von einem Obergutachter bestätigt wurde, in kurzer Zeit – »möglicherweise noch am selben Tag« – ihrem angeborenen Leiden erlegen wäre. Infolgedessen wurde der Tod auf »natürliche Ursachen« zurückgeführt und die ursprüngliche Mordanklage auf Körperverletzung reduziert.

In der eidgenössischen Hauptstadt Bern wartet Prof. Dr. W. Wili, Verfasser international hochbewerteter Bücher über Altphilologie, seit nunmehr neun Jahren auf seinen Prozeß. Nachdem er mit Strafanzeigen überschüttet worden war, wurde im Mai 1965 von der Bezirksanwaltschaft Zürich ein Ermittlungsverfahren wegen Betrügereien eingeleitet, die der Schweizer Gelehrte im Zusammenhang mit einem kanadischen Immobilienfonds begangen haben soll. Professor Wili wurde »wegen dringenden Tatverdachts« verhaftet, bereits nach einigen Wochen jedoch wieder auf freien Fuß gesetzt. Seit jener offensichtlich ungerechtfertigten Verhaftung wurde der verdiente Wissenschaftler durch gelenkte Pressepolemiken schwer diffamiert und in seinen Rechten als Bürger eingeschränkt, ohne daß es bis heute, wie gesagt, zu einer ordentlichen Gerichtsverhandlung gekommen wäre. Diese höchst fatale Situation veranlaßte den Gelehrten, vormals Professor der Universität Bern, nun seinerseits gegen seine Denunzianten Strafanzeige zu stellen.

Dies war für die federführende Bezirksanwaltschaft Zürich das Signal für neue Aktivitäten: Sie veranlaßte eine psychiatrische Untersuchung. Sinn und Zweck dieser behördlichen Attacke gegen den bis dahin völlig unbescholtenen Mann lagen auf der Hand: Um Professor Wili für die ihm zur Last gelegten Straftaten vor Gericht zu stellen, mußte er unter allen Umständen voll zurechnungsfähig sein. Um hingegen den von ihm gestellten Strafanzeigen von vornherein jede gerichtliche Wirkung zu nehmen, mußte ihm für diesen Bereich zumindest eine äußerst verminderte Zurechnungsfähigkeit bescheinigt werden.

Dieses Problem, einen Menschen gleichzeitig zurechnungsfähig wie zurechnungsunfähig zu erklären, löste – ein medizinischer Sachverständiger.

Ebenso wie in den USA und unserem Nachbarland, der Schweiz, beherrscht auch in der Bundesrepublik der medizinische Sachverständige mehr und mehr die verschiedensten Gerichtsverfahren, in denen es um Schuld und Verantwortlichkeit von Personen geht, die angeblich oder tatsächlich mit dem Gesetz in Konflikt geraten sind oder – im Arbeits- und Sozialgerichtsverfahren – ihr verbrieftes Recht suchen. Hier wie dort beobachtet man nicht selten, daß der Gutachter zum Richter wird. Und hier wie dort sind zuweilen ärztliche Sachverständige am Werke, die reichlich seltsam anmutende Vorstellungen über die an sie gestellten Aufgaben haben und so die Ursache für mehr oder weniger gravierende Fehlurteile bilden. Lediglich in einem einzigen Punkt unterscheidet sich in diesem Zusammenhang die Bundesrepublik Deutschland von den übrigen Ländern der westlichen Welt: Vergleicht man nämlich die Zahl der erwiesenen Fehlurteile in der Bundesrepublik mit jenen beispielsweise von England, Kanada, Schweden, Norwegen, Dänemark, Holland und der Schweiz, so zeigt sich, daß in der Gesamtheit dieser Länder von 1900 bis 1970 weniger Menschen wegen Kapitalverbrechen zu Unrecht abgeurteilt wurden als in der Bundesrepublik allein von 1945 bis 1970 aufgrund medizinischer Fehlgutachten!

Die Abschaffung der Todesstrafe, seit einem Vierteljahrhundert im Grundgesetz der Bundesrepublik verankert, hatte auf die Auswirkungen schwerer Kunstfehler von Ärzten und Juristen eine nicht unerhebliche Differenz zur Folge: Die Opfer der Mediziner kommen nach wie vor auf den Friedhof, die der Richter und Staatsanwälte nur noch ins Gefängnis. Allerdings sind auch die Mediziner – aufsehenerregende Fälle wie die der Margarethe Wolsiffer, der Maria Rohrbach oder des Hans Hetzel belegen es – vom Grundgesetz in ihren überkommenen Rechten in beträchtlichem Maße beschnitten, Kunstfehler als Sachverständige vor Gericht folgerichtig zu Ende zu führen. Sie können sich der Hilfe der Juristen als unwissender Werkzeuge nur mehr bedienen, um den Delinquenten lebendig zu begraben. Und da kommt es denn zuweilen vor, daß dieser aus dem Grabe steigt, auch wenn die Justiz (und die Sachverständigen) ihren Irrtum bis zum Äußersten verteidigen, »mit der empörten Geste eines Totengräbers, der den Beerdigten sich noch einmal aufbäumen sieht« (Max Hirschberg, »Das Fehlurteil im Strafprozeß«).

Schwerste Irrtümer bleiben ungesühnt

Natürlich gab und gibt es zahlreiche medizinische Sachverständige, deren Arbeitsweise einwandfrei ist. Sie befinden sich, und dies sollte eigentlich selbstverständlich sein, in der Mehrzahl. Doch die tägliche Praxis zeigt, daß eine aggressive, autoritäre Minderheit das Bild der Gerichtsmedizin prägt. Das mag, gemessen an der Zahl der medizinischen Gutachter, die sich rechtens verhalten, zu einer allzu betonten Aversion und Skepsis führen. Aber diese ist um so berechtigter, als die Berufsorganisation der Gerichtsmediziner auch sehr schwere Verstöße eines Mitglieds praktisch niemals rügt, sondern sogar den in Schutz nimmt, der eindeutig die Gebote des Standes mißachtet.

Diese Tatsache allein wäre Anlaß genug, die Problematik der medizinischen Gutachten anhand eindeutiger Fälle in einem eigenen Kapitel darzustellen. Jeder freipraktizierende Arzt, der einen nachweisbaren Kunstfehler begeht, hat, je nach dessen Schwere, straf- wie zivilrechtliche Folgen zu gewärtigen: erstere muß er selbst tragen, nur vor letzteren vermag ihn eine Berufsversicherung zu schützen. Demgegenüber bleiben selbst die schwersten Irrtümer von Gutachtern, durch die Angeklagte schuldlos hinter Mauern gelangen, ungesühnt, auch wenn in den Wiederaufnahmeverfahren ein vollgültiger Freispruch erfolgt! Es ist nicht beabsichtigt, nur einige kritische Bemerkungen zu machen; vielmehr soll darüber hinaus versucht werden, aufzuzeigen, »worin die Ursachen für die Fehlhaltungen dieser Gutachter liegen und warum sie oftmals ihr geradezu schändliches Werk so ungestraft vollenden konnten, daß es sogar teilweise den Verdacht einer möglichen Falschbeurkundung im Sinne des Paragraphen 278 StGB erweckte«, wie es Dr. Aristoteles Philipides im »Berliner Ärzteblatt« Nr. 19/1970 formulierte.

Ist der Beruf des Arztes als der eines Samariters im Dienste der Menschheit, der Gesunde wie Kranke vor körperlichem und seelischem Schaden, ja vor dem drohenden Tod bewahren soll, mit den mitunter höchst zweifelhaften Handlangerdiensten für die Justizbehörden überhaupt vereinbar? Fordert nicht der Eid des Hippokrates, unter dessen Gebot auch heute noch jeder Mediziner – auch der Gerichtsmediziner – seinen Beruf auszuüben vorgibt, daß der Arzt sein gesamtes Wissen und Können ausschließlich zum Heil, nie zum Schaden und Verderben eines Menschen aufbietet?

Die rauhe, ganz und gar unhippokratische Wirklichkeit wird im »Berliner Ärzteblatt«, einem der führenden Publikationen der deutschen Ärzteschaft, einer ernüchternden Würdigung unterzogen: »Fast immer, wenn in den letzten Jahren der deutschen Justiz eines der – seltenen und unendlich mühselig zu erkämpfenden – Wiederaufnahmeverfahren eines Mordprozesses ins Haus stand, war im Hintergrund ein finsterer Schatten zu entdecken: der medizinische Gutachter. Fälle wie Rohrbach, Hetzel, Pitz gelten als Synonyme für die Insuffizienz der deutschen Gerichtsmedizin. Der deutschen Gerichtsmedizin? Sitzt sie auf der Anklagebank? Oder sind es einzelne Gerichtsmediziner, deren Namen immer wieder auftauchen, wenn der Verantwortliche für Fehlurteile gesucht wird – Fehlurteile, die Unschuldige zerbrechen und deren Folgen mit finanziellen Entschädigungen allein nicht zu beseitigen sind?

Die jüngste Geschichte der Justizirrtümer ist eine Geschichte fataler Irrtümer, wissenschaftlicher Fahrlässigkeiten und überheblicher Vor-Urteile von Medizinern im Professorenrang, die die ihnen von Strafrecht und Strafprozeßordnung eingeräumte überragende Position allzu souverän nutzten. Letzten Endes waren sie es, deren *schuldig*, im Gutachten verankert, den Ausschlag gab – denn was nützt dem Richter die Pflicht zu *freier Beweiswürdigung*, wenn ihm die Entscheidung – Gewalteinwirkung oder nicht – vorweggenommen, der Zweifel an der Kompetenz des Gutachters durch dessen *internationales Ansehen* ausgetrieben wird?

Niemand wird so töricht sein und die Unerläßlichkeit von medizinischen Gutachten im weitesten Sinn des Wortes leugnen. Ebensowenig aber läßt sich bestreiten, daß es vor allem zwei Faktoren sind, die von der täglichen Gerichtspraxis gelehrt werden und den Wert der Gutachtertätigkeit in hohem Maße herabsetzen:

1. das Fehlen der strafprozessual bindend vorzuschreibenden Überprüfung aller für eine eventuelle Verurteilung entscheidenden Gutachten, sodann

2. die meist erstaunliche Unkenntnis der Richter wie der Staatsanwälte im Bereich selbst relativ einfacher gutachtlich-wissenschaftlicher Probleme.

Unschwer läßt sich aus diesem bisher skizzierten Sachverhalt die fatale Schlußfolgerung ziehen: Der gerichtsmedizinische Sachverständige nimmt gerade beim Strafprozeß im Falle von Gewaltverbrechen eine absolut dominierende Rolle ein. Sie überragt in der Praxis sogar jene der Geschworenen und der Richter. Nebenbei wird zu allem Überfluß anhand der folgenden aktenkundig dokumentierten Beispiele – eine kleine Auslese aus einer langen Reihe – außerdem deutlich, daß eine eigentümliche Solidarität sowohl der Gerichtsmediziner untereinander als auch zwischen Juristen und Ärzten – »Ein Dr. med. ist in der Justiz eine heilige Kuh« – zu bestehen scheint.

Um Mißverständnissen vorzubeugen, sei noch einmal ausdrücklich erklärt, daß der Autor weit davon entfernt ist, sich zu Verallgemeinerungen hinreißen zu lassen. Daß es unter den Gutachtern viele hochqualifizierte Ärzte und Wissenschaftler gibt, die ernsthaft bemüht sind, den Menschen in den Mittelpunkt ihrer Betrachtungen zu stellen, vor allem aber »Humanmediziner« zu bleiben, und niemals bereit sind, als Diener der Obrigkeit noch gar als Richter über die ihnen anvertrauten Menschen aufzutreten, das kann man an vielen Gutachten erkennen. Aber von den richtigen Expertisen wird nur selten gesprochen. Nur Fehlgutachten tun weh. Hier ein überzeugendes Beispiel, das gleichzeitig als Kronzeugnis dafür gelten mag, was im Bereich gerichtsmedizinischer Gutachten der Bundesrepublik alles möglich ist.

Das »Fotogutachten« des Professor Ponsold

Am 1. September 1953 nahm der als Metzger gelernte Gastwirtsohn und Handelsreisende Hans Hetzel (27) die im Schwarzwald streunende Flüchtlingsfrau Magdalena Gierth (35) in seinem Wagen mit. Während eines ungewöhnlich stürmisch verlaufenden Schäferstündchens sei, wie Hetzel erklärte, seine Begleiterin plötzlich gestorben. Aber die Staatsanwaltschaft ordnete die Obduktion der Leiche an. Prof. Dr. Rübsaamen, Dozent am Pathologischen Institut der Universität Freiburg, und Regierungsobermedizinalrat Dr. Glaser stellten übereinstimmend fest, daß Magdalena Gierth zu ihren Lebzeiten an einer Erkrankung der Herzkranzgefäße gelitten habe und schließlich infolge Überanstrengung an akutem Versagen des Herzens, also eines natürlichen Todes gestorben sei. Wörtlich die entscheidenden Ergebnisse des Obduktionsbefundes:

»Hauptleiden: Schwangerschaft im 1. bis 2. Monat, Zustand nach multipler Mißhandlung.«

»Keine Abwehrspuren. Intakte Fingernägel. Die am Körper der Frau Gierth beobachteten Verletzungen reichen ... in keiner Weise aus, um den plötzlichen Tod erklären zu können.«

»Mit Sicherheit als Todesursache auszuschließen ist eine gewaltsame Erstickung auf Grund der erhobenen Befunde.«

Normalerweise würde dieser absolut klare, eindeutige, unmißverständliche Obduktionsbefund weitere Ermittlungen ausschließen. Doch die Staatsanwaltschaft in Offenburg blieb trotz des zweifachen ärztlichen Gutachtens über den natürlichen Tod bei ihrer These vom Mord. So wandte sie sich an den ausnahmslos für Staatsanwaltschaften und niemals für Angeklagte in Mordprozessen tätigen Professor Dr. med. Albert Ponsold, Direktor des gerichtsmedizinischen Instituts der Universität Münster. Ponsold stellte auf Grund von Amateurfotografien im Format 9 × 12 zunächst Erwürgung, später dann Erdrosselung von Magdalena Gierth fest. Auf einer Aufnahme wollte er sogar Spuren eines Kälberstricks gesehen haben. Ein Mord war geboren. Dem »Fotogutachten« Professor Ponsolds, der die Leiche niemals gesehen hatte, stand nun das doppelte Obduktionsgutachten der beiden Ärzte Rübsaamen und Glaser im Wege. Das Gericht bewertete jedoch das Fotoferngutachten des Münsteraner Gerichtsmediziners höher als den Obduktionsbefund! Es tat dies, obwohl bis zu jenem Zeitpunkt in der gesamten Geschichte der Gerichtsmedizin kein einziger Fall bekannt geworden war, in dem ein Arzt auf den grotesken Einfall gekommen wäre, nach einer Fotografie die Todesursache zu diagnostizieren. Im Namen des Volkes verkündete das Schwurgericht Offenburg am 17. Januar 1955 sein Urteil gegen Hans Hetzel: Lebenslänglich. Erst 14 Jahre später, nachdem mehrere Anträge auf Wiederaufnahme des Verfahrens vom Gericht verworfen worden waren, wurde Hans Hetzel im Oktober 1969 freigesprochen. Immerhin mußte die Verteidigung 12 internationale Autoritäten – unter ihnen Prof. Dr. Dotzauer, Köln, Prof. Dr. Otto Prokop, Humboldt-Universität Berlin, Prof. Dr. Kasper Eth, Zürich, Prof. Dr. Spann, Freiburg, Prof. Dr. Krauland, Berlin, Dozent Dr. Greiner, Duisburg, und Dozent Dr. Max Frei-Sulzer, Zürich – aufbieten, um das Pseudogutachten Prof. Ponsolds – »Ich habe mich noch niemals geirrt!« – zu demonstrieren. Die Expertenkommission stellte übereinstimmend fest, daß es im Fall Hetzel keinen Mord gegeben hatte. Der Gerichtsmediziner und Professor an der Humboldt-Universität in Ost-Berlin, Dr. Otto Prokop, wertete im Wiederaufnahmeverfahren die Schlußfolgerungen, die 1½ Jahrzehnte vorher von Prof. Ponsold aus den Leichenbefunden anhand von Amateurfotos gezogen wurden, als »Kardinalfehler«, »ganz grobe Schnitzer«, »krasse Fehlinterpretationen« und als Nichtbeachtung von Erkenntnissen, die zum Teil seit 1896 wissenschaftliches Allgemeingut seien.

Warum wurde der einwandfreie Obduktionsbefund als ungenügend angesehen? Warum wandte sich die Staatsanwaltschaft an Prof. Ponsold mit der Bitte um eine gutachtliche Äußerung? Mußte ein Kälberstrick als Mordinstrument herhalten, weil Hetzel früher einmal Metzger war? Warum darf ein medizinischer Sachverständiger ungestraft ein »Gutachten« abgeben, das die Ehre und das Leben eines unschuldigen Menschen zerstört? Warum fand sich nicht schon zur Zeit des ersten Prozesses ein Ordinarius bereit, ein Gegengutachten zu erstatten? Immerhin hatte der Senior der amerikanischen Gerichtsmediziner, Prof. Dr. Milton Helpern, Chief Medical Examiner von New York und Träger von 64 akademischen Ehrengraden, in einem Gespräch mit dem renommierten Kriminalschriftsteller Dr. Frank Arnau über das Ponsoldsche Gutachten völlig eindeutig geäußert: »Wenn bei uns ein Gerichtsmediziner aus einer Fotografie auf eine Todesursache schlösse, stünde er nicht als Experte, sondern als Angeklagter vor Gericht.«

Nur am Rande sei erwähnt, daß das Gutachten des Kälberstrickprofessors im Fall Hetzel in schroffem Widerspruch zu den Erkenntnissen steht, die er selbst in seinem eigenen »Lehrbuch der gerichtlichen Medizin« im Abschnitt über das »Erdrosseln« wiedergibt. Auch diesen erwiesenen Widerspruch Ponsolds gegen Ponsold ließ das Gericht bei allen Anträgen auf Wiederaufnahmeverfahren unbeachtet.

In einer Rundfunkdiskussion antwortete Professor Ponsold auf die Frage, ob nicht bei Kapitalprozessen sicherheitshalber zwei gleichrangige Gutachter tätig werden sollten: »Die Gefahr besteht – die Möglichkeit der Gefahr –, daß der andere Gutachter eben etwas anderes sagt, nur um etwas anderes sagen zu können, und daß dann das andere nicht immer das Richtige ist.« Wesentlich ausführlicher vertrat der westfälische Sachverständige seine Meinung über seine gerichtsmedizinischen Gutachterkollegen in der italienischen Fachzeitschrift »Zacchia«:

»Es gibt kaum einen Sachverständigen, der nicht stolz darauf wäre, als Zweitgutachter oder gar als Obergutachter herangezogen zu werden ... Daß der Vorgutachter doch recht haben könnte, das möchte der *Prestigegutachter* von vornherein nicht wahrhaben ... Eine besondere Versuchung stellen diejenigen Gutachten dar, die auf Ersuchen der Verteidigung erstattet werden ...« Und nun unterstellt Professor Ponsold seinen Expertenkollegen, sie handelten »nach Weisungen des Verteidigers ...« und versuchten, deren »Spiel zu gewinnen ... Mit welchen Mitteln das geschieht, fällt bei ihnen nicht ins Gewicht ... Letzten Endes ist es also der Ehrgeiz und die Eitelkeit, die den Prestigegutachter dazu treiben, sein Gutachten unsachlich und wider besseres Wissen zu erstatten ... Daß Staatsanwalt und Verteidiger polemisieren, sind Richter gewöhnt ... Der polemisierende Sachverständige ist dem Richter ein Greuel.«

Nun galt zwar Prof. Ponsold als »Papst« in seinem Fach, er war Präsident der Deutschen Gesellschaft für gerichtliche Medizin, und sein mehrmals aufgelegtes Lehrbuch der gerichtlichen Medizin gilt als Standardwerk. »Dennoch bleibt es unfaßbar, daß keine Berufsorganisation, auch nicht jene der gerichtsmedizinischen Ordinarien, wirksame Schritte gegen einen Ordinarius unternommen hat, der den gesamten Stand beruflich, ethisch und menschlich zu einer Gesellschaft von Meineidwilligen macht, denn mit der von Ponsold insinuierten Bereitschaft *wider besseres Wissen* zu gutachten, ist die Verletzung des Sachverständigeneides kausal verbunden«, schreibt Frank Arnau in seinem Buch »Die Strafunrechtspflege in der Bundesrepublik«.

Prof. Ponsold selbst aber überführte sich der allermeisten Ungereimtheiten. In einem Interview mit dem Münchener Ärztejournal »euromed« beispielsweise erklärte Ponsold auf die Frage, ob die Gefahr ausgeschlossen sei, daß Superakribie dazu verführen könne, aus Tatfotos Dinge herauszulesen, die gar nicht existent sind: »... wir Naturwissenschaftler sind ja so eingestellt, daß wir von dem ausgehen, was wir zu sehen bekommen. Wenn wir nichts zu sehen bekommen, wissen wir, daß wir nichts hineinpraktizieren, hineindenken, hineinprojizieren können aus einem Vorurteil ...«. Und an anderer Stelle fügte er hinzu: »... es gehört schon eine intensive Beobachtung und auch Erfahrung dazu, um Anhaltspunkte auf Abbildungen zu finden. Hat man sie aber gefunden, liegt es am Gewissen des Sachverständigen, ob er darauf basiert oder nicht ...«

Im selben Interview jedoch entgegnete Ponsold auf die Frage, warum er im Fall Hetzel das Gericht nicht stimulierte, auch andere Experten zu hören: »Es handelte sich bei der Fotografie, auf der ein Abdruck eines Strickes zu sehen war, um einen so gewöhnlichen und alltäglichen Befund, wie wir ihn bei Tausenden von Fällen beobachtet haben, daß ich mir nicht denken kann, daß ein anderer Gerichtsmediziner darin einen anderen Befund sehen würde, ihn anders deuten würde. Ich müßte mich schämen, mit solch einem primitiven Fund einen anderen zu Rate zu ziehen ...«

Allianz Arzt–Staatsanwalt

Die Wellen, die der Fall Hetzel, der unversehens zu einem Fall Ponsold geworden war, schlug, erreichten auch den deutschen Bundestag. Unter dem Druck der öffentlichen Meinung und vor dem Hintergrund des weltweites Aufsehen erregenden Freispruchs im eineinhalb Jahrzehnte verspäteten Wiederaufnahmeverfahren stand Anfang Dezember 1969 das Thema »Fehlurteile« im Mittelpunkt einer hochinteressanten Fragestunde. Bundesjustizminister Jahn kündigte eine systematische Untersuchung über die wesentlichsten Fehlerquellen in Strafprozessen an. Um Irrtümer bei Sachverständigengutachten zu verringern, befürwortete der Justizminister in fragwürdigen Fällen die Heranziehung eines Expertenteams, wiewohl auch die geltende Prozeßordnung die Möglichkeit bietet, mehrere Gutachter zu hören, ohne es freilich bindend zu verfügen. Zu klären bleibt, ob die Kompetenz des Bundes für die zwingende Anordnung von mehreren Gutachtern ausreicht.

Den Verdacht, daß Richter und Schöffen sich allzu bereitwillig der Meinung des medizinischen Gutachters anschließen, wollte Jahn generell freilich nicht bestätigen. Er mußte aber zugeben, daß die Aus- und Fortbildung von Richtern und Staatsanwälten im kriminalistisch-kriminologischen Bereich neu gestaltet werden muß, um sie zu einer kritischen Würdigung von medizinischen Gutachten zu befähigen. Von den sensationellen Ergebnissen der von der Bundesregierung in Auftrag gegebenen Studie, die kürzlich von der Tübinger Universität fertiggestellt wurde, wird später noch zu sprechen sein.

Ein anderer Fall, der einen Beweis für die Bereitschaft mancher medizinischer Gutachter liefert, ihrem Auftraggeber, der Anklagebehörde, allzu dienstbar zu sein, ereignete sich im Herbst 1965 in Nürnberg. Selbst der damalige Staatssekretär im bayerischen Justizministerium, Josef Hertinger, sah sich zu dem bitterbösen Kommentar veranlaßt: »Wir sind von dem Urteil sehr unangenehm berührt, man könnte fast sagen: Wir sind empört!« Was war geschehen?

Der Nürnberger Staatsanwalt Manfred Kreuzer, damals 35 Jahre alt, hatte am 2. Oktober 1965 gegen 5 Uhr morgens mit seinem Kraftwagen einen Straßenkehrer angefahren und schwer verletzt. Der Staatsanwalt, der unter Alkoholeinfluß gestanden hatte, beging Fahrerflucht.

Das Gericht jedoch verneinte eine Unfallflucht des Staatsanwalts, der im Verkehrsdezernat seiner Behörde mit Ermittlungen und Anklageschriften gegen Verkehrssünder wohlvertraut war, und sprach ein selbst für Nürnberger Verhältnisse äußerst mildes Urteil: 1 Monat Gefängnis mit Bewährung.

Die Richter beriefen sich dabei auf ein Gutachten des Neurologen, Psychiaters und Nürnberger Landgerichtsarztes Regierungsmedizinalrats Dr. Dr. Bernhard Rauch. Auch der Vertreter der Anklage, Oberstaatsanwalt Hans Sachs, hatte sich in der Strafsache gegen seinen jüngeren Kollegen mit dem entlastenden Gutachten begnügt und eine freundlich-verbindliche Gelassenheit wie im Fernsehen bei dem Ratespiel »Was bin ich?« an den Tag gelegt. Sachs: »Für ein weiteres Gutachten war keine Veranlassung, nachdem ein anerkannter Experte das Erstgutachten geliefert hatte.« Dr. Rauch habe schon wiederholt Unfallflüchtigen den psychologischen Schock zugebilligt, worauf diese dann freigesprochen worden seien. Im übrigen sei er, Sachs, ein »Gerechtigkeitsfanatiker« mit einem »verdammt guten Gewissen«.

Rügte das Ärzteblatt »euromed«: »Das Gutachten aber hätte allein um der Optik willen entweder von einem freien Sachverständigen oder einem Arzt eines anderen Gerichtsbezirks erstellt werden sollen. Dr. med. Rauch hat, indem er den Auftrag annahm, den gleichen Mangel an Takt manifestiert wie die Herren von der Justiz. Und so erwies er letztlich trotz vorbildlicher medizinischer Akkuratesse sich und der Ärzteschaft einen schlechten Dienst.«

Lebenslänglich – weil eine Maus ihr Schwänzlein kringelte

Zu den ungewöhnlichsten Fehlurteilen infolge eines haarsträubenden Gutachtens des ärztlichen Sachverständigen zählt jenes, durch das Frau Margarethe Wolsiffer, Gattin eines Apothekers in Neustadt an der Hardt, auf Grund eines angeblichen Opiummordes an ihrem Mann hinter Zuchthausmauern verschwand. Frau Wolsiffer kam erst wieder 1969 nach 20 Jahren Kerker in Freiheit. Der Altmeister des deutschsprachigen Kriminalromans, Dr. Frank Arnau, hat sich in seinem bereits erwähnten Buch »Die Strafunrechtspflege in der Bundesrepublik« sehr eingehend mit dieser gerichtsmedizinischen Katastrophe auseinandergesetzt.

Das Ungeheuerliche dieses Urteils wird allein durch die Tatsache deutlich, daß der einzige, freilich für jeden verantwortungsbewußten Gerichtsmediziner und Kriminalisten völlig unhaltbare Schuldbeweis durch eine Flasche Beaujolais erbracht wurde, die von der Kriminalpolizei nicht sichergestellt worden war. Erst ein ganzes Jahr später wurde sie aus dem Keller der Wolsifferschen Apotheke geholt. Um aber diese Flasche als Schuldindiz gegen die Angeklagte benützen zu können, mußte ein Gerichtsmediziner zugezogen werden. Der Mainzer Gerichtsmediziner Prof. Dr. med. Kurt Wagner war denn auch bereit, der Staatsanwaltschaft einen »Schuldbeweis« zu liefern, der beim heutigen Stand der Gerichtsmedizin ebenso archaisch wie naiv anmutet: Prof. Wagner besorgte sich eine – krebskranke! – Maus und injizierte ihr den verflüssigten Bodensatz aus jener Flasche Beaujolais. Die Maus starb mit dem bei Vergiftungen durch Opiate typischen »Ringelschwanz«. Damit »bewies« der medizinische Gutachter der Staatsanwaltschaft in Frankenthal das Vorhandensein von Opium in der ominösen Flasche. Der geringelte Schwanz einer Maus, die infolge ihrer schweren Krebserkrankung für derlei Versuche völlig ungeeignet war, bildete den einzigen »Beweis« für Frau Wolsiffers Täterschaft.

Der »Kringelschwanzeffekt« war zuletzt 1923 von dem bedeutenden Forscher Prof. Dr. Autenrieth als völlig ungeeignet zur Erzielung brauchbarer Ergebnisse bezeichnet worden. Die Fachautoren nach ihm ignorierten den Mäusetest Prof. Wagners vollständig, denn im Tierversuch wurde unwiderlegbar festgestellt, daß der einer Maus injizierte verflüssigte Bodensatz einer jeden lange lagernden geleerten Rotweinflasche immer den Tod des Tieres hervorruft, weil Mäuse auf Tannin (Gerbsäure), das sich in jedem solchen Bodensatz befindet, ebenso wie auf Opium reagieren! Aber einem Gericht in der Bundesrepublik genügte dieser »Test«, um eine Angeklagte lebenslang ins Zuchthaus zu sperren.

In keinem Staat mit geordneter Strafrechtspflege ist es denkbar, daß ein Mensch auf Grund eines solchen Pseudoschuldbeweises verurteilt werden kann. Selbst 1950, als die zweite Hauptverhandlung gegen Margarethe Wolsiffer stattfand, wurde bereits in Kulturstaaten, von Kalifornien bis an den Ural, die Gaschromatografie, zur Auffindung von Mindestspuren verwendet, denn nur sie ermöglicht unanfechtbare Ergebnisse. Aber in der Bundesrepublik, die ja doch wohl auch zu den Kulturstaaten gezählt werden möchte, wurde ein Mensch ins Zuchthaus geschickt, weil eine Maus beim Sterben ihr Schwänzlein kringelte!

Margarethe Wolsiffer wurde 1969 freigelassen. Nicht etwa auf Grund eines Freispruchs, zu dem man sich in einem Wiederaufnahmeverfahren mit einem zwei- oder dreiköpfigen Gutachterteam mit an Sicherheit grenzender Wahrscheinlichkeit hätte durchringen können. Nein, Frau Wolsiffer wurde lediglich zu 25 Jahren Zuchthaus »begnadigt«. Hätte es ein Gesetz gegeben, das die obligatorische Hinzuziehung eines zweiten Experten vorschreibt, wäre das Gutachten Prof. Wagners nicht auf dem Richtertisch geblieben, sondern es hätte im Papierkorb den gebührenden Platz gefunden. Aber – das Gesetz gibt es nicht. Und wir warten darauf, daß es geschaffen wird. Wie viele, vielleicht schuldlose Angeklagte bis dahin noch verurteilt werden, vermag niemand abzusehen. Eine bittere Schlußfolgerung ergibt sich daraus für jeden Bürger dieses Landes: Offenbar ist niemand vor einem Justizirrtum sicher! Vor allem dann nicht, wenn er das Pech hat, medizinischen Sachverständigen vom Schlage eines Professors Wagner oder Ponsold »in die Hände zu fallen«.

Die Akte Verweegen

Aber nicht nur im Strafprozeß, auch in der Sozialgerichtsbarkeit spielen manche Ärzte in der Eigenschaft eines medizinischen Sachverständigen eine wenig erfreuliche Rolle. Von einem besonders krassen Fall wußten die »Lübecker Nachrichten« in ihrer Ausgabe vom 11. August 1970 zu berichten:

»Mitten in der Kölner Innenstadt brach der Ingenieur Heinz Verweegen blutüberströmt zusammen: Eine verirrte Kugel aus einer Polizeipistole, die einem Autodieb galt, machte ihn zum Krüppel. Das war am 24. November 1956. Damals war der Fall Verweegen einer jener tragischen Unglücksfälle, wie sie immer wieder geschehen. Heute ist er mehr: ein Paradefall dafür, wie schwer sich die staatliche Maschinerie tut, wenn sie für die Folgen ihrer Betriebsunfälle geradestehen soll. Seit 14 Jahren kramt das Land Nordrhein-Westfalen, Dienstherr des Schützen, immer neue Ideen aus der Verwaltungstrickkiste, um sich um einen Schadenersatz zu drücken. Die Serie der Merkwürdigkeiten erreichte vor einigen Tagen den Gipfel: Unter mysteriösen Umständen verschwanden sämtliche Akten des Falles. Der mittlerweile völlig verarmte Gelähmte steht nach 14 Jahren wieder am Nullpunkt.

Eigentlich lag der Fall sehr klar auf der öffentlichen Hand. Verweegen hatte nach seinem Maschinenbaustudium seine ersten Erfindungen zum Patent anmelden können. In Köln besaß er eine florierende Apparatebaufirma mit 14 Angestellten. Als der Schuß ihn traf, hatte er gerade ein Jahreseinkommen von 110 000 Mark versteuert.

Am 24. November 1956 beschloß Verweegen, sich zum Abschluß eines anstrengenden Tages noch ein Glas Bier zu genehmigen. Als er die Gaststätte verließ, peitschte der Schuß durch die Nacht.

Die Kugel durchschlug die Brust und blieb in der Nähe der Wirbelsäule stecken. Verweegen stürzte mit dem Kopf gegen eine Fensterkante und fiel zu Boden. Wochenlang rang er mit dem Tode. Sein Betrieb mußte versteigert werden. Mehrere Operationen verschlangen seinen Besitz. Verwandte halfen, bis sie selbst nicht mehr konnten. Aber auch die Operationen konnten die Folgen des Schusses nicht reparieren. Mühsam mußte V. wie ein Kind wieder sprechen und lesen lernen. Seine Frau Gertrud legte mit immer neuen Anstößen geduldig das verschüttete Gedächtnis wieder frei. Mit zähem Training zwang V. seine Arme, ihm wieder zu gehorchen.

Was bleibt, sind ein fast totaler Gehör- und erheblicher Augenschaden, die gelähmten Beine, regelmäßig wiederkehrende Anfälle von Bewußtlosigkeit und die Armut. Statt von einst 9000 Mark Monatseinkommen lebt er heute mit Frau und Kind von 330 Mark Sozialunterstützung. Aber das Land Nordrhein-Westfalen, vertreten durch den Innenminister, beschloß, nicht durch freiwillige Zahlungen einen Fehler der staatlichen Maschinerie zuzugeben, sondern lieber sich verklagen zu lassen.

Verweegen verlangte zunächst Ersatz der Krankenkosten (die mittlerweile auf 100 000 Mark angewachsen sind). Das Land trieb die Sache bis zum Bundesgerichtshof und verlor auch da. Damit war die Sache im Grundsatz entschieden, und das Landgericht konnte nun in einem weiteren Verfahren die Summe festlegen. Inzwischen hatte Verweegen jedoch auch für den Verlust seines Betriebes Ersatz verlangt, worauf das Land mit dem Verdacht reagierte, die Lähmung sei gar nicht die Folge des Polizeifehlschusses, sondern einer Ohrenerkrankung, die auch ohne das Unglück zum Ausbruch gekommen wäre. Das Landgericht kam jedoch zu dem Ergebnis, die Lähmung sei eindeutig auf den Schuß zurückzuführen, nachdem V. mit dem Kopf auf die Fensterkante geschlagen und mit aufgerissenem Kopf auf der frostkalten Straße liegengeblieben sei.

Wiederum Berufung. Vor dem Oberlandesgericht präsentiert das Land einen Bonner Professor, der Verweegens Zustand als möglicherweise anlagebedingt begutachtet.

V's Klage wird abgewiesen, was sich wiederum auch auf den ersten Prozeß und die Krankheitskosten auswirkt. Es ist 1966, und V. hat außer 700 Mark Arztkosten, die in einem ersten Anflug von Großzügigkeit gezahlt worden waren, noch keine Mark gesehen. Der Krüppel resignierte nicht. Im Gegenteil: Die Niederlage wirkt wie eine Medizin.

V. zeigt den Professor wegen des Gutachtens an. Das Ermittlungsverfahren wird eingestellt, weil der Professor das Gutachten nicht an Eides statt erstattet und auch nicht auf seinen Sachverständigeneid genommen hatte. Verweegen betätigt sich vom Rollstuhl aus als Detektiv und beschafft seine Militärakten: Den Beweis, daß er als Artillerist gedient habe, was mit einem latenten Ohrenleiden nicht möglich gewesen wäre.

Er fordert seine Krankenblätter aus der Bonner Ohrenklinik an, um zu beweisen, daß bei diversen Operationen kein Hinweis auf ein Ohrenleiden gefunden wurde. Die Klinik meldet die Blätter als verschwunden. Verweegen verkleidet sich mit weißem Kittel als Doktor, fährt mit dem Rollstuhl in die Klinik und verlangt im Archiv: *Die Akte Verweegen!* Und er bekommt sie. Mehrere Ärzte bestätigen ihm, daß sein Zustand eindeutig auf den Schuß zurückzuführen ist.

Daraufhin läßt das Oberlandesgericht den Fall neu aufrollen. Am 2. Mai 1968 werden die Akten zur Erstattung eines neuen Gutachtens an Prof. Vosteen von der Frankfurter Universität gesandt. Vor einigen Tagen meldete Frankfurt, die Akten seien verschwunden. Auf Beschluß des Oberlandesgerichts sollen die Akten jetzt von Anfang an rekonstruiert werden. Was nicht zuletzt deshalb möglich sein wird, weil Verweegen, längst vorsichtig geworden, von fast allen Akten Duplikate anfertigen ließ.«

Soweit der Bericht in den »Lübecker Nachrichten« vom 11. August 1970. Nur wenige Tage später, am 1. September, starb der Kölner Ingenieur. Der Unmenschlichkeit einer ärztlich sanktionierten Bürokratie steht jetzt seine Witwe gegenüber.

Ist die Willkür mancher medizinischer Sachverständigen noch zu überbieten? Nicht der Mörder, der Ermordete ist schuld. Das war einst ein wirksamer Romantitel. Als Slogan im Deutschland der 70er Jahre ist es ein reichlich makabrer Spruch.

Fehlgutachten am laufenden Band

Weit davon entfernt, aus all dem eine Lehre zu ziehen, produzieren einige medizinische »Sachverständige« Fehlgutachten am laufenden Band, und deutscher Untertanengeist, der selbst im Gerichtssaal unausrottbar scheint, läßt sie ungestraft gewähren.

Was geschehen kann, wenn ein Gutachter an die Stelle logischen Denkens seiner in bestimmten Bahnen kreisenden Phantasie freien Lauf läßt, wird am »Mord«-Fall des 34jährigen Kraftfahrers Albert Pitz aus Saarbrücken deutlich. Er wurde angeklagt, seine Ehefrau Gudrun »in der Nacht vom 26. zum 27. Juni 1960 durch elektrischen Strom« getötet zu haben. Die beiden Kinder der Eheleute Pitz hatten ihre Mutter tot im Bett gefunden. »Herzversagen«, stellte der Hausarzt fest; er benachrichtigte aber trotzdem die Polizei, da ein Arm der Toten Brandwunden und ein Zeh merkwürdige Veränderungen aufwies. Beamte der Mordkommission stellten fest, daß Gudrun Pitz »an das elektrische Stromnetz angeschlossen und durch Elektroschock ermordet« worden sei. Um auf den dürftigen Resultaten der Mordkommission einen Schwurgerichtsprozeß aufbauen zu können, war das stützende Gutachten eines Sachverständigen erforderlich.

Hilfesuchend wandte sich die Staatsanwaltschaft in Saarbrücken an das Gerichtsmedizinische Institut der Universität Münster: Das gewünschte Gutachten erstattete Prof. Dr. Ponsold. Wieder einmal lieferte er seine Expertise auf Grund von Fotos und Protokollen, ohne jemals die Leiche gesehen zu haben. Prof. Ponsold kam zu dem Schluß: Pitz ist der Elektromörder seiner Frau.

Daß Pitz sein Leben doch nicht im Zuchthaus beschließen mußte, war paradoxerweise ebenfalls das Verdienst von Prof. Ponsold. Er hatte es sich nämlich nicht verkneifen können, den Studenten seines Seminars an der Universität Münster mitzuteilen, daß es ihm gelungen sei, den »Mörder Pitz zu überführen«. Ein mutiger Student berichtete diese völlig unzulässige, einem Vorurteil gleichkommende Äußerung Ponsolds dem Münsteraner Rechtsanwalt Dr. Fritz Gross. Die Sensation war perfekt: Auf Antrag des Rechtsanwaltes wurde Prof. Ponsold vom Gericht in Saarbrücken »als Sachverständiger in Sachen Pitz wegen erwiesener Befangenheit abgelehnt«.

Albert Pitz wurde, da objektive Gutachten eindeutig feststellten, Frau Pitz sei eines »ganz sicher natürlichen Todes gestorben«, nach mehrjähriger Untersuchungshaft im Februar 1965 freigesprochen. Des Rätsels Lösung? Die Brandwunden am Arm von Frau Pitz stammten vom Bügeleisen, mit dem die kränkliche Frau die Hemden ihres Mannes zu plätten versuchte.

Wie konnte es bei dieser Sachlage überhaupt zu einer Mordanklage kommen? Offenbar hatte auch hier die Autorität eines Professors »Wunder« gewirkt. In der Bundesrepublik darf ein Universitätsprofessor, Ordinarius, Direktor eines Gerichtsmedizinischen Universitätsinstituts das Gericht und die Öffentlichkeit ungestraft irreführen. Weder zivil- noch strafrechtlich hatte er Folgen zu befürchten. Er bleibt weiterhin Ordinarius. Daß Prof. Ponsold offenbar noch mehr kann, geht aus einem Bericht in der Münchener Ärztezeitschrift »euromed« hervor:

»... Die Verkäuferin Christa N. in Bielefeld klagte gegen den Verkäufer Manfred G. auf Alimente. Der junge kaufmännische Angestellte bestritt die Vaterschaft. Da er aber tatsächlich das Mädchen geschwängert hatte, entzog er sich der gerichtsmedizinischen Untersuchung, indem er seinen Bruder Hartmut zu Ponsold schickte. Der Obergutachter bescheinigte prompt, Manfred könne nicht der Kindesvater sein. Durch Nachforschungen Christas wurde der Schwindel aufgedeckt. Ponsold hatte also entweder den durch Hartmut mißbräuchlich verwandten Personalausweis Manfreds nur flüchtig betrachtet, was eine grobe Nachlässigkeit bedeutet, oder er war unfähig, durch Betrachtung der Fotografie Manfreds zu erkennen, daß sie nicht Hartmut darstellte. Wie aber soll Ponsold zugetraut werden, unerkennbare Merkmale auf einer Amateuraufnahme richtig zu deuten, wenn er nicht einmal fähig ist, auf Grund einer gestochen scharfen Porträtaufnahme eine Identifizierung vorzunehmen?«

Die gesamte Medizin tendiert zur Spezialisierung, mit einer Ausnahme: In der Gerichtsmedizin geht diese Entwicklung in die umgekehrte Richtung. Hier ist derselbe Arzt noch tätig auf dem Gebiet der Pathologie, der Frauenheilkunde, der Psychiatrie, der Psychologie, hier beurteilt er, ob ein Mann zur Alimentenzahlung herangezogen werden kann, ob ein menschlicher Schädel im Herd verbrannt worden ist, ob Arbeits- oder Terminfähigkeit gegeben ist; zudem beurteilt er EKGs und fühlt sich als Chemiker, Fotograf und Laborarzt. »Man müßte«, so urteilt Dr. med. H. G. Dennemark im »Berliner Ärzteblatt«, »bei dieser umfangreichen Tätigkeit annehmen, daß der Gerichtsarzt das einzige zur Zeit lebende Genie der Medizin ist, oder man muß zu der Erkenntnis kommen, daß er seine Fähigkeit bei weitem überschätzt.« Und Dr. Dennemark fügt hinzu: »Bei derartigen Gutachten dürfte daher nicht das pathologische Selbstgefühl eines Dilettanten, der in wahnhafter Vorstellung glaubt, alle Gebiete der Medizin meisterhaft zu beherrschen, sondern einzig und allein die spezielle fachliche Ausbildung des begutachtenden Arztes eine Rolle spielen. Leider wird dieser Gedanke viel zu wenig bei den Gerichten beachtet, so daß es dort überhaupt nicht auffällt, daß derselbe Gutachter einmal den Sektionsbefund einer Leiche vorträgt und als Erhärter einer Mordtheorie in Erscheinung tritt, das nächste Mal die Frage beantwortet, ob ein 19jähriger den richtigen Reifegrad besitzt, ob er voll verantwortlich ist, und schließlich feststellt, wieweit ein Mädchen vergewaltigt wurde. Ein einziges dieser Gebiete genügt vollauf, um einen Gutachter auszulasten, und er muß sich dann sogar noch Mühe geben, um literaturmäßig ständig auf dem laufenden zu bleiben.«

Dank der Nichtbeachtung dieser Vorsichtsmaßregel durch das Gericht einerseits und des geradezu krankhaften Selbstgefühls einzelner Gutachter, die glauben, alles zu wissen, andererseits sind in den letzten Jahren zahlreiche Fehlurteile ergangen, die eine weitverbreitete Unsicherheit erzeugten.

Erinnert sei bei dieser Gelegenheit an jenen jungen Kaufmann Erich van der Leyen, der es allein der beispielhaften Gewissenhaftigkeit des Chefs der Düsseldorfer Kriminalpolizei, Kriminalrat Dr. Wehner, zu verdanken hat, daß er heute nicht als »Lebenslänglicher« hinter Gittern sitzt. Van der Leyen wohnte zufällig in der Nähe des Schauplatzes eines Autobahndoppelmordes. Im Zuge einer polizeilichen Routinekontrolle fanden die Beamten verdächtige Blutflecken auf den Schonbezügen seines Pkws. »Geschlachtetes Geflügel«, das er in seinem Wagen transportierte, oder ein »ausblutender Hase«, den er kurz vorher überfahren hatte, waren van der Leyens Erklärungen. Prof. Dr. Kurt Böhmer, Direktor des Gerichtsmedizinischen Instituts Düsseldorf »gutachtete« hingegen: »Die untersuchten Blutflecken rühren mit Sicherheit von Menschenblut her ...«

Und dann geschah das Außgerwöhnliche: Dr. Wehner hatte den Mut, der Aussage des Beschuldigten mehr zu glauben als dem hochwissenschaftlichen Gutachten des Universitätsprofessors. Er ordnete weitere Untersuchungen der Flecken an. Ein Kriminologe des Bundeskriminalamts in Wiesbaden, Dr. Martin, dem später internationaler Ruhm als Fachgelehrter zuteil werden sollte, prüfte mit modernsten Apparaturen die Blutflecken ebenfalls und kam zu dem Ergebnis: »Menschenblut ist auszuschließen. Alle Flecken rühren unzweifelhaft von tierischem Blut her.« Prof. Böhmer ließ durch einen Assistenten zugeben, daß sein Gutachten falsch war. Die Schuld schob er allerdings einem weltberühmten Pharmaunternehmen zu, das ihm, wie er sagen ließ, ein »ungeeignetes Serum zur Blutursprungsfeststellung geliefert hatte«. Die Firma jedoch teilte mit, daß das Serum vollkommen in Ordnung gewesen sei.

Weitaus erschütternder als das eigentliche Fehlgutachten dürfte seine – Prof. Böhmers – selbst offenbarte Mentalität sein, wie sie der Düsseldorfer Sachverständige in einem Brief an Prof. Dr. Müller, Direktor des Gerichtsmedizinischen Instituts der Universität Heidelberg, zum Ausdruck brachte: »Ich möchte Ihnen meine Absicht dahin mitteilen, daß ich grundsätzlich der Ansicht bin, wenn ein Ordinarius der gerichtlichen Medizin in derart exponierter Weise vor Gericht tätig war, wie dies bei Herrn Wagner (Ordinarius der Gerichtlichen Medizin Mainz) der Fall war, daß dann für jeden Ordinarius der gerichtlichen Medizin eine Situation entstanden ist, die es ihm unmöglich macht, den ersten Kollegen in irgendeiner Form nachzuprüfen. Ich fürchte, daß das Ansehen der gerichtlichen Medizin nicht dadurch gefördert wird, wenn demnächst in der Presse die Meinung vertreten wird – mit der man rechnen muß –, daß ein Professor in gerichtsmedizinischen Dingen überhaupt nachprüfbar wäre, denn wenn man dies zugibt, dann muß man von vornherein zugeben, daß einem Ordinarius für Gerichtliche Medizin Fehler unterlaufen können, die der Nachprüfung zugänglich sein könnten.«

In bezug auf die fragliche Überprüfung der Serumpräparate im Fall van der Leyen meint dann Prof. Böhmer später in demselben Brief: »Ich hätte sie eher zum Fenster hinausgeworfen, als irgend jemand zuzugestehen, meine Präparate nachzukontrollieren.« Tatsächlich war es nur mit List und Tücke möglich, das Material zur Nachprüfung in Wiesbaden freizubekommen.

Halbgötter in Weiß wollen unfehlbar sein – hier ist es einmal klar und deutlich ausgesprochen! Es geht eher ein Kamel durch das berühmte Nadelöhr, als daß manche Ärzte, vor allem wenn sie den Professorentitel tragen, bekennen, auch Fehler zu machen. Eher sollen völlig unschuldige Menschen auf Grund eines professoralen Irrtums lebenslang ins Zuchthaus, als daß dem Ordinarius ein Irrtum nachgewiesen werden darf.

Wenn man berücksichtigt, daß diese Meinung von Medizinern vertreten wird, die sich nachweislich erheblich irrten und die sich erdreisten, gleichzeitig auf verschiedenen Fachgebieten der Medizin zu arbeiten und sich auf allen diesen Gebieten für unfehlbar zu halten, wie dieser Brief beweist, so stellt diese Anschauung eine erhebliche Gefährdung der Rechtssicherheit in der Bundesrepublik dar. Aber leider scheint nicht nur Prof. Dr. Böhmer diese Unfehlbarkeitslehre zu praktizieren. So schrieb Prof. Dr. Albert Ponsold in seinem Aufsatz »Das Prestige-Gutachten« in »Der medizinische Sachverständige«, Heft 5/1969: »Es geht aber dem Prestige-Gutachter darum, den Vorgutachter herabzusetzen oder, um sich vulgär auszudrücken, ihm eins auszuwischen. Deshalb sucht er in erster Linie nach *wunden* Punkten, die, theoretisch gesehen, angreifbar erscheinen, praktisch gesehen aber nicht sind.« Im gleichen Aufsatz vertritt Prof. Ponsold die Ansicht: »Je schwächer jemand in seiner Persönlichkeit strukturiert ist, desto starrer wird er an der zuerst gewonnenen Meinung festhalten.« Und er fährt fort: »Der Prestigegutachter ist geschmeichelt, wenn die Verteidigung ihn anschreibt und läßt sich leicht von ihr überzeugen, daß die Fehlerhaftigkeit des Vorgutachters gleichsam zum Himmel schreit, da ihm nur diejenigen Unterlagen unterbreitet werden, die der Verteidigung zunutze sind.« Mit anderen Worten: Jeder Gegengutachter, der einen Vorgutachter angreift, weil er sich nicht seiner Meinung anschließen kann, ist, besonders wenn der Vorgutachter ein Ordinarius ist, ein Prestigegutachter und somit ein schlechter Charakter, unabhängig davon, ob er recht hat oder nicht.

Ist das der Offenbarungseid der westdeutschen Gerichtsmedizin? Gibt es keinen Abgeordneten im Deutschen Bundestag, der pflichtvergessenen Ärzten in unserem Lande auf die Finger klopft? Eine wirksame Kontrolle scheint hier unumgänglich, um die Allgemeinheit vor der pervertierten Haltung medizinischer Sachverständiger zu schützen. Im Zweifel für den Angeklagten! Wenn schon die Gefahr besteht, daß Richter und Staatsanwälte den medizinischen Sachverstand vor ihrem eigenen gesunden Menschenverstand rangieren lassen, so bleibt nur übrig, im wohlverstandenen Interesse des Angeklagten grundsätzlich mindestens zwei – voneinander völlig unabhängige – Sachverständige zu bestellen.

IX. Ärztliche Lotterie mit Patienten

Der Arzt – ein gefährlicher Krankheitserreger?

Viele Operationen wären überflüssig, wenn die Krankheiten beziehungsweise Leiden, die man durch chirurgische Eingriffe zu heilen, mindestens aber zu bessern bemüht ist, rechtzeitig erkannt und richtig behandelt würden. Aber: Diagnose heißt in der Bundesrepublik alarmierend häufig Fehldiagnose.

Eine Erfolgskontrolle oder irgendeine andere Kontrolle gibt es nicht bei unseren Ärzten. Entweder es geht gut oder es geht nicht gut. Im letzteren Fall »hat's der liebe Gott so gewollt«. Wie sagte doch der französische Dichter und Gesellschaftskritiker Jean-Baptiste Molière, dessen Todestag sich 1973 zum 300. Male jährte: »Ich finde, daß die Medizin das einträglichste Gewerbe von der Welt ist; denn ob man seine Sache gut oder schlecht macht, bezahlt wird man doch allemal ... Ein Schuster, der Schuhe herstellt, kann kein Stückchen Leder verpfuschen, ohne daß er den Schaden zu berappen hat. Wir aber dürfen bei einem Menschen dreist drauflospfuschen, ohne daß es uns was kostet, Fehlgriffe kommen nie auf unsere Rechnung ...«

Freilich: Irren ist menschlich, und Ärzte sind trotz ihres Halbgott-Status auch nur Menschen. Aber dem Recht auf Irrtum und dem, was als vertretbarer Irrtum oder einmaliges Fehlen gelten kann, müssen Grenzen gesteckt sein. Eine Ärzteschaft, die ihre größte Aufgabe nicht darin sieht, die Möglichkeit zur Wiederholung solcher Fehler mit allen Mitteln zu verhindern, sondern sich statt dessen vor allem mit Hilfe der ungeschriebenen Gesetze einer Zunft- oder Standessolidarität dazu versteigt, Fehler zu decken und nach außen zu verbergen, erschüttert zwangsläufig die Grundlagen des Vertrauens, das die Ärzte selbst als erste Voraussetzung für eine segensreiche Partnerschaft zwischen Arzt und Patient darstellen. »... in einer Zeit«, so gibt der bekannte Bestsellerautor Jürgen Thorwald in seinem bereits erwähnten Buch über die schicksalhaften Jahre des Geheimrats Sauerbruch zu bedenken, »in der, ob wir es beklagen oder nicht, die ärztliche Wissenschaft und Praxis deutlich ihren Zitadellencharakter und ihre absolute Autoritätsstellung zu verlieren beginnt, in einer Zeit, da keine unübersteigbaren Mauern sie mehr vor dem Einblick der Öffentlichkeit und der Presse schützen, wird diese falsch ausgelegte Solidarität zu einer das Vertrauen zerstörenden Gefahr, wenn sich mit ihr nicht der konsequente Wille zu äußerster Kontrolle in den eigenen Reihen gesellt, und zwar ohne Rücksicht auf Stellung und Namen.«

Wenn Ärzte durch falsche Behandlungsmethoden ihre Patienten zu Krüppeln machen, taucht in den Schlagzeilen der Publikumspresse nur die berühmte Eisbergspitze auf. Wer zählt denn schon, wie oft Ärzte ihre Patienten kränker machen, als sie vorher waren? Und überhaupt – klingt es nicht wie ein schlechter Scherz: Der Arzt als Gesundheitsgefahr? Es gehört zu den Schattenseiten unserer heutigen Medizin, daß der Arzt oftmals mehr oder weniger gezwungen ist, bei der Behandlung von Krankheiten den Teufel mit dem Beelzebub auszutreiben. Zu diesen Schattenseiten gehören zahlreiche vom Arzt ausgelöste iatrogene Krankheiten, von denen der amerikanische Arzt Dr. David Spain sagt, sie bildeten eine »furchterregende neue Dimension menschlicher Leiden«. Mindestens 10 Prozent aller Sektionen von Patienten, die in großen Kliniken behandelt wurden, haben irgend etwas mit iatrogenen Leiden zu tun, sagte im Mai 1972 in Graz auf dem Jubiläumskongreß der Deutschen Gesellschaft für Pathologie Präsident Prof. Wilhelm Doerr, Heidelberg. In einem Drittel dieser Fälle seien iatrogene Faktoren am Tode tatsächlich mitbeteiligt. Es werde Zeit, meinte Doerr, alle einschlägigen Beobachtungen zu ordnen und zu systematisieren. Über Art und Häufigkeit der wichtigsten Nebenwirkungen müßten die behandelnden Ärzte aufgeklärt werden; sie müßten wissen, wie sie sich verhalten sollten. Der Altmeister der deutschen Krebsforschung, Prof. Dr. Karl-Heinz Bauer aus Heidelberg, prophezeite seinem Kollegen, er werde auf Grund seiner mutigen Rede in die Medizingeschichte eingehen.

Schäden, die auf Grund vom Arzt angewandter oder empfohlener Heilmethoden entstehen, zählen heute in der Bundesrepublik zu den häufigsten Krankheitsursachen. Die Medizin ist – unmittelbar hinter Krebs und Herzinfarkt und noch vor allen Infektionskrankheiten (50 000 Tote) zum gefährlichsten Krankheitserreger des Menschen geworden. Hier ein kleiner Ausschnitt aus dieser Schreckensbilanz:

- Jede 100. Oberschenkelamputation hat ihre Ursache in einem ärztlichen Fehler;

• 1500 Patienten sterben jährlich an Blinddarmoperationen, die gar nicht notwendig gewesen wären;

• weitere 9000 Menschen sterben an Operationen, die aus streng ärztlicher Sicht überflüssig sind;

• jede 5. Knochenbruchoperation endet mit einem Mißerfolg, jeder 20. genagelte oder geschraubte Knochenbruch hinterläßt schwere Dauerschäden, wie beispielsweise Knochenentzündungen oder unheilbare Eiterungen im Knochengewebe;

• mehr als die Hälfte aller Narkosetodesfälle wäre vermeidbar;

• von 20 000 amputierten Beinen aufgrund arterieller Gefäßschäden könnten durch rechtzeitigen gefäßchirurgischen Eingriff jährlich 10 000 vor der Verkrüppelung bewahrt bleiben;

• ein vom Arzt verordnetes Arzneimittel ist die Haupt- oder alleinige Ursache für den Tod von jährlich rund 15 000 Menschen;

• Rund eine halbe Million aller Patienten, die in Krankenhäuser eingeliefert werden, leiden an Folgen, die durch Einnahme von Arzneimitteln hervorgerufen wurden, zu einem wesentlichen Teil deswegen, weil die von der Pharma-Industrie verhätschelten Ärzte treu und brav Medikamente verschreiben, von deren Wirkungsweise sie keine Ahnung haben.

Bis zu 7 Prozent aller Operationen mit der Herz-Lungen-Maschine enden für den Patienten mit einem – später oft zum Tode führenden – Gehirnschaden. »Mit 3,6 Prozent ist die Rate zerebraler Schäden nach Operationen mit der Herz-Lungen-Maschine an der Göttinger Klinik relativ gering«, schrieb der »Praxis-Kurier« am 6. Juni 1973. Von »2035 Patienten, die in Göttingen am offenen Herzen operiert wurden, erlitten 76 zerebrale Defekte; 36 starben. In 13 Fällen hatte der Gehirnschaden zum Tode geführt«. Die gleiche Ärztezeitung berichtete nur wenige Wochen später, daß die Leukämie-Anfälligkeit von Patienten, die das früher vielfach bei Röntgenaufnahmen verwendete Kontrastmittel Thorotrast erhalten hätten, ständig steige. In der Kieler Universitätsklinik wurden, wie Zeitungen im Sommer 1973 ausführlich berichteten, zwei Neugeborene durch eine Bluttransfusion (die Blutkonserven stammten von einem Geschlechtskranken!) mit Syphilis infiziert. Der Kurator der Kieler Universität erkannte eine Schadenersatzpflicht des Landes Schleswig-Holstein an. Das Land Schleswig-Holstein jedoch lehnte jegliche Schadenersatzzahlung strikt ab.

Wie häufig iatrogene Schäden tatsächlich auftreten, läßt sich nach Dozent Dr. med. Jörg Friedrich Vollmar von der Chirurgischen Universitätsklinik Heidelberg nicht feststellen; er vermutet jedoch, daß nur ein verschwindend geringer Bruchteil an die Öffentlichkeit gelangt (»Selecta« vom 8. 1. 1968). Dazu gehören unerwünschte Arzneimittelnebenwirkungen, Spätschäden nach Röntgenbestrahlungen diagnostischer oder therapeutischer Art, Krankheiten, die bei Bluttransfusionen übertragen werden, und Schäden, die den Patienten durch Biopsieverfahren wie Punktionen oder Probeentnahmen von Geweben zugefügt werden können. Der oben zitierte Dr. Spain weist in seinem Buch darauf hin, daß die Berichte über iatrogene Schäden sich im Zeitraum von 10 Jahren verdoppelten.

In seinem Buch »Die Medizin heute« prangert Prof. Dr. med. Hans Schäfer, Heidelberg, im Zusammenhang mit den vom Arzt erzeugten Krankheiten mit Recht auch die unkontrollierten energiereichen Strahlen an. »Wir kämpfen derzeit mit starken politischen Mitteln um die Rettung vom Atomtod«, schreibt er, »aber die Bedrohung unserer Gesundheit durch atomare Versuche liegt immer noch unter dem Prozentsatz der Strahlenschäden, welche medizinisch erzeugt werden. In den USA sind kindliche Leukämien, die als Folge von medizinischen Strahlenschäden anzusehen sind, häufiger als Infektionskrankheiten, wie einem Bericht des Senators Humphrey zu entnehmen ist. Ein Arzt hat irgendwo ein Sanatorium, wo er radioaktives Thorium einspritzt mit dem Erfolg, daß 20 Prozent der behandelten Kinder Sarkome bekamen. Röntgenuntersuchungen von Schwangeren sind auch heute noch durchaus üblich, trotz unserer Kenntnis der Strahlenschäden, trotz der enormen Strahlenempfindlichkeit des kindlichen Gewebes.«

Der Anblick solcher kleinen Patienten, schrieb Steward Alsop, Starkolumnist der amerikanischen Presse und selbst an chronischer Leukämie erkrankt, »ist einfach schrecklich«. Die krebsartigen Wucherungen im Knochenmark, in der Milz und in den Lymphknoten – wo die weißen Blutkörperchen gebildet werden – schwächen die Atemkraft und die Infektionsabwehr. Fieber und körperlicher Verfall sind die Folgen.

Untersuchungen zweier amerikanischer Forscher, Irvin Bross und Nachimuthu Natarajan vom Roswell-Park Memorial Institute in Buffalo, ergaben, daß leukämische Kinder oft schon vor Ausbruch des noch immer meist tödlichen Leidens zum Kränkeln neigen. Häufiger als sonst fanden die beiden Wissenschaftler in den Krankengeschichten von Leukämiekindern Allergien (Überempfindlichkeitsreaktionen), die sich zu asthmatischer Luftnot und juckenden Hautleiden steigerten; bakterielle Erkrankungen wie Lungenentzündungen, Keuchhusten und schwere Darminfektionen; frühzeitig Windpocken und Masern.

Amerikanische Ärzte befürchten, daß bereits eine zusätzliche Strahlenbelastung von nur 5 rem (innerhalb eines Zeitraums von drei Monaten werden hierzulande bis zu 3 rem für Männer gerade noch als zulässig angesehen), verteilt auf 30 Lebensjahre, wie »Selecta« in ihrer Ausgabe vom 21. Mai 1973 berichtete, »die USA jährlich 3000 bis 15 000 Krebstote mehr kosten«.

Nach Bekanntwerden einer entsprechenden Untersuchung wurde die deutsche Röntgenverordnung nach 12jähriger Anlaufzeit und gegen die Stimmen der Ärzteschaft (»Schwere Eingriffe in die ärztliche Berufsausübung« betitelte das »Deutsche Ärzteblatt« vom 5. April 1973 seinen Leitartikel über die neue Verordnung) verabschiedet.

Zweifellos herrscht »in puncto Strahlenschutz bei uns ein weitgehend gesetzloser Zustand«, stellte »Selecta« fest. In Zukunft muß der Arzt auch seine Hilfskräfte über Gefahren und Schutzmaßnahmen regelmäßig belehren und sie ein Protokoll darüber unterschreiben lassen. Wie notwendig solche Kenntnisse sind, zeigt eine Bemerkung von Professor Friedrich E. Stieve, Leiter der Abteilung für Strahlenhygiene des Bundesgesundheitsamtes, Berlin: Bei einer Kontrolle der Strahlenmenge von Röntgenpersonal zeigten die Kontrollgeräte nichtausgebildeter Mitarbeiter der Ärzte durchschnittlich die zehnfache Dosis an wie die der Fachkräfte. Aber: »War der Strahlenschutz des Röntgenpersonals bisher wenigstens durch Unfallverhütungsvorschriften schon halbwegs geregelt, so galten«, wie »Selecta« am 21. Mai 1973 ausdrücklich bemerkte, »für den Schutz des *Patienten* bislang überhaupt keine offiziellen Regeln.«

98 Prozent ärztlicher Straftaten bleiben unentdeckt

Übrigens: jeder beschuldigte Arzt wird ungleich stärker von der Wahrscheinlichkeit begünstigt, daß seine Straftaten nicht aufgeklärt werden, als von der Gefahr bedroht, er könnte zu Unrecht belastet werden. Nach vorsichtigen Schätzungen sollen etwa 98 Prozent der im Krankenhaus oder ärztlichen Sprechzimmer begangenen Straftaten unentdeckt bleiben. Schon Sokrates hatte erkannt: »Die Ärzte haben das Glück, daß die Sonne ihren Erfolg bescheint und die Erde ihre Fehler zudeckt.«

Der Frankfurter Steuerinspektor E. Z. (24) hatte sich im März 1968 dem Magendarmspezialisten Dr. B. (63) aus Frankfurt anvertraut, weil er Magenbeschwerden hatte. Dr. B. fühlte und röntgte, dann meinte er, zur Beunruhigung bestehe kein Grund. Z. habe ein Magen- und Zwölffingerdarmgeschwür, das bereits abheile.

3 Tage später sackte der junge Mann plötzlich unter furchtbaren Schmerzen zusammen. Seine Mutter rief den Facharzt an, der 300 Meter entfernt wohnte, und bat verzweifelt um Hilfe: »Sie können meinen Sohn durchs Telefon stöhnen hören.« Der Arzt lehnte einen Hausbesuch »aus grundsätzlichen Erwägungen« ab. Der praktische Arzt, den die Mutter daraufhin alarmierte, wollte sich in die Behandlung seines Kollegen nicht einmischen, da dieser erreichbar war. Er verordnete nur Zäpfchen gegen den Schmerz.

Als sie am nächsten Tag noch immer nicht geholfen hatten, ging die Mutter zum Facharzt in die Sprechstunde und erreichte, daß er eine Einweisung ins Krankenhaus für den »noch gehfähigen Patienten« schrieb. Der Chirurg stellte sofort fest: Das Geschwür ist in die Bauchhöhle durchgebrochen. Bei der Operation bestätigte sich die Diagnose. Die Bauchhöhle war bereits stark infiziert, und dem Patienten war nicht mehr zu helfen. Er starb. Vor Gericht meinte der Operateur: »Wenn Herr Z. rechtzeitig eingeliefert worden wäre, hätten wir ihn gerettet. Mir ist noch kein Patient gestorben, der innerhalb von 6 Stunden nach einem Magendurchbruch operiert wurde.«

Auch die Sachverständigen gingen mit ihrem Kollegen, der den Hausbesuch abgelehnt hatte, hart ins Gericht. Der Frankfurter Röntgenologe und Diagnostiker Prof. Strnad, hielt ihm vor: »Sie hätten merken müssen, daß es kein abheilendes, sondern ein frisches Geschwür war. Spätestens beim telefonischen Bericht der Mutter hätten Sie die Gefahr erkennen müssen.« Die hohe Wahrscheinlichkeit genügte dem Gericht nicht zur Verurteilung. Dazu wäre eine »an Sicherheit grenzende Wahrscheinlichkeit« nötig gewesen. Und die konnten die medizinischen Sachverständigen nicht bieten.

Prof. Gerchow, Leiter der Gerichtsmedizin in Frankfurt: »Der Arztvertrag verpflichtet auch zum Hausbesuch. An welchen praktischen Arzt sollte sich ein Patient wenden, der gleich einen Spezialisten aufgesucht hat?« Mit hoher Wahrscheinlichkeit wäre Z. gerettet worden, hätte man ihn innerhalb von 6 Stunden nach dem Durchbruch operiert. Nach der Statistik sterben 3 Prozent der Patienten mit Magendurchbruch trotz rechtzeitiger Operation. Es sei nicht undenkbar, meinte das Schöffengericht, daß Z. zu diesen 3 Prozent gehört hätte. In dem Fall könne man sich das Versagen des Arztes hinwegdenken, ohne daß sich am Ergebnis etwas geändert hätte. Sein Kunstfehler wäre dann nicht ursächlich für den Tod gewesen.

Auch wegen unterlassener Hilfeleistung könne der Arzt nicht bestraft werden. Denn die könne man nur vorsätzlich begehen. Dr. B. habe jedoch angenommen, seine Diagnose – harmlos, abheilendes Geschwür – sei richtig, und es liege kein Notfall vor.

Der Ankläger hatte wegen fahrlässiger Tötung und unterlassener Hilfeleistung 6000 Mark Geldstrafe gefordert. Zur Urteilsbegründung meinte er: »Dann kann man nie einen Arzt wegen fahrlässiger Tötung verurteilen, denn es gibt immer einen kleinen Prozentsatz, der trotz bester chirurgischer Behandlung eine Operation nicht überlebt.«

Wie man eine Diagnose stellt, lernt der Student. Wie man Fehldiagnosen vermeidet, ist ein Problem für den Arzt, dem er oft genug nicht gewachsen ist. Eine beliebte, weil äußerst dehnbare Diagnose unklarer Beschwerden aller Art heißt immer noch »vegetative Dystonie«. Manche Ärzte beziffern den Anteil vegetativer Dysregulationen an der Gesamtmorbidität auf 80 Prozent. Wie oft die Diagnose zu Unrecht gestellt wird, läßt sich nur schätzen. »Es wird leicht übersehen«, schreibt die Ärztezeitschrift »Selecta«, »daß organische Grundkrankheiten fast immer von vegetativen Stigmata begleitet werden. Auf sie konzentriert sich das therapeutische Bemühen; die Ursache bleibt unbeachtet, kritisierte Prof. Wolfgang Thiele vom psychiatrischen Landeskrankenhaus Weinsberg.«

Die katastrophalen Folgen dokumentierte Prof. Thiele an einem echten Fall: »Eine 45jährige Frau wird auf einer Urlaubsreise von einer starken Kopfschmerzattacke überrascht, die aber nach einigen Tagen wieder abklingt. Ähnliche Anfälle häufen sich in der nächsten Zeit; Aura und Halbseitigkeit fehlen jedoch. Da die Patientin stark schwitzt, Fingertremor aufweist und auch sonst *labil* ist, diagnostiziert der Hausarzt eine vegetative Dystonie. Als Frequenz und Intensität der Anfälle weiter steigen, wird die Frau mit 3monatiger Verspätung in eine Nervenklinik eingewiesen. Hier wird ein Hirntumor festgestellt und sofort operiert. Die Patientin stirbt dennoch bald nach dem Eingriff.«

Daß solche 08/15-Medizin lebensgefährlich oder gar tödlich sein kann, erwies auch eine Untersuchung von Professor Dr. René

Schubert an der II. Medizinischen Klinik der Städtischen Krankenanstalten Nürnberg: 45 Prozent aller Patienten in einem bestimmten Zeitraum, die in Wirklichkeit an Lungenkrebs litten, waren von niedergelassenen Ärzten mit einer falschen Diagnose an die Klinik überwiesen worden. Bei 10 Prozent aller Lungenkrebspatienten war als Diagnose eine Herzkreislauferkrankung angegeben worden.

Jede zweite Diagnose ist eine Fehldiagnose

Der Komplex »Fehldiagnose« ist vielschichtig. Besonders häufige Fehlerquellen sind (nach »Selecta« vom 29. November 1971):

1. Symptomdiagnosen werden mit Krankheitsdiagnosen verwechselt (»Rheuma«, »Neuritis«, »Zephalgie«, »Hyper- oder Hypotonie«, »Epilepsie«).

Der Arzt gerät in Gefahr, sich mit solchen Etiketten zufriedenzugeben und zu übersehen, daß sie nicht mehr als der erste Schritt zum diagnostischen Ziel sind.

2. Falsch verstandener Zwang zu einer Diagnose führt dazu, an einer einmal gestellten Diagnose starr festzuhalten. Ein Arzt, der sich nicht zu irren wagt, ist ein gefährlicher Arzt.

3. Eine Diagnose wird einfach übernommen, etwa weil sie von einer Autorität gestellt wurde. So kann eine früher eindeutige Symptomdiagnose später ganz andere Wertigkeit gewinnen (beispielsweise die Herz-, Gallen- und Magenschmerzen durch Wurzelneuralgie bei Meningitis oder Tumor im Spinalkanal).

4. Eine Fehldiagnose basiert auf der vorausgehenden. Nach einer ungeklärten Kolik wird laparotomiert und – wiederholt sich die Kolik – wegen »Verwachsungen« relaparotomiert, bis man eine metabolische oder toxische Ursache erkennt (diabetische Acidose, Porphyrie).

5. Beobachtungen, die nicht lückenlos in die Diagnose passen, werden als Schönheitsfehler übersehen. Sie müßten im Gegenteil ganz besonders beachtet werden.

6. Ein Einzelbefund wird überbewertet, indem man – vor allem in einem unklaren Fall – die Diagnose an ihm »aufhängt«, um überhaupt eine zu haben.

»Ein Arzt muß über sich erschrecken, wenn er überraschende Befunde erhebt; er war dann nicht aufmerksam oder kenntnisreich genug bei der Anamnese«, bemerkt der Hamburger Neurologe Prof. Rudolf Janzen, der in einem Buch die »Entstehung von Fehldiagnosen« abhandelte.

Fehldiagnosen und ihre fatalen Folgen belasten das Gewissen der Ärzte in zunehmendem Maße. Ich zitiere an dieser Stelle noch einmal »Selecta«, eines der führenden Ärzteblätter in der Bundesrepublik: »Hat man sich einmal diagnostisch verrannt, können sich für den Patienten 2 Schäden addieren: die Grundkrankheit bleibt unbehandelt; die eingeleitete falsche Therapie verschlechtert die ursächliche Krankheit. So verbergen sich hinter der Diagnose Ischias nicht selten in Wirklichkeit funktionelle Störungen oder psychogene Fixierungen einmal durchgemachter Beschwerden. Folge können monate- und jahrelange – nicht organisch bedingte – Arbeitsunfähigkeit und endlose Krankenhausaufenthalte sein, warnte der Nürnberger Neurologe Prof. Friedrich-Wilhelm Bronisch, und das kommt leider nicht einmal allzu selten vor ...

Starke ... Schmerzen in der Herzgegend können täuschend die Symptome eines Herzinfarktes imitieren. Die Patienten werden dann als Herzkranke abgestempelt und – obwohl objektiv arbeitsfähig – krankgeschrieben. Der seelische Druck, sich nun schwerkrank zu fühlen, und die daraus abgeleitete ständige Schonung bereiten einer Depression den Weg.

Ärztliche Resignation wirkt sich auch für Patienten mit vorzeitigen Versagenszuständen oft verhängnisvoll aus. Der Verlauf dieser Krankheit wird oft völlig falsch eingeschätzt. Der offensichtlich hirnorganisch bedingte körperliche und geistige Leistungsabfall setzt meistens zwischen 45 und 55 Jahren ein. Das Gros der Prozesse kommt aber nach einiger Zeit zum Stehen. Vermittelt man dem Kranken das Bewußtsein, an einer progredienten Krankheit zu leiden, verschüttet man allzu leicht jede Möglichkeit der Rehabilitation. Dabei können sich die Patienten nach einiger Zeit auf einem neuen, wenn auch niedrigeren Leistungsniveau wiederfinden und ihre Reserven darauf einstellen.«

Hierher gehört auch die Möglichkeit des Arztes, dem Patienten Informationen vorzuenthalten, die seinen Zusammenbruch herbeiführen oder beschleunigen könnten. Es gibt Ärzte, die die Auffassung vertreten, der Kranke habe auf jeden Fall Anspruch auf die Wahrheit, wenn er danach verlange. Diese Auffassung ist ohne Zweifel mit den Forderungen der ärztlichen Berufsrolle vereinbar. Denn der Arzt ist nicht berechtigt, gegen den erklärten Willen des Patienten zu handeln. Er sollte aber stets in Rechnung stellen, daß solche Kranken oft nicht die Wahrheit verlangen, sondern eine günstige Wahrheit, die es für sie nicht mehr gibt.

Wohl das berühmteste Beispiel dafür ist Theodor Storm, der unter der geforderten wahrheitsgemäßen Auskunft seines Hausarztes, er habe Magenkrebs, geistig und seelisch zusammenbrach und zusehends körperlich verfiel – und der wiederauflebte, als ein Scheinkonsilium die richtige Diagnose des Hausarztes für falsch erklärte: der Dichter lebte noch ein Jahr bei relativem Wohlbefinden und vollendete in dieser Zeit den »Schimmelreiter«.

Noch sterben Tausende von Kindern, weil es allenthalben an Kinderurologen, an Betten und an den notwendigen Mitteln für die oft außerordentlich langwierigen, über Jahre sich hinziehenden Urogenitalbehandlungen fehlt. Und: weil die urologischen Fehldiagnosen in Kliniken und Praxis besonders häufig sind. Unter den urologischen Fehldiagnosen gibt es 2 Hauptgruppen von Ursachen, erklärte Prof. A. Sigel, Erlangen, während der 20. Wissenschaftlichen Ärztetagung in Nürnberg. Die erste und zahlenmäßig weit größere Gruppe geht überwiegend zu Lasten des untersuchenden Arztes. Die zweite kleinere mehr zu Lasten regelwidriger Symptomatik und »doppelter« Erkrankungen. Das Nicht-daran-Denken, der momentane Elan, Zeitknappheit und Übermüdung spielen in das Funktionieren geschulter Denkabläufe mit hinein. Daneben gibt es aber auch simple Wissenslücken.

Das »Deutsche Ärzteblatt«, das den Vortrag von Prof. Sigel referierte, schrieb: »Ein Organ wie Niere, Blase, Prostata unter falscher Diagnose zu operieren oder zu exstirpieren, ist zwar eine erhebliche Schädigung für den Patienten, wird ihm aber nicht so verhängnisvoll wie die unterbliebene oder lange verzögerte Tumordiagnose.«

Beim Hodentumor ist »Nebenhodenentzündung« die häufigste Fehldiagnose. Jeder 2. Hodentumor wird auf diese Weise lange verkannt. 1962 ermittelte Prof. Sigel zwischen erster ärztlicher Konsultation und Operation eine Latenzzeit von 10 Monaten. Zur Zeit beträgt sie »nur« noch 5 Monate. Der Hodentumor ist das häufigste Malignom bei Männern des 3. Lebensjahrzehnts, und weil jeder Krebs um so schneller metastasiert, je jünger der Patient ist, ist hier die Verzögerung der Diagnose besonders schwerwiegend.

Nur bei rechtzeitiger Diagnose können auch schwerbetroffene Kinder gerettet und therapieresistente chronische Nierenentzündungen aller Altersklassen einigermaßen erfolgversprechend behandelt oder überhaupt verhindert werden. Am Ende vieler Fälle steht das chronische Nierensiechtum und damit letztlich die künstliche Niere, von der es heute noch zehnmal weniger gibt, als erforderlich wären. Die großen finanziellen Aufwendungen für die vielen künstlichen Nieren, die natürlich jedermann den Kranken gönnt, sind aber nur dann sinnvoll, wenn gleichzeitig die Kinderurologie ausgebaut und wirksam gefördert wird. Andernfalls wird die Behandlung des Nierensiechtums ein Faß ohne Boden bleiben, weil sich die therapeutischen Bemühungen unsinnigerweise am falschen Ende konzentrieren.

Prof. Ernst Kresbach und Dr. V. Schumacher vom Kreiskrankenhaus Steyr, Österreich, berichteten in der »Wiener Medizinischen Wochenschrift«, daß von insgesamt 260 über 60jährigen Patienten mit lange bestehender chronischer Pyelonephritis (Nierenentzündung) die Krankheit in 83 Prozent der Fälle erst nach der Überweisung in das Krankenhaus diagnostiziert worden sei. In der gleichen ärztlichen Wochenschrift erklärte der Münchener Urologe Prof. Egbert Schmiedt: »Immer noch vergehen durchschnittlich 5 bis 10 Monate nach der ersten Konsultation eines Arztes, ehe ein Hodentumor diagnostiziert wird. Fast jeden 2. Kranken behandelt sein Hausarzt monatelang konservativ mit Antibiotika, Sulfonamiden, feuchten Umschlägen und Salbenverbänden.« Die Chance der Frühdiagnose wird dadurch verpaßt, die anfänglich günstige Prognose wird zu einem niederschmetternden »unheilbar«.

Mit den gegenwärtigen chirurgischen Möglichkeiten wäre die sehr hohe Sterblichkeitsquote von Kindern mit angeborenen Herzfehlern wesentlich zu senken, erklärte Dr. Hans Carlo Kallfelz von der Bonner Universitätskinderklinik auf dem 18. Deutschen Kongreß für Ärztliche Fortbildung in Berlin. Durch einen rechtzeitigen chirurgischen Eingriff könnten etwa 70 bis 80 Prozent der vom Tode bedrohten Kinder – in der Bundesrepublik sterben jährlich rund 50 Prozent der 7000 bis 8000 Kinder, die mit einem Herzfehler zur Welt kommen – am Leben erhalten werden. Eine Minderung der Sterblichkeit ist nach den Worten von Prof. Kallfelz aber nur durch frühzeitige Klärung der Diagnose und gegebenenfalls durch operative

Behandlung zu erreichen. Schwerwiegende Mißbildungen verlangen schon im frühen Säuglingsalter eine den Zustand lindernde Voroperation. Sofern das Befinden des Patienten es gestattet, sollte man Herzfehler erst im Vorschulalter, gegebenenfalls noch später chirurgisch korrigieren lassen.

Die große Bedeutung, die der Prophylaxe von Atemwegserkrankungen zukommt, illustrierte auf der Tagung der Bayerischen Internisten in München im November 1972 Prof. Günter Fruhmann von der Zweiten Medizinischen Universitätsklinik München mit einigen Zahlen. So fand seine Arbeitsgruppe unter 1500 als gesund geltenden Münchener Industriearbeitern an jedem fünften eine chronische Bronchitis. Das Bronchialkarzinom, an Männern in Deutschland das häufigste maligne Leiden, fordert jährlich 67 Todesopfer von jeweils 100 000 Einwohnern.

Nach Ermittlungen der Landshuter Ärzte Prof. Landes und Dr. Zötel, die in den letzten 10 Jahren 1132 Tote obduzierten, starben 104 Patienten, weil deren Ärzte imaginäre Leiden behandelten, ihnen die Krankheitssymptome nicht eindeutig genug waren oder ausreichende Kenntnisse und Apparaturen fehlten.

Ein beklemmender Beitrag befaßte sich in der »Münchener Medizinischen Wochenschrift« mit der »Verschleppung der Krebsdiagnose«. Der umfangreiche Bericht von Prof. Hegemann, Erlangen, weist nach, daß beim Krebskranken die »Verschleppungszeit« vom ersten Auftreten deutlicher Krebssymptome bis zur Einweisung in eine chirurgische Klinik durchschnittlich 14 Monate beträgt. Die Schuld daran liege beim Patienten oder beim Arzt. In Deutschland wie auch in anderen Ländern sei die rechtzeitige Krebsdiagnose die Ausnahme und oft genug tödliche Verzögerung die Regel. Im einzelnen sieht das so aus: die Krebsdiagnose-Verschleppungszeit beim Kranken beträgt vom ersten deutlichen Alarmzeichen an bis zum ersten Besuch beim Arzt durchschnittlich 9 Monate. Die zweite vertrödelte Zeitspanne beim Arzt, der den Krebs des Patienten nicht erkennt und folglich auch nicht behandelt, umfaßt 5 Monate. »Nur ein Drittel der Magenkarzinome wurden vom ersten Arztbesuch an gerechnet innerhalb von 4 Wochen diagnostisch geklärt und einer operativen Therapie zugeführt. Bei 10 Prozent dauerte die Diagnose länger als ein halbes Jahr. Das mit einfachen Methoden zu diagnostizierende Rektumkarzinom wurde in 42 Prozent der Fälle innerhalb eines Monats erkannt, bei 15 Prozent der Patienten wurde die Diagnose durch den Arzt länger als 6 Monate hinausgezögert.« Ähnliche

Verhältnisse, so die Verfasser Prof. Hegemann und Hoferichter, liegen auch bei den übrigen Krebsarten vor.

Der Bericht nennt offen die Gründe: die Verzögerung der Krebsdiagnose durch den Patienten selbst beruht auf Bagatellisierung uncharakteristischer Anfangsbeschwerden, Unkenntnis der Bedeutung selbst schwerer Symptome, Scham, Angst vor Untersuchungen und möglichen Operationen und der Konfrontation mit einer ernsten Diagnose sowie bei fortschreitendem Alter auf einer zunehmend fatalistischen Einstellung.

Und hier unter anderem einige Ursachen der Diagnoseverschleppung durch Ärzte: »Wichtigster Faktor: es wird nicht oder nur ungenügend untersucht, auch dann, wenn der Tumor durch einfache Untersuchungen auch vom Nichtspezialisten wahrscheinlich hätte festgestellt werden können.«

Die Überweisung zum Spezialisten werde oft zu lange verzögert, heißt es weiter. Bei 95 Dickdarmkrebsen sagten die Ärzte zum Beispiel 13mal: »es ist nichts Schlimmes« oder »es sind die Nerven«, und 20 von den 95 Patienten wurden fälschlicherweise in eine Frauen- oder Nervenklinik eingewiesen. Allerdings werde in Spezialabteilungen »die sachgerechte Frühdiagnose manchmal unnötig hinausgeschoben durch ein Zuviel an Diagnostik«.

Weitere Verschleppungsgründe bei den Ärzten: sie behandelten zunächst einmal die Hälfte aller Magenkrebse als »Gastritis«, »nervöser Magen« oder »Ulkus« monatelang – bis zu 2 Jahren. Dabei wurden von 46 Magenkrebskranken 21 nicht einmal geröntgt. Zwei Drittel aller Dickdarmkrebse wurden behandelt als »Verstopfung« oder »Durchfall«, ebenfalls als »Ulkus« oder schlicht als »eingebildete Krankheit«. Ein Viertel von 161 Enddarmkrebsen behandelte man bis zu 3 Jahren als »Hämorrhoiden« und über die Hälfte aller Lungenkrebse zunächst als »Bronchitis«, »Grippe« oder »Pneumonie« – bei wohlgemerkt deutlichen Krebsalarmzeichen!

Diese Bilanz ist gewiß eine der bittersten Wahrheiten im Krebsproblem. Am Ende sagt der Bericht: »Die rechtzeitige Krebsdiagnose darf kein Problem sein, das Kliniker und Praktiker, Internist und Chirurg zwischen sich hin- und herspielen. Hier macht jeder von uns Fehler.«

Während in der DDR 70 Prozent der operierten Bronchialkarzinome durch die Röntgenreihenuntersuchungen aufgedeckt wurden, waren es in Hessen (im Zeitraum von 1955 bis 1964) nur 5 bis 10 Prozent, und bei 27 Prozent dieser durch Reihenuntersuchungen entdeckten Fälle handelte es sich bereits um ausgedehnte Prozesse. Nur jeder 4. dieser Kranken überlebte das erste Jahr nach der Schirmbilddiagnose.

Man könnte diese makabre Reihe noch beliebig weiterführen, wobei die Dunkelziffern nicht einmal annähernd abgeschätzt sind. Doch wer hinter beängstigenden Nachrichten aus Hospitälern und ärztlichen Praxen Fehler im System der westdeutschen Krankenversorgung argwöhnt, dem wird eine entschiedene Antwort zuteil. Es wird ihm, beispielsweise im »Tätigkeitsbericht« der Bundesärztekammer 1970/71, nachdrücklich versichert, »daß die Bundesrepublik bezüglich der gesundheitlichen Versorgung ihrer Bevölkerung mit an der Weltspitze« rangiere – und immer weiter nach vorne rücke. Dr. Dieter Tetzlaff, Zweiter Vorsitzender des Berufsverbandes der Praktischen Ärzte Deutschlands, haut in die gleiche Kerbe: »In diesem Land können bis jetzt unsere Patienten ruhig schlafen, weil dieses System optimale Versorgung in kranken Tagen bietet, die ihresgleichen in der Welt sucht.«

Tatsache aber ist, daß die meisten westdeutschen Kassenärzte im Vergleich mit ihren Berufskollegen in anderen Ländern nicht Schritt halten können. Einer von ihnen, der Hamburger Privatdozent und Kinderfacharzt Dr. Ferdinand Müller, sagte es offen heraus: »Ich bin der Überzeugung, daß – wenn Vertrauensärzte und erfahrene Klinikleiter alle nachweisbaren *Fehlleistungen* ärztlicher Kollegen der Ärztekammer melden würden – die Ärztegerichte in Permanenz tagen würden.«

Aber diese Gefahr besteht nicht. Denn über der Praxis eines niedergelassenen Mediziners steht als oberste Kontrollinstanz nur das »ärztliche Gewissen«, sein eigenes also. Lästerte ein Kassenarzt: »Wir dürfen unsere Patienten auf den Friedhof schicken, wir dürfen es nur nicht vorher gegenüber Zeugen sagen.«

Prof. Hans Hoffmeister vom Institut für Sozialmedizin und Epidemiologie in Berlin erklärte auf einem Ärztekongreß im oberitalienischen Madonna di Campiglio unter anderem, daß zumindest in der präventiven Diagnostik, die mehr und mehr automatisiert wird, der praktische Arzt kaum Schritt halten könne. Schon heute seien die Enzym- und Eiweißbestimmungen des kleinen Labors in der Einzelpraxis kaum mehr akzeptabel zu nennen.

Mißstände im medizinischen Labor

Die Laboratoriumsmedizin ist, so wie sie heute noch allgemein betrieben wird, nicht sehr zuverlässig. In Fachkreisen ist dies seit langem bekannt. In der Öffentlichkeit ist dieses Dilemma tabu. Von den führenden ärztlichen Standesvertretern, die den hohen Standard unserer medizinischen Versorgung sonst nicht genügend hervorheben können, wird es sogar noch verharmlost. Noch vor nicht allzulanger Zeit erklärte der ehemalige Präsident der Bundesärztekammer, Prof. Fromm, in einem Interview, daß ein Arzt, der den Patienten vor sich sieht, mit einem Laborwert, selbst wenn er mit einer gewissen Fehlerbreite versehen ist, viel besser arbeiten kann als ein Arzt mit exaktem Laborwert, der nicht die Möglichkeit hat, ihn am Patienten zu kontrollieren.

Wie viele von den Millionen tagtäglich in der Bundesrepublik erhobenen Laborbefunde falsch sind, vermag niemand genau zu sagen. Ein von Prof. K. Überla von der Abteilung für Medizinische Statistik, Dokumentation und Datenverarbeitung der Universität Ulm im »Deutschen Ärzteblatt« veröffentlichter Bericht über die Ergebnisse einer allgemeinen Vorsorgeuntersuchung in Baden-Württemberg ist allerdings alarmierend. Ein Vergleich der neuen Laboratorien, die innerhalb der Vorsorgeuntersuchung Proben von mehr als 100 Patienten analysierten, ergab, »daß der Anteil der pathologischen Werte ganz entscheidend vom jeweiligen Labor abhängt«. Die Fehler sind nicht nur auf mangelnde Sorgfalt bei der Vornahme der Analysen, sondern auch auf Unzulänglichkeiten bei Probeentnahmen, Lagerung und Versand des Materials zurückzuführen.

Der Ausschuß »Zeitgemäße Formen der Ärztlichen Praxis« im Verband der niedergelassenen Ärzte Deutschlands (NAV) setzte sich bereits am 24. Januar 1970 mit der »freiwilligen Selbstkontrolle« auseinander. In einer vertraulichen Mitteilung an die Mitglieder des NAV-Gesamtvorstandes wurde anschließend unter anderem erklärt: »Der NAV hält es für erforderlich ..., daß die Leistungsfähigkeit der freien ärztlichen Praxis dem ständigen Fortschritt in der Medizin angepaßt wird ... Hierbei erscheint die Überprüfung häufiger Fehlerquellen bei Laborleistungen besonders vordringlich ...«

In der Tat: was sich in ärztlichen Labors alles tut, müßte Fachleuten wie Laien das Gruseln lehren. Hier die Tatsachen: Der NAV-Landesverband Rheinland-Pfalz richtete vor einigen Jahren für Ludwigshafen und Umgebung einen ständigen Nachhilfelaborkursus für ärztliches Hilfspersonal ein. In kleinen Gruppen wurden die wichtigsten Labormethoden geübt und »bei ausreichender Kenntnis attestiert«. Obwohl die niedergelassenen Ärzte den größten Teil ihres fürstlichen Honorars mit diesen »Hilfskräften« erwirtschaften, sind die Laborkenntnisse der Arzthelferinnen jedoch häufig blamabel. Von den 16 Teilnehmerinnen eines solchen Kurses im Zentrallabor der Städtischen Krankenanstalten in Ludwigshafen unter der Leitung des Chefarztes Dr. von Haxthausen fielen 100 Prozent (!) durch. Keine der 16 jungen Damen konnte den Kursus mit einem Zertifikat erfolgreich abschließen.

Der Bundesmantelvertrag in seiner Fassung vom 3. November 1969 stellt jedoch fest: »Der Kassenarzt darf ärztliche Sachleistungen nur dann ausführen, wenn er die dafür geeigneten Einrichtungen besitzt und über die erforderliche Vorbildung verfügt. Soweit Hilfskräfte betätigt werden, müssen sie die entsprechenden fachlichen Voraussetzungen erfüllen.« Hier werden also Vertragsbestimmungen ganz eindeutig nicht erfüllt und trotzdem Riesensummen an Honoraren kassiert.

In einem Vortrag über »Moderne Aspekte in der Ausbildung der Arzthelferinnen« erklärte der NAV-Landesverbandsvorsitzende Dr. med. Hans Gießwein unter anderem: »Der gesetzlich vorgeschriebene Unterricht durch die Berufsschulen kommt nur in mangelhafter Weise den Bedürfnissen und den Anforderungen einer modernen Praxis entgegen. Die eigentliche berufsspezifische Ausbildung, die ja bekanntermaßen in den Händen des Ausbilders liegen sollte, kommt in den Praxen häufig wegen Zeitmangels zu kurz. Auch verfügen viele Fachpraxen nicht über die erforderlichen Einrichtungen, um ein Mindestmaß an Ausbildung zu garantieren: gedacht sei an Hals-Nasen-Ohren-Praxen, Augen-Praxen, neurologische Praxen usw. ... Die bisherige Ausbildung der Arzthelferin entspricht nicht mehr den Erfordernissen einer heutigen modernen arbeitsintensiven Praxis.« Dr. med. Peter Reisky, Kassel, ergänzte die Erfahrungen seines Verbandskollegen in der Zeitschrift »Der niedergelassene Arzt« (Heft 3/1974): »Innerhalb eines halben Jahres erlebte ich drei verschiedene Arzthelferinnen ... Zum Teil waren die primitivsten Laborkenntnisse nicht vorhanden.«

Angesichts dieser Situation ist der Ruf nach Diagnostikzentren, die sich einer ständigen Qualitätskontrolle unterwerfen, sicher nicht ganz unbegründet. Eine exakte Diagnose, die Grundlage jeder rationalen Therapie, setzt nun einmal exakte Befunde voraus – vor allem im

Labor. Daß sie in zahlreichen Arztpraxen aus den genannten Gründen nicht mit der notwendigen Exaktheit erwartet werden können, ist eine alarmierende Feststellung. Geht doch die Diagnose bei Vorsorge-Untersuchungen zu einem wesentlichen Teil auf Befunde zurück, die im Labor erbracht werden.

Die Tatsache, daß auf fehlerhafte Befunde eine fehlerhafte Behandlung des Arztes folgt, ist für den einzelnen Mediziner jedoch nicht weiter tragisch. Nach der höchstrichterlichen Rechtsprechung kommt zwar grobe Falschbehandlung einem Kunstfehler gleich, für den der betreffende Arzt einzustehen hat. Doch nur dann, wenn dem Medizinmann mit absoluter Sicherheit nachgewiesen werden kann, daß er in voller Absicht oder grob fahrlässig falsch behandelt und daß außerdem diese Missetat, kausal erwiesen, zu einem konkreten Schaden geführt hat, kann er zur zivilrechtlichen Haftung für den angerichteten Schaden herangezogen werden. Das Landessozialgericht Schleswig-Holstein kam in diesem Zusammenhang zu einem aufschlußreichen Freispruch. Der Kernsatz, mit dem die klagende Krankenkasse gegen einen Arzt verlor, lautete: »Die Gewißweit in der Diagnose ist nicht Gegenstand kassenärztlicher Pflichten.«

Wieviel zählt das einzelne Schicksal?

Strafrechtlich haben deutsche Ärzte – im Vergleich zu ihren ausländischen Berufskollegen, vor allem in den USA – ohnehin nur wenig zu befürchten. Denn auch die Laienmeinung, ein Arzt habe in Not- oder Unglücksfällen parat zu sein, andernfalls er sich der unterlassenen Hilfeleistung schuldig mache, erweist sich mitunter als irrig. So ermittelte die Staatsanwaltschaft Karlsruhe gegen eine praktische Ärztin wegen des Verdachts auf unterlassene Hilfeleistung. Gestützt auf ein Gutachten des Heidelberger Gerichtsmedizinprofessors Berthold Mueller, wurde das Verfahren eingestellt. Im Einstellungsbeschluß hieß es: Zwar mache sich strafbar, wer bei Unglücksfällen, gemeiner Gefahr oder Not nicht Hilfe leiste, obwohl dies erforderlich und zumutbar sei; doch dazu bedürfe es des Nachweises, »daß die als gemeine Gefahr oder Not anzusehende Lage eine Gefährlichkeit in sich schließt, durch die die Allgemeinheit betroffen erscheint. Dies ist nicht der Fall, wenn es jeweils um das Schicksal eines einzigen Patienten geht.«

Lediglich mit einer Geldstrafe wurde ein Arzt vom Amtsgericht Mannheim belegt, der ebenfalls in einem Notfall die ärztliche Hilfe verweigerte. Bei dem 55jährigen Arzt, der in Mannheim praktiziert, hatte nachts ein verzweifelter Ehemann geläutet und ihn gebeten, sofort herunterzukommen, seine Frau entbinde gerade im Volkswagen ein Kind, er könne das Krankenhaus nicht mehr erreichen.

Der Arzt wollte jedoch im Hause bleiben. Noch während er mit dem Mann verhandelte, schrie die Frau im Wagen auf. Der Vater überzeugte sich durch einen Blick, daß die Geburt inzwischen erfolgt war. Das Kind lag zu Füßen der Mutter. Es hatte die offensichtlich zu kurze Nabelschnur um den Hals gewickelt. Dennoch lehnte der Arzt es ab, zu dem Fahrzeug zu gehen. Er verwies den Mann und die Mutter darauf, sie sollten schleunigst zum Krankenhaus fahren.

Er habe nämlich nicht helfen können, so argumentierte er später vor Gericht, weil er weder sterile Instrumente, noch eine Liege und auch kein warmes Zimmer zur Verfügung gehabt habe. Es sei weder eine Hilfe noch eine Haushälterin im Hause gewesen. Er habe auch keine warmen Decken für das Kind gehabt, sondern nur seine eigene Schlafdecke, von der er aber annahm, daß er diese nicht für das Kind zur Verfügung stellen müsse.

In seiner Verzweiflung brauchte der Vater des Neugeborenen 8 Minuten, bis er zum Krankenhaus kam. Das Kind wurde dort sofort versorgt. Trotz aller Spritzen und Medikamente konnte es jedoch nicht mehr gerettet werden. Man hatte indes versäumt, das Kind nach dem Tode zu obduzieren. So ließ sich die Todesursache nicht mehr mit Sicherheit feststellen. Das rettete den Arzt vor einer Verurteilung wegen fahrlässiger Tötung.

Das Amtsgericht Mannheim hielt ihn aber der unterlassenen Hilfeleistung für schuldig. Der Richter warf dem angeklagten Arzt vor, er habe den Eid des Hippokrates gröblich verletzt, als er sich geweigert habe, zum Auto zu gehen und der Mutter zu helfen. Er hätte nämlich nicht nur vom Fenster heraus Redensarten gebrauchen, sondern nach Verletzungen bei Mutter und Kind sehen und diese antiseptisch versorgen sowie die Nabelschnur vom Hals des Kindes nehmen müssen. Außerdem sei es seine Pflicht gewesen, das Kind wenigstens in eine Decke zu wickeln, um es auf der Fahrt zum städtischen Krankenhaus vor weiteren Schäden zu bewahren. Dieses Fehlverhalten des angeklagten Arztes verlange eine »fühlbare« Strafe. Die fühlbare Strafe bestand – wie bereits erwähnt – in einer Geldbuße.

Verschwörung des Schweigens

Tatsächlich kümmert sich niemand ernstlich darum, was ein niedergelassener Arzt in seiner Praxis treibt. Selbst wenn ein Kassenarzt in den begründeten Verdacht gerät, entweder selbst morphiumsüchtig zu sein oder Patienten mit süchtig machenden Drogen aus Gründen des Profits versorgt zu haben, wird seine Praxistür erst geschlossen, wenn der Skandal nicht mehr zu vertuschen ist. Überaus nachsichtig pflegen ärztliche Berufsgerichte ärztliches Fehlverhalten zu ahnden, wie eine von der Bundesärztekammer herausgegebene »Sammlung von Entscheidungen der ärztlichen Berufsgerichte« deutlich macht. Auch von einer Überforderung der Ärzte durch die öffentliche Rechtsprechung kann keine Rede sein. Innerhalb eines Zeitraumes von zwölf Jahren sind beim Bundesgerichtshof lediglich fünfzehn Urteile ergangen, die sich u. a. mit ärztlichen Kunstfehlern zu befassen hatten.

Besonders schwierig – und für einen klagenden Patienten so gut wie aussichtslos – gestalten sich Prozesse dann, wenn ein Arzt in der Öffentlichkeit gegen einen anderen Arzt aussagen soll. Bernhard Shaw nannte es die »Verschwörung des Schweigens«. Das macht die Rechtsprechung nahezu unmöglich. Ärzte sehen sich durch inquisitorische Kammergesetze gezwungen, Anklagen gegen Kollegen erst gar nicht zu erheben. Tun sie es doch, setzen sie schlimmstenfalls ihre Existenz aufs Spiel.

Wie sich ein Arzt einem Arzt gegenüber zu verhalten hat, postulierte u. a. das Bezirksberufsgericht für Ärzte in Freiburg; mit Urteil vom 1. März 1972 stellte dieses medizinische Ehrengericht fest:

1. Auseinandersetzung zwischen Ärzten über Fragen einer gewissenhaften Praxisausübung sind ausschließlich vor den Bezirksberufungsgerichten für Ärzte auszutragen.

2. Es ist standeswidrig, bei solchen Auseinandersetzungen die Öffentlichkeit einzuschalten.

Für jeden Ärztekammerbezirk, der in der Regel mit einem Regierungsbezirk identisch ist, errichtet die Landesärztekammer (eine für jedes Bundesland) ein Berufsgericht, das in der Besetzung mit einem zum Richteramt befähigten Vorsitzenden und zwei ärztlichen Kammerangehörigen des jeweiligen Bezirks als Beisitzern entscheidet.

Aber selbst vor ordentlichen Gerichten genießen Ärzte Narrenfreiheit. So bleiben die meisten Fälle ärztlicher Fehltritte im Dunkeln. Zwar weiß niemand genau, wie viele Menschen jedes Jahr auf deutschen Operationstischen sterben, weil Ärzte versagen; aber intime Kenner des Medizinbetriebs der Bundesrepublik schätzen diese Zahl nach Tausenden. Zwar ist nicht bekannt, wie oft ärztliche Kunstfehler Schuld an schrecklichen Verstümmelungen der Patienten tragen; aber auch hier geht ihre Zahl wohl in die Tausende.

Die näheren Umstände ärztlicher Fehlhandlungen werden nur selten geklärt, weil Ärzte ihre Standesgenossen nicht anzeigen und für die deutsche Strafjustiz Ärzte die heiligen Kühe der Nation darstellen. Die Chance für einen »miß«-behandelten Patienten oder für die Hinterbliebenen eines durch ärztliche Pfuscherei Verstorbenen, einen »Kunstfehler«-Prozeß gegen einen deutschen Arzt zu gewinnen, ist etwa ebenso zu bewerten wie für einen Bankräuber, der den Tresor mit einem Zahnstocher zu knacken gedenkt. Zahlreiche Fälle beweisen das.

Bei einer Kaiserschnittoperation in einem oberbayerischen Kreiskrankenhaus war im Bauch der 18jährigen Mutter ein Mulltuch vergessen worden. Die junge Frau erholte sich nach dem Eingriff relativ gut und konnte drei Wochen später beschwerdefrei mit ihrem Kind nach Hause entlassen werden. Nach etwa vier Monaten stellten sich starke Schmerzen bei ihr ein. Der Hausarzt, den sie deswegen aufsuchte, meinte damals bei der Untersuchung ihres aufgetriebenen Leibes: »Wenn ich nicht wüßte, daß Sie Ihr Kind schon haben, müßte ich denken, Sie kriegen noch eines.« Der Befund jedenfalls erschien so merkwürdig, daß er sich entschloß seine Patientin wieder ins Krankenhaus einzuweisen.

Als man von der jungen Frau eine Röntgenaufnahme machte, wurde die Ursache der Beschwerden offenbar. Da es sich um ein Operationstuch handelte, in das Fäden des Röntgenkontrastmittels Wismut eingewoben sind, war der Fremdkörper auf der Aufnahme leicht zu erkennen. Viermal mußte die Patientin in den folgenden Wochen auf den Operationstisch. Die in ihrem Körper entstandenen Schäden waren jedoch bereits so groß, daß sie wenige Wochen darauf an deren Folgen starb.

Im Kreiskrankenhaus wurde zunächst versucht, den peinlichen Vorfall zu vertuschen. Der Leichenschauschein, der für die junge Mutter ausgestellt wurde, wies nur die unmittelbar zum Tode führenden Symptome, nicht aber deren Ursache aus. Durch einen anonymen Anruf erhielt schließlich die Kriminalaußenstelle Traunstein von dem Vorfall Kenntnis.

Der Rest ist rasch erzählt. Nachdem der für die Operation verantwortliche Frauenarzt des Kreiskrankenhauses, Chefarzt Dr. H., 15 Monate nach jenem tragischen Unglücksfall starb und die Staatsanwaltschaft von sich aus auf Erhebung einer Anklage gegen die unter der Leitung von Dr. H. operierende Assistenzärztin verzichtet hatte, lehnte auch das Amtsgericht Traunstein die Zulassung eines Hauptverfahrens wegen fahrlässiger Tötung gegen die Operationsschwester ab. Das tödliche Versehen blieb ungesühnt, da die Strafverfolgungsbehörden keinen Alleinschuldigen finden konnten.

1969 entfernte der Oberarzt einer chirurgischen Krankenhausabteilung bei einer 57jährigen Frau einen Halslymphknoten. In der anschließenden mikroskopischen Untersuchung stellten die Mediziner eine Lymphknotentuberkulose fest. Als Folge der Operation behielt die Patientin eine teilweise Gehirnnervenlähmung zurück. Sie leidet seither an einer Störung des Kopfnickmuskels sowie der fast vollständigen Lähmung des Trapezmuskels und kann nicht damit rechnen, jemals wieder davon befreit zu werden.

Diese Frau klagte gegen den Chirurgen auf Schadenersatz mit der Begründung, die Nebenfolgen seien auf einen ärztlichen Kunstfehler zurückzuführen. Das zuständige Landgericht, das Oberlandesgericht und auch der VI. Zivilsenat des Bundesgerichtshofes wiesen jedoch die Klage ab. In der Begründung der höchstrichterlichen Entscheidung heißt es unter anderem, dem behandelnden Arzt müsse zumindest eine fahrlässige Verletzung seiner ärztlichen Pflichten nachgewiesen werden, sonst sei er weder zivil- noch strafrechtlich zur Verantwortung zu ziehen. Ein Arzt könne nicht allein deshalb rechtlich in Anspruch genommen werden, weil seine Behandlung mit einem Mißerfolg endete: »Denn einmal arbeitet auch der geschickteste Arzt nicht mit der Sicherheit einer Maschine. Trotz aller Fähigkeiten kann ein Eingriff, ein Schnitt oder ein Stich mißlingen. Zum anderen ist der Ablauf biologischer und physiologischer Vorgänge im lebenden Organismus auch heute noch kaum sicher zu ergründen.«

Im Oktober 1967 wurde der praktische Arzt Dr. O. zu einer damals 25jährigen Hausfrau im unterfränkischen Kreis Hammelburg gerufen, die gerade ihr viertes Kind zur Welt gebracht hatte. Wie schon bei den vorangegangenen Geburten löste sich auch diesmal die Nachgeburt nicht von selbst. Der Allgemeinpraktiker und Geburtshelfer Dr. O. betäubte die junge Frau und versuchte, die Nachgeburt mit der bloßen Hand zu entfernen. Obgleich die Wöchnerin während des rohen Eingriffs aus der offenbar viel zu schwachen Narkose erwachte, riß der Arzt nicht nur die Nachgeburt aus dem malträtierten

Unterleib der Patientin, sondern gleichzeitig auch einen Eierstock, Darm- und Scheidenstücke. Da die Frau in Lebensgefahr schwebte, alarmierte der fränkische »Pferdedoktor« das Kreiskrankenhaus, weigerte sich aber, dem Chefarzt medizinische Einzelheiten über den bedenklichen Zustand der Patientin mitzuteilen. Nach mehrstündiger Operation gelang es zwar, das Leben der jungen Mutter zu retten; weiterer Kindersegen oder auch nur ehelicher Geschlechtsverkehr ist ihr jedoch in Zukunft für immer versagt.

Bislang wollte es noch keinem Gericht gelingen, Dr. O. rechtskräftig zu verurteilen. Auch die zuständige Ärztekammer unternahm nichts, diesem Arzt das Handwerk zu legen. Lediglich die Bezirksregierung von Unterfranken sah sich veranlaßt, ein Berufsverbot auszusprechen.

Die Verwaltungsrichter, die Dr. O. daraufhin um Hilfe anrief, erklärten den Spruch der Regierung für ungültig. Sie machten sich dabei die Auffassung des seinerzeitigen Präsidenten der Bundesärztekammer, Professor Dr. Ernst Fromm, zu eigen: »Nach der Lebenserfahrung kann damit gerechnet werden, daß der Arzt unter dem Eindruck der Geschehnisse nunmehr seinen ärztlichen Beruf mit noch größerer Sorgfalt ausüben wird.«

Welch verheerende Folgen diese Haltung des obersten Kammerherrn der deutschen Ärzteschaft auf die Berufsmoral des gesamten Medizinerstandes haben muß, kann sich jeder an den fünf Fingern abzählen. Zudem stellte Professor Fromm, ehemals der Hohe Priester bundesrepublikanischer Medizinmänner und Verkünder des berufsständischen Evangeliums hippokratischer Eid-Genossen, kurz und bündig fest: »Unsere Gesetze sind völlig ausreichend, um den Patienten zu schützen.« Wie sagt doch ein ungarisches Sprichwort: Ein Fisch beginnt immer zuerst am Kopf zu stinken.

Ein Blick hinüber in unser Nachbarland Österreich müßte jedem deutschen Arzt die Schamröte ins Gesicht treiben. Dort kann jeder Mediziner, sofern er sich eines vergleichsweise harmlosen Kunstfehlers schuldig gemacht hat, unter anderem dazu verurteilt werden, nochmals eine medizinische Prüfung zum Beweis der fachlichen Kenntnisse abzulegen.

Und in Deutschland? Wer sich heute leichtfertig unter das chirurgische Messer begibt, muß damit rechnen, auf der Strecke zu bleiben. Nicht der Mörder, der Ermordete ist schuld!

Unlängst regte eine Ärztezeitschrift mit dem beziehungsreichen Namen »status« sogar allen Ernstes an, daß man sich gegen Invalidität oder Tod als Operationsfolge selbst absichern, also versichern lassen sollte. War damit ein Freibrief für die ungezählten ärztlichen Kunstfehler gemeint?

Der Patient ist in der Praxis oft schutzlos

Fraglos mangelt es heutzutage vielen Ärzten an medizinischem Grundwissen, an Fähigkeit und Gründlichkeit. Das zeigt auch der Fall einer 28jährigen Stuttgarter Hausfrau, die nach einer Kaiserschnittoperation innerlich verblutete. Als sich der 62jährige Chefarzt Dr. A. anschickte, die Bauchdecke der Patientin wieder zu schließen, bemerkte sowohl die Assistenzärztin als auch die Operationsschwester einen kirschkerngroßen Bluterguß, der rasch an Umfang zunahm. Dr. A., auf diese gefährliche Verletzung eines Blutgefäßes aufmerksam gemacht, wehrte schroff ab und vernähte die Bauchdecke. Drei Stunden später war die Patientin tot. Der Bluterguß war geplatzt, und drei Liter Blut hatten sich in die Bauchhöhle ergossen.

Wie meistens in diesen Fällen kam auch dieses tödliche Ereignis im Operationssaal nur durch Zufall ans Licht der Öffentlichkeit. Die Anklage lautete auf fahrlässige Tötung, doch die folgenschwere Nachlässigkeit eines Chirurgen blieb bis heute ungesühnt. Das Gericht stellte das Verfahren wegen Krankheit und daraus resultierender »Verhandlungsunfähigkeit« nicht nur des Angeklagten, sondern auch einer ärztlichen Belastungszeugin vorläufig ein.

Ähnliche Nachsicht großzügiger Richter darf sich Professor Dr. Alfred Nikolaus Witt, Direktor der Münchner Orthopädischen Universitätsklinik, erfreuen. Am 6. Juni 1969 operierte er den frischgebackenen Internisten Dr. Theo Mauser an der Wirbelsäule, die in Brusthöhe von einem tuberkulösen Prozeß befallen war. Wenige Stunden nach der Operation wurde festgestellt: Querschnittlähmung. Professor Witt jedoch wies jede Schuld weit von sich: »Das Wort Kunstfehler nehme ich grundsätzlich nicht in den Mund ...« Es ist die Großmannssucht einiger deutscher Mediziner, die unsere Gesundheit ruiniert.

Der gelähmte Patient, Dr. med. Theo Mauser, erstattete Strafantrag gegen den »unfehlbaren« Professor Witt. Doch was der Jungmediziner Mauser eigentlich hätte wissen müssen, trat prompt ein: Von 18 als medizinische Sachverständige in Frage kommenden Professoren lehnten alle ab. Erst in der Schweiz fand sich ein Arzt – Professor Werner Brunner aus Zürich –, der den Mut hatte festzustellen, daß die von Professor Witt angewandte Operationsmethode im Falle Dr. Mauser »kontraindiziert«, also nicht angezeigt gewesen sei.

Hatte man nun endlich einen Sachverständigen, tauchten plötzlich Widerstände bei der Justiz auf. Der Münchner Oberstaatsanwalt Sechser weigerte sich – laut »Stern« vom 11. Januar 1973 – beharrlich, die Anklageschrift zu unterzeichnen. Dazu der Oberstaatsanwalt: »Herr Witt ist schließlich nicht Herr Jedermann, den man so ohne weiteres wie jeden anderen Staatsbürger anklagen kann.«

Der Münchner Vertreter der Anklage, der offenbar sehr genau zwischen »Herrn Jedermann« und einem deutschen Professor zu unterscheiden weiß, wurde bald darauf befördert. Der Fall Witt ging in andere Juristenhände über. Dort ruht er noch heute. Das Verfahren ist inzwischen »schwebend« geworden.

Schwierig war auch ein Zivilverfahren, das der frühere Deutsche Meister im Bodenturnen, Jürgen Bischof, ebenfalls 1969 gegen einen bekannten deutschen Chirurgen im Professorenrang anstrengte. Sein Name: Dr. Alfred Nikolaus Witt, derselbe Großmeister ärztlicher Kunst, der schon im »Fall Dr. Mauser« 18 deutschen Medizinerkoryphäen »den Schneid abkaufte«.

Der heute 32jährige Jürgen Bischof bestritt am Samstagnachmittag, dem 17. März 1969, im Rahmen eines Bundesligakampfes seines Vereins SV Neckarsulm in München gegen den dortigen Universitätssportclub gerade seine Bodenkür. Er setzte zum Rückwärtssalto an, sprang und – sackte zusammen. Die rechte Achillessehne, jene Sehne, die den Fuß mitbewegt und die bei Sprüngen besonders stark angespannt wird, war gerissen.

Dieselbe Sehne war dem 13fachen deutschen Kunstturnmeister 1962 schon einmal gerissen und wieder zusammengenäht worden. Da der Riß auch diesmal glatt und ohne Knochenverletzung verlief, schien wieder nur eine harmlose Operation bevorzustehen. Sie begann zwei Tage später, am Montag, dem 19. März, morgens um 9 Uhr in der Orthopädischen Universitätsklinik München-Grünwald.

Der prominente Patient mußte während des chirurgischen Eingriffs durch Professor Witt auf dem Bauch liegen. Der Narkosearzt Dr. Gerhard B. Wessely, leitender Anästhesist der Klinik, assistierte dem Operateur, wußte jedoch nicht, daß er einen Hochleistungssportler zu behandeln hatte. Er wußte ferner nicht, daß Jürgen Bischof bereits vor Jahren an einem Kreislaufkollaps laboriert hatte. Professor Witt und sein Narkosespezialist hatten es – wie sich aus Gerichtsprotokollen rekonstruieren läßt – außerdem versäumt, den Patienten vor der Operation genau zu untersuchen. Diese Tatsache war von besonderer Bedeutung, denn bei einem Hochleistungssportler muß mit abnormen Verhältnissen des Kreislaufs gerechnet werden.

Verheerend wirkte sich auch aus, daß der Kunstturner nicht an einem Narkosegerät angeschlossen gewesen sein soll. Wäre Jürgen Bischof mit einem Narkosegerät verbunden gewesen, vielleicht sogar – wie es in vielen Kliniken heute Pflicht ist – mit einem Monitor, der einen Herzstillstand unverzüglich signalisiert, dann hätte es entweder überhaupt nicht oder aber nur zu einem relativ unbedeutenden Herzstillstand kommen können; denn die mit einer derartigen Apparatur verbundenen Meßinstrumente zeigen einen Mangel an Sauerstoff sofort an, so daß einer unmittelbar darauf folgenden Korrektur der Beatmung des Patienten nichts im Wege steht. So aber hatte Dr. Wessely – wie er selbst zugab – »zufällig« beim Umdrehen von der Bauch- in die Rückenlage seine Finger am Handgelenk des Patienten und stellte dabei fest, daß der Puls nicht mehr schlug. Über die Dauer des Herzstillstandes weist das Operationsprotokoll nichts aus.

Die beiden Mediziner Witt und Wessely verschwiegen den Herzstillstand zunächst ganz. Das Gutachten des Frankfurter Narkoseexperten Professor Heinz Pflüger – auch hier lehnten es vorher mehrere Mediziner ab, gegen ihren berühmten Kollegen Professor Witt und seine Mitarbeiter als Sachverständige vor Gericht auszusagen – besagt jedoch: »Die eingetretenen Hirnschädigungen lassen erkennen, daß ein Stillstand nicht rechtzeitig erkannt worden ist.« Und an anderer Stelle des medizinischen Gutachtens heißt es weiter: »Dauert ein Kreislaufstillstand länger als vier Minuten, so ist nur in seltenen Fällen mit einer völligen Wiederherstellung der Hirnfunktion zu rechnen.«

Die gerissene Fußsehne Jürgen Bischofs war zwar zum zweitenmal erfolgreich zusammengeflickt worden, aber der Patient wachte erst nach fast zehn Wochen aus der Narkose auf. Infolge des minutenlangen Herzstillstands hatte das Gehirn des Sportlers schwere Schäden davongetragen. Als »menschliches Wrack«, so die Anklageschrift drei Jahre später, verließ der ehemalige Olympiakandidat, Diplomvolkswirt und Direktionsassistent bei den NSU-Werken in Neckarsulm Jürgen Bischof am 30. Juli 1969 die Münchner Universitätsklinik.

Über die »anoxische Gehirnschädigung« des Turners, dessen tragisches Schicksal weit über die Grenzen der Bundesrepublik hinweg Aufsehen erregte, liegen inzwischen mehrere ärztliche Schriftstücke vor. Sie sagen, daß der frühere Turner an Sprach- und Bewegungsstörungen leidet, daß er spastische Lähmungserscheinungen hat, an starkem Gedächtnisverlust, Wahrnehmungs-, Gefühls- und Denkstörungen leidet, daß er gleichgültig, deprimiert, uninteressiert, zerstörend aggressiv ist und keinen Antrieb zu irgend etwas mehr hat. Er spricht fast nur noch in Zweiwortsätzen. Versuche zur Kontaktaufnahme werden immer seltener. Eine geordnete und verständliche Unterhaltung mit ihm ist meistens unmöglich. Sein Gedächtnis ist so schlecht, seine Merkfähigkeit so herabgesetzt, daß er selbst Vorgänge, die nur Stunden zurückliegen, etwa Zähneputzen, schnell vergißt. Sein Universitätsstudium ist aus seiner Erinnerung vollständig geschwunden. Auch an seine Teilnahme an den Olympischen Spielen 1968 in Mexiko kann sich Jürgen Bischof nicht erinnern. In mehreren Krankenhäusern und Spezialkliniken versuchte man, durch Training die Ausfälle seines Gehirns zu beheben. Alle Rehabilitierungsversuche scheiterten.

Die beiden Ärzte, die die Operation an Jürgen Bischof vornahmen, bestreiten den Herzstillstand und die Schäden bei ihrem Patienten inzwischen nicht mehr. Sie sind aber der Auffassung, die Katastrophe könne ihnen nicht angerechnet werden, weil sie nicht fahrlässig gehandelt hätten. Die Operation habe einen tragischen, schicksalsmäßigen Verlauf genommen, dessen Risiko nicht der Arzt, sondern der Patient zu tragen habe. Dr. Wessely sprach einmal davon, daß ein Narkosearzt schließlich keine Lebensversicherung sein könne. Diese Auffassung rechnet den Fall Jürgen Bischof zu jenen anderen Patienten, die eben bei Operationen »wegbleiben«, entweder in der Narkose oder durch eine Embolie oder durch andere Ursachen.

Die »Frankfurter Allgemeine Zeitung«, die sich in einem Beitrag von Hanno Kühnert am 29. Juli 1972 sehr ausführlich mit dem »bitteren Fall des Kunstturners Jürgen Bischof« auseinandersetzte, schrieb in diesem Zusammenhang u. a.:

»Es ist gewiß richtig, daß der Arzt nicht an jedem Tod schuld sein kann, daß ihm nicht jedes Operations- und Schicksalsrisiko aufgebürdet werden darf. Eine Klage ist selbstverständlich nicht allein deswegen begründet, weil der Kläger bei einer Operation auf besonders tragische und bittere Weise einen Gesundheitsverlust erlitten hat. Aber andererseits sind keineswegs alle Operationsschäden unverschuldete Schicksalsschläge, die Patienten ohne Murren und Gegenwehr hinzunehmen hätten, gott- oder schicksalsergeben.«

Fatal ist dabei nur, daß der Patient später, wenn er etwa vor Gericht Ersatz für einen Kunstfehler der Ärzte verlangt, in eine heillose Beweisnot gerät. In den meisten Fällen befindet sich der Patient während der »Tatzeit« des Arztes und seiner Mitarbeiter in Narkose. Hinzu kommt, daß die Operation ohne neutrale Zeugen, allein im Herrschaftsbereich des operierenden Chirurgen vor sich geht. Assistenten, Schwestern und Helfer arbeiten als eine verschworene Gemeinschaft, durch und durch geprägt vom Geist eines meist charismatischen Chefs, der alles – und alle – beherrscht. Zutiefst vom elitären Charakter des Berufs durchdrungen, sind sich alle Beteiligten – mit Ausnahme des bewußtlosen Patienten – einig, nichts, was dem Ansehen oder den wirtschaftlichen Interessen des Teams oder einer seiner Mitglieder zuwiderlaufen könnte, nach außen zu tragen.

Diese Haltung ist vielleicht nicht immer legitim, aber menschlich verständlich. Gleiches Verständnis aber fordert mit vollem Recht der Patient, wenn er aufgrund von Fahrlässigkeit oder Unfähigkeit des Arztes um Leben und Gesundheit fürchten muß. Da es ihm aber aus den genannten Gründen in der Regel nicht möglich ist, Fahrlässigkeit oder Unfähigkeit eines Mediziners zu beweisen, wäre es nur recht und billig, die Beweislast für Handlungen am Operationstisch umzukehren, also den Ärzten den Beweis dafür aufzubürden, daß alles mit rechten Dingen zugegangen ist. Denn – so der bereits erwähnte Bericht in der FAZ – »es wäre ein Irrglaube anzunehmen, daß Ärzte weniger Fehler machten als Architekten, Autofahrer, Handwerker, Reifenhersteller oder Lebensmittelverkäufer. Wenn aber die Wahrscheinlichkeit dafür spricht, daß sie etwa gleich viele Fehler machen, dann muß auch das Recht so gestaltet werden, daß sie gleich oft zu Schadenersatz verurteilt werden können. Sonst wäre es auch für manchen Patienten besser, was ein Chirurg einmal reichlich zynisch für sich so formulierte: Es ist ein Glück, daß bei mir bei Herzstillstand immer alle tot waren.«

Krüppel werden in Deutschland übers Ohr gehauen

In den USA ist es bereits alltäglich geworden, daß Ärzte auf Schadenersatz verklagt werden und ihre Versicherungen zahlen müssen. Geldbeträge von einigen hunderttausend Mark für ärztliche Fehlleistungen sind dort keine Seltenheit mehr. In der Bundesrepublik sind Gesundheit und Leben weit weniger wert. Ein Patient, der vor einem deutschen Gericht klagt und – was so selten ist wie eine Sonnenfinsternis – recht bekommt, erhält nicht zugesprochen, was ihm zusteht. Krüppel werden in Deutschland übers Ohr gehauen. Denn Ärzte sind nur selten auf ihrer Seite. In den USA bekommt man für einen verlorenen Arm oder ein verlorenes Bein 500 000 Mark, in der Bundesrepublik 8000, wenn es hochkommt vielleicht 10 000 DM.

Schwerer noch als verstümmelte Gliedmaßen aber wiegt ein verstümmeltes Gehirn. Tausende, die irgendwann in ihrem Leben einmal unter Narkose gesetzt wurden, laufen mit mehr oder weniger gravierenden Hirndefekten herum – die meisten wissen es gar nicht. Alarmierende Berichte in jüngster Zeit lassen darauf schließen, daß die Narkosegefahren eher zu- als abnehmen.

In mehreren europäischen Ländern warnten namhafte Anästhesie-Experten vor einer Bagatellisierung dieser operativen Nebenwirkungen und sprachen von einer Katastrophe in den Krankenhäusern. Die markanteste Stimme kam aus Holland, wo sich der niederländische Anästhesist Professor Bob Smalhout von der Universität Utrecht mit massiver Kritik an die erschrockene Öffentlichkeit wandte:

»Ich kann nicht länger schweigen. Durch Fehler bei der Narkose sterben mindestens 200 holländische Patienten pro Jahr, vermutlich mehr. Die Zahl der Patienten, die durch Narkosefehler bleibende Gesundheitsschäden davontragen, ist nicht festzustellen. Die Dunkelziffer liegt hoch, da Krankenhausstatistiken in vielen Fällen der Verschleierung dienen und Tatsachen unterschlagen. Oft erfährt nicht die Familie, warum der Patient die Operation nicht überlebt hat.«

Schriller noch als für manchen Holländer müßte Smalhouts Ruf in deutschen Ohren klingen. Denn während in den Niederlanden für fast jedes Krankenhaus wenigstens 1 Narkosearzt zur Verfügung steht, sind die knapp 900 Anästhesisten in der Bundesrepublik bei insgesamt 3600 Kliniken und Krankenhäusern hoffnungslos überlastet. Nur 25 Prozent aller Operationen werden bei uns von Narkosefachärzten betreut, wobei ein Arzt nicht selten für fünf und mehr Patienten gleichzeitig in verschiedenen Operationssälen eingesetzt wird. Den jährlich 200 Narkosetoten in unserem Nachbarland Holland dürften daher mindestens 2000 Narkosetote in Westdeutschland gegenüberstehen.

Nur ein Bruchteil aller Narkosepannen wird bekannt. Professor Dr. med. Rudolf Frey, Inhaber des Lehrstuhls für Anästhesiologie an der Universität Mainz und Chef des ältesten und größten deutschen Instituts dieser Fachrichtung bestätigte in einem Interview mit der »Kölnischen Rundschau« die hohe Dunkelziffer: »Als Sachverständiger bekomme ich jeden Tag solche, wie Sie sagen, Alarmmeldungen auf den Tisch, um Gutachten dazu abzugeben.« Und in einem Interview des Bayerischen Rundfunks erklärte eine Narkoseärztin: Wenn sie sich operieren lassen müßte, hätte sie vor der Narkose mehr Angst als vor der Operation.

Schlagzeilen machen nur die allerwenigsten Zwischenfälle. Einer der tragischsten der letzten Jahre ereignete sich im Stuttgarter Olga-Hospital, wo eine Säuglingsschwester ein kleines Mädchen mit der antiquierten Äthertropfmethode betäubte. Die Folgen waren katastrophal: Die sechsjährige Sophie Franke-Gricksch ist heute blind, halb gelähmt und nahezu stumm. »Dabei müssen wir noch dankbar sein, daß man unser Kind im Krankenhaus nicht ganz getötet hat«, sagt Sophies Mutter. Und der Vater, der Journalist Ekkehard Franke-Gricksch, erklärte dem »Stern« gegenüber: »Wenn ich nicht so gekämpft hätte, wäre unsere Sophie sicher schon verscharrt und ärztliche Unfähigkeit von der Erde zugedeckt.«

Aber Narkoseunfälle in den Operationssälen deutscher Krankenhäuser reißen nicht ab. Am 6. Februar 1973 berichtete das Kölner Boulevardblatt »Express«: »Zwölf Tage nach einer Leistenbruchoperation im Reutlinger Kreiskrankenhaus ist der Maschinenbaukonstrukteur Arthur Schäfer (50) noch nicht wieder aus seiner Bewußtlosigkeit erwacht. Das wurde gestern bekannt. Die Staatsanwaltschaft ermittelt gegen das Kreiskrankenhauspersonal wegen eines Narkosefehlers. In Frankfurt wird heute ein sechsjähriger Junge beerdigt. Matthias Langer war wegen seiner abstehenden Ohren operiert worden – und starb fünf Tage später den Narkosetod!«

In derselben Ausgabe des Kölner »Express« war ferner zu lesen: »In Bonn ließ sich eine Ärztin wegen eines Tumors operieren. Der Narkosearzt paßte nicht auf – die Patientin erlitt einen unheilbaren Gehirnschaden. Im Dezember wurde der Weltklassefechter Rudi Maier (27) Opfer einer Narkosepanne. Wegen einer Spezialuntersuchung war der Sportler narkotisiert worden. Als er wenige Stunden später aufwachte, war er gelähmt!«

Fatal endete auch eine Rachenmandeloperation, der sich der vier Jahre alte Andreas Meissner im Stuttgarter Katharinen-Hospital unterziehen mußte. Kurz nach Beginn des Eingriffs, bei dem ein Krankenpfleger eine Äthertropfnarkose verabreichte, stellte der Assistenzarzt Herzstillstand fest. Der kleine Andreas war bereits klinisch tot, als ein herbeigerufener Narkosefacharzt nach etwa fünf Minuten das Herz des Patienten wieder zum Schlagen brachte. Doch der Retter war zu spät gekommen. Andreas Meissner blieb hirngeschädigt.

Wie, so fragt man sich, ist es möglich, daß an einer modernen Klinik mit einer eigenen Anästhesieabteilung heute noch immer Narkosen wie zu Großvaters Zeiten gegeben werden?

Um der Situation gerecht zu werden, ist ein kurzer geschichtlicher Rückblick nicht zu umgehen. Noch Jahre nach Beendigung des Zweiten Weltkrieges wurde in Deutschland jeder Ansatz der Spezialisierung zum Anästhesisten mit der Begründung abgelehnt, daß die Durchführung der Narkose in den Bereich der Chirurgie gehöre und davon nicht zu trennen sei. Viele großen Chirurgen schüttelten mißbilligend die Köpfe. Nach ihrer Meinung war das zweifellos einer der überflüssigsten Seitenwege falschgelenkter Spezialisierung – noch dazu bei Vorgängen, die sich ohnehin »nur am Rande« einer Operation abspielten.

Ende der fünfziger Jahre, zu einer Zeit also, da die Narkosefachärzte in der Schweiz, in Schweden, Frankreich, England und den USA längst anerkannt waren, stemmte sich die bis auf den heutigen Tag mit Erfolg agierende Chefarztjunta mit allen Mitteln gegen die neue Facharztrichtung. Die meisten Operateure sahen ihren bis dahin unumschränkten Machtbereich gefährdet und einen Teil ihrer dicken Pfründe schwinden.

Viele Chirurgen machen nicht zuletzt aus diesem Grunde noch immer die Narkose selbst oder mit Unterstützung der »altbewährten« Narkoseschwester oder sonstigem medizinischem Hilfspersonal. Dr. Henschel, der Direktor der Anästhesie-Abteilung der Städtischen Krankenanstalten Bremen, klagt deswegen: »Unübersehbar groß ist heute noch immer die Zahl der Patienten, die in der Bundesrepublik bei Operationen von ungenügend ausgebildetem Personal nach den Vorstellungen vergangener Jahrzehnte narkotisiert werden.«

Geradezu kriminelle Raffinesse entwickeln manche Krankenhausdirektoren, um gegen solche Vorwürfe »gewappnet« zu sein. Die völlig überforderten Hilfskräfte werden an sündhaft teure und ebenso komplizierte Narkosegeräte gestellt, an denen sie dann »auf gut Glück« oder »nach Gefühl« moderne (und gefährliche!) Intubationsnarkosen zelebrieren dürfen. Professor Rügheimer sagt dazu, es sei »abenteuerlich, wenn komplizierte Kombinationsmethoden von nicht oder mangelhaft ausgebildetem Personal ausgeführt werden. Denn die bedauerlichen Folgen der Amateurnarkosen sind bekannt: sie führen durch ihre Mangelhaftigkeit zu jenen *unerwarteten* Todesfällen, die hinterher als *schicksalhaft* bezeichnet werden.«

Von den Tausenden und Abertausenden bemitleidenswerten Narkosekrüppeln spricht man schon gar nicht mehr. Und kaum jemand denkt noch daran, daß jede Narkose im Grunde eine Vergiftung des Körpers ist, die hart an die Grenze des Lebens geht.

Sonderbarerweise hinkte die Medizin in Deutschland schon immer hinter ihren eigenen Möglichkeiten her. Auf diesen merkwürdigen Zeitzündereffekt machte auch Dr. med. Paul Lüth in seiner Schrift »Ansichten einer künftigen Medizin« aufmerksam. So wurde beispielsweise Mitte des vorigen Jahrhunderts von Carl Wunderlich die Temperaturmessung bei Krankheiten eingeführt, aber noch um die Jahrhundertwende war die regelmäßige Fiebermessung keineswegs üblich. Ähnlich war es mit der Anästhesie. Noch 25 Jahre nach ihrer Einführung wurden im Krieg 1870/71 zahlreiche Amputationen ohne Narkose durchgeführt. Lüth wörtlich: »Die Patienten, so muß man daraus schließen, erleben nicht die Medizin, die zu ihrer Zeit in den Lehrbüchern und wissenschaftlichen Zeitschriften fixiert wird – und die der unkritische Historiker später einmal mit dieser Zeit identifizieren wird –, sondern die Medizin, die dem Arzt während seiner Ausbildung, also lange vor der Zeit ihrer Begegnung mit diesem Arzt, interiorisiert wurde ...«

Narkosearzt ist nicht gesetzlich vorgeschrieben

Beim Studium der Prozeßakten jüngster Narkosezwischenfälle fällt auf, daß die ärztlichen Argumentationen auch heute noch diesen Geist atmen. Das Olga-Hospital in Stuttgart erklärte anläßlich des ärztlichen Kunstfehlers, begangen an der kleinen Sophie Franke-Gricksch: »Es gibt keine gesetzliche Bestimmung, die das Hinzuziehen eines Anästhesisten bei einer Operation vorschreibt.« Dr. Ebert, Operateur des narkosegeschädigten Mädchens, hält Narkosen nach wie vor für so überschaubar, daß auch »Schwestern darin erfahren« seien. Und der Direktor der Hals-, Nasen- und Ohrenabteilung des Stuttgarter Katharinen-Krankenhauses, Professor Richard Kirstein, pflichtete ihm – auf das Unglück des siebenjährigen Andreas Meissner angesprochen – bei, indem er sagte: »Bei der großen Operationszahl unserer Klinik kann auf die Äthernarkose, die weiterhin von Krankenpflegern durchgeführt wird, nicht verzichtet werden.«

Tonangebend – wie könnte es anders sein – ist auch hier die Bundesärztekammer, die in ihrem offiziellen Parteiorgan »Deutsches Ärzteblatt« vom 10. Oktober 1970 eine »gemeinsame Erklärung des *Berufsverbandes der Deutschen Chirurgen* und des *Berufsverbandes Deutscher Anästhesisten* gegen Sensationsberichte über Narkosezwischenfälle veröffentlichte. Ein Zitat aus diesem mit sattsam bekannten Phrasen überladenen Elaborat mag an dieser Stelle genügen:

»Wo kein Fachanästhesist verfügbar ist, wird die Narkose oft einem chirurgischen Assistenz- oder Oberarzt übertragen. Sofern Schwestern oder Pfleger mit der Ausführung betraut werden, unterstehen sie der Anleitung und Überwachung des Operateurs, der für ihre Tätigkeit die volle ärztliche und rechtliche Verantwortung zu tragen hat. Es ist unbestritten, daß erfahrene Schwestern und Pfleger sich im Rahmen dieser Einschränkungen verdient gemacht haben.

Es ist daher nicht vertretbar, wenn die Öffentlichkeit durch alarmierende Presseberichte beunruhigt und Chirurgen oder Vertreter anderer operativer Fächer diskreditiert werden, die wegen des Mangels an Fachanästhesisten noch mit Narkosehelfern zusammenarbeiten und die doppelte Verantwortung für die Operation und die Anästhesie übernehmen müssen. Beide Fachgebiete sind in ständiger Fühlungnahme bestrebt, die gemeinsamen Probleme kollegial und im Interesse der Patienten zu lösen.«

»Im Interesse der Patienten« – wie lange müssen wir uns diese Ironie der weißen Kaste eigentlich noch gefallen lassen? Anästhesisten sind in bundesdeutschen Operationssälen Mangelware – und sie werden es auch in Zukunft sein, weil man sich zuwenig um Nachwuchs kümmert. Der Präsident der Deutschen Gesellschaft für Anästhesie und Wiederbelebung, Professor P. Lavin, Hamburg-Altona, erklärte erst vor kurzem kategorisch: »Es besteht kein Mangel an Narkoseärzten!«

In England, wo, ebenso wie in der DDR, Narkosen laut Gesetz nur von Spezialisten vorgenommen werden dürfen, sind es 2500, in den USA, Kanada, Schweden und Australien pro Kopf der Bevölkerung viermal soviel wie in Westdeutschland. Von den 900 Anästhesisten, die in unseren Kliniken größtenteils schuften müssen wie Galeerensträflinge, sind zudem viele nur unzureichend ausgebildet, unerfahren im Umgang mit den diffizilen Narkose-Apparaturen, oder vermissen infolge der permanenten Unterbewertung der Anästhesie durch die operierenden Ärzte und Krankenhausleitungen jegliche Aufstiegschancen. In der Vorstellung mancher Klinikdirektoren und Chirurgen ist die Narkose eben noch immer eine »Nebenbeschäftigung«, gut genug für Schwestern und sonstige »Befehlsempfänger«, denen man sagen kann, was sie zu tun haben, und die vor allem keine Ansprüche stellen, besonders nicht finanzieller Art. Ihrer Ansicht nach ist der Operationssaal alleiniges Reich der Chirurgen.

Hier läge es durchaus in der Hand staatlicher und kommunaler Geldgeber, eine Änderung dieser mittelalterlichen Einstellung zu erzwingen. In den skandinavischen Ländern beispielsweise erhalten Krankenhausträger beim Neu- oder Umbau von Kliniken nur dann die erforderlichen Gelder, wenn eine Narkose-Abteilung besteht, beziehungsweise eingeplant ist. Vermutlich gäbe es dann auch in der Bundesrepublik schon nach relativ kurzer Zeit keinen Mangel an Narkoseärzten mehr. Einen anderen praktikablen Vorschlag machte das große illustrierte Wochenmagazin »Neue Revue«: »Interessierten Politikern ist zu empfehlen, die Praxis am eigenen Leibe zu erleben und sich bei einem notwendigen Eingriff eine Primitivnarkose machen zu lassen. Sicherlich werden sie dann mit der unabdingbaren Forderung übereinstimmen: Die Anwesenheit eines Fachanästhesisten bei jedem operativen Eingriff muß gesetzlich gefordert werden.«

Vorläufig aber bleibt alles beim alten. Kennzeichnend ist, wie Professor Martin Zindler, Direktor der Anästhesie-Abteilung der Universitätsklinik Düsseldorf, die beängstigende Situation umschreibt: »Die große Zahl der Patienten, die in Deutschland vermeidbaren Komplikationen zum Opfer fällt, zwingt zu der Feststellung, daß in Krankenhäusern, die nicht für die Mitarbeit eines Anästhesisten gesorgt haben, der Patient nicht mehr in bestmöglicher Weise versorgt ist.«

Bis sich hier eines – sicher noch recht fernen – Tages ein durchgreifender Wandel bemerkbar macht, rät die »Stuttgarter Zeitung«: »Was der Patient, der vor einer Operation steht, zu seiner eigenen Sicherheit tun kann, ist, das ausdrückliche Verlangen stellen, von einem Narkosearzt narkotisiert zu werden. Der Patient sollte sich zuvor vergewissern, ob die Klinik, in der er sich operieren läßt, auch über einen solchen Facharzt verfügt.«

Dieser Rat ist sicher gut, aber eine Lebensversicherung ist der Anästhesist auch nicht – wie Dr. Wessely im Fall Jürgen Bischof selbst sagte. Und in der Tat: Abgesehen von ärztlicher Fahrlässigkeit sind in jüngster Zeit die Narkosemittel selbst in den Verdacht geraten, nicht wiedergutzumachende Schäden hervorzurufen. Daß narkotisch wirkende Medikamente in den normalen Prozeß der Zellteilung hemmend eingreifen können, wurde zwar schon lange von den Wissenschaftlern vermutet; seit der Contergantragödie befürchtet man auch, daß sich derartige Mechanismen mit Verzögerungseffekt insbesondere auf die durch sehr rasche Zellteilungsvorgänge charakterisierten embryonalen Gewebe schädlich auswirken könnten. Nunmehr konnten deutsche und amerikanische Forscher einwandfrei nachweisen, daß schwere Anomalien und selbst der Tod durch Narkosemittel herbeigeführt werden können.

Dr. Lothar Wilbert und Professor Werner Creutzfeld aus Göttingen machten in der Münchener Ärztezeitschrift »Selecta« darauf aufmerksam, daß Halothan, ein angeblich besonders schonendes Gasnarkotikum, das seit Mitte der fünfziger Jahre die Operationssäle im Sturm eroberte, zu schweren Lebernekrosen mit Todesfolge führen kann.

Untersuchungen des amerikanischen Biologen B. Fink und seiner Mitarbeiter von der School of Medicine der Universität Washington in Seattle legen den Schluß nahe, daß bei schwangeren Frauen operative Eingriffe nicht in Vollnarkose, sondern nach Möglichkeit mit örtlicher Betäubung vorgenommen werden sollten. Die Hamburger Tageszeitung »Die Welt« gibt in diesem Zusammenhang zu bedenken:

»Vielleicht wäre es sogar zu empfehlen, daß auch Zahnärzte bei solchen Frauen auf die Anwendung des bisher als völlig harmlos angesehenen Lachgasrausches verzichten. Amerikanische Ärzte glauben nämlich, berechtigten Anlaß zu der Vermutung zu haben, daß einige in der großen wie auch in der kleinen Chirurgie verwandte Narkosemittel zu Mißbildungen bei Kindern führen können, deren Mütter während der ersten Schwangerschaftsmonate unter Anwendung derartiger Betäubungsmittel operiert wurden.«

Auch Äther und andere Narkosemittel sind inzwischen als zweischneidige Schwerter entlarvt worden. Trotzdem werden sie – wie wir gesehen haben – noch immer zur Anästhesie verwandt. Da narkotisierende Medikamente nur selten vom menschlichen Organismus ausgeschieden werden, sondern sich im Gegenteil im Körper, beziehungsweise im Gehirn anreichern, sollten Operationen überall dort gemieden werden, wo sie nicht unbedingt erforderlich sind.

Wird also an unseren Kliniken zuviel operiert?

Will man Licht in das Dunkel ärztlicher Kunstfehler bringen, ist es tatsächlich notwendig, die Beweislast umzukehren, d. h., zumindest in den Fällen, in denen sich statt des erwarteten Heilerfolges ein Gesundheitsschaden einstellt, dem Patienten die Möglichkeit einzuräumen, den Arzt zu einer Beweisführung über seine Tätigkeit zu veranlassen. Schon dieses Maß an Öffentlichkeit wird viel mehr bewirken, als die einzelnen Verfahren selbst.

Damit fernerhin die Patienten ihre Rechte wirkungsvoller vertreten können, erscheint es sinnvoll, daß der Staat die Gründung eines Patientenschutzverbandes fördert, so wie es ja auch Interessenverbände für Verbraucher, Mieter, kinderreiche Familien, Kriegsbeschädigte usw. gibt. Dieser Verband könnte seine Mitglieder auch bei der finanziellen Regelung eventueller Schäden unterstützen.

X. Angst im Krankenhaus

75 Prozent aller Blinddarmoperationen sind überflüssig

Sitzt deutschen Ärzten das Operationsmesser zu locker? Am 9. Januar 1969 veröffentlichte die »Westdeutsche Allgemeine Zeitung« einen Bericht mit folgender Überschrift: »Der SPD-Rechtsexperte Dr. Müller-Emmert: Gangster im Frack machen als Biedermänner Millionen.« Der Bundestagsabgeordnete nannte unter anderen dieses Beispiel: »Ärzte führen unnötige Operationen und Behandlungen aus oder täuschen Untersuchungen vor, für die sie ungerechtfertigte Honorare von Patienten und Krankenkassen beziehen.«

Von Interesse sind an dieser Stelle lediglich die »unnötigen Operationen«. Tatsächlich wurden in westdeutschen Kliniken nie so viele Menschen operiert wie im letzten Jahr (1973). Und die Zahl operativer Eingriffe wächst ständig weiter an. Sind alle diese Operationen medizinische Notwendigkeit? Oder wird mit den Patienten Schindluder getrieben? Ist gar die Mär von den »Haien am Krankenbett« Wirklichkeit?

Deutsche Chirurgen operieren doppelt soviel wie ihre amerikanischen Kollegen. Die Sterblichkeitsquote auf Grund operativer Eingriffe liegt in der Bundesrepublik gar dreimal so hoch wie in anderen Ländern, da eine Reihe von Organen, die sich, wie etwa Mandeln, Blinddarm und Gallenblase, als entbehrlich erwiesen, heute zu Tausenden entfernt werden, oft ohne nähere Prüfung, ob sie nun schadhaft sind oder nicht. Auch jeder Art von »Verwachsungen« gehen geschäftstüchtige Chirurgen am besten gleich mit Messern und dem schneidbrennerartigen Laserstrahl zuleibe, mitunter ohne Rücksicht darauf, daß jeder Schnitt später neue, auch bösartige Verwachsungen nach sich ziehen kann.

Mindestens jeder zweite Blinddarm wird den Bundesbürgern unnötig herausgeschnitten. Zu diesem sensationellen Ergebnis kam der Sozialmediziner Professor Dr. Manfred Pflanz von der Medizinischen Hochschule in Hannover nach einer zweijährigen Forschungsarbeit, die Ende 1972 veröffentlicht wurde. Von je 100 000 Einwohnern sterben in der Bundesrepublik 3,3 Patienten an den Folgen einer Blinddarmoperation. Das sind drei- bis viermal soviel wie in anderen Ländern. Damit liegt Westdeutschland – zusammen mit den anderen deutschsprachigen Ländern Österreich und der DDR – in der offiziellen Statistik der Vereinten Nationen mit weitem Abstand vor allen übrigen Staaten der Welt. Während 1966 die Todesrate bei Blinddarm in Griechenland mit 0,4 (pro 100 000 Menschen) am niedrigsten und in Ungarn mit 1,9 am höchsten in den fremdsprachigen Ländern war, erreichte sie in der DDR 3,1, in der Bundesrepublik 3,3, in Österreich 3,8 und in West-Berlin gar 5,5.

In einer Gemeinschaftsarbeit mit der Doktorandin Sigrid Lichtner durchforschte Professor Pflanz die Unterlagen von insgesamt 6481 Operationen, die in den Jahren 1966 und 1967 an Einwohnern der niedersächsischen Landeshauptstadt Hannover vorgenommen worden waren. Repräsentativ für das gesamte Bundesgebiet ergab sich dabei, daß 46,2 Prozent aller deutschen Frauen und 33,7 Prozent der Männer im Laufe ihres Lebens am Blinddarm operiert werden. Witzelte der »Spiegel« zu einer FKK-Karikatur treffend: »Früher konnte man die Deutschen an ihrem Mensurschmiß erkennen, heute erkennt man sie gleich an ihrer Blinddarmnarbe.«

Den Krankenblättern und Operationsbüchern von 25 Krankenhäusern in Hannover und Umgebung entnahmen die beiden Wissenschaftler, daß im jährlichen Durchschnitt 600 Hannoveranern auf je 100 000 Einwohner der Blinddarm entfernt worden war. Zum Vergleich wurden Zahlen aus Uppsala (Schweden), Liverpool und aus den Oststaaten der USA herangezogen, wo die Jahresdurchschnittsraten je 100 000 Einwohner bei etwa 300, 250 und 170 lagen. Und während im Jahre 1972 bei uns rund 2000 Menschen infolge einer Blinddarmoperation starben, waren es in den dreimal so volkreichen USA im selben Zeitraum nur etwa 1500.

Noch bemerkenswerter war freilich, was Professor Pflanz, dessen ermittelte Zahlen sich fast genau mit den statistischen Erhebungen des Bundesverbandes der Ortskrankenkassen decken, ferner herausfand: Obgleich in Hannover die Arbeiter 54 Prozent der männlichen und die Arbeiterinnen 43 Prozent der weiblichen Erwerbstätigen ausmachen, betrug ihr Anteil an operierten Blinddärmen nur 27 beziehungsweise 24 Prozent. In Arbeitervierteln zählten Professor Pflanz und Dr. Lichtner auf 100 000 Einwohner 64 Blinddarmoperationen, in wohlhabenderen Wohngegenden jedoch bis zu 894!

Erstaunlich war auch dieses Resultat: Wenn die Urlaubszeit (Juli/August) oder Weihnachten näherrückten, dann sank die Zahl der Operationen regelmäßig und ebenso plötzlich jeweils zum Wochenende hin: Von Montag bis Freitag, so entdeckten die beiden Sozialmediziner in den hannoverschen Krankenhauspapieren, wurden täglich zwischen 14 und 20 Prozent der Fälle operiert, an Samstagen nur noch 7,2 Prozent und sonntags ganze 3,7 Prozent – offenbar »eine merkwürdige Krankheit«, so Professor Pflanz, »die an Wochenenden kaum auftritt und die bei Angestellten und Beamten dreimal häufiger als bei Arbeitern vorkommt«.

Wie hoch die Zahl der überflüssigen Operationen wirklich ist, bleibt vorläufig Geheimnis der Ärzte. Nur fünf Prozent der in den Jahren 1966/67 in Hannover herausgeschnittenen Blinddärme sind auch vom Pathologen (das »schlechte Gewissen der Mediziner«) untersucht worden. Lediglich bei einem Viertel von ihnen wurde eine akute Blinddarmentzündung festgestellt.

Dr. med. Paul Lüth, der sich – wenn auch nur am Rande – ebenfalls mit dem Phänomen Blinddarm auseinandersetzt, schreibt: »Drei Viertel aller Blinddarmoperierten werden in der Bundesrepublik operiert, ohne daß wirklich operiert werden müßte. Von 100 blinddarmoperierten Patienten ist bei 75 Patienten die Operation überflüssig: Werden sie dennoch operiert, werden jeweils 75 Betten 10 Tage lang sinnlos blockiert. Das ist bei der permanenten Bettennot der Kliniken kein zu vernachlässigender Gesichtspunkt. Mit der Sicherheit des Chirurgen scheint es demnach nicht zum besten zu stehen.«

In der Bundesrepublik liegen Blinddarmoperierte meist 10–12 Tage im Krankenhaus, in den USA – aufgrund einer intensiven Betreuung – durchschnittlich aber nur 6–7 Tage. Seltenere Operationen in Verbindung mit einer verkürzten Erholungszeit der Blinddarmpatienten wären also tatsächlich ein wirkungsvolles Mittel gegen den viel beklagten Bettenmangel in unseren Kliniken. Professor Pflanz geht sogar so weit, provokatorisch zu behaupten: »Wir haben eher zu viele als zuwenig Betten, wenn wir es uns leisten können, Leuten nur so zum Vergnügen den Blinddarm herauszuschneiden.«

Professor Pflanz zog aus seinen Untersuchungsergebnissen den Schluß, daß in der Bundesrepublik nach ungenauer Diagnose vorschnell operiert wird. Und Dr. Lüth fügt in seinem Buch »Kritische Medizin« ergänzend hinzu: »In diesem Zusammenhang versteht man, weshalb im Urteil der Pathologen der großen Kliniken nur etwa 30 Prozent (!) aller Diagnosen richtig sind. Dort also, wo sämtliche

Möglichkeiten bestehen, eine Diagnose zu klären, kommt man zu nicht mehr als 30 Prozent Treffsicherheit – eine im Grunde vernichtende Feststellung, die aber, verständlich genug, sowohl bei Ärzten wie bei Patienten verdrängt bleibt.«

Professor Pflanz verweist auf die USA, wo in den dreißiger Jahren eine ähnliche Hochkonjunktur in Blinddarmoperationen herrschte und die Todesraten gleichfalls höher waren als heute. Lange Zeit hindurch erhielten nämlich die Hausärzte von den Chirurgen das halbe Honorar, wenn sie ihnen Patienten zur Operation überwiesen. Erst nach Einführung strenger Nachkontrollen (Gewebeuntersuchungen) konnte die Operationsrate drastisch gesenkt werden. Geblieben ist lediglich ein bezeichnendes Bonmot: »Könnten Sie die Operation bezahlen, wenn ich sie für erforderlich hielte?«

»Herr Doktor, hielten Sie sie für erforderlich, wenn ich sie nicht bezahlen könnte?«

Der Sozialmediziner Pflanz sieht allerdings »keinen vernünftigen Grund« dafür, daß nun auch deutsche Chirurgen »aus eigenem Interesse« besonders viele Wurmfortsätze entfernen. Lediglich ein einziges Motiv hat er als Erklärung für die Blinddarmhausse am bundesrepublikanischen Patientenmarkt parat: »Junge Ärzte, die von der Kammer ihre Zulassung als Facharzt (Chirurg) beantragen, müssen mindestens 40 Blinddarmoperationen nachweisen können. Mir ist bekannt, daß die Zulassung in einigen Fällen aber erst nach mehreren hundert Blinddarmoperationen erteilt wird.« Die relativ gefahrlose Blinddarmoperation werde den lernenden Ärzten also vielfach als Trainingsmöglichkeit überlassen.

Da die Zahl der Krankenhausärzte seit einigen Jahren rapide zunimmt, ist auch ein Knick in der Konjunkturkurve des deutschen »Blinddarmwunders« noch nicht abzusehn. Zu den heute rund 9,5 Tonnen herausgeschnittener Blinddärme werden sich also in den nächsten Jahren weitere (überflüssige) Tonnen hinzugesellen. Und weitere tausend (überflüssiger) Tote. Obwohl – um mit Professor Pflanz zu sprechen – »mir doch keiner erzählen kann, daß die Deutschen einen anderen Blinddarm haben« als etwa Russen, Chilenen oder Dänen.

Die Forderung des Sozialmediziners Pflanz an seine Kollegen von der Chirurgenzunft ist deshalb eindeutig: »Man sollte sich mehr Gedanken über eine genauere Diagnose machen. Außerdem halte ich es für sinnvoll, bei uns dieselbe Kontrollmöglichkeit einzuführen, die in den Vereinigten Staaten schon seit Jahren gang und gäbe ist: Jeder herausgeschnittene Blinddarm wird zum Pathologen geschickt, der dann feststellen kann, ob die Operation notwendig war oder nicht. Wenn sich ein Arzt in einem Jahr überdurchschnittlich viele Fehlleistungen geleistet hat, bekommt er von der Kammer einen Rüffel oder verliert im Wiederholungsfall sogar seine Zulassung.«

Denkbar wäre meines Erachtens aber auch, daß die Ärztekammern durch weniger unmäßige Forderungen an künftige Chirurgengenerationen diese gar nicht erst zwingen, ihr fachärztliches Soll auf Kosten von Leben und Gesundheit ihrer Patienten zu erfüllen. Die ärztlichen Kammerherren setzen sich sonst erneut dem Vorwurf aus, statt dem Wohl der Patienten zu dienen – wie sie in heiligen Schwüren immer und immer wieder versichern –, fahrlässig zu handeln.

Die moderne Medizin sorgt durch risikoreiche Heilmethoden selbst dafür, daß auf diese Weise langfristig die »Vollbeschäftigung« der Ärzte gesichert bleibt. Auf diese, für die meisten von uns bisher völlig verschleierte Berufsstrategie der Ärzteschaft machte der inzwischen verstorbene, weit über Deutschlands Grenzen hinaus bekannte Neurologe Prof. Dr. med. Viktor von Weizsäcker in seinem Buch »Der kranke Mensch« aufmerksam:

»Es ist unvermeidlich, daran zu erinnern, wie äußerst mächtig im Arzt, in der Berufsgruppe der Ärzte, die Tendenz ist, daß wenigstens so viele andere krank werden, daß den Ärzten die materiellen Grundlagen ihrer Existenz erhalten bleiben. Man braucht gar nicht boshaft zu sein, um das Interesse der Medizin ... zuzugeben: Man braucht gar nicht die unmoralischen Exzesse der Krankheitszüchter, die zutage liegen (Sanatorium, Klinik, Privatpraxis, Berühmtheit) vorzuführen. Interessanter wäre, die unbewußte Ausdehnung dieser Interessenverkettung einmal zu studieren. Es käme dann deren Verknüpfung mit der chemischen und Instrumentenindustrie zutage. Es genügt zu wissen, daß die Tendenz zur Krankheit nicht nur in der Krankheit, sondern auch im Arzt besteht, und wirksam sein muß ... Der Arzt will leben, er will ein Häuschen haben, er will ein Auto haben, er will eine Frau haben, und er verdient nichts, wenn er dem Patienten sagt: *Du hast nichts*. Diesem Drang sind wir täglich ausgesetzt.«

Die Operationsfreude wird den Ärzten heutzutage besonders leichtgemacht. Die technischen Fortschritte machen zahlreiche Eingriffe möglich, die früher wegen eines zu hohen Risikos noch abgelehnt werden mußten. Relativ schonende Narkosemethoden machen es möglich, auch greise Patienten zu operieren. Penicillin und andere Antibiotika dämmen die Gefahr von Wundinfektionen, wenngleich neuerdings immer häufiger alarmierende Rückschläge registriert werden. Neue Apparaturen, wie etwa die Herz-Lungen-Maschinen, erlauben den Ärzten schwierigste Eingriffe an allen lebenswichtigen Organen des menschlichen Körpers. Die Erforschung des Vorgangs der Blutgerinnung hat die Zahl der tödlichen Thrombosen und Embolien als Folge von Operationen gemindert.

Was für Chirurgen noch vor wenigen Jahrzehnten kühne Träume waren, ist inzwischen fast schon zur Routine geworden: Sie können selbst in hoffnungslosen Fällen eingreifen. Dies ist heute sogar dann, wenn die Operation keinen Zweck mehr hat, wenn sie nur noch das Leiden, aber nicht mehr das Leben verlängert, möglich. Und damit ist der medizinische Fortschritt zu einer doppelgesichtigen Janusfigur geworden. Der Chirurg steht vor der fast unsinnigen Frage, ob er berechtigt ist, einem Sterbenden mit einer Operation nicht mehr als ein paar zusätzliche Wochen der Qual zu bereiten.

Diese Gewissensfrage, die sich jetzt der verantwortungsbewußte Chirurg am Operationstisch immer wieder stellt, formulierte der bekannte Düsseldorfer Herzspezialist Professor Derra vor Jahren so:

»Fast gewinnt man den Eindruck, als gäbe es für die Chirurgie keine Schranken mehr. Verkennen wir jedoch angesichts der Triumphe nicht: Der Fortschritt, dem wir uns verschrieben haben, hat Lagen geschaffen, die uns eine Orientierung an dem, was Leriche (Professor René Leriche, 1879–1955, Chirurg, der *französische Sauerbruch*) die *Idee des Menschlichen in der Therapie* genannt hat, neu auferlegen. Unwandelbar an der Spitze steht immer noch die Rücksicht auf den Menschen und seine Individualität, die persönliche, vertrauliche, Leib und Seele erfassende Intimsphäre, die für den Erfolg unserer Tätigkeit unbeschadet aller technischen Finessen Urgrund, Ausgang ist.«

Professor Forssmann: »Gnadentod – ein Verbrechen!«

Mit dem Konflikt zwischen ärztlichem Können und menschlichem Dürfen, mit der Frage, wie lange es der Arzt vor seinem Gewissen verantworten kann, ein für den Patienten sinnlos gewordenes Leben im Rausch des medizinischen Fortschritts zu verlängern, setzt man sich in jüngster Zeit immer häufiger auseinander. Wo liegt die Grenze zwischen Leben und Tod im technisch perfektionierten Operationsbetrieb, der mit apparativen Kunstmitteln, mit Prothesen und operativen Manipulationen die Demarkationslinie des (noch) naturgegebenen Todes wie eine Schallmauer durchbrechen kann?

»Gib jedem seinen eigenen Tod«, an diesen Satz von Reinhold Schneider erinnerte 1966 auf der Tagung der Nobelpreisträger in Lindau die Mahnung des Düsseldorfer Chirurgen Professor Dr. Werner Forssmann: Trotz allen Fortschritts sollten sich die Ärzte nicht dazu verleiten lassen, Gott spielen zu wollen. »Lassen sie uns lieber unsere menschliche Unvollkommenheit mit Würde tragen«, sagte der hochangesehene Arzt, der 1956 den Nobelpreis dafür erhielt, weil er als 25jähriger Jungmediziner am eigenen Körper den Beweis erbracht hatte, daß ein Katheter in das Herz eingeführt werden kann.

Prof. Forssmann zeigte in Lindau das Bild einer Halbkörperamputation, die nur noch einen lebenden Torso übrigließ, und wandte sich energisch gegen den chirurgischen Ehrgeiz, der hinter einer solchen Operation steht. Organtransplantationen und Organmaschinen, lebensverlängernde künstliche Herzen oder die Herz-Lungen-Apparate seien Symptome einer materialistischen Zeit, die vor nichts mehr zurückschrecke. Der weltbekannte Chirurg forderte die Anerkennung des Todes als die philosophische und religiöse Grenze des irdischen Lebens. Dem Menschen dürfe kein Leben aufgezwungen werden, das er nur als Zerrbild seiner selbst weiterführen kann.

Ich besuchte damals Prof. Forssmann in Düsseldorf, wo er als Chefarzt die Chirurgische Abteilung des Evangelischen Krankenhauses leitete, und bat ihn, seine teilweise heftig umstrittene Auffassung vom Recht eines jeden Menschen, ebenso leben wie sterben zu dürfen, näher zu erläutern.

Frage: Herr Prof. Forssmann, vertreten Sie die gleiche Meinung wie Dr. Charles Mayo von der Mayo-Klinik in Rochester, der erklärte: »Wir halten Menschen am Leben, die nicht am Leben gehalten werden sollten.«

Prof. Forssmann: Mayo drückt sich meiner Meinung nach sehr unglücklich aus, wenn er sagt: »Die nicht am Leben erhalten werden sollten.« Diese Äußerung kann sehr leicht in einer Richtung mißverstanden werden, die sicher nicht beabsichtigt ist, wie es mit solchen aus dem Zusammenhang gerissenen Zitaten leicht geschieht.

Grundsätzliche Aufgabe jedes Arztes ist es, den Mitmenschen Beistand zu leisten, im Leben wie im Sterben. Er ist, mit anderen Worten, Arzt nicht nur zum Leben, sondern auch zum Sterben. Damit darf allerdings keinesfalls verstanden werden, daß er das Sterben hoffnungslos Kranker beeinflussen soll, daß er es sogar beschleunigen oder herbeiführen solle. Er hat im Gegenteil die sehr schwere und auch ihn selbst seelisch stark belastende Aufgabe, dem Sterbenden oder dem todgeweihten Kranken zu helfen. Er muß ihm die Schmerzen nehmen, er soll ihm das Bewußtsein des Sterbenmüssens verschleiern, denn es gibt nur ganz wenige große und starke Charaktere, die das bewußte Warten auf einen womöglich eng befristeten Tod tragen können. Wenn ein Arzt dazu imstande ist, z. B. auf einer Station mit hoffnungslos Krebskranken, die selber ihr Ende ahnen und deren bevorstehendes Ende er selbst kennt, über diese hoffnungslose Situation hinwegzuhelfen, wenn er versteht, tagtäglich mit ihnen zu sprechen und ihnen die kurze, ihnen noch gegönnte Lebensfrist lebenswert zu machen, vollbringt er eine seiner größten Leistungen.

Frage: Seit im Dritten Reich die Aktion »Vernichtung unwerten Lebens« gestartet wurde, verbinden sich mit dem Wort Euthanasie die fürchterlichsten Assoziationen. Trotzdem wäre es endlich an der Zeit, mit diesem Tabu aufzuräumen und in aller Öffentlichkeit die Frage zu stellen, ob der Mensch ein nachweisbares Recht auf einen »schönen«, d. h. auf einen zumindest nicht grausamen Tod hat. Sehen Sie, Herr Professor, zwischen den Begriffen Euthanasie und Gnadentod einen grundlegenden Unterschied?

Prof. Forssmann: Ja. Der sogenannte Gnadentod, der von einer ärztlichen Kommission beschlossen und der juristisch sanktioniert ist und dessen Vollstreckungstermin amtlich festgelegt wird, ist aus religiösen, philosophischen und humanitären Gründen ein nicht vertretbares Verbrechen. Etwas ganz anderes ist die Euthanasie, die vom Arzt geforderte und zu fordernde Linderung eines qualvollen Sterbens. Leider werden diese beiden Begriffe oft nicht in der wünschenswerten Weise auseinandergehalten, sondern miteinander verwechselt, füreinander gesetzt und dadurch so verschwommen, daß schon das Worte »Euthanasie« mit Ressentiments belastet ist und heftige Abwehrreaktionen auslöst. Man sollte es daher besser vermeiden. Ich habe vorhin schon einmal gesagt, daß jeder Arzt dazu verpflichtet ist, dem Sterbenden mit all seinem Wissen und Können Qualen zu ersparen, ohne sein Leben zu verkürzen. Das bedeutet z. B. für einen Chirurgen, daß er auch einen Krebskranken, dessen Zustand auf die Dauer gesehen durch die zahlreichen Metastasen hoffnungslos ist, operieren muß, wenn er einen Darmverschluß bekommt, um ihm dessen Qualen zu ersparen. Oder daß er bei einem Kehlkopf- oder Schilddrüsenkrebs einen Luftröhrenschnitt durchführt, um den Kranken nicht ersticken zu lassen. Wir sollten nicht vergessen, daß wir damit nicht nur dem Kranken selbst helfen, sondern auch seinen Angehörigen, die sonst zusehen müssen, wie ihr Vater, ihr Kind, die Frau unmenschlich leiden.

Frage: Ist der hippokratische Eid heute nicht schon unzeitgemäß, wenn er den Arzt verpflichtet, Leben auch dann noch »um jeden Preis« zu erhalten, wenn nicht die geringste Hoffnung auf Rettung besteht?

Prof. Forssmann: Er ist heute noch für uns uneingeschränkt verpflichtend. Die Entscheidung, ob ein Leben erhalten werden kann, ist nicht Sache des Arztes, auch nicht des Wunsches eines Kranken oder seiner Angehörigen. Die Lebenserhaltung ist ein sittliches Gebot, das für alle Ärzte der ganzen Menschheit unabdingbar bleibt.

Dabei spielt auch noch die praktische Überlegung mit, daß niemand weiß, ob nicht in dem Moment, in dem man einen Krankheitsfall selbst für hoffnungslos hält, nicht an irgendeiner Stelle der Welt doch gerade das Heilmittel gefunden wird, das noch helfen kann. Deshalb ist auch bei schwersten und hoffnungslosesten, akuten und chronischen Erkrankungen eine Beschleunigung des Todes durch den Arzt unerlaubt.

Frage: Würden Sie die legale Tötung von sogenannten Monstren, also gehirnlosen, mißgebildeten Kindern ablehnen und mit welcher Begründung?

Prof. Forssmann: Kein Mensch ist Herr über Leben und Tod, und deshalb ist die Vernichtung jeden menschlichen Lebens abzulehnen. Auch das geringste Abweichen von diesem Grundsatz ärztlichen Handelns führt zu Unsicherheiten, die einer unerwünschten Auslegung die Türen öffnen, und wohin das führt, haben wir ja schon einmal gesehen. Man darf sich von diesen Überlegungen auch nicht von einer falsch verstandenen Rücksicht auf die Angehörigen derartiger unglücklicher Wesen leiten lassen. Sie haben zweifellos ein unverdient schweres Schicksal zu tragen und tun das oft mit heldenhafter Hingabe. Um sie nicht zu überfordern, muß die Gemeinschaft, also der Staat, ihnen jede erdenkliche Unterstützung zukommen lassen. So helfen ihnen alle, die ihnen auferlegte Last zu tragen.

Frage: Es gibt eine Reihe von Ärzten, die selbst die Halbkörperamputation zum gegenwärtigen Zeitpunkt nur als eine Art Zwischenstation auf dem Wege zu einer perfekten Medizin zum Wohle der zukünftigen Menschheit betrachten. Glauben Sie nicht, Herr Professor, daß so riskante Menschenversuche – ohne die bekanntlich viele medizinische Großtaten in der Vergangenheit nicht möglich gewesen wären – wie etwa die Malariatherapie durch Wagner-Jauregg, die Pockenimpfung durch Jenner, die Tollwutimpfung durch Pasteur und vor allem die von Ihnen selbst durchgeführte Herzkatheterisierung, auf der gleichen Linie lagen?

Prof. Forssmann: Nein! Die eben angeführten Versuche brachten stets etwas grundsätzlich Neues und haben eine junge Wissenschaft gegründet. Dadurch unterscheiden sie sich von den übergroßen Eingriffen wie der Halbkörperamputation. Die übergroße Chirurgie trägt nicht das Antlitz der Jugend, sondern das eines degenerierten Alters. Ich verweise Sie in diesem Zusammenhang auf die Grundsatzrede, die E. Derra 1963 auf dem Deutschen Chirurgenkongreß gehalten hat.

Frage: Gibt es allgemeingültige Prinzipien, wonach der Arzt seine Gewissensentscheidungen ausrichten könnte, oder bedeutet es Verrat an der menschlichen Zukunft, würde man die medizinische Technik mit ethischen Gesetzen in ihre Schranken verweisen?

Prof. Forssmann: Die ethischen Gesetze der Religion, der Philosophie und des hippokratischen Eides sind in Vergangenheit, Gegenwart und Zukunft unabänderliche Richtlinien ärztlichen Handelns. Warum sollen sie den technischen Fortschritt hemmen? In der Schöpfungsgeschichte steht der bezeichnende Satz: »Ihr werdet sein wie Gott und das Gute und Böse unterscheiden können.« Diese Worte spricht die Schlange als Verführer zu Adam. Mit ihm ist genau das gesagt, worum es uns geht: Jeder Mensch hat selbst die freie Entscheidung, das was sein Geist schafft, zum Guten oder zum Bösen, zum Segen oder zum Fluch zu verwenden. Und ich möchte Ihnen in diesem Zusammenhang eine Gegenfrage stellen: Sehen Sie eine Hemmung des technischen Fortschritts und der modernen Physik, wenn wir uns aus sittlichen Gründen entschließen, die Atombombe nicht anzuwenden?

Frage: Natürlich nicht. – Wird es aber eines Tages möglich sein, lediglich die Köpfe bedeutender Wissenschaftler über den Tod des Körpers hinaus in einem Laboratorium lebendig zu erhalten, um nach Bedarf von ihrem Wissen zu profitieren?

Prof. Forssmann: Ich glaube, Sie lesen zuviel Science-fiction-Romane. Ich halte das, abgesehen von den Einwänden, die man aus humanitären Gründen finden muß, für eine Frage, die die Biologie schon deshalb beantwortet hat, weil sich die Zellen des menschlichen Körpers sämtlich regenerieren und ergänzen – nur Nerven- und Gehirnzellen haben wir bei unserer Geburt als eine Garnitur mitbekommen, mit der müssen wir das ganze Leben auskommen, und wir sterben, weil unser Gehirn und unser Nervensystem alt werden. Außerdem gibt es keine Methode, die den Anschluß eines abgeschnittenen Kopfes an die Leitungsbahn im Rückenmark ermöglicht, wenn man schon so weit gehen wollte. Ich halte derartige Überlegungen für krankhaft und ihre Beurteilung für die Sache des Psychiaters.

Frage: Würden Sie eine gesetzliche Regelung der Euthanasie für sinnvoll halten, die dem Arzt Richtlinien gibt, wann er von einem sinnlosen Aufpeitschen der entfliehenden Lebensgeister Abstand zu nehmen hat?

Prof. Forssmann: Nein, eine solche Regelung ist nicht möglich, weil es sich jeweils um individuelle Fälle handelt, die jedem Arzt jedesmal das ganze Gewicht der Verantwortung aufladen, ihn jedesmal von neuem mit dem ganzen Fragenkomplex konfrontieren und seine freie Entscheidung verlangen. Gerade hier darf und kann die persönliche Verantwortlichkeit dem Arzt nicht durch eine gesetzliche Normierung abgenommen werden.

Soweit das Interview mit Professor Forssmann.

Zu viele Operationen!

Heute sind die Ärzte in zwei Lager gespalten: auf der einen Seite die »Messerstecher mit dem Doktortitel«. Sie empfehlen Operationen um jeden Preis. Ihr Hauptargument: Der Arzt muß eingreifen, wenn er kann, auch wenn der Erfolg in keinem Verhältnis zum Aufwand steht. In jedem Fall, selbst bei einem Mißerfolg, gewinne die Forschung neue Erfahrungen, die ausgenützt werden könnten.

Die andere Gruppe tritt für eine Selbstbescheidung des Chirurgen ein. »Wurden und werden nicht zu viele Ulkusmägen reseziert?« Ein Ulkus ist ein Magengeschwür. Wenn es häufiger auftritt, entfernt der Arzt einen Teil oder manchmal gar den ganzen Magen nach Methoden, die der österreichische Hofrat Billroth vor etwa 80 Jahren einführte. Diese Operation bewährte sich gerade in besonders schweren Fällen inzwischen tausendfach und wurde bis heute durch keine bessere Methode ersetzt.

Da aber seit Billroths Zeiten das Operationsrisiko erheblich sank, besteht für den Chirurgen die Verlockung, auch in mittelschweren oder leichteren Fällen zum Skalpell zu greifen, statt dem Kranken die Behandlung durch einen Internisten vorzuschlagen. Selten wird bedacht, daß die Operation den Patienten zeitlebens verkrüppelt, auch wenn er im Normalfall später keine Beschwerden mehr hat. Auf seinen Gesundheitszustand kann es irgendwann doch von Einfluß sein, ob er noch seinen ganzen Magen hat oder nicht. Ähnliches gilt für Gallen- und Nierensteinleiden. Immer mehr Patienten werden, sobald die Diagnose bekannt ist, an die Chirurgen überwiesen. Noch ehe ausreichende Versuche, die Krankheit mit Medikamenten und Kuren zu bekämpfen, gemacht worden sind, wird die Operation vorgeschlagen und meistens dann auch durchgeführt.

Ehrgeizige amerikanische Chirurgen amputierten unheilbar Krebskranken beide Beine und den Unterleib bis zum Nabel. Haben sie ihre Patienten vorher gefragt, ob sie mit dieser gräßlichen Verstümmelung auch seelisch fertig werden? Die perfekte Meisterschaft im Detail führt zwangsläufig zur Einschränkung des Gesichtsfeldes. Die Allgemeinbildung selbst bedeutender Spezialisten hat oft schon insulanerhafte Züge angenommen. So gleichen – um Ernst Jünger zu variieren – die Spezialisten unter den Ärzten »Setzern, die zwar die Typen kennen, aber nicht den wunderbaren Text, an dem sie arbeiten«.

Nur die Auslegung des Gesetzes erinnert noch daran, daß jede Operation eine Körperverletzung ist. Es ist daher an der Zeit, sich dies ins Gedächtnis zurückzurufen. Jedes Messer schneidet Wunden und greift in natürliche Körpervorgänge ein. Wenn es geschieht, um einen Krankheitsherd zu entfernen, um ein Leiden zu heilen, dann ist die Operation ein Segen. Die großen Leistungen der Chirurgen haben unser Zeitalter ebenso geprägt wie die Erfindungen der Techniker und die Entdeckungen der Naturforscher. Es wäre verderblich, wenn dieser Schatz der Erfahrungen jetzt in überflüssigen Operationen zum Schaden der Menschen vertan würde.

Noch verderblicher wäre es, wenn – wie es Dr. med. Hans Mausbach in der am 20. September 1970 vom Deutschen Fernsehen ausgestrahlten Sendung »Halbgott in Weiß« anprangerte – »der Kampf um Laufbahn, Macht, Prestige und Geld« der Chefärzte auf dem Rücken der Patienten ausgetragen würde, oder »unmittelbar in Operationsentscheidungen einfließende kommerzielle Interessen« den Ausschlag gäben. Es hört sich zwar gut an, wenn ein Präsident der Bundesärztekammer erklärt: »Der Patient ist nicht dazu da, Ärzte zu ernähren; sondern die Ärzte haben die Pflicht, ihn gesund zu machen. Dazu bedürfen sie gewisser Entlohnungen – das ist die Reihenfolge.« Aber die Wirklichkeit sieht anders aus.

Besonders scharfe Kritik übte in diesem Zusammenhang der Gießener Strahlenmediziner Professor Dr. L. Rausch im Rahmen eines Kongresses für Röntgenärzte. Professor Rausch verurteilte es, daß bei den Medizinern die typische Haltung eines ausgeprägten Standes- und Erwerbsdenkens vorherrsche. Die reine Wissenschaft werde glorifiziert und ihre eigentliche Zielsetzung, nämlich dem Patienten zu helfen, werde verfälscht. Berufsethische Ansprüche und tatsächliche Motive klafften weit auseinander.

»Das Vertrauen in die Ärzteschaft sinkt. Der schwerwiegendste Punkt: Der Arzt ... denkt an das Honorar eher als an die objektive Leistung«, so auch die Meinung des Heidelberger Universitätsprofessors Dr. med. Hans Schaefer. Und um die innerärztlichen Stimmen zu dieser Frage abzurunden, sei auch noch die Ansicht eines Kassenarztes, Dr. med. Paul Mößinger, wiedergegeben: »Der Ärztestand hat zwar, wie jeder andere Stand auch, das Recht, an der Sicherstellung seiner wirtschaftlichen Existenz interessiert zu sein. Aber er ist in besonderem Maße dem Inhalt seiner Arbeit verpflichtet.«

Etwas überspitzt und auf die kürzeste Formel gebracht, stellt sich das Dilemma der gesamten ärztlichen Versorgung so dar: Was will der Patient? Er will nur eines – gesund werden. Was will der Arzt? Er will nur eines – Geld verdienen.

Amerikanische Statistiken zeigen deutlich, daß gut versicherte Patienten doppelt so häufig auf den Operationstisch geschnallt werden wie solche, die sich das Geld erst bei der Verwandtschaft zusammenpumpen müssen. Aber in Westdeutschland wird – relativ zur Bevölkerungszahl – 2mal mehr als in den USA operiert (und die amerikanische Öffentlichkeit läuft Sturm gegen die Operationsfreudigkeit ihrer Ärzte!). 1973 waren es ca. 8 Millionen operative Eingriffe. Etwa eine Million davon dürften völlig überflüssig gewesen sein und in erster Linie den beruflichen und wirtschaftlichen Interessen der Ärzte gedient haben.

Für die Patienten bedeuteten diese Operationen ein überflüssiges Gesundheitsrisiko und mehr: 1,5 Prozent aller größeren Operationen verlaufen nach Schätzungen von Experten tödlich. 1973 starben demnach mindestens 10 000 Menschen nur deshalb, weil viele Ärzte ihrer Karriere oder/und ihrem Bankkonto mehr dienen als dem Wohl ihrer Patienten.

Eine Reihe von Organen, die sich, wie beispielsweise Mandeln, Gallenblase und Blinddarm, als entbehrlich erwiesen haben, werden heute zu Hunderttausenden entfernt, ob sie nun schadhaft sind oder nicht. Auch jeder Art von »Verwachsungen» rücken geschäftstüchtige Chirurgen am besten gleich mit Messern und Schneidbrennern (Laserstrahlen) zu Leibe, ohne Rücksicht darauf, daß jeder Schnitt später neue, auch bösartige Verwachsungen nach sich ziehen kann.

Die beiden Professoren Dr. Klaus Holldack, Berlin, und Dr. C. Bennholdt-Thomsen, Köln, warnten bereits Ende der sechziger Jahre mit Nachdruck davor, die Medizin als Leistungssport zu betreiben. Aber das ficht viele tapfere Schneiderlein in westdeutschen Operationssälen nicht an.

In einem Leserbrief an die Ärztezeitschrift »euromed« beklagte der Leiter der Universitätsfrauenklinik München, Professor Dr. W. Bickenbach, diesen unseligen Trend speziell auch in seinem eigenen Fachgebiet und meinte: »Wenn man den Chirurgen das Übergewicht gibt, dann werden Hekatomben von Uteri völlig unnütz herausgenommen werden und eine Greisin mit Uterus wird demnächst einen gewissen Seltenheitswert bekommen.«

Die Operationswut grassiert ähnlich in der Krebschirurgie der weiblichen Brust. Die beiden Kölner Mediziner Dr. Wolf-Dieter Hofmann und Dr. Franz Wilhelm Boschbach von der Universitätsfrauenklinik in der Rheinmetropole wiesen 1970 in der Fachzeitschrift »Geburtshelfer- und Frauenheilkunde« nach, daß überflüssige Amputationen weiblicher Brüste keineswegs selten sind. Bei 61 Frauen zwischen dem 20. und 35. Lebensjahr, die wegen eines Karzinoms operiert worden waren, wurde nachträglich in zwölf Fällen – das sind immerhin knapp 20 Prozent – die Diagnose »gutartige Wucherung« gestellt. Von 635 Brustoperationen, die zwischen 1962 und 1967 an der Kölner Klinik vorgenommen wurden, wurde 270mal die Brust wegen eines Karzinoms amputiert, 365mal jedoch gutartige Knoten entfernt.

Die weibliche Brust scheint Ärzte ganz allgemein in gewisser Weise zu faszinieren. Dr. Paul Lüth berichtet in seiner »Kritischen Medizin« von einem jungen Forscher, der 1971 in seiner Habilitationsschrift mitteilte, daß er an 117 weiblichen Leichen beide Brüste abgetrennt habe. Dabei gelangte er zu dem umwerfenden Resultat, daß die weibliche Brust bei zunehmendem Alter schrumpft, »ohne daß«, so Dr. Lüth, »vermerkt wird, wie man die Angehörigen über diese gräßliche und wissenschaftlich einigermaßen sinnlose Verstümmelung unterrichtete ...« Lüth fährt fort: »Es zeigt eine eigentümliche Abstumpfung ausgerechnet gegenüber dem, was als Gegenstand der Medizin anzusehen ist, gegenüber dem Menschlichen. Die Leichen werden, ungeachtet der Tatsache, daß der Gesetzgeber ihre Unversehrtheit ausdrücklich garantiert, wie Sachen behandelt, so wie man die Menschen ebenfalls längst wie Sachen behandelt.«

Vielen Operateuren mangelt es an Geschick

Komplizierte Herzfehler beispielsweise, die in den Vereinigten Staaten seit Jahren erfolgreich operiert werden können, werden von bundesdeutschen Spezialisten noch immer nicht gemeistert. Dieses Defizit aber wird in den OP-Sälen westdeutscher Krankenhäuser durch allzu vieles Bohren, Hämmern und Schrauben mehr als wettgemacht. Auf der 88. Tagung der Deutschen Gesellschaft für Chirurgie in München erhob der Bochumer Kliniker Bürkle de la Camp den Vorwurf, daß bei der operativen Verbindung von Knochenbrüchen mit Hilfe von Stahlplatten, Stahlnägeln und -schrauben in unverantwortlicher Weise gesündigt werde und mangelndes Geschick der Operateure viele Patienten lebenslang zu Krüppeln mache.

Daß in der Bundesrepublik Knochenbrüche tatsächlich »zu häufig operiert werden – leider« (so Professor Bürkle de la Camp), beweisen Erfahrungen, die Dr. Werner J. Ewerwahn an der Chirurgischen Universitätsklinik Hamburg sammelte. Der Hamburger Chirurg untersuchte 549 Bundeswehrsoldaten, die im Laufe von vier Jahren an 72 verschiedenen Krankenhäusern wegen eines Knochenbruches behandelt worden waren.

Zum Vergleich wählte Dr. Ewerwahn 485 ähnliche Knochenbrüche aus, die sowohl nach der Stahlmethode als auch nach herkömmlichem Muster (mit Schiene und Gipsverband) hätten behandelt werden können. Das Ergebnis entpuppte sich als Niederlage der operationsfreudigen Stahlverfechter: Von den 246 herkömmlich behandelten Knochenbrüchen waren 8,5 Prozent fehlerhaft ausgeheilt. Bei den

239 operativ behandelten Knochenbrüchen dagegen gab es zweieinhalbmal soviel Fehlschläge (21,3 Prozent). Außerdem werden nach Ansicht des Hamburger Chirurgen mindesten 5 Prozent der an einer Knochenfraktur operierten Patienten wahrscheinlich ihr ganzes Leben lang unter schmerzhaften Knochenentzündungen zu leiden haben.

Ebenso zweifelhaft ist auch die Notwendigkeit der operativen Behandlung krankhafter Eierstöcke, von Krampfadern, Hämorrhoiden, deformierten Bandscheiben, entzündeten Organen wie Magen und Darm.

In den USA wurden jüngst Berichte diskutiert, denen zufolge die Zahl der Operationen nicht entsprechend den chirurgischen Möglichkeiten und medizinischen Erfordernissen steigt, sondern schlicht abhängt von der Zahl der vorhandenen Chirurgen.

Der amerikanische Anästhesist Dr. John P. Bunker von der Stanford Universität fand heraus, daß es im Verhältnis zur Bevölkerungszahl in den USA doppelt soviel Chirurgen gibt wie in England – und daß sie genau doppelt soviel Operationen vornehmen wie ihre britischen Kollegen.

Insgesamt werden in den Vereinigten Staaten jährlich etwa 16 Millionen Operationen durchgeführt, trotz strengster Kontrollen. Mehr als 1900 ärztliche Kommissionen, die in der Regel aus 3 bis 5 Medizinern bestehen, überwachen die Tätigkeit ihrer Berufskollegen. Aber: Unnötig wie ein Kropf sind nach Ansicht des US-Versicherungsexperten Herbert S. Denenberg jährlich wenigstens zwei Millionen Operationen, die amerikanische Ärzte an ihren Patienten vornehmen. »Unnötig und auch gefährlich, denn mindestens 24 000 Patienten, so schätzt man, überleben diese Eingriffe nicht.«

In einem Interview mit der »International Herald Tribune« nannte Denenberg die Zahl von zwei Millionen sogar noch eine eher vorsichtige Schätzung. Auch die Gesamtzahl aller Operationen dürfte nach Meinung des US-Versicherungsexperten auf besonders vorsichtigen Schätzungen basieren. Dr. Virgil Slee, Leiter einer ärztlichen Kontrollkommission in Ann Arbor, Michigan, erklärte in diesem Zusammenhang, daß nach seinen Unterlagen im Jahre 1971 mehr als 20 Millionen operative Eingriffe registriert wurden.

Um den US-Patienten vor messerschwingenden Ärzten zu schützen, veröffentlichte Herbert Denenberg einen kleinen Führer, der 14 Regeln zur Verhinderung unnötiger chirurgischer Eingriffe enthält. Die Vorbehalte amerikanischer Patienten gehen inzwischen so weit, daß sie vor einer Operation die zu operierende Stelle deutlich mit Filzstift markieren. Dr. William Longmire, Präsident des American College of Surgeons, erklärte dazu, daß fast ein Drittel amerikanischer Chirurgen unqualifiziert sei. Und das trotz der nachweislich besseren Ausbildung im Vergleich zur Bundesrepublik. Wie sagte doch Molière: »Nach ihren Reden zu schließen, sind sie die geschicktesten Leute der Welt; aber siehst du ihre Taten an, so sind sie die größten Pfuscher unter den Menschen.«

Scharf ins Gericht geht auch ein amerikanischer Chirurg mit seinen Kollegen in seinem 1972 erschienenen Buch »How to Avoid Unnecessary Surgery«, das er unter dem Pseudonym Dr. Lawrence P. Williams veröffentlichte. Der Autor beschuldigt in seinem Werk, das bereits wenige Wochen nach Erscheinen auf der Bestsellerliste des amerikanischen Buchmarktes stand, amerikanische Chirurgen einer großen Anzahl unnötiger oder fehlerhaft durchgeführter Operationen.

In die Gruppe unnötiger Operationen fallen nach Ansicht von Dr. Williams »die Hälfte der Mandeloperationen, ein Drittel der Gebärmutter- und zwei Drittel der Eierstockentfernungen«. Wie Dr. Williams sagt, »hätte man die Beschwerden auch auf andere, unblutige Weise unter Kontrolle bringen können«. Jeden fünften Eingriff hält der amerikanische Bestsellerautor für überflüssig.

Ein besonders reiches Feld für Freistilchirurgen scheinen die Hysterektomien (Herausnahme der Gebärmutter) zu sein. Der in Los Angeles tätige Chirurg Dr. James Doyle – so ist dem Buch von Dr. Williams zu entnehmen – hatte schon vor 20 Jahren 6248 an 35 Krankenhäusern vorgenommene Hysterektomien geprüft und dabei festgestellt, daß nur 3790 medizinisch gerechtfertigt waren. Zehn Jahre später hatte Dr. Paul A. Lembcke, damals am Johns Hopkins Hospital in Baltimore, bei der Nachprüfung chirurgischer Fälle in einem Krankenhaus festgestellt, daß für 62 Prozent aller Hysterektomien und 54 Prozent aller Appendektomien (operative Entfernung des Blinddarms) keinerlei Notwendigkeit bestand.

»Welche Aktualität dieses Buch von Williams offensichtlich in Amerika erreicht hat«, so das im Deutschen Ärzte-Verlag, Köln, erscheinende Magazin »medizin heute«, »geht aus einem Gastkommentar von Dr. George Alexander Friedmann aus New York hervor. In diesem Kommentar schlägt Friedmann vor, die kommerzielle Haftpflicht für Ärzte aufzugeben und an ihre Stelle einen Medizinischen Schutzverband der annähernd 300 000 amerikanischen Ärzte zu gründen. Dieser Verband solle nicht nur den Beklagten bei einem Prozeß vertreten, sondern vor allem die Integrität und den guten Namen des einzelnen Arztes verteidigen. Der Vorschlag Friedmanns basiert offensichtlich auf der Tatsache, daß in den USA gegenwärtig etwa 10 000 Kunstfehlerprozesse pro Jahr angestrengt werden.«

Vor den Ärzten haben alle Angst

Eine »berufsständische Verschwörung zur Deckung von Kunstfehlern«, wie der US-Staranwalt Melvin M. Belli die allmächtige Allianz der Weißkittel in Deutschland bezeichnete, konnte hierzulande bislang eine bundesweite öffentliche Diskussion ärztlicher Missetaten noch jedesmal im Keim ersticken. Auf dringende Reformvorschläge reagieren die kriegerisch gestimmten Ärzteorganisationen mit »detaillierten Kampfmaßnahmen«. In einer Großveranstaltung im Kölner Gürzenich drohte der NAV-Vorsitzende Dr. Kaspar Roos: »Die Kampfstrategie« sei darauf abgestellt, daß »zu jeder Zeit örtlich oder regional losgeschlagen werden kann.« Alle Vorbereitungen gelten der »Stunde X« – jenem Fall nämlich, da die Regierung es tatsächlich einmal wagen sollte, angesichts der katastrophalen Unzulänglichkeiten innerhalb der ärztlichen Versorgung über gesetzliche Neuerungen nachzudenken.

Aber nicht nur in Köln, dem Hauptquartier des ärztlichen Führungsstabes in der Bundesrepublik, blasen die »verunsicherten« Ärzte zur »alles entscheidenden Abwehrschlacht«. Auf dem 74. Deutschen Ärztetag in Mainz, wo sich fast 300 Delegierte aus allen deutschen Bundeslanden zur Generalversammlung ihres Berufsstandes trafen, sagte im Mai 1971 der Vorsitzende der Kassenärztlichen Bundesvereinigung, Dr. Hans-Wolf Muschallik, allen einen erbitterten Kampf an, die versuchen sollten, die »Ärzteschaft in die moderne Gesellschaft zu integrieren«.

Mit militärischem Redeschwall putscht auch das »Deutsche Ärzteblatt» seine 126 000 Zwangsabonnenten auf, vor Reformbestrebungen auf der Hut zu sein: »Wer aufmerksam zu lesen und zu hören versteht«, der müsse gegenwärtig »als Arzt etwa so fühlen, wie es von den Soldaten des Ersten Weltkrieges in den Schützengräben der Westfront berichtet wird, die fühlten beziehungsweise hörten, wie tief in der Erde unter ihnen von feindlicher Seite Stollen vorgetrieben wurden in der höchst unlauteren Absicht, sie eines Tages mittels dort angebrachter Minen in die Luft gehen zu lassen«.

»Warum nur, warum«, stöhnte da das »Berliner Ärzteblatt« über die alte Garde (der Vergleich mit dem Ersten Weltkrieg läßt auf das Alter der ärztlichen Formulierungskünstler schließen) der führenden Berufspolitiker des eigenen Standes, »muß die Creme unserer ärztlichen Funktionärsgesellschaft in den pathetischen Tonfall eines Wanderschmierendirektors Striese verfallen, wenn sie die Ärzte *zu den Fahnen, zum Handeln* aufrufen will?«

Aber der »Gefechtsstab« der Bundesärztekammer weiß genau, daß durch den Einsatz militanter Mittel die Bundesregierung bisher noch immer zum Einlenken und Kleinbeigeben gezwungen wurde. Und der deutsche Patient, berühmt als das geduldigste Schaf unter den Kranken vergleichbarer Zivilisationsländer, erstarrt ohnehin in Ehrfurcht, wenn Ärzte den Mund auftun. Selbst gewiegte Rechtsanwälte werden schwach und zucken zurück, weil sie wissen: Gegen einen Arzt oder ein Krankenhaus gerichtlich vorzugehen ist nahezu sinnlos. Der prominente Anwalt Dietrich Scheid: »Ich übernehme grundsätzlich keine Strafanzeigen gegen Ärzte.« Ähnliche Erfahrungen sprechen aus Rechtsanwalt Dr. Servatius, wenn er sagt: »Es ist tatsächlich oft kaum möglich, vor Gericht einem medizinischen Sachverhalt nahezukommen.«

Dem »deutschen Michel« steckt ganz offensichtlich die Angst in den Knochen. Nur hinter vorgehaltener Hand versucht er, seine vage Meinung über die skandalösen Zustände im westdeutschen Gesundheitswesen zu artikulieren: Mit unseren Ärzten stimmt etwas nicht; ihre Fehler bleiben streng geheim – meist werden sie einfach »begraben«.

Die zunehmende Flut von Schauergeschichten, die in letzter Zeit durch die Sperrmauer ärztlichen Schweigens dringt, wird das öffentliche Bewußtsein jedoch bald grundlegend ändern. Die ängstliche Zurückhaltung vom kleinen Mann auf der Straße bis zum Bundeskanzler wird ein Ende haben, wenn man weiß – und nicht mehr nur auf Vermutungen angewiesen ist –, daß die deutsche Medizin morsch und dringend renovierungsbedürftig ist.

Rüde Methoden hinter Klinikmauern

Es ähnelt der Chance bei Russisch Roulett, wenn man sich heute in das medizinische Gruselkabinett mancher deutscher Krankenhäuser begibt. Denn nichts, gar nichts, ist in diesen ärztlichen Werkstätten unmöglich:

• Der 38 Jahre alte Rundfunkreporter Helmut Günther, Hamburg, fiel im dritten Stock eines Hauses über das Geländer in den Treppenschacht, wurde mit dem Unfallwagen ins Krankenhaus eingeliefert und mußte dort eine Stunde warten, bis er versorgt wurde. Wenig später starb er. Der Arzt nähte eine Platzwunde am Kopf des Patienten, hatte aber die vielen Knochenbrüche und inneren Verletzungen übersehen. Es hieß: »Der Mann ist ja bloß besoffen.«

• Ein Chefarzt in Speyer operierte einen 31 Jahre alten Patienten und schrieb in die Krankengeschichte, daß er die linke Niere entfernt habe. Dafür präsentierte er eine Rechnung über 534 Mark. Als der Patient später starb, stellte sich bei der Obduktion heraus, daß er nie eine linke Niere besessen hatte. Der Chirurg hatte die Wunde, als er die Niere nicht finden konnte, einfach wieder vernäht. Die Krankengeschichte mit dem Eintrag »Niere entfernt« ließ er nach Einleitung des Ermittlungsverfahrens verschwinden.

• Ein 70jähriger Mann sollte im Städtischen Krankenhaus Landshut am Blinddarm operiert werden. In der Klinik wurde der Greis unter eine Bogenlampe gelegt. Nachts vergaß der Pfleger, das Gerät rechtzeitig abzuschalten – der Mann starb qualvoll an Verbrennungen dritten Grades.

• Eine junge Frau, die eine Überdosis Schlaftabletten geschluckt hatte, wurde in die chirurgische Abteilung der Hamburger Universitätsklinik eingeliefert. Der diensttuende Arzt untersuchte die wie leblos daliegende Patientin kurz und erklärte: tot. Krankenträger wurden angewiesen, die Frau gleich in die Leichenhalle zu schaffen. Einem der Träger, der sich auf dem Transport zu den Leichen-Kühlkammern das Opfer neugierig betrachtete, fiel plötzlich ein merkwürdiges Zucken am Hals der »Toten« auf. Die Frau lebt – dank der Aufmerksamkeit eines Krankenträgers – heute noch.

• Skandalöse Zustände in den Städtischen Kliniken Wiesbaden prangerten in einem aufsehenerregenden Prozeß Jugendschöffengericht und Staatsanwaltschaft an. Angeklagt war eine heute 23 Jahre alte Krankenschwester, die im November 1970 einem bei einem Unfall schwerverletzten Jungen laut Beweisführung des Gerichts eine falsche

Infusion gegeben und dadurch seinen Tod herbeigeführt hatte. Die Schwester wurde freigesprochen. Der Gerichtsvorsitzende jedoch: »Man muß tatsächlich Angst davor haben, einmal in bewußtlosem Zustand in diese Kliniken eingewiesen zu werden.«

• Im Kreiskrankenhaus von Mering bei Augsburg ließ sich ein Viehhändler, der leicht am Arm verletzt war, eine schmerzstillende Spritze geben. Eine Stunde später war er tot. Der Arzt hatte ihm die fünffache Dosis eingespritzt. Entschuldigung vor Gericht: »Ich hatte mir nicht die Zeit genommen, die Gebrauchsanweisung zu lesen.«

• In der Orthopädischen Klinik Gießen wurde ein zweijähriges Mädchen von ihrem Streckverband erdrosselt, weil die Nachtschwester vergessen hatte, das Kind am Bett festzuschnallen.

• Haarsträubende Vorgänge am Städtischen Krankenhaus in Speyer kamen vor etlichen Jahren in einem Prozeß vor der Ersten Großen Strafkammer des Landgerichts Frankenthal zur Sprache. Angeklagt war der ärztliche Direktor des Krankenhauses, der sich u. a. wegen fahrlässiger Tötung und fahrlässiger Körperverletzung zu verantworten hatte. Der Oberarzt des Angeklagten fällte als Zeuge ein vernichtendes Urteil: Er könne sich nicht erinnern, daß im Städtischen Krankenhaus von Speyer ein Patient eine Magenoperation überlebt habe.

• In Ingolstadt schickte das Krankenhaus der trauernden Witwe eines verstorbenen Patienten nicht die Leiche des eigenen Mannes, sondern einen wildfremden Toten. Die Frau bemerkte es erst, als sie einen letzten Blick in den Sarg werfen wollte.

Es vergeht heute kaum noch eine Woche, in der nicht solche und ähnliche Vorfälle aus westdeutschen Kliniken gemeldet werden. Trotz strengster Geheimhaltungspflicht aller an einem Krankenhaus Beschäftigten schwappt doch der eine oder andere Vorfall über die Klinikmauern in die Öffentlichkeit; die Fälle häufen sich derart, daß sie vom Krankenhauspersonal nicht mehr alle unter Kontrolle zu bringen sind.

Viele Anzeichen deuten außerdem darauf hin, daß mitunter ärztliches Handeln die Züge einer kaum glaublichen Verachtung des einzelnen Menschen trägt. Was sich einige Mediziner gegenüber todgeweihten Kranken erlauben, hat mit Menschlichkeit nichts mehr zu tun. Es gibt ungezählte Beispiele, da Krankenhausärzte Sterbende in ihrer Not allein lassen, sie auf wackligen Bettgestellen in dunkle, wenig begangene Korridore oder kalte, muffige Badezimmer schieben und nur hin und wieder nachschauen, ob sie schon gestorben sind. Erschütternd auch, wenn man erlebt, daß Angehörige eines Sterbenden zusehen müssen, wie die Stationsschwester, obgleich der Sterbende noch bei Bewußtsein ist, seine paar Sachen packen läßt, damit das Bett – kaum hat er den letzten Atemzug getan – rasch wieder benutzt werden kann.

Selbst Ärztezeitungen bemerken diesen Trend: »Wer kennt nicht«, so der »Praxis-Kurier« vom 3. März 1971, »die losen Sitten in Röntgenabteilungen? Kaum ein Radiologe deckt die Gonaden des Patienten ab, dessen Bauch er durchleuchtet ... Es soll schon vorgekommen sein, daß eine unerfahrene oder ihrer Routine allzu sichere Assistentin ein paar Kilowatt zuviel in die Röhre jagte ... Ach, wie schön wäre es, endlich der Strahlenära mit ihrer Holzhammermethode etwas den Rücken kehren zu können.«

In der Praxis eines Limburger Facharztes für Röntgenologie und Strahlenheilkunde wurde ein bandscheibengeschädigter Patient an fünf verschiedenen Tagen jeweils eine Minute und 55 Sekunden zwischen dem neunten und zwölften Brust- und dem zweiten und fünften Lendenwirbel bestrahlt. Die Auswirkungen des beinahe vierminütigen Strahlenbombardements waren furchtbar. Denn der Patient erhielt mehr als das Hundertfache der verordneten Dosis. Heute, mehr als fünf Jahre nach der verheerenden Fehlbehandlung, sind die Verbrennungen noch immer nicht ganz abgeheilt. Inzwischen wurde auch bekannt, daß noch weitere Patienten in der Limburger Röntgenpraxis Strahlenschäden davontrugen.

In der Strahlenabteilung des Allgemeinen Krankenhauses St. Georg in Hamburg, dessen Chef Professor Dr. Friedrich Gauwerky als internationale Autorität gilt, wurden von Februar bis April 1971 krebskranke Patienten mit einer Strahlenkanone vom Typ Siemens Betatron behandelt, ohne daß das Fehlen eines von neun Streufiltern bemerkt wurde, der für die Dosierung und Streuung der hochgefährlichen Strahlen von entscheidender Bedeutung ist. Nur durch Zufall, bei einer Lehrvorführung des Gerätes, wurde der fatale Defekt von einer medizinisch-technischen Assistentin entdeckt.

25 Patienten waren durch die unkontrollierte Bestrahlung empfindlich geschädigt, mindestens zwei von ihnen starben ein Jahr später eindeutig an den Folgen der Überbestrahlung. Bei zehn noch lebenden schwer geschädigten Patienten wurde inzwischen eine Dauerschädigung anerkannt. In der Mehrzahl sind es durch Überdosierung der Strahleneinwirkung verursachte Nervenlähmungen an den Armen oder am Oberkörper.

Das ist indes nur die eine Seite der Tragik. Der fehlende Filter wurde sofort ersetzt. Aber niemand, weder der Chefarzt noch die Hamburger Gesundheitsbehörde verständigte die Herstellerfirma, damit alle anderen Benützer dieses Gerätes gewarnt werden konnten. Der – inzwischen abgelöste – Gesundheitssenator von Hamburg, der frühere Oberkirchenrat Dr. Seeler, wollte »das Vertrauen der Patienten nicht erschüttern« und übte »barmherziges Schweigen«. Der damalige Polizeipräsident Dr. Frenzel verpflichtete Redakteure Hamburger Tageszeitungen zum Stillschweigen. Die Gesundheitsbehörde bedauerte die Indiskretion außerordentlich, als die »Stuttgarter Nachrichten« im Herbst 1972 unter der Schlagzeile »Tod nach Bestrahlung« die längst fällige Information der Öffentlichkeit übernahm.

Besonders aufschlußreich ist die Haltung der Hamburger Gesundheitsbehörde, deren für die Schadenersatzverhandlungen zuständige Rechtsanwältin, Dr. Christine Finck-Stolzenwald – Patientin von Professor Gauwerky –, geäußert haben soll: »Die wären ja sowieso gestorben!«

»Wenn das wirklich zutreffen würde«, so kommentierte die »Gesundheitspolitische Umschau« die von recht wenig Menschenfreundlichkeit begleitete Erklärung der Hamburger Juristin, »dann kommt unweigerlich die harte Frage, warum man dann die riskanten Bestrahlungen bei den krebskranken Patienten nicht unterlassen hat.«

Eine mögliche Antwort gab der Arzt und Schriftsteller Thomas Regau, wenn er in einem seiner zahlreichen Aufsätze berichtete: »Ich bin Menschen begegnet, die sich seit Monaten in den Prüfständen der modernen Kliniken befanden. Sie hatten durch Schmerzen, Anfälle und Angst ihre Daseinsfreude verloren. Niemand hatte ihnen helfen können, doch über ihre schon vom Tod gezeichneten Gesichter spielte die glückliche Verwunderung darüber, welche wunderbaren Instrumente und Testmethoden die moderne Medizin heute einzusetzen vermag.«

Krankenhäuser verschleiern Einnahmequellen

Für drei Viertel aller Bundesbürger beginnt das Leben im Krankenhaus; für fast ebenso viele endet es dort. Zwischen Geburt und Tod ist das Krankenhaus die große Inspektions-, Revisions- und Reparaturwerkstatt für jährlich fast 11 Millionen Menschen (geschätzte Zahl für 1974).

Für sie stehen in mehr als 3600 Krankenhäusern nahezu 700 000 Betten bereit. Sie werden umsorgt von einer »Heilsarmee«, bestehend aus rund 500 000 Schwestern, Pflegern und Ärzten. Eine gigantische Heilungsmaschinerie, die allein aus Mitteln der Krankenkassen jährlich mehr als 12 Milliarden Mark verschlingt, ist Tag und Nacht in Betrieb, um defekte Körper wieder instand zu setzen. Aber:

Jedes zweite Krankenhaus verfügt über weniger als 100 Betten, d. h. rund 1700 dieser Minihospitäler sind größtenteils nur äußerst primitiv ausgerüstet. Bundesdeutsche Krankenhauspatienten werden länger in der Klinik festgehalten als Leidensgenossen in allen anderen vergleichbaren Ländern: 24 Tage lagen 1971 im Durchschnitt deutsche Kranke in Klinikbetten, in Italien aber nur 14 Tage, in Schweden 12 Tage und in den USA gar nur 10 Tage.

Auch in der Bundesrepublik, darin sind sich die Fachleute einig, könnte der Krankenhausaufenthalt erheblich vermindert werden; dadurch aber würden die Kliniken noch mehr als bisher (jährlich 2 Milliarden Mark Defizit) aus dem wirtschaftlichen Gleichgewicht geraten. In den ersten Tagen des Krankenhausaufenthaltes, wenn die Patienten eingehend untersucht, intensiv überwacht oder operiert werden müssen, verursachen sie dem »Apparat« die höchsten Kosten. Was die Verwaltung eines Krankenhauses zu Beginn der Behandlung draufzahlt, kann sie allenfalls in der anschließenden, weniger pflegeintensiven Genesungszeit der Patienten wieder hereinholen. Hinzu kommt, daß Kliniken selbst ein Minimum an Rentabilität nur erreichen können, wenn sie ihre Betten – wie ein Hotel – maximal ausnutzen, also möglichst ständig ausgebucht sind. Tatsächlich richtet sich derzeit die Krankenhausverweildauer keineswegs nur nach medizinischen Erfordernissen, sondern sozusagen auch nach der Auftragslage einer Klinik.

»Kann man einem Krankenhaus übelnehmen«, so ein leitender Krankenhausarzt in dem ärztlichen Wochenmagazin »Selecta«, »daß es nie ein Bett frei *hat*, sondern höchstens frei *macht*? Ist es nicht verständlich, daß die Bettenzahl nie ausreicht, daß ein Haus also immer erweitern oder neu bauen will? Welcher Apparat in Deutschland würde freiwillig auf Einnahmen verzichten? Beweis: Jedes Krankenhaus mahnt seine leitenden Ärzte, wenn die Zahl der belegten Betten absinkt, er möge gefälligst sein Soll erfüllen. Müßte er nicht belohnt werden? Muß seine Behandlung nicht besser geworden sein, wenn er mit kürzerer Belegzeit als früher auskommt? In den Augen einer Krankenhausverwaltung ist er ein schlechterer Arzt geworden, er verschenkt mögliche Einkommen, er hilft nicht das Defizit zu decken, er ist für das Krankenhaus unwirtschaftlich.«

Der Chefarzt des Kreiskrankenhauses Dorfen bei München, Dr. med. Ernst Hass, plauderte ebenfalls aus der medizinischen Schule, als er in einem Leserbrief an die »Süddeutsche Zeitung« vom 19. Dezember 1972 unter anderem ausführte, daß es gar nicht nötig wäre, neue Krankenhäuser zu bauen, wenn es gelänge, die zahlreichen Pflegefälle, »die zumindest alle mittleren und kleinen Krankenhäuser verstopfen, auf irgendeine billige Art und Weise sachgerecht und mit einer gewissen ärztlichen Betreuung unterzubringen. Andererseits haben unsere Krankenhäuser gar kein Interesse, eben diese Pflegefälle, die in der Hauptsache von Kaffee und Ärztemustern leben, loszuwerden, denn sie sind für die Verwaltungen die rentabelsten Patienten.« Merkwürdigerweise würden ja die Ortskrankenkassen nicht etwa pro Patient die tatsächlichen Ausgaben des Hauses bezahlen, sondern lediglich eine Pauschale; verständlich, daß bei diesem Verfahren jeder wirklich Schwerkranke ein hohes Defizit, jeder Pflegefall einen Gewinn bedeutet.

Wäre Profit auf diesem Sektor unmöglich, dann würde es nicht so viele Unternehmungen geben, die gerade in den letzten Jahren auf privatwirtschaftlicher Basis gegründet wurden. Wenn die kommunalen Krankenhäuser aber tatsächlich nichts erwirtschaften sollten, dann muß es nicht unbedingt daran liegen, daß es Krankenhäuser sind, die man betreibt, sondern daß man sie nicht auf wirtschaftliche Weise betreibt. Denn, wie Dr. Paul Lüth schreibt, »in jedem Mittelklassehotel würde man für die von den Krankenhäusern geforderten Sätze besser aufgenommen werden. Privatpatienten, an welchen die Kliniken eingestandenermaßen ja verdienen, erhalten für 110 Mark pro Tag in Hotels einen Service, der mit nichts zu vergleichen ist, was ein Krankenhaus zu bieten vermag. Die Reingewinne, die die Kliniken aus den sogenannten Privatstationen ziehen, müssen also erheblich über dem liegen, was zugegeben wird.« Dr. Lüth weist ferner darauf hin, daß die Dritteklassepatienten – abgesehen von ihrer miserablen Unterbringung in oftmals schmuddeligen Sälen mit 10 und mehr Betten – häufig mit einer Kost abgefertigt werden, »die das Geld nicht wert ist, das die Krankenversicherungen dafür 'rauswerfen«. Auch hier müsse demnach eine Einnahmequelle liegen, die seitens der Krankenhausträger verschleiert werde.

Damit nicht genug: »Erhebliche Mängel und Verstöße gegen die hygienischen Forderungen« stellten drei Wissenschaftler vom Hygiene-Institut der Universität Münster bei der Inspektion von Krankenbetten in nordrhein-westfälischen Krankenhäusern fest. Besonders unbefriedigend erscheint der Untersuchungskommission der hygienische Zustand der Bettdecken, zumal zu deren Desinfektion arbeitssparende und zuverlässige Methoden zur Verfügung stehen. So ergab sich, daß nur ein Viertel der Krankenhäuser überhaupt eine Reinigung oder Desinfektion der Zudecken nach jedem Patientenwechsel für erforderlich hält. Fast ein Drittel der Häuser hielt es für ausreichend, die Decken einmal im Jahr zu säubern.

Teilweise scheint die mangelnde Krankenhausbetthygiene auf unzureichende ärztliche Kontrolle zurückzuführen sein. Das Münsteraner Wissenschaftlergremium schlug daher vor, jeweils ein ärztlicher Mitarbeiter sollte sich in jeder Klinik besonders der Hygienefragen annehmen.

Klare Kompetenzen forderten auch zwei Berliner Krankenhausapotheker Ende 1972 in der »Deutschen Apotheker-Zeitung«; denn, so bemerken die Apotheker, »den Arzt interessiert Desinfektion meist nur am Rande, der Verwaltungsfachmann ist überfordert, und der Apotheker fühlt sich nicht zuständig«.

Was aber soll man sagen, wenn selbst das Hygiene-Institut – wie beispielsweise in Köln – »ein Saustall« ist? Das staatliche Gewerbeaufsichtsamt in Köln inspizierte das Institut und stellte nicht weniger als 24 Mängel fest. Nicht einmal genügend saubere Handtücher und Schutzkleider fanden die Kontrolleure in der ehemals hochherrschaftlichen Villa am Kölner Stadtwaldgürtel vor.

Räumliche Enge und Schmutz waren nach Vermutungen von Ärzten Hauptursachen für eine alarmierende Reihe von Todesfällen, die sich im Sommer 1972 in der Universitätsklinik Tübingen ereigneten. Insgesamt acht Patienten waren an der rätselhaften Infektion gestorben, die selbst durch hohe Antibiotikadosen in ihrem tödlichen Verlauf nicht aufgehalten werden konnte. So alarmierend aber die Todesfälle in Tübingen auch waren, noch erschreckender ist, was Klinikleiter Professor Leo Koskowski in diesem Zusammenhang erklärte: »Ich möchte betonen, daß eine solche Kette von Infektionsfällen in jedem Krankenhaus jederzeit vorkommen kann.«

Gibt es Terror im OP?

Es besteht kein Zweifel: Hätten die Gebrüder Grimm im Jahre 1974 noch einmal die Möglichkeit zur Überarbeitung ihrer Märchen, dann könnten sie den Mann, der auszog, das Gruseln zu lernen, in manche westdeutsche Krankenhäuser schicken. Zu allem Überfluß verhalten sich viele Ärzte ihren Patienten gegenüber so, als seien sie nicht Erben und Mitläufer des wissenschaftlichen Fortschritts, sondern seine Urheber. Es ist ihnen wahrscheinlich entgangen, daß herablassendes oder abweisendes Auftreten ebensowenig Autorität zu ersetzen vermag wie der sichtbare Sozialstatus oder ein gewichtiger Bauch. Noch immer gibt es Krankenanstalten, wo das Grobsein als herausragendes Herrschaftssymbol gilt und Mediziner, für die das Skalpell »das höchste Produkt der Zivilisation« ist, bei Operationen mit Instrumenten um sich werfen, sogar Patienten schlagen und durch Unachtsamkeit zentnerschwere Bestrahlungsgeräte auf Kranke stürzen lassen.

Vor diesem Hintergrund gewinnt der harte Satz des bekannten Psychoanalytikers Professor Alexander Mitscherlich besondere Bedeutung: »Wer sich heute in ein Krankenhaus begibt, darf seine Persönlichkeit nicht mitnehmen, fast so wenig, wie wenn er in die Kaserne einrückt oder ins Gefängnis gebracht wird. Allen ist die Angst vor der Heilorganisation, die sie verschlucken wird, ins Gesicht geschrieben.« Denn mancher, der in eine Klinik hineingeht, kommt nie wieder heraus. Jeder, der hineingeht, spürt, daß er es sein könnte. Auch dann, wenn er nicht gerade an einer lebensgefährlichen Krankheit leidet.

Wie allein der übersteigerte Ehrgeiz und die Geltungssucht eines Chirurgen Patienten in lebensgefährliche Situationen auf dem Operationstisch bringen können, mag ein Fall illustrieren, der sich im Frühjahr 1972 in einer großen Hamburger Klinik zutrug.

Ein Oberarzt, bekannt als Produzent medizinischer Dokumentarfilme, führte zu Versuchszwecken an einem fast völlig gesunden Patienten eine sogenannte Laparoskopie durch, wobei ein fingerdicker, biegsamer Stab aus einem gebündelten Glasfaserstrang zur Beobachtung des Körperinneren durch die Bauchdecke gestoßen wird. Der Patient in Rückenlage wurde nur örtlich betäubt. Allenfalls Kinder erhalten bei diesem Eingriff eine Vollnarkose.

Vor Eindringen des Laparoskops wurde das Bauchfell mit einer dünnen Sonde durchstochen und mit Kohlensäuregas gefüllt, das zwar ungefährlicher als Luft oder reiner Sauerstoff ist, dafür aber in 20 von 100 Fällen das Bauchfell des Patienten besonders schmerzhaft reizt. Durch den Gasdruck hob sich die Bauchdecke als pralle Kuppel von den Organen ab; fast genau vom Zenit des Bauchfells drang anschließend unmittelbar neben dem Nabel der Laparoskop-Stab in den Körper ein. Die Spitze des biegsamen Glasfaserbündels, in dem Lichtstrahlen so mühelos um die Ecke transportiert werden wie elektrischer Strom in einem Drahtkabel, stieß mit seinem aufgesetzten Winkelobjektiv tief in das gasgefüllte Gewölbe des Bauchraumes vor. Von hier konnte der Operateur die Leber, Teile der Gallenblase, die Milz, die Beckenorgane, Teile des Darms, die Vorderwand des Magens, mitunter auch ein Stück des Zwerchfells im lebenden menschlichen Körper beobachten und gleichzeitig von einem Kamerateam filmen lassen.

In der Regel sind die Risiken einer solchen Laparoskopie gering. Von 10 500 Patienten einer Klinik in Kassel beispielsweise sind nur zwei an Blutungen aus versehentlich angestochenen Venen gestorben. Vorweg: Der Patient in der Hamburger Klinik entrann nur knapp dem Tode. Daß er davonkam, war jedoch keineswegs das Verdienst des inzwischen zum Dozenten habilitierten Oberarztes, sondern seines ersten Assistenten. Da der Termin für die Uraufführung eines Fortbildungsfilmes über Laparoskopie Ende Mai 1972 in Dallas/Texas drängte, war der Chirurg entschlossen, auch ungewöhnliche Laparoskopievarianten an seinem Patienten zu demonstrieren. Da die örtliche Betäubung nur 20 bis 30 Minuten vorhält, der Oberarzt aber fast zweieinhalb Stunden das Bauchinnere bis in den letzten Winkel ausleuchtete und filmte, mußte der Patient fünfmal hintereinander lokal anästhesiert werden.

Als der Operateur schließlich noch eine sechste Narkose anordnete, obgleich der Patient bereits unter schwerer Schockeinwirkung stand und sich mehrmals Kreislaufversagen eingestellt hatte, mußte der assistierende Arzt den Chirurgen gewaltsam an der Fortsetzung seines unverantwortlichen Tuns hindern. Da der Oberarzt mit seiner Sonde stundenlang »wie in einem toten Stück Fleisch herumgestochert« hatte, hätte eine weitere Narkose wahrscheinlich das Ende des gepeinigten Patienten bedeutet.

Terror ist in unseren Krankenhäusern nicht auszuschließen. Der erbarmungslose Wettstreit an den Universitätskliniken um die jeweils beste Ausgangsposition für den nicht selten millionenträchtigen Karrieresprung zum Chefarzt, ärztlichen Direktor oder Ordinarius macht zahlreiche Ärzte, die sich möglichst schnell wissenschaftliche Sporen verdienen möchten, im Namen des medizinischen Fortschritts, anfällig für kleine und große Pflichtverletzungen bei Versuchen an Menschen.

So mausern sich die Krankenhäuser mehr und mehr zu technischen Folterkammern, in denen sich nicht wenige Ärzte – wie einst der Zauberlehrling – dem Irrglauben hingeben, sinnvoll darin zu hantieren. Sie gemahnen aber auch an chemisch-physikalische Laboratorien, wo man hirn- und seelenlos gewordene Körper künstlich am Leben erhält – für mögliche Organtransplantationen oder für andere »wissenschaftliche« Versuche.

Eine einfache Frage steht hinter diesem Kapitel: Welche medizinischen Maßnahmen in Krankenhäusern sind notwendig und welche nicht? Angefangen beim Krankenhausaufenthalt selbst.

Wie man den Schilderungen aus Amerika entnehmen kann, ist eine Kontrolle operativer Eingriffe durchaus möglich, auch wenn sie sicher keine Wunder bewirkt. Ein genaues Studium der amerikanischen Erfahrungen mit solchen Kontrollen könnte bei uns durchaus zu brauchbaren Ergebnissen führen, so daß wir wieder mit besseren Gefühlen ins Krankenhaus gehen, wenn's denn schon sein muß.

Im übrigen ist es jedem Patienten, auch jedem Kassenpatienten, anzuraten – wenn dazu vor dem Besuch des Krankenhauses noch Zeit ist –, von verschiedenen Krankenhäusern Kostenvoranschläge mit genauer Auskunft über die technische und personelle Situation (zum Beispiel Narkosearzt!) anzufordern. Die Krankenhäuser sind gesetzlich verpflichtet, solchen Wünschen zu entsprechen!

XI. Medizin ohne Menschlichkeit

Wenn ein Arzt kein Gewissen hat

Ärztliche Eingriffe, die sich gegen Gesundheit und Leben unwissender Patienten richten, sind in unseren Kliniken vielleicht nicht mehr nur scheußliche Ausnahmen. Weil aber Schutz- und Kontrollinstanzen hierzulande – im Gegensatz etwa zu Großbritannien, den Vereinigten Staaten und der Schweiz – gänzlich fehlen, ist es unmöglich, auch nur annähernd abzuschätzen, wie häufig Kranke in unseren Kliniken, statt die erwartete Heilung zu erhalten, Opfer medizinischer Experimente werden.

Schlechte Nachrichten dieser Art kommen daher meist aus den angelsächsischen Ländern. Wenn ein deutscher Arzt es wagt, vor der Öffentlichkeit schmutzige Klinikwäsche zu waschen, dann trifft den Verräter der Bannstrahl der mächtigen Standesorganisation. Diese Erfahrung mußte nicht nur der Frankfurter Chirurg Hans Mausbach machen; innerhalb der letzten zwei Jahre wurden – mehr oder weniger unbemerkt von der Öffentlichkeit – mehr als 30 Assistenz- und Oberärzte vor die Tür kleiner und großer Kliniken gesetzt, weil sie irgendwelche Kritik am bestehenden Gesundheitssystem geübt hatten.

Selbst die zur Information verpflichteten Massenmedien haben mit Pressionen aus Medizinerkreisen zu rechnen, wenn sie – gemäß ihrem Auftrag – die Bevölkerung von bedenklichen Entwicklungen innerhalb des westdeutschen Medizinbetriebs unterrichten. Ein Beispiel sei herausgegriffen:

Im Frühjahr 1971 berichtete das angesehene Wochenblatt »Die Zeit« von Versuchen in deutschen Kliniken, wo die angebliche Gefährlichkeit des Appetitzüglers »Menocil« an Patienten erprobt wurde. Der Verfasser des Artikels, Dr. rer. nat. Thomas von Randow, Leiter des Wissenschaftsressorts der »Zeit« und einer unserer integersten Fachjournalisten, wies seine Leser darauf hin, daß »kranke Menschen, die eigentlich Hilfe erwartet hatten, statt dessen von ihren Ärzten ein Schlankheitsmittel erhielten, von dem bekanntgeworden war, daß es wahrscheinlich ein gräßliches, zum Siechtum führendes Leiden hervorrufen kann, den gefürchteten Bluthochdruck in der Lunge«. Ich komme in einem späteren Kapitel noch einmal darauf zurück.

Das Experiment wurde – im Auftrag der Herstellerfirma Cilag-Chemie – zu einem Zeitpunkt durchgeführt, als der Firma bereits schwerwiegende Indizien für diesen Verdacht vorlagen und sie das Mittel in der Schweiz schon aus dem Handel gezogen hatte. »Diesen ungeheuerlichen Vorfall«, so schrieb Dr. v. Randow in der folgenden Ausgabe seines Blattes, »hatte ich in der vorigen Woche an dieser Stelle zum Anlaß genommen, eine staatliche Überwachung aller klinischen Arzneimittelprüfungen zu fordern, eine Kontrolle, wie sie zum Beispiel in den USA seit langem praktiziert wird.«

Das Echo aus der Ärzteschaft ließ nicht lange auf sich warten. Ein Mediziner aus Oberhausen schrieb an den »Zeit«-Redakteur einen geharnischten Brief und warf ihm vor, er – Dr. v. Randow – habe »das Vertrauensverhältnis zwischen Arzt und Patient in unverantwortlicher Weise aufs schwerste erschüttert«. Der Doktor schrieb ferner: »Gefährlicher als jede klinische Prüfung sind Schreiberlinge Ihres Genres, die es nur darauf absehen, den ärztlichen Stand in den Schmutz zu ziehen und unsere Kranken der Hoffnungslosigkeit auszuliefern.« Und schließlich: »Dringlicher als eine staatliche Überwachung der Ärzte scheint mir ein staatlicher Schutz vor der öffentlichen Diskriminierung von Ärzten zu sein.«

Wenig ist, wie bereits mehrfach gezeigt, manchen deutschen Ärzten mehr zuwider als Demokratie im medizinischen Bereich. Denn Fehler, die Ärzte begehen, Mißstände im Krankenhaus oder Arzneimittelwesen dürfen – natürlich immer nur wegen des bis zum Überdruß zitierten Vertrauensverhältnisses zwischen Arzt und Patient – nicht publik werden. Verständlich, daß gerade die »Medizin ohne Menschlichkeit«, die zunehmende Verrohung ärztlicher Sitten insbesondere in Kliniken, Irrenhäusern und Kinderheimen unter das Siegel strengster Verschwiegenheit fällt. Wer dagegen verstößt, ist ein toter Mann. Um aber auch gegen die Tollkühnheit »gewissen«-hafter Ärzte abgesichert zu sein, wurde es in jüngster Zeit für zahlreiche Forscher zur Gewohnheit, nicht einmal die jüngeren Klinikärzte in ihre geheimen Experimente mit Patienten einzuweihen.

Das prägnante Wort des früheren französischen Informationsministers Terrenoir: »Die Presse muß die Freiheit haben, alles zu sagen, damit gewissen Leuten die Freiheit genommen wird, alles zu tun« – hat in der Bundesrepublik, soweit es die Medizin betrifft, meist nur deklamatorischen Wert; denn was der Journalist nicht erfährt, kann er an die Öffentlichkeit auch nicht weitergeben. Es gibt aber keinen Grund für Selbstzufriedenheit, wenn aus den angelsächsischen Ländern weit mehr makabre Menschenversuchsmeldungen bekanntwerden als hierzulande. »Es läßt sich ... festhalten«, betont der Tübinger Mediziner Dr. Asmus Finzen in seinem 1969 erschienenen Buch »Arzt, Patient und Gesellschaft«, »daß Pflichtverletzungen bei Experimenten am Menschen auch im deutschen Sprachraum so häufig vorkommen, daß man hinter der Nachlässigkeit des einzelnen Verantwortlichen soziologische Ursachen suchen muß.«

Versuche an Menschen sind der Preis für den medizinischen Fortschritt. Ob dieser Preis zu hoch ist, bleibt in der Bundesrepublik dem einzelnen Arzt überlassen. Angeblich ist er allein in der Lage, das mit der Erprobung neuer Medikamente, Heilverfahren oder Operationsmethoden verbundene Risiko gegen den zu erwartenden Nutzen abzuwägen – und zwar nach bestem Wissen und Gewissen.

»Was aber geschieht, wenn ein Arzt wider besseres Wissen handelt, weil er kein Gewissen hat?« Zu dieser provozierenden Frage sah sich 1967 der britische Arzt Dr. Maurice H. Pappworth veranlaßt, nachdem er die medizinische Fachliteratur durchforscht und dabei mehr als 2000 Fälle zusammengetragen hatte. »Menschen als Versuchskaninchen« – so der Titel der 202seitigen Dokumentation – mißbraucht zu haben, bezichtigte der praktizierende Arzt aus Londons vornehmer Harley-Street seine Standeskollegen. In einem schockierenden Katalog entarteter Heilkunst überführt Dr. Pappworth zahlreiche Mediziner der Unmenschlichkeit und weist ihnen ebenso fragwürdige wie verwerfliche Experimente an Sterbenden und Greisen, Schwangeren und Kindern, Schwachsinnigen und Gefangenen nach. Noch dreimal im Verlauf der letzten Jahre wurde gegen unzulässige Experimente mit menschlichen Versuchsobjekten öffentlich Protest erhoben:

- Im Januar desselben Jahres schockte der New Yorker Senator Seymour R. Thaler die amerikanische Öffentlichkeit mit dem Vorwurf, »mehrere tausend Patienten« seien während der letzten Jahre an New Yorker Kliniken als unfreiwillige Versuchspersonen benutzt worden – für Experimente, die »wie ein zuckender Schmerz die Erinnerung an Vorfälle in deutschen KZs« (»New York Times«) wachriefen.
- Bereits im Sommer 1966 veröffentlichte der Amerikaner Henry

Knowles Beecher, Professor für Anästhesie an der ehrwürdigen Harvard-Universität in Cambridge, Massachusetts, einen aufrüttelnden Bericht über Menschenversuche, bei denen das medizinische Grundgebot »primum nil nocere« (»vor allem dem Patienten nicht schaden«) verletzt worden sei.

• Schließlich erhob 1969 auch ein deutscher Arzt seine Stimme gegen Forscherpraktiken, die mit ärztlicher Ethik nicht zu vereinbaren sind. Dr. med. Asmus Finzen kommt in seinem bereits erwähnten Buch zu dem Schluß, »daß Pflichtverletzungen bei Menschenversuchen weder an eine bestimmte Zeit noch eine totalitäre Gesellschaftsstruktur gebunden sind«.

Karrieresucht contra hippokratischen Eid

Wie oft wird ärztliches Handeln mehr vom persönlichen Ehrgeiz als vom hippokratischen Eid diktiert? Die verbrecherischen Menschenversuche, die von mehr als 350 Ärzten des Dritten Reiches vorgenommen wurden, gelten – wie Dr. Finzen schreibt – »gemeinhin als Ausfluß der pervertierten gesellschaftlichen Situation«. Gewiß, die Ärzte begingen eine Unzahl scheußlicher Verbrechen. Aber, so lesen wir in Professor Alexander Mitscherlichs Einführung zu den »Dokumenten des Nürnberger Ärzteprozesses«:

»... es war ein Apparat da, der sie in die Lage oder in die Chance brachte, sich zu verwandeln. Sie haben ja nicht die Patienten ihrer Praxis getötet. Sie haben sich zumeist an diskriminiertem *Menschenmaterial* versucht ... Der Apparat schaffte sie herbei.«

So viel scheint heute sicher: Ohne diesen »Apparat« wären wahrscheinlich viele Nazi-Ärzte nie zu Verbrechern geworden. Andererseits muß festgestellt werden, daß viele Ärzte von 1974, behandelte man sie nach den Rechtsnormen des Nürnberger Prozesses, von jedem Gericht der Welt schuldig gesprochen würden. Denn heute töten und mißbrauchen Ärzte Patienten in ihrer Praxis! Ohne den »Apparat«, ohne äußeren Zwang, völlig aus eigenem Antrieb! Lediglich geködert von der Pharma- oder Geräteindustrie und unüberwindlichem Geltungsdrang, manchmal auch nur aus purer Roheit.

Nun mag man einwenden, daß es sich heute um zwar verdammenswerte, aber doch bestimmt außerordentlich seltene Einzelfälle handele, die man nicht verallgemeinern dürfe. Aber – sind diese Einzelfälle wirklich so selten? Der US-Professor H. K. Beecher stellte sich auch die Frage nach der Häufigkeit solcher Experimente. Er meint:

»Es herrscht praktisch Übereinstimmung darüber, daß Verletzungen der ärztlichen Berufsethik vorkommen. Die entscheidende Frage ist, wie oft? Eine Voruntersuchung über diese Frage, die sich auf 17 Beispiele stützte, wurde mit Leichtigkeit auf 50 Beispiele erweitert. Diese fünfzig Arbeiten enthielten Hinweise auf weitere 186 wahrscheinliche Beispiele, im Durchschnitt 3,7 pro Einzeluntersuchung. Dabei kamen manchmal Überschneidungen vor. Aber diese Zahl zeigt, wie wenig Mühe die Suche nach solchem Material bereitet. Die gewonnenen Daten machen deutlich, daß wir es hier mit einem umfassenden Problem zu tun haben. Aber wir bedürfen noch einer anderen Art von Information, die sich aus der Analyse von rund 100 aufeinanderfolgenden Arbeiten mit Menschenversuchen ergeben, die 1964 in einer ausgezeichneten Fachzeitschrift veröffentlicht worden sind: 12 davon scheinen ethisch unzulässig zu sein. Wenn auch nur ein Viertel davon wirklich unzulässig ist, bedeutet das immer noch, daß wir es mit einer ernsten Situation zu tun haben. Pappworth in England gibt an, daß er mehr als 500 Arbeiten gesammelt hat, die auf ethisch unzulässigen Experimenten fußen. Unter diesen Umständen ist es offensichtlich, daß ethisch unzulässige oder zweifelhafte Handlungen nicht ungewöhnlich sind.«

Von krankhaften Sonderfällen also keine Spur. Leider führen Karrieresucht und falsch verstandener Forscherdrang »oft dazu«, so auch Dr. M. H. Pappworth, »auf dem Weg zum medizinischen Fortschritt die Gebote der ärztlichen Ethik zu mißachten, die Grenzen der Humanität zu überschreiten«.

Professor Beecher, Dr. Pappworth und Dr. Finzen, deren Arbeiten mir für dieses Kapitel wertvolle Quellen waren, hatten durchweg nur einige wenige Jahrgänge medizinischer Fachzeitschriften nach Menschenversuchen durchgekämmt. Alle Beispiele müssen daher mehr oder weniger als zufällige Funde angesehen werden, so daß die tatsächliche Zahl unzulässiger Experimente um ein Vielfaches höher anzusetzen sein dürfte. Es kommt hinzu, daß bei allen Untersuchungen erfahrungsgemäß nur ein verhältnismäßig geringer Teil publiziert wird, weil sich in zahlreichen Fällen medizinisch neue und verwertbare Resultate nicht ergeben und deswegen die Veröffentlichung überflüssig erscheint.

Berücksichtigt man die zahllosen chemischen Versuche, Vivisektionen, Obduktionen und andere medizinisch-wissenschaftliche

Untersuchungen, von denen die meisten nicht veröffentlicht werden, dann ist nicht einzusehen, warum gerade Experimente mit Menschen in jedem Fall in medizinischen Fachpublikationen Erwähnung finden sollten. Das trifft m. E. auch und vor allem auf besonders rohe Experimente zu. Der britische Arzt Dr. Pappworth schreibt in diesem Zusammenhang: »Schließlich muß betont werden, daß über viele Experimente nie in den medizinischen Zeitschriften berichtet wird, und ich habe guten Grund für die Annahme, daß dies oft die schlimmsten von allen sind.«

Was ein amerikanischer Soziologe über die Vereinigten Staaten schrieb, trifft meiner Meinung nach in noch weit höherem Maße für die Bundesrepublik zu: »Genaue Statistiken über das Ausmaß der in der heutigen amerikanischen Medizin an Menschen vorgenommenen Experimente sind schwer zu erhalten. Aber die Autoren, die derzeit über diese Art medizinischer Forschung schreiben, stimmen anscheinend darin überein, daß in den letzten Jahren die Einstellung, solche Experimente an Menschen seien nötig, ebenso dramatisch zugenommen hat wie die tatsächliche Durchführung.«

Mörderische Menschenversuche

Im Gegensatz zu den von Professor Mitscherlich in seinem Buch »Medizin ohne Menschlichkeit« angeklagten Untaten der NS-Zeit naht das Unheil jetzt auf Katzenpfoten. Geblendet vom Glanz technischer Perfektion gewöhnen sich heute – Schritt für Schritt – immer mehr Ärzte daran, Dinge zu tun, die nicht immer und schon gar nicht in erster Linie dem Wohle der Patienten dienen. Die nachfolgenden, wahllos zusammengestellten Beispiele mögen das bestätigen:

- Ein Kölner Kinderarzt infizierte 1970 zwei schwachsinnige Mädchen im Alter von zwei und sechs Jahren mit einem wenig erforschten Virus, um eine erhebliche Stoffwechselstörung im Gehirn zu beheben. Damit wurde erstmalig auf der Welt versucht, einen angeborenen Stoffwechseldefekt, der in diesem Fall zu den geistigen Entwicklungsschäden der beiden Geschwister geführt hatte, durch einen Eingriff in das Erbmaterial eines Menschen zu korrigieren. Der rheinische Arzt wagte das Experiment, dessen Risiko nach einer Erklärung des Heidelberger Kinderarztes Professor Horst Bickel »nicht abzuschätzen« sei, weil er den Kindern »anders ohnehin nicht helfen« konnte. Genetische Manipulation an Geisteskranken – ist die biologische Menschenzucht mit diesem Test eingeläutet?

• Der amerikanische Arzt A. C. Allison injizierte 1971 30 Angehörigen des afrikanischen Luo-Stammes ein Serum, das mit den gefährlichen Erregern der tropischen Malaria angereichert war. Der Mediziner wollte mit diesem Versuch lediglich seine These beweisen, daß die Träger einer Sichelzellenanämie weniger anfällig gegenüber der tropischen Malaria sind als die Eingeborenen ohne diese Blutkrankheit.

• An »zumeist geistesgestörten« oder »geistig zurückgebliebenen« Häftlingen wurde in den US-Strafanstalten von Vacaville und Atascadero, Kalifornien, ein neues Medikament erprobt, das die Gefangenen von ihren Neigungen zu »Schlägereien, Bedrohungen, abnormem Verhalten zu Diebstahl« heilen sollte, obwohl fast alle Testpersonen ihre Zustimmung zu der Behandlung nicht gegeben hatten. Denn »selbst die härtesten Burschen«, so Dr. Arthur Nugent, Chefpsychiater von Vacaville, »fürchten und hassen das Medikament. Ich kann ihnen das nicht verdenken; für keinen Preis der Welt möchte ich diese Behandlung durchmachen.« Eine amerikanische Fachzeitschrift (»Medical World News«) nannte das Medikament, an dem die als renitent qualifizierten Gefangenen zu sterben glaubten, ein »modernes Abschreckungsgerät«.

• An 89 neugeborenen Kindern wurde 1970 in Mailand die Schädlichkeit eines Nervengases erprobt. Es sollte später als eine Art Fliegentöter auf den Markt gebracht werden. Keine der Mütter wußte von dem entsetzlichen Experiment. In einem anderen Versuch wollte der italienische Professor Sirtori einen Gelbsuchtvirus fotografieren und ließ zu diesem Zweck mit einer Sonde Proben aus den Lebern von drei kranken Kindern entnehmen – ein besonders schmerzhafter Eingriff. Und damit der Virus im Bild besser sichtbar wurde, verabreichte der experimentierende Arzt, Inhaber eines großen Arzneimittelunternehmens, seinen Opfern ein farbstoffhaltiges Medikament, das zugleich die Abwehrkräfte der ohnehin geschwächten Körper der Kinder herabsetzte. Beide Experimente – und noch einige andere mehr – wurden rein zufällig in der italienischen Öffentlichkeit bekannt. Der Mailänder Mikrobiologe und Universitätsprofessor Giulio Maccacaro war gerade damit beschäftigt, ein Vorwort zu dem Buch »Menschen als Versuchskaninchen« des britischen Arztes Dr. Pappworth zu schreiben, als ihn der Verdacht befiel, daß auf diesem Gebiet auch in seiner eigenen Heimat nicht alles mit rechten Dingen zugehen könne. Am darauffolgenden Nachmittag setzte er sich in sein Arbeitszimmer und blätterte »ein paar medizinische Zeitschriften« auf der Suche nach Menschenversuchen durch. Die Ausbeute dieses einen Nachmittags reichte aus, einen Skandal auszulösen, der nicht nur Italien erschütterte.

• In einem Hamburger Krankenhaus wurde, wie »Selecta« (Nr. 17/1973) berichtete, an sechs Patientinnen ein Versuch mit diphesatinhaltigen Abführmitteln unternommen. Bereits wenige Stunden nach Verabreichung von 3 Milligramm Diphesatin – eine chemische Verbindung, die in zahlreichen Abführmitteln enthalten ist – kam es »fast explosionsartig zu einem Krankheitsbild mit Fieber, Übelkeit, Erbrechen, Bauchdruck und Koliken in der Lebergegend«.

• In einem Londoner Krankenhaus wurde zuckerkranken Patienten das für sie lebensnotwendige Hormon Insulin absichtlich vorenthalten. Bei einigen Kranken führte diese versuchsweise Abstinenz zum diabetischen Koma, einem lebensgefährlichen Zustand tiefer Bewußtlosigkeit.

• Der Patient Alois Allerstorfer erhielt – nach einem Bericht der in Wien erscheinenden Tageszeitung »Die Presse« – ein in Österreich noch nicht registriertes Medikament injiziert, das sich in der klinischen Erprobung – dem letzten Stadium der Heilmittelerprobung vor der Registrierung durch die staatlichen Behörden – befand. Diese Injektion führte zu einem Kollaps und zu einer Störung der Herztätigkeit, dem sogenannten Kammerflimmern, bei dem eine ausreichende Versorgung des Gehirns mit Sauerstoff nicht mehr gewährleistet ist. Einer solchen Störung der Herztätigkeit kann man durch Defibrillation des Herzmuskels begegnen. In dem Krankenhaus in Linz wurde jedoch erst vierzig Minuten später das dazu nötige Gerät angeschlossen. In dieser Zeit war das Gehirn des Patienten durch den Sauerstoffmangel bereits irreversibel geschädigt. Die geistige Kapazität des heute 45jährigen Bauern aus Oberösterreich entspricht nach der Versuchsoperation der eines vorschulreifen Kindes. In einem außergerichtlichen Vergleich wurde den Angehörigen des voll entmündigten Bauern eine Schadenersatzsumme von rund 55 000 Mark zugesprochen.

• Die 14- bis 18jährigen Zöglinge eines französischen Waisenhauses in der Kleinstadt Meudon bei Paris wurden in den letzten Wochen des Jahres 1972 und den ersten Januarwochen 1973 mit Wissen der kirchlichen Heimleitung von einem Pariser Hautarzt zu medizinischen Versuchszwecken herangezogen. Dr. Gautard aus der Rue Ferdinand testete an den Jugendlichen, die sich den entsprechenden Weisungen der Heimleitung nicht zu widersetzen wagten, neue Kosmetika. Pro Schützling kassierte Pater Friederich, der den »Brüdern vom Hl. Geist« angehört, 150 Franc. Die »freiwilligen« Waisen erhielten pro Versuch zwei Zigaretten.

• In einem Heim für geistig behinderte Frauen und in einer Klinik für Geburtenkontrolle in Tennessee (USA) wurde eine Antibabypille (»Medroxyprogesteronazetat«) verordnet, die in Tierversuchen zu Krebs führen kann. Diese Tatsache, so berichtete »Selecta« am 30. Juli 1973, wurde kürzlich im amerikanischen Senat anläßlich eines Hearings des Gesundheitskomitees bekannt. Bereits vorher hatte man festgestellt, daß das Medikament bei Hunden zu Brustkrebs führt, worauf es von der amerikanischen Arzneimittelbehörde (Food and Drug Administration) für den empfängnisverhütenden Gebrauch verboten worden war.

• Im Conterganverfahren sagte der Bonner Arzt Dr. Konrad Lang am 71. Prozeßtag als Zeuge aus, er habe das Schlafmittel, bevor es noch in den Handel kam, an 140 Kindern (ohne Zustimmung der Eltern) erprobt. Er verordnete teilweise die dreifache Erwachsenendosis. Dabei beobachtete er eine vorübergehende Sehstörung, und – so erklärte Dr. Lang – bei einem Kind mit angeborenem Herzschaden trat der Tod ein, während noch das Contergan gegeben wurde.

• Professor Dr. med. Ernst Pfeiffer, Ulm, wies in einem Vortrag vor der Medizinisch-Pharmazeutischen Studiengesellschaft auf zweifelhafte Versuche am Menschen hin, die von der Zufuhr giftiger CO_2-Konzentrationen während der Narkose bis zur Injektion lebender Krebszellen in ahnungslose Patienten reichen. Zwar könnten Experimente am Menschen nicht in aller Regel verdammt werden, denn damit wäre dem medizinischen Fortschritt wenig gedient. Neue Substanzen würden jedoch immer Risiken in sich bergen.

• Von einer 53jährigen krebskranken Patientin verpflanzten Ärzte der North Western University in Illinois Tumorgewebe auf deren 80jährige gesunde Mutter. Die Mediziner hofften, die Mutter würde Antikörper gegen den Krebs der Tochter entwickeln, die der Therapie anderer krebskranker Patienten dienen könnten. Die Tochter starb bereits einen Tag nach der Transplantation. Das krebskranke Gewebe wurde jedoch erst 24 Tage danach aus dem Körper der Mutter entfernt. Der in die Bauchmuskulatur der alten Frau eingepflanzte Tumor hatte jedoch zu diesem Zeitpunkt bereits Tochtergeschwülste gebildet, sogenannte Metastasen. Nach eineinhalb Jahren schwersten Siechtums starb auch die Mutter an Krebs.

• In einem ärztlich geleiteten Kinderheim in Westdeutschland wurden 33 Erstimpflinge (Alter: 4 bis 33 Monate) mit einem bereits in Großbritannien mit negativem Erfolg erprobten Chemotherapeutikum behandelt, das Erleichterungen bei Komplikationen der Pockenschutzimpfung bieten soll. Die experimentierenden Ärzte berichteten:

»Bei 17 von 33 Kindern (die das Medikament erhalten hatten) trat mehr oder weniger heftiges Erbrechen auf. Die Folge war bei 9 Kindern Stillstand der Gewichtszunahme, bei 5 Kindern Gewichtsverlust bis zu 200 g innerhalb einer Woche. 10 Kindern (alle über 1 Jahr) konnte wegen Erbrechens nicht die volle vorgesehene Dosis des Präparates zugeführt werden.«

Erst nach diesem Versuch mit Säuglingen und Kleinkindern wurden Tierversuche durchgeführt, die bei Verdoppelung der Dosierung pro kg Körpergewicht mit schwersten Leberschädigungen endeten!

• Mehrere Jahre hindurch experimentierte ein Forscher der University of Texas mit Häftlingen einer Strafanstalt in Rosharon – um nach einem länger wirksamen Impfstoff gegen Cholera zu fahnden. In einer Strafanstalt im US-Staat Georgia wurden »Freiwillige« mit Malaria-Erregern verseucht. Wochenlang erlitten die Gefangenen heftige Fieberanfälle mit Schüttelfrost und peinigenden Schmerzen, weil die Ärzte nach einem Abwehrmittel gegen diese Tropenkrankheit forschten.

• In einem New Yorker Pflegeheim für geistig und körperlich behinderte Kinder führten Anstaltsärzte unter der Leitung von Professor Saul Krugmann gefährliche Experimente unter den rund 5000 kranken Kindern durch. Eine isolierte Gruppe von Kindern, die bis dahin noch nicht an der im Heim grassierenden, infektiösen Leberentzündung (Hepatitis) erkrankt war, wurde mit dem nur wenig abgeschwächten Erregervirus geimpft, um in Zukunft gegen diese Krankheit geschützt zu sein. Mehrere hundert Kinder erkrankten in der Folgezeit an dem gefährlichen Leiden. Ein vorbeugender Effekt der Impfung hatte sich vorher an Labortieren nicht feststellen lassen, weil die menschliche Hepatitis auf Tiere zu dieser Zeit (1965) noch nicht übertragbar war. Erst an den 3- bis 10jährigen Kindern des Willowbrook-Pflegeheims erwies sich durch den unerlaubten Versuch Professor Krugmanns, daß die Impfung nicht den erhofften Erfolg hatte. Durch verschiedene Untersuchungen wurde zudem der Verdacht erhärtet, daß vielen der meist sehr armen Eltern (Puertorikaner und

Farbige aus Harlem und Brooklyn) mit der Drohung, die Kinder aus dem Heim zu entlassen – was mit kaum tragbaren finanziellen Folgen verbunden gewesen wäre –, die Einwilligung zu diesem Experiment abgepreßt worden war. Im Frühjahr 1972 wurde dem New Yorker Pädiater Saul Krugmann von einem Preiskomitee des American College of Physicians eine Auszeichnung für »hervorragende Verdienste in der präventiven Medizin« zuerkannt.

- Bei einem Versuch mit 157 Typhuskranken wurde von amerikanischen Ärzten die notwendige Behandlung mit einem Chloramphenicol-Präparat für längere Zeit unterbrochen. Daraufhin starben 36 Patienten. In einer zahlenmäßig fast doppelt so großen Kontrollgruppe, denen Chloramphenicol nicht vorenthalten worden war, starben dagegen nur 20 Patienten. Den experimentierenden Medizinern war die Wirksamkeit eines längst erprobten Heilmittels bestens bekannt, sie opferten aber trotzdem – nach einer statistischen Auswertung – 23 der ihnen anvertrauten Kranken.
- »Zweifellos wird aus leicht ersichtlichen Gründen«, so der englische Buchautor Dr. Maurice Pappworth, »gerade über die ärgsten Experimente nichts gesagt. Das weiß ich durch Informationen zahlreicher Assistenzärzte, die meine Schüler waren und mir Vorfälle geschildert haben, bei denen sie Augenzeugen waren.« Ein solcher Fall habe sich in einem Londoner Hospital abgespielt, wo sich ein Arzt in der Technik der lumbalen Aortographie habe üben wollen. Bei dieser diagnostischen Maßnahme wird dem Patienten in Bauchlage eine lange Hohlnadel neben der Wirbelsäule etwa 20 Zentimeter tief eingestoßen, bis sie die Wand der Bauchaorta durchdringt. Liegt die Nadelspitze im Hohlraum der Aorta, was man am Ausspritzen von Blut erkennt, so wird das Kontrastmittel injiziert, damit die Aorta und ihre Verästelungen in serienmäßigen Röntgenbildern dargestellt werden können. Der Londoner Arzt wählte also acht Patienten aus, die zur Behandlung von zum Teil blutenden Magengeschwüren in das Krankenhaus eingeliefert worden waren. Pappworth: »Die Eingriffe wurden in der Röntgenstation vorgenommen, und die Kranken standen offenbar unter dem Eindruck, das gehöre zur Röntgenuntersuchung ihres Magens. Drei von diesen Patienten starben infolge der Aortographie.«
- Eine Reihe deutscher Ärzte, u. a. vom Westendkrankenhaus in Westberlin, testeten zur Schmerzlinderung bei Verstauchungen, Knochenbrüchen usw. ein schnellwirkendes Narkotikum mit der Bezeichnung »RR 53«, das später als »Estil« auf den bundesdeutschen

Medikamentenmarkt kam. Die Nebenwirkungen dieses Medikamentes waren teilweise katastrophal. Eine Frau aus Westberlin, die bei einem Einkaufsbummel in einem großen Kaufhaus unglücklich gestürzt war, wurde ebenfalls mit dieser schmerzstillenden Substanz behandelt. »Es war«, sagte sie später, »als würde ich plötzlich verbrennen müssen.« Nach der Injektion in die Armbeuge begann für die Patientin des Westendkrankenhauses ein unbeschreibliches Martyrium. Eine Zeitschrift schilderte die Stadien des Krankheitsverlaufes bei der Westberlinerin:

»Die Finger schwollen an. Verfärbten sich rosa. Der Unterarm wurde auch rosa. Tags darauf waren die Finger dunkelrot. Dann violett ... Chirurgen öffneten den Unterarm. Schnitten Venen auf. Dickflüssiges Blut tropfte ab. Die Finger waren schon schwarz. Der Unterarm hatte sich violett gefärbt ... Die Finger begannen zu schrumpfen. Hingen wie leblos an dem nun schon schwarz verfärbten Unterarm ... Die Diagnose war niederschmetternd: Die Frau kann nur gerettet werden, wenn der Arm schnellstens amputiert wird ... Wissenschaftler untersuchten den Armstumpf. Sie konstatierten: Alle Gefäß- und Gewebeteile sind zerstört ...«

Bei dem RR 53 handelte es sich um ein Versuchsmedikament, das in der klinischen Erprobung stand. Nach dem Vorfall im Westberliner Westendkrankenhaus brachte das Herstellerwerk, die Chemischen Werke Rudolf Reiss, RR 53 in »verbesserter« Form als Narkosemittel Estil heraus. Das Geschäft florierte. Kliniken und Ärzte, die mit dem Präparat experimentieren wollten, erhielten Estil in beträchtlichen Mengen zugeschickt. Bis schließlich auf einer Tagung europäischer Anästhesisten in Genf festgestellt wurde, daß inzwischen zahlreiche Fälle bekanntgeworden seien, in denen nach Estil-Injektionen in die Armbeuge als einzige Rettung nur noch die Amputation blieb. 18 bis dahin gesunde Menschen wurden mit dem neuen Narkosemittel zu Krüppeln gespritzt: Alles Armamputationen. Das 19. Opfer starb.

• Ein Forscherteam amerikanischer und kanadischer Ärzte wollte lediglich den Blutdruck in der Lungenarterie prüfen: Sie öffneten bei 15 geisteskranken, aber körperlich gesunden Kindern im Alter zwischen zwei Tagen und neun Monaten eine Vene im Oberschenkel und schoben eine Sonde durch die Hauptvenen von Bauch und Brust – auch durch das Herz – bis in die Lungenschlagader. Bei einem zweiten Versuch stießen die gleichen Ärzte diesmal 13 schwachsinnigen Babys eine Sonde ins Herz vor und setzten ihren wehrlosen, menschlichen Versuchsratten zur allmählichen Drosselung der Sauerstoffzufuhr zusätzlich eine Atemmaske auf. Anschließend berichteten die Menschenexperimentatoren in einer wissenschaftlichen Zeitschrift: »Als die Sauerstoffkonzentration unter 40 Prozent sank, begannen die Kinder sich zu bewegen und wurden unruhig; sie schrien schließlich unaufhörlich, manchmal keuchend. Bei einem Kind setzte hin und wieder die Atmung völlig aus.«

• Die renommierte Fachzeitschrift »British Medical Journal« berichtete von einem 44jährigen Mann, der wegen eines operativen Eingriffs an einem Leistenbruch in eine englische Klinik gekommen war. Bereits ein Jahr zuvor hatten die Ärzte desselben Krankenhauses bei ihm eine Zuckerkrankheit entdeckt und ihn auf Insulin gesetzt. In dem Aufsatz, der von drei beteiligten Medizinern für das britische Ärztejournal verfaßt worden war, heißt es unter anderem:

»Als man den Kranken auf Diabetes untersuchte, wurde festgestellt, daß seine Genitalien mißgebildet waren. Der Patient war jedoch in dieser Beziehung so schamhaft, daß man ihn nicht überreden konnte, seinen Zustand näher untersuchen zu lassen. Als er wegen der Leistenbruchoperation in die Klinik kam, wurde er daher auch nicht über sein Eheleben befragt. Weder er noch seine Ehefrau gaben Auskunft über die peinliche Angelegenheit, und so war man der Auffassung, den Patienten nicht weiter zu beunruhigen. Es wurde vielmehr beschlossen, seine Genitalien unter Narkose bei der Bruchoperation genauer zu untersuchen. Der Bruchsack wurde geöffnet und besichtigt. Man fand darin Gebilde, die als rudimentäre Gebärmutter und als ein Eileiter zu erkennen waren (was bewies, daß *er* in Wirklichkeit eine *sie* war). Dann wurde die Bauchhöhle geöffnet und das Becken inspiziert, ohne daß andere Geschlechtsorgane gefunden wurden.«

Der Operateur führte jedoch noch eine Sonde in die Blase des Patienten ein. Da dieser Eingriff normalerweise bei der Beseitigung eines Leistenbruches nichts verloren hat, konnte er nur deswegen erfolgt sein, um festzustellen, ob die Blase des »interessanten« Patienten von weiblichem Typus sei. Der Bericht im »British Medical Journal« schließt mit der Bemerkung: »Wir möchten Mr. Masina, der den Patienten ins Spital aufgenommen und operiert hat, dafür danken, daß er uns erlaubte, diesen Fall zu studieren und zu veröffentlichen.«

Kurze Zeit später veröffentlichte die britische Fachzeitschrift den Leserbrief eines Arztes, der ein paar entscheidende Fragen an das heimlich experimentierende Ärzteteam richtete: »Die Wissenschaft in allen Ehren«, so schrieb der englische Arzt. Aber »hätte man das Zytoskop auch in die Blase eingeführt und die Bauchhöhle operativ geöffnet, wenn es sich um einen einflußreichen, wichtigen Patienten, einen persönlichen Freund, einen nahen Verwandten gehandelt hätte? Und was sagt der Hausarzt dazu?« Was sagt vor allem, so meine ich, der Patient dazu – wenn er von seiner ärztlichen Vergewaltigung auf dem Operationstisch erfährt?

• Als bekannt geworden war, so berichtete Professor Beecher in dem seriösen US-Fachblatt »New England Journal of Medicine«, daß das Antibiotikum mit der zungenbrecherischen Bezeichnung Tri-acethyl-oleandomycin Leberschäden verursachen kann, wollten amerikanische Ärzte diesen Befund in einer eigenen Versuchsreihe bestätigt finden. Sie wählten insgesamt 50 zum Teil geistig behinderte oder straffällig gewordene gesunde Kinder und Jugendliche aus und verabreichten ihnen das gefährliche Medikament. Tatsächlich entstanden bei über der Hälfte der Kinder zum Teil erhebliche Leberschäden.

• Zwei Klinikärzte im New Yorker Stadtteil Brooklyn ließen 22 gebrechlichen und bettlägerigen Patienten eine Lösung mit lebenden Krebszellen injizieren. Die 22 Alterskranken hatten keine Ahnung, was mit ihnen geschah; die Ärzte erklärten ihnen lediglich, daß ihnen »irgendwelche Zellen« eingespritzt würden.

Drei Assistenzärzte, die zufällig von den kriminellen Experimenten ihrer beiden älteren Kollegen des gleichen Krankenhauses erfuhren, setzten die Öffentlichkeit davon in Kenntnis. Das US-Magazin »Saturday Review«, das ausführlich über diesen skandalösen Fall berichtete, befand die beiden verantwortlichen Mediziner (die später von der New Yorker Ärztekammer eine Rüge [!] erteilt bekamen) gemäß dem Kodex von Nürnberg als »schuldig im Sinne der Anklage«.

Dieser »Nürnberger Kodex« – eine Zehn-Punkte-Vorschrift für medizinische Versuche an Menschen, war im August 1947 vom Internationalen Gerichtshof zu Nürnberg als Maßstab für die Beurteilung von KZ-Experimenten formuliert worden. Die zehn ethischen Formeln fordern in der Hauptsache das ohne den geringsten Zwang abgegebene Einverständnis der Versuchsperson bei voller Kenntnis des Risikos – die unabdingbare Notwendigkeit des durch qualifizierte Kräfte eingehend vorbereiteten Versuchs – den garantierten Ausschluß jeder Dauerschädigung des Patienten – die Möglichkeit, daß die Versuchsperson das Experiment jederzeit abbrechen kann.

An diesen Thesen orientierte sich später auch der Weltärztebund, als er im Jahre 1964 in der sogenannten Deklaration von Helsinki die »Richtlinien für Versuche am Menschen« verabschiedete.

Einen solchen Code ethischer Richtlinien für klinische Experimente erarbeitete ferner die Internationale Ökumenische Konferenz im August 1968. Sie stützte sich dabei auf die Allgemeine Erklärung der Menschenrechte, auf das Völkerrecht, den Nürnberger Kodex und eine Reihe weiterer ähnlicher Bestimmungen und Deklarationen, die sich teilweise recht detailliert mit den Rechten eines Menschen auf Aufklärung und auf Zustimmung oder Verweigerung befassen. Vor allem aber liegt diesen kirchlichen Empfehlungen die »Deklaration von Helsinki« zugrunde.

Passivität der ärztlichen Standesführung

Im Hinblick auf Risiko und Rechte der Patienten und Pflichten der Ärzte gibt es schließlich noch einen anderen Faktor. Denn selbst der Patient, der einem Experiment ohne den geringsten Zwang in völlig freier Entscheidung zugestimmt hat, ist nicht moralisch gerechtfertigt, wenn er gewisse Risiken eingeht. Papst Pius XII. drückte diese Ansicht bei einer Ansprache auf einem internationalen medizinischen Kongreß im September 1952 mit folgenden Worten aus:

»Der Patient hat kein Recht, seine körperliche oder seelische Unversehrtheit bei medizinischen Experimenten oder Forschungen aufs Spiel zu setzen, wenn diese ernste Schädigung, Verstümmelung, Wunden oder Gefahren zur Folge haben.«

Freilich, für die Erprobung neuer Medikamente und Heilmethoden ist – unter den genannten Bedingungen – der Menschenversuch unerläßlich. »Einer«, so umschrieb es der Londoner »Daily Express«, »muß schließlich der erste sein.« Die mehr oder weniger tolerierten Tierversuche bieten zwar eine wichtige Grundlage, aber letzte Gewißheiten liefern sie nicht. Auch die Juristen stehen auf dem Standpunkt, daß medizinische Menschenversuche – unter ganz bestimmten Voraussetzungen allerdings – zu dulden seien.

Auch der britische Autor Dr. Pappworth räumt ein, daß jedes neue Medikament und jede neue diagnostische oder chirurgische Technik irgendwann auch am Menschen erprobt werden müsse. Trotz aller eingestandener Schwierigkeiten läßt sich zur Bewältigung dieses besonders auch in der Zukunft brennenden Problems die »Grenze zwischen Mensch und Meerschweinchen«, wie der Schriftsteller Arthur Koestler im »New Statesman« formulierte, hinreichend genau ziehen: Der Mensch werde immer dann als Versuchsobjekt mißbraucht, wenn die Erprobung eines neuen Verfahrens oder Heilmittels »nicht von direktem therapeutischen oder diagnostischen Wert für die Versuchsperson«, sondern mit einem nebulösen »Fortschritt der Wissenschaft« motiviert werde.

Noch überzeugender hat es Sir George Pickering, Professor für Innere Medizin in Oxford, als Präsident der Royal Society of Medicine gesagt:

»Dem Experimentator kann eine goldene Regel als Richtschnur dienen, ob ein Experiment gerechtfertigt ist. Ist er bereit, sich ihm selbst zu unterziehen? Ist er bereit und wird das Experiment tatsächlich an ihm ausgeführt, dann ist es wahrscheinlich gerechtfertigt. Wenn aber nicht, dann sollte es unterbleiben.«

Bei kaum einem der hier geschilderten zum Teil mörderischen Experimente hatte ein Arzt den Versuch vorher an sich selbst durchgeführt, war die Tortur für das menschliche Versuchsobjekt aus medizinischen Gründen, etwa um eine Erkrankung zu bekämpfen, geboten gewesen – die »wissenschaftlichen Tests« dienten nahezu ausschließlich dem zügellosen Wissensdrang der Forscher. Diese Feststellung trifft auch auf jenen Menschenversuch zu, über den eine britische Ärztegruppe unter dem Titel »Sauerstoffverbrauch von Gelähmten bei Kälte« in einer bedeutenden Ärztezeitschrift berichtete.

Versuchskaninchen waren ein 34jähriger, an Kinderlähmung erkrankter Patient, der ständig in einer »Eisernen Lunge« liegen mußte, sowie zwei seit längerer Zeit bewußtlose Männer im Alter von 17 und 68 Jahren. Beide letztgenannten Patienten waren infolge einer Hirnschädigung ebenfalls gelähmt. Die an Sadismus grenzende Versuchsanordnung der britischen Forscher bestand darin, daß sie die völlig nackten Patienten mehrere Stunden ununterbrochen mit eiskalter Luft anbliesen. Um den Effekt noch zu steigern, wurde den bedauernswerten Menschenwesen gleichzeitig ein Arzneimittel verabreicht, das jeden Muskel im menschlichen Organismus – auch jene, die zur Atmung unerläßlich sind – zum Erschlaffen bringt.

Besonders beklagenswert ist nach Meinung Dr. Pappworths die Einstellung mancher Ärzte, die Krankenhauspatienten als ihren Besitz zu betrachten, als Material, das ihnen zur Verfügung steht, so daß sie es zur Förderung der Wissenschaft persönlich verwenden können.

Diese Einstellung beschrieb und kritisierte Professor Ross Mitchell in einem Artikel über die frühere Benützung von Waisenkindern als Material für die Forschung im »British Medical Journal« treffend:

»Nach 1900 ... werden (bei der Beschreibung medizinischer Experimente) Hinweise auf Waisen- und Findelkinder allmählich seltener. Trotzdem liest man nur gelegentlich von einer Zustimmung, außer – und das ist auffällig genug – wenn es sich um Ärzte, Studenten oder Pflegerinnen handelt. Hingegen wird in den älteren pädiatrischen Zeitschriften häufig den Leitern der geburtshilflichen Abteilung gedankt, daß sie gütig Experimente an ihren Fällen gestattet haben. Dieses Besitzergefühl findet man mehr oder weniger ausgeprägt nach wie vor bei so manchem Arzt, als ob der Patient sein Eigentum würde, sobald er ihn behandelt.«

Vor allem an Universitätskliniken und Lehrkrankenhäusern wird, wie zahlreiche Autoren feststellten, offenbar mit Vorliebe und besonderem Nachdruck an Menschen experimentiert. Alle Autoren, die sich ausführlich mit Experimenten an menschlichen Meerschweinchen als Versuchsobjekten befaßten, machten darüber hinaus die Beobachtung, daß medizinische Experimente nie an Privatpatienten vorgenommen werden. Diese mehr als zweifelhafte Ehre wird ausschließlich Kassenpatienten oder anderweitig diskriminiertem »Menschenmaterial« zuteil. Dabei geht es in vielen Fällen noch nicht einmal so sehr um wissenschaftliche Erkenntnis. Vielmehr ist es den Experimentatoren einzig und allein darum zu tun, ihr wissenschaftliches Prestige in Gelehrtenkreisen durch Veröffentlichungen über Humanversuche zu festigen und zu heben.

Jüngere Mediziner betrachten derartige Publikationen als eine interessante Möglichkeit, sich einen Namen zu machen. Andere Ärzte wiederum suchten, so Dr. Pappworth, in Experimenten mit Menschen Abwechslung in der täglichen Routine-Arbeit.

Mit Recht hebt der Harvard-Professor Henry K. Beecher die Bedeutung des Übergewichtes der Wissenschaft in den großen Kliniken hervor. Er schreibt:

»Medizinische Hochschulen und Universitätskliniken werden zunehmend von Wissenschaftlern beherrscht. Jeder junge Mann weiß, daß er niemals eine Lebensstellung, eine Professur an einer größeren Medizinischen Hochschule erhalten wird, wenn er sich nicht als Forscher bewährt. Zieht man außerdem in Betracht, wie leicht es ist, Mittel für Forschungsaufgaben zu bekommen, dann sieht man, welch mächtigem Druck ehrgeizige junge Ärzte ausgesetzt sind.«

Die wissenschaftlich aber kaum zu motivierende Experimentierfreudigkeit ließe sich rasch abstellen. Veröffentlichungen über Humanexperimente sollten nach Meinung einsichtiger Ärzte rigoros unterbunden werden. Damit wäre dieser Karrierekanal ein für allemal zugeschüttet. Damit würde gleichzeitig die Flut wissenschaftlicher Publikationen erheblich gedrosselt werden. Jedes Jahr, so schätzt etwa der Heidelberger Medizin-Professor Dr. Hans Schaefer in seinem Buch »Die Medizin heute«, werden über eine Million medizinischer Arbeiten veröffentlicht. Ein großer Teil davon ist, laut Professor Schaefer, »überflüssig« und »wertlos«.

Von seiten der ärztlichen Standesorganisationen wurden bis zum heutigen Tag keine ernsthaften Versuche unternommen, gegen Menschenversuche vorzugehen. Die relativ geringe Zahl von Ärzten, die, ohne selbst Versuche an Menschen durchzuführen, über diese verwerflichen Praktiken Bescheid weiß, ist entweder nicht gewillt, das Problem zu erörtern – schon gar nicht mit Laien –, oder sie nehmen sie – was weit häufiger vorkommt – auf die leichte Schulter.

Die Passivität der ärztlichen Wortführer geht zurück bis auf den Nürnberger Ärzteprozeß, als »keiner der damals prominenten Ärzte Deutschlands sich bereitfand«, so Professor Alexander Mitscherlich in seiner Einführung zu »Medizin ohne Menschlichkeit«, »seine Zeit für diese qualvolle Unterrichtung« zumindest der ärztlichen Öffentlichkeit zu opfern. Schließlich fanden sich der damals »eben erst Privatdozent« gewordene Alexander Mitscherlich und Dr. Fred Mielke, »damals noch Student der Medizin«, bereit, die »Dokumente des Nürnberger Ärzteprozesses« zu sammeln und zu veröffentlichen.

Als Dank für ihre Mühe ernteten die beiden Jungmediziner Verachtung. »Die Anschuldigungen gegen uns«, so erinnert sich Professor Mitscherlich, »nahmen schließlich ein groteskes Ausmaß an, und man konnte in der Folge manchmal glauben, wir hätten das alles, was hier verzeichnet ist, erfunden, um unseren ehrwürdigen ärztlichen Stand zu erniedrigen.« Und: »Neue Schuldige mußten zur Entlastung von der eigenen, so unbegreifbaren und doch so fühlbaren Mitschuld gefunden werden, und das waren Mielke und ich.«

Bitter beklagt sich der heute weit über die westdeutschen Grenzen hinaus bekannte und geachtete Wissenschaftler, Professor Dr. Alexander Mitscherlich, über den passiven Widerstand, der damals seiner im Auftrag der »Arbeitsgemeinschaft der Westdeutschen Ärztekammern« entstandenen Dokumentation zuteil wurde. »Nahezu nirgends wurde das Buch bekannt, keine Rezensionen, keine

Zuschriften aus dem Leserkreis; unter den Menschen, mit denen wir in den nächsten zehn Jahren zusammentrafen, keiner, der das Buch kannte. Es war und blieb ein Rätsel – als ob das Buch nie erschienen wäre.«

Von den 10 000 Exemplaren, die »an die Arbeitsgemeinschaft der Westdeutschen Ärztekammern zur Verteilung an die Ärzteschaft« gegangen waren, wußten die Autoren »nur von einer Stelle . . ., daß es ihr vorlag: dem Weltärztebund, der, wesentlich auf unsere Dokumentation gestützt, in ihm einen Beweis erblickte, daß die deutsche Ärzteschaft von den Ereignissen der verbrecherischen Diktatur abgerückt sei und sie wieder als Mitglied aufnahm«.

Wie indessen das Verhältnis zwischen der Ärzteschaft und der Bevölkerung im Hinblick auf Experimente an Menschen beschaffen sein sollte, formulierte ein hervorragender amerikanischer Jurist, Professor F. A. Freund, von der Juristischen Fakultät der Harvard-Universität 1965 im »New England Journal of Medicine«:

»Es geziemt dem Ärztestand, die Öffentlichkeit ins Vertrauen zu ziehen. Der erste Schritt besteht darin, anzuerkennen, daß es schwierige moralische Probleme, ja ein echtes moralisches Dilemma gibt, zu dessen Lösung man Hilfe und Führung bei vielen Stellen finden kann. Letzten Endes haben wir uns mit der Tatsache abzufinden, daß der Suche nach Wissen Grenzen gesetzt sind.«

Genau an dieser Stelle aber scheiden sich offenbar die Geister. Und jedesmal, wenn sich die Ärzte in die Enge getrieben fühlen, flüchten sie sich in hochethisch aufbrausende Argumentationen. Viele Experimente werden von den Ärzten mit der Begründung verteidigt, daß sie zwar dem einzelnen Patienten, an dem sie ihre neuen Erkenntnisse gewinnen, nicht helfen, daß es aber Ziel und Zweck solcher Experimente sei, schließlich der gesamten Menschheit zu dienen und zu helfen.

Das gleiche Argument klingt an, wenn der amerikanische Nobelpreisträger Joshua Lederberg in einem Aufsatz in der »Zeit« gar von einer »moralischen Verpflichtung« des Kranken spricht, zum Fortschritt der Medizin beizutragen.

Ein anderer Nobelpreisträger, der französisch-amerikanische Mediziner Alexis Carrel vom Rockefeller Institut in New York verstieg sich bereits 1939 zu der Ansicht:

»Wir haben bereits auf die riesigen Summen hingewiesen, die zur Zeit für Gefängnisse und Irrenhäuser ausgegeben werden, um die Öffentlichkeit vor Verbrechern und Wahnsinnigen zu schützen. Warum erhalten wir alle diese nutzlosen und gefährlichen Menschen am Leben? In Deutschland hat die Regierung energische Maßnahmen gegen die Zunahme minderwertiger Typen ergriffen, gegen die Geisteskranken und Verbrecher. Die ideale Lösung bestünde darin, alle diese Menschen zu beseitigen, sobald sie sich als gefährlich erweisen ... Bei einer solchen Frage haben weder philosophische Theorien noch sentimentale Vorurteile mitzureden.«

Wer aber gab den Ärzten jemals das Recht, aus Menschen Versuchstiere zu machen?

Würde Carrels Auffassung unter Ärzten allgemein befürwortet, dann wäre die Verwendung Geisteskranker für jedes Experiment bald automatisch gerechtfertigt. Dann wären auch Gefangene über Nacht Freiwild für Ärzte. Für einige US-Mediziner sind ohnehin »Verbrecher in unseren Zuchthäusern gutes Material für Experimente – und viel billiger als Schimpansen«. Bedenkt der Leser die Frage der Experimente an Gefangenen gründlich, dann wird er nicht vergessen können, daß bekanntlich auch unschuldige und gesunde Menschen zu »Kriminellen« und »Geisteskranken« erklärt werden können.

Mindestens ebenso verabscheuungswürdig sind m. E. Menschenversuche, die nichtmedizinischen Zwecken dienen. Während des letzten Krieges wurden von den Westmächten Barbiturate als »Wahrheitsdrogen« im großen Stil angewendet, um Geständnisse zu erpressen: mittelalterliche Folter auf der Couch des Psychiaters. Dasselbe Ziel wird in den Ostblockstaaten durch die sogenannte Gehirnwäsche verfolgt. Unter Auswertung der subtilen Erkenntnisse des russischen Forschers Pawlow wird beim Delinquenten eine Neurose erzeugt, die das Opfer zum Sklaven bedingter Reflexe macht, so daß er wie ein Roboter alles tut, was man von ihm verlangt.

Auch die von deutschen Wissenschaftlern im letzten Krieg entwikkelten Nervengase, die gegenwärtig unter dem Schutz einflußreicher Politiker zu unfaßbarer Wirksamkeit verbessert werden, stellen den Arzt vor entscheidende Gewissensfragen. Leider kann die Kriegsmedizin heutzutage nicht nur Verwundete heilen, sondern auch Gesunde töten oder in den Wahnsinn treiben.

»Ich hörte einmal von dem ernstzunehmenden Vorschlag, bestimmte Menschen medizinisch auszubilden, ihnen aber nicht den Eid des Hippokrates abzunehmen, so daß sie sich an der Erforschung biologischer Waffen beteiligen könnten und auf diese Weise die notwendigen medizinischen Informationen erhielten, ohne daß der Beruf des Arztes dadurch in Mitleidenschaft gezogen würde«, schrieb Oberst W. C. Tiggertt, Exkommandeur der Sanitätseinheit im amerikanischen Fort Detrick, in der Zeitschrift »Military Medicine«.

Wäre damit das Problem gelöst? Wäre es nicht nur auf eine allzu billige Art und Weise lediglich formal verlagert worden?

Soldaten als Versuchskaninchen

Es gibt heute Drogen, die vor dem Einsatz an Elitetruppen verteilt werden und die das Angstgefühl der Menschen so weit aufheben, daß sie überhaupt kein Gefühl mehr für Gefahr besitzen. In gefährlichen Situationen führt das zur sinnlosen Selbstvernichtung.

Im Februar 1961 ließ man in den USA künstliche Nebelschwaden über drei verschiedene Gruppen von Soldaten niedergehen. Es handelte sich um insgesamt 1800 Mann. Diese Männer waren als die »härtesten« der amerikanischen Armee ausgewählt worden. Sie gehörten Freikorps an, die ungefähr der französischen Fremdenlegion entsprachen, oder jenen Todesfallschirmjägern, die in der letzten Phase des Widerstandes nach Dien Bien Phu geschickt worden waren.

Das Experiment wurde von General Rosebury, US-Basis Edgewood, geleitet und von der Fernsehabteilung des Heeres gefilmt. Es lief unter der Bezeichnung »Operation Lunacy« (Unternehmen Wahnsinn) und fand auf einem Truppenübungsplatz im US-Staat Maryland statt.

Der französische Schriftsteller Robert Charroux, dessen interessantem Buch »Phantastische Vergangenheit« ich dieses Wissen verdanke, stellt dieses außergewöhnliche militärische Experiment so dar:

»Die drei Gruppen, die von drei verschiedenen Nebelarten eingehüllt wurden, verhielten sich im höchsten Maße ungewöhnlich. Gruppe I: 600 Mann, die in einen der Wirkung von Tranquilizern entsprechenden Nebel getaucht waren, irrten wie Schlafwandler auf dem

Manöverfeld umher, ziellos, willenlos, so, als führten sie eine Handlung aus, deren Sinn sie nicht verstanden. Manchmal standen sie still und wußten nicht mehr, was sie anfangen sollten. Befehle wurden ausgegeben, und sie gehorchten blindlings, selbst wenn ein Sergeant einen Oberst kommandierte. Die Soldaten sprachen kein Wort, und als sie Hunger verspürten, packten sie ihre eisernen Rationen aus und verschlangen sie in tiefem Schweigen. Danach warteten sie stundenlang auf irgend etwas, bis die Droge aus ihrem Organismus ausgeschieden war. An diese wie im Traum dahingegangenen zwölf Stunden bewahrten sie keinerlei Erinnerung.

Gruppe II: 600 Mann einer anderen Gruppe waren der Droge LSD-25 ausgesetzt worden, die Halluzinationen und Angstpsychosen auslöst. Sie reagierten, als fege ein Orkan über sie hinweg. Sie drängten sich dicht aneinander wie Schafe einer von Wölfen angegriffenen Herde, verbargen ihre Gesichter in den Händen, weinten und jammerten. Manchmal schien die Truppe von einer panischen Furcht befallen zu werden. Die Männer suchten heulend und brüllend das Weite, fuchtelten mit den Armen, blieben plötzlich mit angstverzerrten Mienen stehen und hörten auf keinerlei Befehle, die durch den Lautsprecher gegeben wurden. Diese hartgesottenen Burschen fanden erst nach sieben oder acht Stunden ihre Kaltblütigkeit wieder.

Gruppe III: Das letzte Experiment war geradezu sinnverwirrend. Die chemische Zusammensetzung dieses Nebels wurde geheimgehalten. Man weiß nur, daß es sich um sogenannte pharmakodynamische Drogen handelte. Die diesem Experiment unterworfenen Männer wurden durch die Droge aufgestachelt, bis ihre Kühnheit keine Grenzen mehr kannte. Sie waren völlig unempfindlich gegen Müdigkeit, kannten keine Furcht, waren keiner vernünftigen Überlegung mehr fähig. Sie hatten nur das fast krankhafte Verlangen, ganz außergewöhnliche Heldentaten zu vollbringen. Sie stürmten zum Angriff vor, schossen nach allen Himmelsrichtungen und warfen sich mit dem blinden Glauben der japanischen Todesflieger der Gefahr entgegen, als seien sie von einer Art Mordlust besessen. Es gab zahlreiche Verwundete, und erst nach zwei Tagen Ruhe fanden die Soldaten ihr natürliches seelisches Gleichgewicht wieder.«

Soweit die dramatische Darstellung Robert Charroux', der sich bei seinen einschlägigen Recherchen auf Berichte der »New York Times« sowie des »France-Soir« stützte, die allesamt im November des gleichen Jahres veröffentlicht wurden.

Inzwischen wurden weitere Versuche dieser Art durchgeführt, und es hat den Anschein, daß bereits Verfahren ausgearbeitet wurden, die die Fernbeeinflussung des Verhaltens menschlicher Individuen gestatten. Dr. Otto Schmitt von der Universität von Minneapolis erklärte vor dem amerikanischen Kongreß u. a. folgendes: »Es besteht kein Zweifel, daß wir von jetzt an in der Lage sind, das Verhalten eines Menschen aus der Ferne zu steuern. Wir können ihn aus der Ferne brutal und aggressiv machen, und wir können ihn im Gegensatz dazu beruhigen ... Unsere Hauptaufgabe ist es nun, zu untersuchen, wie wir diese Erfindung zum Besten der Menschheit einsetzen, das heißt einem Menschen dazu verhelfen können, seine Arbeit besser zu verrichten.«

Der amerikanische Wissenschaftler betonte ausdrücklich, daß er noch nicht alles über diese Experimente bekanntgeben könne, da sie mit Hilfe und unter Aufsicht der US-Streitkräfte vorgenommen würden. Er deutete jedoch auch an, daß gewisse Versuche unternommen worden seien, um durch ein kompliziertes Funksteuersystem (Funksignale lösen dabei die Absorption des in einer Tablette enthaltenen Wirkstoffs aus, die sich seit längerer Zeit im Körper eines Menschen befinden kann) das Verhalten eines Atombomberpiloten zu kontrollieren.

Wie können sich Ärzte dazu hergeben, alle diese erschreckenden Dinge zu schaffen? Wie ist es möglich, daß Ärzte die Menschenwürde derart mit Füßen treten? Sind wir heute Zeugen einer gefährlichen Rückbildung des ärztlichen Gewissens?

Wo Menschen menschlich fühlen, sollten sie jetzt nicht länger schweigend zusehen, sondern sollten ihre Stimme gegen gefühlsrohe Frankenstein-Ärzte erheben. Denn so zahlreich und abscheulich die hier geschilderten Menschenversuche auch sein mögen, sie bilden vielleicht nur die Spitze eines Eisberges von ungeahnten Ausmaßen.

Es wird nie nur gute Ärzte geben. Worin oder warum sollten sich Ärzte in charakterlicher, moralischer oder fachlicher Hinsicht von anderen Menschen unterscheiden? Mit dieser Feststellung ist nichts entschuldigt, sondern nur erklärt, warum besonders im Bereich der Medizin die Öffentlichkeit notwendig ist.

Soweit vorhanden, sind wir auf die Selbstkontrolle der Ärzte untereinander angewiesen. Vielleicht ist unter diesen Umständen der in dem Kapitel erwähnte Vorschlag, über Humanversuche nicht zu berichten, völlig falsch. Vielleicht müßte man das Gegenteil zur Pflicht machen, damit das Ausmaß der Versuche überhaupt erst einmal bekannt wird.

Wir selbst müssen uns allerdings immer wieder fragen, ob wir nicht die Ärzte haben, die wir verdienen. Wo Fließbandarbeit etwas Normales ist oder Straßenverkehr systematisch die Luft verpestet – um nur zwei Beispiele zu nennen –, da scheinen auch unkontrollierte medizinische Menschenversuche denkbar, vielleicht sogar folgerichtig.

XII. Arzneimittelflut – die große Vergiftung?

Pro Jahr mehr als 17 000 Arzneimittel-Tote

»Deutschlands Verhältnisse auf den Straßen und die Zustände auf dem Arzneimittelsektor ähneln sich in bedenklicher Weise. Letztlich ist es nur eine Frage der Statistik, welchem Umstand man zum Opfer fällt.« So urteilt einer der intimsten Kenner des Pharmamarktes in der Bundesrepublik, Dr. med. Ulrich-M. Moebius, Sprecher des Unabhängigen Arbeitskreises Arzneimittelpolitik, Berlin (UAAB), und Mitherausgeber der medizinischen Nonprofitpublikation »arznei-telegramm«.

Tatsächlich ist das Risiko einer Gesundheitsschädigung durch Arzneimittel heute mindestens 10mal größer als die Gefahr, bei einem Verkehrsunfall Schaden zu erleiden. Oder anders ausgedrückt: Man braucht – statistisch gesehen – im Schnitt nur zwei Jahre lang Medikamente einzunehmen, bis sich daraus krankhafte Komplikationen entwickeln, während man als Autofahrer immerhin 20 Jahre benötigt, um in einen Verkehrsunfall mit Körperschaden verwickelt zu werden.

Die tödlich verlaufenden Verkehrsunfälle hingegen halten sich mit den tödlichen Arzneimittelunfällen, die heute meist verschleiert, beziehungsweise von vielen Ärzten gar nicht erkannt werden, in etwa die Waage: Nach Mitteilungen amerikanischer, kanadischer und israelischer Kliniken müssen fast 4 Prozent der Todesfälle auf unerwünschte Arzneimittelnebenwirkungen zurückgeführt werden. Da etwa 60 Prozent der Bundesbürger heute im Krankenhaus sterben, müßte man demnach damit rechnen, daß 1972, als die Gesamtsterbeziffer in Westdeutschland bei 730 000 lag, etwa 17 520 Menschen allein im Krankenhaus Opfer von Arzneimittelnebenwirkungen geworden sind.

Angesichts der Tatsache, daß – wie wir noch sehen werden – die Arzneimittelunsicherheit in der Bundesrepublik wesentlich ausgeprägter ist als beispielsweise in den USA, wird von Fachleuten befürchtet, daß bei uns noch weit mehr Menschen den Tod durch Medikamente erleiden.

Freilich: ob es jemals einen Fortschritt ohne Nebenwirkungen geben wird, ist äußerst fraglich. Auch Paul Ehrlich, der Erfinder des lebensrettenden Salvarsans, stand vor einem Gericht, als bei der Erprobung dieses Mittels gegen Syphilis einige Patienten starben. Völlig ausschalten lassen sich Risiken nicht. Es gibt keine Technik, keine Wissenschaft, keinen Fortschritt ohne Risiko. Es gibt kein Leben ohne Risiko.

Warum sollte es bei Medikamenten anders sein? Therapeutisch hochwirksame Arzneimittel sind scharfe Waffen, und scharfe Waffen können auch verletzen. Erstaunt stellte der Vorsitzende des Medizinischen Ausschusses im Bundesverband der Pharmazeutischen Industrie und Direktor der Kölner Tropon-Werke, Professor Dr. med. Rudolf Kopf, unlängst fest: »Erst jetzt scheint der breiten Öffentlichkeit bewußt geworden zu sein, daß Arzneimittel zwar wohltuend, lindernd und heilend wirken, aber zugleich auch gefährlich sein können, daß sich in Arzneimitteln mit deren zwar segensreichen Eigenschaften für die Gesundung und Gesunderhaltung auch höchst unerwünschte und vielleicht sogar tückische Nebenwirkungen zu verbinden vermögen.«

Professor Kopf weiß Bescheid, er ist schließlich selbst Arzneimittelhersteller. Wer aber hat sich je ein Herz gefaßt, den Millionen und Abermillionen lammfrommer Patienten reinen Wein einzuschenken? Unsere Ärzte? Sie sind – zumindest in dieser Hinsicht – kaum klüger als wir. Der scharfzüngige französische Philosoph Voltaire erkannte bereits vor 200 Jahren: »Ein Arzt ist jemand, der Heilmittel, von denen er wenig weiß, in einen Körper gießt, von dem er noch weniger weiß.«

Zugegeben, der praktische Arzt hat es schwer. Untersuchung und Behandlung werden immer teurer und komplizierter, verlangen immer mehr Geräte, Kenntnisse und Techniken. Allein kann er sie sich nicht leisten. Die ihm von der pharmazeutischen Industrie angebotenen Produkte sind eine Stütze, eine notwendige Prothese. Der Arzt stünde machtlos am Krankenbett, wenn ihm die Arzneimittelhersteller nicht hilfreich unter die Arme griffen. »Ärztliche Hilfe ist ohne die zahlreichen Therapeutika, die eine rührige Pharma-Industrie dem Hippokratesjünger in die Hand gibt, heute kaum noch denkbar. Nicht selten aber bewirken die Remedia das Gegenteil des erwarteten Heileffekts.« (»Selecta« vom 10. Mai 1971.)

Der Arzt verschreibt das Präparat, der Patient geht zur Apotheke, kauft es, schluckt es, und was dann passiert, ist oft ungewiß. Es gab eine Zeit, da stellte der Arzt selbst das Rezept zusammen, das der Apotheker mischte. Der Arzt konnte natürlich nur verschreiben, was er kannte, aber was er verschrieb, das kannte er auch. Diese Zeit ist vorbei. Heute werden mehr als 70 Prozent aller Medikamente als pharmazeutische Fertigprodukte vom niedergelassenen Arzt verschrieben.

Da diesem aber die technischen und methodischen Voraussetzungen einer genauen Diagnose weitgehend fehlen, ihm ferner die Wirkungsweise der meisten Arzneimittel oft ziemlich unbekannt ist, werden viele Medikamente, die er verschreibt, zu einer unkontrollierten Gefahr. Für den Arzt droht das Verschreiben zur Ersatzhandlung zu werden: zum Ersatz für Diagnose, für Therapie, für Fortbildung, für Selbstkritik. Ohne die Hilfe der pharmazeutischen Industrie gäbe es vielleicht schon längst keinen Arzt mehr – und umgekehrt.

Ohne Antibiotika, mit denen sich eine Reihe von Infektionen gezielt bekämpfen läßt, ohne Cystostatika für erste Ansätze von Krebs, ohne Corticosteroide, jenen Nebennierenhormonen, mit denen entzündliche Erkrankungen behandelt werden wie beispielsweise Rheumatismus, ohne Antibabypillen und Antidiabetika, ohne Antihypertonika, jenen Präparaten zur Senkung des erhöhten Blutdrucks, ohne Tropenmedikamente, Sulfonamide, Tuberkulostatika, neue Narkosemittel, die die Möglichkeiten chirurgischer Eingriffe in ungeahntem Maße erweitern, und ohne den inzwischen überaus stattlichen Strauß der Seelenheilmittel – um hier nur einige Gebiete mit dramatischen Fortentwicklungen zu nennen –, ohne alle diese Medikamente aus den Laboratorien der Arzneimittelindustrie wäre es heute weiß Gott armselig um die therapeutischen Möglichkeiten unserer Ärzte bestellt.

Es kann keine Frage sein, daß die Entwicklung der pharmazeutischen Industrie und damit die Ausweitung des Arsenals an Medikamenten für den Arzt einen großen Fortschritt seiner Behandlungsmöglichkeiten und seiner Kompetenzen bedeutet. Es kann aber andererseits auch keine Frage sein, daß diese Kompetenzerweiterung ihre ganz erheblichen Gefahren mit sich bringt. So, wie die Dinge liegen, ist der Arzt wohl kaum hinreichend ausgebildet, um diese Gefahren zu durchschauen, Gefahren, die ihn dazu bringen, nicht selber zu wissen, wie die Medikamente wirken und wann und wo sie einzusetzen sind. In dieser Hinsicht ist er weitgehend abhängig von dem, was die Pillenproduzenten ihm sagen. Damit aber ist er Funktionär der pharmazeutischen Industrie, und gleichermaßen ist damit die Gefahr verbunden, daß für das ärztliche Tun Magie konserviert wird, Magie, die weder er durchschaut noch der Patient.

Der Wunderglaube an die pharmazeutischen Erzeugnisse nimmt bei Arzt und Patient nicht selten groteske Formen an. Professor Dr. med. Ferdinand Hoff, Direktor der I. Medizinischen Universitätsklinik in Frankfurt, erwähnte in einem Vortrag einen 60jährigen Geschäftsmann, der an einem fieberhaften grippalen Infekt erkrankt war und bei dem man eine Lungenentzündung vermutet hatte. Man spritzte ihm daraufhin Penicillin, was zu einer schweren allergischen Allgemeinreaktion mit lebensbedrohendem Herz- und Kreislaufschock und zu einem allergischen Hautausschlag mit qualvollem Juckreiz und anschließender Schuppung führte. Zur Beherrschung dieser schweren allergischen Störung gab man schließlich Cortison, was zwar die Allergie-Erscheinungen beseitigte, aber zu einem erneuten Aufflammen der fieberhaften Bronchialerkrankung und zu einem Lungenabszeß führte. Gegen diese Gefahr wurde, da man Penicillin wegen der Allergisierung nicht mehr anwenden konnte, das antibiotische Medikament Aureomycin gegeben. Darauf stellte sich eine schwere Darmgrippe ein, die den Kranken wiederum »an den Rand des Grabes brachte«. Es gelang aber, auch diese Störung nach Absetzen des Aureomycins mit Vitamin-B-Präparaten und durch Verabreichung von Kolibakterien zu überwinden. Aber da stellte sich heraus, daß sich inzwischen im rechten Oberlappen der Lunge eine Pilzinfektion eingenistet hatte, die jedoch auch noch unter Anwendung entsprechender Medikamente überwunden werden konnte. Nach einem sechsmonatigen schweren Krankheitslager, das zweimal zu akuter Lebensgefährdung geführt hatte, konnte der Patient glücklicherweise voll genesen, aus der Klinik entlassen werden. Professor Hoff wies wohl mit Recht darauf hin, daß, wäre der Kranke ein paar Jahrzehnte früher in Behandlung eines Arztes gekommen, wahrscheinlich nur ein Prießnitzscher Umschlag und eine Schwitzkur durchgeführt worden wären und der Patient wohl auch ohne jede Komplikation, allenfalls mit etwas Aspirin zusätzlich behandelt, nach 10 Tagen seine Arbeit hätte wiederaufnehmen können.

Heute verbraucht der deutsche Durchschnittsbürger etwa fünfmal soviel Medikamente wie in den Jahren unmittelbar vor dem Zweiten Weltkrieg. Ist er auch fünfmal gesünder? Natürlich nicht. Im Gegenteil: Der Durchschnitt der westdeutschen Bevölkerung ist heute weit häufiger krank als damals. 70 Prozent aller Frauen und 55 Prozent aller Männer zwischen 16 und 70 nehmen das ganze Jahr hindurch irgendwelche Arzneimittel ein, berichtete unlängst das Allensbacher Institut für Demoskopie. Mehr und mehr wächst sich der Pillenkonsum zu einer Volksseuche aus. Manche Ärzte behaupten, daß der Verbrauch an Medikamenten heute schon größer ist, als der Gesundheit der Bundesbürger zuträglich sei. Unversehens ist aus einer Industrie, die geschaffen wurde, Krankheiten zu heilen, der Ausgangspunkt neuer Gebrechen geworden.

Die Möglichkeit, daß ein Patient ein Medikament nicht verträgt und unter Umständen sogar daran stirbt, besteht immer. Wie oft es in der Bundesrepublik passiert, ließ sich bisher nur schwer überblicken. Lediglich hinter vorgehaltener Hand oder gut versteckt in Fachpublikationen wird gelegentlich über einzelne Fälle berichtet. In den Vereinigten Staaten von Amerika, wo seit eineinhalb Jahrzehnten – im Vergleich zur Bundesrepublik – harte Arzneimittelgesetze herrschen, sind Mediziner weniger zimperlich, wenn es darum geht, die beträchtlichen Konsequenzen der modernen Arzneimitteltherapie bloßzulegen.

Dr. K. L. Melmon von der Universität in San Franzisco stellte u. a. fest: 18–30 Prozent aller stationären Patienten haben eine Medikamentennebenwirkung. Die Dauer ihres Krankenhausaufenthaltes hat sich dadurch etwa verdoppelt. Zusätzlich werden 3–5 Prozent aller Patienten primär wegen Reaktionen auf Medikamente stationär aufgenommen. 30 Prozent dieser Patienten zeigen während ihrer Hospitalisierung eine zweite Reaktion. Die wirtschaftlichen Folgen sind erschreckend: ein Siebtel aller im Krankenhaus verbrachten Tage wird zur Behandlung von Medikamentennebenwirkungen verwendet, wobei die jährlichen Kosten schätzungsweise 3 Milliarden Dollar betragen.

Der US-Mediziner, dessen ausführliche Untersuchungen Ende 1972 in »tägliche praxis« veröffentlicht wurden, wies darauf hin, daß Arzneimittelnebenwirkungen auch in den Vereinigten Staaten »infolge der schlechten Dokumentation scheinbar gering« waren. »Die Aufzeichnungen beruhten früher vor allem auf der freiwilligen Mitarbeit von Arzt oder Krankenhauspersonal; die Qualität der gesammelten Daten ist daher armselig. Millionen Dollars der American Medical Association und der Food and Drug Administration (FDA) für Programme zur Erfassung von Nebenwirkungen sind relativ nutzlos gewesen.«

Ein anderes Hindernis für die Erkennung toxischer Reaktionen ist nach Meinung von Dr. Melmon der »geringe Verdacht« des Arztes.

»Er denkt natürlich nur ungern daran, daß seine Behandlung den Zustand des Patienten verschlechtern könnte.« Neue Symptome würden leichter einer Verschlimmerung der zugrundeliegenden Erkrankung zugeschrieben als der »offenkundigen oder okkulten Toxizität der Medikamente«. In einer Untersuchung seien Assistenzärzte nach dem Auftreten von Nebenwirkungen befragt worden. Ein Großteil der von ihnen für nebenwirkungsfrei gehaltenen Patienten habe jedoch Vergiftungserscheinungen oder sonstige arzneimittelbedingte Reaktionen gezeigt, wie man in den Krankenkurven beziehungsweise in den Labordaten einwandfrei habe nachweisen können.

Dr. Melmon: »Bei Digitalis allein finden sich bei 10 Prozent der Patienten Toxizitätszeichen. Werden Digitalis und Diuretika zusammen genommen, so treten in 17–35 Prozent toxische Zeichen auf. Digitalis ist für 21 Prozent aller Medikamentennebenwirkungen im Krankenhaus verantwortlich. In einer Untersuchung fand sich in solchen Fällen eine Letalität von 30 Prozent ... Analoge Verhältnisse ergeben sich bei Sedativa, Antibiotika, Analgetika, Diuretika, antiinflammatorischen Substanzen, Kortikosteroiden, oralen Antidiabetika und einer Vielzahl anderer stark wirksamer Medikamente.«

Zu ähnlichen beängstigenden Ergebnissen kam Dr. Samuel Shapiro von der Tufts University im amerikanischen Waltham, der – unterstützt von seinen Mitarbeitern – in der Abteilung für klinische Pharmakologie im Lemuel Shattuck Hospital in Boston jeden Patienten und jedes Medikament einzeln überwachte.

Zur Zeit der Veröffentlichung im offiziellen Organ der größten Ärztevereinigung in den USA (»Journal of the American Medical Association« Nr. 216/1971) hatte Dr. Shapiro 6199 Patienten beobachtet beziehungsweise beobachten lassen. Zu diesem Zweck waren Aufpasser entsandt worden. Für jeden Patienten wurden sämtliche Medikamente notiert, die er während seines Aufenthaltes bekam; änderte sich die Medikation, so mußte der verantwortliche Arzt genau erklären, warum.

Besonderen Wert legte Dr. Shapiro auf verdächtige Reaktionen des Patienten, die mit einem Medikament in Zusammenhang gebracht werden konnten. Über jeden Verdacht zerbrachen sich dann die klinischen Pharmakologen den Kopf, ob nun das Medikament schuld war oder nicht.

Besonders heikel waren die Überlegungen dann, wenn der Patient ein Medikament erhielt und kurz darauf starb. Die beobachtenden Pharmakologen und der jeweils zuständige Arzt diskutierten den Fall dann nochmals in aller Ausführlichkeit. In 27 Fällen einigten sie sich darauf, daß ein Medikament die Haupt- oder alleinige Ursache für den Tod war. Insgesamt verstarben von den überwachten Patienten 744, das sind 12 Prozent. In 3,6 Prozent der Todesfälle hatte mit an Sicherheit grenzender Wahrscheinlichkeit ein Medikament den Tod verursacht. Umgerechnet auf die Gesamtzahl waren es 0,44 Prozent aller Hospitalpatienten.

Schon vor Jahren warnten auch in der Bundesrepublik vereinzelt prominente Mediziner, daß Arzneimittel keinesfalls so ungefährlich sind, wie manche Hersteller behaupten. Der verstorbene Göttinger Pharmakologe Professor Koll sagte es eindeutig: »Es gibt praktisch kein Arzneimittel – wenn es wirklich eine Wirkung hat –, welches nicht in irgendeiner durch Krankheit oder Konstitution bedingten Situation schädlich wirken könnte.« Und noch drastischer formulierte es der schon erwähnte Frankfurter Ordinarius für Innere Medizin, Professor Hoff: »Jedes Medikament kann auch einmal nach hinten losgehen.«

Noch vor 25 Jahren kamen in der Bundesrepublik bei 100 000 Neugeborenen 3 Fälle von Mißbildungen vor. Heute sind bei nur 1000 Neugeborenen bis zu 5 Kinder mißgebildet. Die Mißbildungen haben sich also innerhalb eines Vierteljahrhunderts mehr als verhundertfacht! Zahlreiche Ärzte schieben die Schuld auf die pharmazeutische Industrie, die ihre Erzeugnisse nicht ausreichend auf Sicherheit kontrolliere. Die Arzneimittelhersteller wiederum, die von der Qualität ihrer Erzeugnisse überzeugt sind, versuchen, den Schwarzen Peter den Ärzten anzudrehen: Es würden zuviel und zu oft die falschen Medikamente verschrieben.

Jährlich 1500 neue Medikamente

Tatsache ist: Es gibt heute noch keine Prüfverfahren, mit denen Nebenwirkungen, wie zum Beispiel die Mißbildung von Neugeborenen, mit Sicherheit entdeckt werden können. Auch durch die Prüfverfahren, die große Arzneimittelunternehmen anwenden, können eventuell schwere Nebenwirkungen nicht unbedingt ausgeschlossen werden. Ein pharmazeutischer »Bestseller« wird nicht unverzüglich aus dem Handel genommen, wenn er bedenkliche Eigenschaften offenbart. Und schließlich gibt es in der Bundesrepublik

Deutschland – im Gegensatz zu den meisten anderen zivilisierten Ländern – praktisch keine wirksame staatliche Kontrolle über Arzneimittel.

Zwar gibt es bei uns ein Gesetz, das »über den Verkehr mit Arzneimitteln« wachen soll; aber es wurde bereits in der Frühzeit (1961) der Medikamentenschwemme verkündet, und bis auf ein paar unbedeutende Änderungen gilt es noch heute in derselben Form. Daß es unvollkommen ist, leugnet heute – von den Betroffenen einmal abgesehen – kaum jemand. Dennoch tat sich bisher jede Bundesregierung auffallend schwer, die Unvollkommenheiten aus dem Gesetz zu entfernen – von einer Reform an Haupt und Gliedern gar nicht zu reden. Denn gerade die Lücken im Gesetz verschaffen der bundesdeutschen Pharma-Industrie, im Vergleich etwa zur amerikanischen oder schwedischen, profitträchtige Erleichterungen, vor allem bei der Einführung neuer Medikamente im eigenen Lande. Mehr noch: Dieses allzu liberale Gesetz veranlaßte wiederholt – und tut es noch immer – ausländische Produzenten dazu, Arzneimittel, die im eigenen Lande noch nicht eingeführt werden konnten, weil die Sicherheitsbestimmungen nicht erfüllt waren, in der Bundesrepublik registrieren zu lassen. Auf diese Weise konnten beispielsweise große US-Konzerne in aller Ruhe an der westdeutschen Bevölkerung Erfahrungen über mögliche schädliche Nebenwirkungen sammeln – und zugleich eine Menge Geld verdienen –, was der Einführung des neuen Präparates zu Hause nur zum Vorteil gereichen konnte. Kein Wunder, daß in Fachkreisen das geflügelte Wort von der »Versuchsklinik Bundesrepublik« die Runde macht.

Dem Riesenangebot immer neuer Medikamente – jährlich kommen 1500 bis 2000 hinzu – stehen viele Ärzte zwangsläufig ziemlich hilflos gegenüber, und die Gefahren medikamentöser Schädigungen der gutgläubigen Patienten verstärken sich von Tag zu Tag. Das Dilemma ist perfekt.

Ein Blick auf die westdeutsche Arzneimittelszene kann auch hartgesottene Zeitgenossen das Gruseln lehren. Rund 1 Million Rheumakranke werden von ihren Ärzten falsch behandelt – mit Medikamenten, die ihre Leiden nur noch vergrößern. Denn noch immer werden bei Rheumatismus, an dem in der Bundesrepublik etwa 1,5 Millionen Menschen leiden, vor allem kombinierte Rheumapräparate angewendet, die Cortison enthalten, obschon seit mindestens zehn Jahren vor den Nebenwirkungen gewarnt wird. Dr. Werner Lehmpfuhl, Arzt für Allgemeinmedizin in Hannover, stellte am 29. Juli

1973 in der Wochenzeitung »Welt am Sonntag« fest: »Monatlich werden eine Million Menschen durch eine Behandlung, die ihnen helfen soll, in Wirklichkeit geschädigt.« Häufigste Nebenwirkung: Knochenveränderungen, Netzhautschädigungen.

Vor einigen Jahren hatte sich durch Mißbrauch zweier Arzneimittel – Orciprenalin (Hersteller: Boehringer/Ingelheim) und Isoprenalin (Hersteller: Winthrop) – in Großbritannien die Todesrate an Asthma um das Dreifache erhöht. Erst als das Dunlop-Committee (eine staatliche Kontrollkommission) die Ärzte vor diesen Aerosolpräparaten warnte, klang die »Epidemie« ab. Bezugnehmend auf den britischen Zwischenfall, erklärte Dr. med. Wolfgang Reif, Bad Nauheim, in der ärztlichen Wochenschrift »Selecta«, Nummer 35 vom 31. August 1970: »Für mich besteht kein Zweifel, daß eine solche *Epidemie* in der Bundesrepublik nicht nur stattfand, sondern nach wie vor existiert. Nur dürfte der Begriff der Epidemie nicht ganz zutreffen. Es handelt sich vielmehr um Opfer der noch heute wie gestern, allgemein geübten Routinetherapie asthmatischer Zustände mit adrenergen Substanzen, insbesondere mit Dosieraerosolen. Auf dem Totenschein steht allerdings ... Herz-Kreislauf-Versagen bei Asthma bronchiale usw. Damit entziehen sich solche Todesfälle der wahren Einordnung unter die Vergiftungen.«

In Westdeutschland sind Orciprenalin und Isoprenalin in den Apotheken nach wie vor frei verkäuflich und werden von einer »massiven Werbung« zur Behebung asthmatischer Zustände empfohlen. »Es ist nicht einzusehen«, so Dr. Reif, »warum diese Medikamente hier anders wirken sollen als in Großbritannien, Australien oder Neuseeland, oder aber daß die Asthmatiker anders sind als in diesen Staaten.«

Trotz warnender Appelle aus Medizinerkreisen – Suchtgefahr und Kreislaufschäden – änderte sich in der Asthmabehandlung bisher kaum etwas. »Es wird«, resigniert Dr. Reif aus Bad Nauheim, »bis zum bitteren Ende weiter inhaliert!«

Bisher unbestätigten Meldungen in der westdeutschen Arztpresse zufolge sei bei Verwendung eines Sprühpräparates zur Behandlung der immer mehr überhandnehmenden Angina pectoris – neben dem Infarkt das häufigste Herzleiden in der Bundesrepublik – ein ähnlicher tödlicher Mechanismus beobachtet worden. Anlaß der krampfartigen Schmerzattacken in der linken Brustseite ist Sauerstoffmangel im Herzmuskel. Seit hundert Jahren kämpfen die Mediziner mit einer chemischen Substanz – die in anderer Form als hochexplosiver

Sprengstoff dient! – gegen die Todesängste ihrer Angina-pectoris-Patienten an: Nitroglyzerin. Durch einen »Schuß« aus der Sprühdose kann der Anfall zwar gebannt werden; bei Dauergebrauch – so die Ansicht mancher Mediziner – seien allerdings tödliche Zwischenfälle nicht auszuschließen.

Eine über 8 Jahre laufende Studie an insgesamt 1027 amerikanischen Patienten zeigt, daß Zuckerkranke eher sterben, wenn sie ihr Leiden mit entsprechenden Tabletten behandeln. Die Differenz der Sterbequote betrug bei der genannten Untersuchung, an der sich zwölf Universitätskliniken in den Vereinigten Staaten beteiligten, 10 Prozent: Während der acht Jahre erlagen 19 Prozent der mit dem Präparat Tolbutamid behandelten Patienten einem Herztod, gegenüber 9 Prozent, deren Diabetes nur mit einer Diät oder mit Insulin unter Kontrolle gehalten wurde.

Gegenwärtig wird eine Untersuchung der Verschreibungsgewohnheiten der amerikanischen Ärzte auf dem Diabetessektor vorbereitet, da die Mediziner in den USA nach Ansicht der amerikanischen Arzneimittelkontrollbehörde FDA die Medikamente für Zuckerkranke unsachgemäß, d. h. in übertriebenem Umfang einsetzen. Obgleich sich schon seit Jahren immer wieder gezeigt hat, daß Diabetiker, die sich streng an die verordnete Diät halten, älter werden können als der Durchschnitt der Bevölkerung, dürften sich die Verschreibgewohnheiten der meisten deutschen Ärzte kaum von den Gepflogenheiten ihrer überseeischen Kollegen unterscheiden. Immerhin sollen nach Mitteilung des »Unabhängigen Arbeitskreises Arzneimittelpolitik, Berlin« etwa 40 Prozent aller in ärztlicher Behandlung stehenden Diabetiker noch immer mit den verdächtigen Tolbutamid-Präparaten versorgt werden. Das Geschäft der deutschen Tolbutamid-Hersteller blüht; bereits im Jahre 1970 wurden solche Medikamente für fast 200 Millionen DM in den Apotheken verkauft.

Vor diesem Hintergrund muß u. a. auch die »unwirsche Rüge« gesehen werden, die das Ärzteblatt »Praxis-Kurier« wegen seiner Berichterstattung über die Tolbutamid-Debatte in Amerika von der Deutschen Diabetesgesellschaft »einstecken« mußte. Die Verantwortlichen dieser Vereinigung hegten offenbar die Befürchtung, daß die tablettennehmenden Zuckerkranken »verunsichert« werden könnten. Nach Schätzungen der Diabetesgesellschaft gibt es in der Bundesrepublik 2 bis 3 Millionen Zuckerkranke. Ob ihnen durch Totschweigen der Gefahr mehr geholfen ist, wagte indes auch die in München erscheinende Ärztezeitung zu bezweifeln.

Fragwürdig ist die ärztliche Behandlung der Patienten mit zu hohem Blutdruck, von denen es hierzulande rund 6,3 Millionen gibt. Der westdeutsche Sozialmediziner Professor Manfred Pflanz von der Medizinischen Hochschule Hannover tadelte zuletzt Anfang 1973 die »Laissez-faire-Haltung« in Sachen Bluthochdruck. Wäre im vorigen Jahrhundert die Seuchenbekämpfung derart vernachlässigt worden wie heute noch das Massenleiden Hypertonie – wie der gefährlich erhöhte Blutdruck in der medizinischen Fachsprache genannt wird –, »so würden wir uns«, wie Professor Pflanz vermutet, »jetzt noch mit den schweren Infektionskrankheiten des vergangenen Zeitalters herumplagen müssen«.

Behandelt wird erhöhter Blutdruck heute in den allermeisten Fällen mit entsprechenden Arzneimitteln. Dabei ist es nachgerade unerträglich, daß jeder zehnte Hypertoniker, so Professor Pflanz, »ein Medikament einnimmt, das nicht zur Hypertoniebehandlung geeignet ist«. Der Sozialmediziner gewann seine Erkenntnisse bei der Untersuchung von 1430 fünfzig Jahre alten Bürgern der niedersächsischen Landeshauptstadt Hannover. Hochgerechnet auf die gesamte Bundesrepublik bedeutet das: Rund eine halbe Million Bluthochdruckkranke werden von ihren Ärzten nachlässig oder falsch behandelt. In Medizinerkreisen ist es indes längst Allgemeingut geworden, daß das »wirksamste therapeutische Prinzip« gegen das schleichende Übel »eine streng kochsalzarme Diät« ist. Es hat sich, wie Professor Nepomuk Zöllner von der Münchner Poliklinik für Innere Medizin Mitte Juni 1973 auf dem 22. Deutschen Kongreß für ärztliche Fortbildung in Berlin sagte, in Form der sogenannten Kempnerschen Reisdiät hervorragend bewährt in Zeiten, als man noch nicht auf eine Vielzahl von Medikamenten zurückgreifen konnte. Patienten, so Professor Zöllner, die diese Diät strikt einhielten, hätten – ähnlich wie bei den Zuckerkranken – eine bemerkenswert höhere Lebensdauer als Hypertoniker ohne Diät.

Mißbildungen durch Lithium-Präparate

Die Patienten sind immer wieder die ahnungslosen und willfährigen Opfer der Pillenschwemme, denn Pharma-Industrie und Ärzteschaft versprechen oft zu viel. Die Wirklichkeit sieht anders aus. So werden beispielsweise Frauen im gebärfähigen Alter mitunter gegen Tobsuchtsanfälle vorbeugend mit der chemischen Zwangsjacke eines Lithiumpräparates behandelt. Ein skandinavisch-amerikanisches Wissenschaftlerteam stellte jedoch in der führenden Ärztepublikation Englands »British Medical Journal«, Heft 2/1973, fest, daß die Kinder derart behandelter Frauen wesentlich häufiger mißgebildet zur Welt kommen als im Bevölkerungsdurchschnitt. Von insgesamt 118 Babys, deren Mütter während der ersten drei Schwangerschaftsmonate mit Lithium behandelt worden waren, wurden fünf tot geboren und sieben starben in der ersten Lebenswoche. Sechs dieser zwölf Kinder waren mißgebildet; die Gesamtzahl der deformierten Kinder betrug sogar neun (7,6 Prozent).

Noch aber fand sich bei uns immer jemand, der den erschrockenen Leuten das Aufhorchen verübelt, zumal wenn eine Warnung von jenseits des Atlantischen Ozeans kommt. Anstatt selber aufzuhorchen und weiter nichts zu geloben, als daß er seine eigene Ansicht in dieser Sache sofort an Hand der neuen Erkenntnisse überprüfen werde, setzt sich der Zuständige bei uns erst einmal in Positur und rät der Bevölkerung, die Neuigkeit nicht so ernst zu nehmen.

So in besonders drastischer Weise, als vor etlichen Jahren eine amerikanische Untersuchung über die Gefährlichkeit der Luftverschmutzung mit Schwefel bekannt wurde. Erste Reaktion befragter Autoritäten: Die Amerikaner rechnen mit viel zu niedrigen Höchstwerten. Und so waren wir über die größere Unbedenklichkeit unserer Gesundheitsbehörden wieder einmal getröstet.

Aber vielleicht sind bei uns die Toleranzen, das heißt die Zumutungen zu hoch und die Bedenken zu niedrig? Betrachtet man den Dreck in unseren Flüssen und atmet man den Autogestank auf unseren Straßen, dann kann man sich nur darüber wundern, daß erst die Bedrohung der Menschen mit Krebs – auch wieder zuerst durch amerikanische Initiative – akut und publik werden mußte, ehe sich die Zuständigen in der Bundesrepublik hinter den Ohren zu kratzen begannen.

Seit geraumer Zeit lassen Pressemeldungen befürchten, daß unsere Gesundheit durch die in einer Vielzahl von kosmetischen Präparaten enthaltene Chemikalie Hexachlorophen (HCP) bedroht ist. Die ersten Warnungen gegen Hexachlorophen kamen 1970 aus wissenschaftlichen Laboratorien, die über schädigende Nebenwirkungen bei Tieren berichteten. Zwei New Yorker Forscher hatten im Tierexperiment herausgefunden, daß HCP die Fähigkeit der Gehirnzellen beeinträchtigt, die für die Gehirnfunktionen benötigte Energie zu produzieren. Das kann bedeuten, daß die Zellen absterben. Kurze Zeit später wiesen Wissenschaftler der amerikanischen Kontrollbehörde FDA (Food and Drug-Administration) HCP-Spuren im Blut Neugeborener nach, deren Badewasser HCP als Desinfektionsmittel enthalten hatte.

Tote und Gelähmte durch HCP

Die ersten Warnungen aus Übersee waren noch nicht verhallt, da traten bereits die ersten Beschwichtiger in Aktion. »Hexachlorophen ist ein erprobter, stark wirksamer antibakterieller Wirkstoff, der seit über 25 Jahren in Gebrauch ist. Über ihn ist mehr bekannt als über jeden anderen gleichartigen Stoff.« Dies erklärte der Schweizer Wissenschaftler Dr. B. P. Vaterlaus auf dem 7. Internationalen Kongreß der Kosmetikchemiker in Hamburg. Er fügte noch hinzu: »Hexachlorophen verdient das Vertrauen, das es sich in 25 Jahren verdient hat.«

Wenig später kam aus Paris die Schreckensnachricht, daß mindestens 27 Babys durch giftigen Puder starben. Sein wichtigster Bestandteil: Hexachlorophen. 60 Kleinkinder sollen seitdem an schweren Lähmungen und Geistesstörungen leiden. Auch sie waren von ihren ahnungslosen Müttern mit einem Körperpflegemittel behandelt worden, dessen wirksamste Chemikalie in leicht geänderter Form von US-Wissenschaftlern für die Entlaubung vietnamesischer Urwälder entwickelt worden war.

Wie viele Säuglinge und Kleinkinder durch diese Behandlung einen vorerst vielleicht noch nicht erkennbaren Schaden im Zentralnervensystem davontrugen, werden wir wohl nie genau erfahren. Zwar sollen die französischen Babys angeblich einem Fabrikationsfehler, einer Überdosierung mit HCP, zum Opfer gefallen sein; aber hexachlorophenhaltige Desinfektionsmittel – wie sie beispielsweise in den meisten deutschen Krankenhäusern von Ärzten und Pflegepersonal tagtäglich verwendet werden – können schon in einer Konzentration von 1 Prozent gefährlich werden, und das Bundesgesundheitsamt erlaubt auch heute noch Hexachlorophen in einer Konzentration von maximal 3 Prozent!

Immerhin teilte das Bundesministerium für Jugend, Familie und Gesundheit mit, daß seit Anfang 1972 in den in der Bundesrepublik hergestellten Babypflegemitteln kein Hexachlorophen mehr enthalten sei. Der Industrieverband Körperpflege- und Waschmittel wies dagegen darauf hin, daß er im März 1972 vorsorglich allen Herstellern und Importeuren *empfohlen* habe, bestimmte Konzentrationen von HCP nicht zu überschreiten. Er verband die Mitteilung mit dem höchst beruhigenden Hinweis, daß sich in der Bundesrepublik zu keiner Zeit bei der Verwendung von HCP gesundheitliche Bedenken ergeben hätten – gelobt sei die unverwüstliche Gesundheit der Bundesbürger! –, so daß für den Verbraucher keinerlei Anlaß zu Besorgnis bestehe.

Bisher ist keine Klärung darüber erfolgt, welche der beiden für die Öffentlichkeit bestimmten Versionen richtig ist. Somit scheint also, wie die »Gesundheitspolitische Umschau« anmerkte, die Mitteilung des zuständigen Bundesministeriums *nicht zuzutreffen*, wonach seit Anfang 1972 Babypflegemittel *kein* Hexachlorophen mehr enthalten. Eine Anfrage im Bundestag beantwortete das Ministerium inzwischen mit dem belehrenden Hinweis, man könne Ergebnisse aus Tierexperimenten nicht ohne weiteres auf menschliche Verhältnisse übertragen. Werden sich die Behörden wieder erst nach einer Katastrophe zu Wort melden?

Welche Präparate gegenwärtig in der Bundesrepublik HCP enthalten, ist für den Verbraucher nicht nachprüfbar, weil für den Hersteller keine Deklarationspflicht besteht – in den USA sind es mehr als 400 verschiedene Produkte! »Es steht jedoch mit Sicherheit fest«, so die Version der gestrengen FDA in den Vereinigten Staaten, »daß die ebenfalls Hexachlorophen enthaltenden Intimsprays häufig zu unerwünschten Nebenwirkungen führen.«

Wie die »Frankfurter Allgemeine Zeitung« mit Recht kritisierte, sind diese auch in der Bundesrepublik zu Bestsellern avancierten Intimsprays ein besonders unerfreuliches Kapitel in der – völlig unkontrollierten! – Kosmetik, die auch den Umsatz im Auge hat und nicht nur das Wohl der Konsumenten. Zudem sind die Sprays gegen Bakterien im Vaginalbereich völlig wirkungslos. Die HCP-haltigen Mittel werden vermutlich deshalb in einem solchen Ausmaß benützt, weil man die Frauen zunächst einmal durch raffinierte Werbung verunsicherte, um ihnen anschließend diese Scheinlösung für ein künstlich produziertes »Problem« anbieten zu können.

»Wir haben es also«, so schließt die FAZ ihre kritische Stellungnahme, »bei den Intimsprays mit einem Produkt zu tun, das offensichtlich mehr schadet als nutzt. Wenn bereits die Arzneimittelkommission zum sorgfältigen Umgang mit hexachlorophenhaltigen Medikamenten anhält, so fragt man sich, warum Bundesgesundheitsamt und Bundesgesundheitsministerium bei den aus ärztlicher Sicht überflüssigen Kosmetika nicht schon lange die erforderlichen Konsequenzen gezogen haben.«

Man sollte sich aber auch fragen, wer den Produzenten hexachlorophenhaltiger Medikamente auf die Finger schaut. Ich habe in meinem Badezimmer ein Präparat mit dem unaussprechlichen Namen »pHisoHex« entdeckt, das die Frankfurter Winthrop AG – eine Tochtergesellschaft des amerikanischen Arzneimittelkonzerns Sterling Drug – als »desinfizierendes Hautschutzmittel« vor allem in deutschen Kliniken eingeführt hat. Die vielfältigen Verwendungsmöglichkeiten sind direkt auf die grüne Kunststoffflasche gedruckt. Es heißt da u. a.: ». . . ist ausgezeichnet verträglich, selbst auf Wunden . . . besonders für die Säuglingspflege geeignet . . . bei tägl. Anwendung für die präoperative Händewaschung der Chirurgen ausgezeichnet . . .« In der Rubrik Inhaltsstoffe steht u. a.: ». . . gelöstes Hexachlorophen«.

Auch Abführmittel können Schäden verursachen

Höchste Wachsamkeit ist also dringend geboten. Es genügt nicht, von Patienten und Konsumenten ganz einfach Vertrauen zu fordern, wie es seit Jahren die Spitzenfunktionäre der Bundesärztekammer praktizieren. Vertrauen verkehrt sich in Mißtrauen, wenn sich herausstellt, daß es nicht begründet war. Und das gilt für viele jener medizinischen Hilfsstoffe und »Prothesen«, von deren Nebenwirkungen die Ärzte nicht viel mehr Ahnung haben als ihre Patienten. Nur vollkommene Offenheit, ohne alle vordergründige Hintergedanken, kann lädiertes Vertrauen wiederherstellen. Doch der Weg dahin ist noch weit, sehr weit.

In der Bundesrepublik leiden bis zu 50 Prozent aller Frauen und rund 40 Prozent der Männer an chronischer Verstopfung, wie Dr. Johann Georg von Mikulicz-Radecki von der Medizinischen Universitätsklinik Heidelberg kürzlich in der Öffentlichkeit erklärte. Ärzte, Arzneimittelhersteller und Apotheker empfehlen jedoch Mittel, die – besonders bei längerem Gebrauch – die Verstopfung chronisch werden lassen können.

Der tägliche Gebrauch von Abführmitteln ist weit verbreitet. Nur selten aber ist er wirklich angezeigt. Da diese Medikamente nicht verschreibungspflichtig sind, werden sie von vielen Ärzten und Patienten für harmlos gehalten. Es gibt Patienten, die sie routinemäßig oft über Jahre hinweg einnehmen, ohne zu ahnen, in welche Gefahr sie sich damit begeben. Zwar ist die gelegentliche Einnahme eines Abführmittels sicher nicht schädlich. Der gewohnheitsmäßige Gebrauch dieser »Darmkrücken« ist jedoch in jedem Falle zu meiden.

Die größte Gefahr liegt in der Verarmung des Körpers an lebenswichtigen Mineralien. Durch den dauernd dünnflüssig gehaltenen Stuhlgang verliert der Körper insbesondere das lebenswichtige Kalium. Kaliummangel seinerseits verursacht eine noch stärkere Verminderung der Darmtätigkeit und des Appetits, was die Mangelsituation weiter verstärkt. Die Folgen sind Muskelschwäche, niedriger Blutdruck, ja Herz- und Nierenschäden. Auch ohne ausgeprägten Kaliummangel sind bei chronischem Abführmittelgebrauch sogenannte »vegetative« Störungen häufig, wie verminderte Leistungsfähigkeit, Abgeschlagenheit, nervöse Herzbeschwerden, kalte Gliedmaßen und nächtliche Wadenkrämpfe.

Die zweite Gefahr des chronischen Abführmittelmißbrauchs ist die Gewöhnung des Darms an diese »Prothese«. Ohne die »Peitsche« des Abführmittels arbeitet er nicht mehr. Die meisten chemischen Abführmittel erzeugen zudem eine leichte Entzündung der Darmschleimhaut, wodurch der Darm auf die Dauer erheblich geschädigt wird. Dickdarmgeschwülste kündigen sich oft genug lediglich durch Verstopfung an. Wird sie über längere Zeit fälschlicherweise durch Abführmittel bekämpft und die vegetativen Störungen durch Herz- und Nervenberuhigungsmittel unterdrückt, kann der Zeitpunkt für eine lebensrettende Operation versäumt werden.

Welch blühenden Unsinn manche Ärzte über Abführmitteln verzapfen können, zeigt der Bericht des ärztlichen Direktors eines Sanatoriums in einem renommierten medizinischen Fachblatt. Der Verfasser, dessen Artikel in der Folgezeit von verschiedenen anderen Blättern nachgedruckt wurde, schrieb zwei Kräutertabletten eines Abführmittels einen bunten Strauß unterschiedlicher Wirkungen zu: »Vegetabilische Laxantien, Spasmolytika, Cholagoga, Carminativa, Sedativa, Diuretika und obendrein ein Harndesinfizienz mit Verdauungs- und stoffwechselfördernden Organsubstanzen.« Nur zwei Tabletten enthalten also nach Meinung dieses Sanatoriumsleiters soviel Wirkstoffe, daß man unter anderem von folgenden Eigenschaften sprechen kann: abführend, krampflösend, galletreibend, beruhigend, harntreibend, harnreinigend, verdauungs- und stoffwechselfördernd. Solche Wunder an Pharmakologie, kommentierte ein etwas kritischerer Berufskollege in einer Fachzeitschrift, von Kollegen dargeboten, müßten den Mediziner verbittern. Darüber hinaus gingen viele dieser Medikamentenbesprechungen als ernsthafte medizinische Sonderdrucke in erheblichen Auflagen, verschickt von der Herstellerfirma, an in- und ausländische Interessenten.

Geradezu harmlos nimmt sich dagegen die Verkaufspraktik einer großen Apotheke in München aus. Dort wird ein und dieselbe Pille als Abführmittel und – in anderer Verpackung – als Schlankmacher feilgeboten.

Ein Kölner Arzneimittelunternehmen, dessen »pflanzliches Darmregulans« 1974 einen Apothekenumsatz von rund 35 Millionen DM erbringen dürfte und mit 12 Prozent Marktanteil auf diesem speziellen Pharmasektor führend ist, verschickt sein »besonders für Schwangere« geeignetes Abführmittel zentnerweise an Krankenhäuser (z. B. 1000 Pfund an eine einzige Klinik in Hamburg) und behauptet: »verursacht keine unangenehmen Begleiterscheinungen und kann ohne Bedenken auch über längere Zeit eingenommen werden.« In der angesehenen medizinischen Fachpublikation »Medizinische Klinik« erschien bereits vor Jahren eine Arbeit über Abführmittel, deren Schlußfolgerung im Gegensatz zu dieser oben geäußerten Behauptung steht. Dort wird die Ansicht vertreten, daß alle pflanzlichen Abführmittel mehr oder weniger scharfe Substanzen enthalten. In dem Artikel heißt es wörtlich: »Besonders die verschiedenen Pflanzenprodukte rufen bei größeren Dosen Entzündung des Darmes hervor.«

Ohne Zweifel muß der Verbraucher auch bei »pflanzlichen« Abführmitteln manchmal auf der Hut sein. Oft hat man eine gesundheitsschädigende Chemikalie hineingemogelt, um die abführende Wirkung zu verstärken. Der Patient kann sich jedoch an Hand der Inhaltsangabe auf der Packung davon überzeugen, ob solche chemischen Substanzen enthalten sind.

Wirkungslos wie ein Glas Himbeersaft

Ein anderer Aspekt des überreichlichen Arzneimittelangebots hat einiges mit Betrug zu tun. Neben vielen lebensrettenden, lebenserhaltenden und Krankheiten lindernden Präparaten werden in der Bundesrepublik Tausende von Medikamente auf den ziemlich unkontrollierten Markt gebracht, denen zwar die Hersteller eine heilende Wirkung zuschreiben, die jedoch in Wahrheit wirkungslos sind. Anstelle vieler Arzneimittel könnten wir ohne weiteres ebensogut ein Glas Himbeersaft trinken oder unser Gesicht mit Grießbrei beschmieren.

Pharmafabrikanten berufen sich gerne auf die sogenannte Placebowirkung solcher »Medikamente« – der Glaube an ein Präparat senkt bei manchen Patienten das Fieber oder den Blutdruck, er erhöht den Antrieb oder den Herzschlag, je nachdem, welche Wirkungen dem Kranken versprochen wurden. Diese »Prophezeiungen« können harmlose Zuckerplätzchen zu wirksamen Arzneimitteln machen – aber leider immer nur bei einem kleinen Teil der Kranken. Dieses Phänomen berücksichtigen die Arzneiproduzenten grundsätzlich nicht. Alle heilsamen Wirkungen werden dem jeweiligen Medikament gutgeschrieben.

Die Arzneimittelhersteller schöpfen aber auch noch aus einem anderen Reservoir: dem der »Spontanheilungen.« Bei allen Krankheiten, selbst bei Krebs, gibt es mehr oder minder häufig Fälle, in denen der Organismus ohne jede Hilfe von außen mit dem Leiden fertig wird. Bei Schnupfen beispielsweise beträgt die Spontanheilungsquote 100 Prozent; bei Tripper (Gonorrhöe) sind nach einem halben Jahr ohne jede Behandlung auch 95 Prozent der Betroffenen wieder gesund, 80 Prozent aller Magenschleimhautentzündungen vergehen ohne Therapie. Große und kleine Krankheiten, winzige Schleimhautrisse und schwere Lungenentzündungen, Vergiftungen, Schlangenbisse, Beinbrüche, Blasenkatarrhe und selbst Pocken, Pest und Cholera kann der menschliche Organismus aus eigener Kraft überwinden – »wie anders«, fragt Dr. med. Hans Ewald, dem wir dieses Wissen verdanken, »hätten die Menschen sich sonst Hunderttausende von Jahren auf dieser Erde halten können?«

»Spontanheilungen« rechnen übrigens alle Beteiligten, die Patienten, der Arzt, vor allem die pharmazeutische Industrie, selten ab: Sie werden der Behandlung als Erfolge angerechnet. »Dabei war und ist es in Wirklichkeit oft so«, legte Dr. Ewald im Rahmen einer

Artikelserie, »Kölnische Rundschau«, Oktober 1972, dar, »daß die Heilung trotz einer falschen Behandlung eintritt: 47mal in einem Jahr ließen die französischen Hofärzte ihren König Ludwig XIII. zur Ader; schließlich hatte der griechische Arzt Hippokrates, dessen Eid die Ärzte heute noch schwören, bei Lungenentzündung empfohlen, *bis zum Eintritt der Bewußtlosigkeit* Blut zu zapfen – der König überlebte. Im Kampf gegen die Malaria trank man früher unter Aufsicht der Ärzte stundenlang, *ohne Atem zu holen*, eiskaltes Wasser – und trotzdem heilte die Malaria manchmal aus.«

Namhafte Wissenschaftler weisen ferner darauf hin, daß unwirksame Arzneimittel überaus gefährlich sein können. Ein Arzt, der solche Medikamente mehr oder minder im guten Glauben an deren Wirksamkeit verschreibt, mag damit ungewollt eine Krankheit, die er mit anderen Mitteln wirksam hätte bekämpfen können, monatelang und manchmal jahrelang verschleppen. »Mancher Kranke«, so Dr. Thomas von Randow im »Zeit-Magazin« vom 16. Februar 1973, »der die oft marktschreierischen Versprechungen der Hersteller etwa in Illustriertenanzeigen für bare Münze nimmt, kann mit der nutzlosen Medikation wertvolle Zeit verlieren, die Zeit nämlich, die zwischen einem noch heilbaren und dem unheilbaren Stadium einer Krankheit liegt.«

Eine ähnliche Ansicht – besonders im Hinblick auf »viele Heilmittel aus pflanzlichen Rohstoffen« – vertritt Professor Hans Schaefer, Direktor des Physiologischen Instituts der Universität Heidelberg, wenn er sagt: »Zum Schutz der Verbraucher, aber auch, um Ärzten Sicherheit in der Therapie zu geben, ist es nötig, nur effektive Präparate auf dem Markt zu dulden. Andernfalls wird unter Umständen wertvolle Zeit durch unwirksame Selbstmedikationsversuche oder nutzlose ärztliche Behandlung vergeudet, so daß sich die Krankheit womöglich noch verschlimmert.«

Anarchie auf dem Arzneimittelmarkt

Im Gegensatz zu der unübersehbaren Fülle völlig wirkungsloser Arzneimittel gibt es eine Reihe von Medikamenten, die im menschlichen Organismus nicht nur erwünschte Veränderungen hervorzurufen vermögen, sondern auch gesundheitsschädigende Nebenwirkungen verursachen. Ein pharmazeutisches Präparat, dessen Aufgabe es ist, Bakterien zu töten, ist natürlich nicht nur auf schädliche Krankheitserreger »programmiert«; auch solche Bakterien, auf deren Hilfe der Körper dringend angewiesen ist, wie zum Beispiel die für die Verdauung unentbehrlichen Colibakterien, werden von den »scharfen« Medikamenten liquidiert. Beruhigungspillen, die zur Dämpfung einer seelischen Erregung eingesetzt werden, können u. a. den Augeninnendruck so in die Höhe treiben, daß bei Menschen, die zu grünem Star neigen, und bei lang dauerndem Gebrauch des Mittels eine Erblindung hervorgerufen werden kann. Schlankheitspräparate, die allzu großen Appetit verringern sollen, haben gleichzeitig geistig anregenden Effekt und können zur Sucht führen.

Mit diesen – notgedrungen fragmentarischen – Hinweisen, die sich ohne große Mühe vervielfachen ließen, möchte ich auf eine Gefahr aufmerksam machen: Medikamente sind eine problematische Errungenschaft menschlicher Zivilisation. Trotzdem gehen sie mehr und mehr in den Stand eines Volksnahrungsmittels über. Vor allem die Anpreisung von – angeblich – unschädlichen Arzneimitteln wiegt Ärzte und Patienten in trügerische Sicherheit, die allzu oft zu verantwortungslosem Leichtsinn im Umgang mit chemischen Produkten führt. In letzter Zeit sind Meldungen an die Öffentlichkeit gelangt, die alarmierend wirken und kaum einen Zweifel mehr daran lassen, daß sich auf dem deutschen Arzneimittelmarkt anarchische Zustände ausbreiten.

»Die pharmazeutische Fabrik Boehringer, Mannheim, hat Ärzte und Apotheken dringend aufgerufen, das ausschließlich zur intravenösen Injektion bestimmte Herzmittel Kombetin 1/4 Milligramm der Charge 710 189 nicht zu verwenden. Das Arzneimittel sei zu einem Teil pyrogenhaltig. Die Ampullen mit der angegebenen Fabrikationsnummer dürfen daher nicht mehr injiziert werden.« (»Die Welt« vom 24. August 1973.)

»Alle falsch etikettierten Ampullen des Kaliummedikaments, durch das am Freitag ein Säugling in einer Münchner Klinik gestorben ist, sind sichergestellt worden. Das teilte das bayerische Landeskriminalamt am Samstag mit. Nach dem Tod des Kindes waren durch Funk, Fernsehen und Polizei die Öffentlichkeit und alle deutschen Kliniken unterrichtet worden, daß sich in Ampullen mit der Aufschrift *Natriumchlorid 5,85 Prozent* fälschlicherweise das hochgiftig wirkende Kaliumchlorid befindet. Der Geschäftsführer der Herstellerfirma Delta Pharma in Pfullingen (Baden-Württemberg) wurde von der Polizei verhört. Es stellte sich heraus, daß die falsch etikettierten

Ampullen nur (!) an Kliniken in Süddeutschland ausgeliefert worden waren ...« (»Welt am Sonntag« vom 10./11. Juni 1973.)

»Das rezeptpflichtige Arzneimittel *Supertendin depot* – Kristallsuspension der Firma Atmos Fritzsching & Co. GmbH, Viernheim, mit der auf den Ampullen aufgedruckten Chargennummer 270 373 darf aus Sterilitätsgründen nicht injiziert werden. Die Herstellerfirma bittet, diese Ampullen mit der genannten Chargennummer zum Umtausch einzusenden.« (»Deutsches Ärzteblatt« vom 7. Juni 1973.)

»Wegen eines Fabrikationsfehlers hat das Ludwigshafener Arzneimittelunternehmen Knoll AG am Freitag 47 000 Packungen einer Produktionsserie seines Herzmittels Isoptin-Dragées zurückgerufen. Die Produktions-Charge hat die Nummer 2124 A3. In zwei Fällen wurden Nebenwirkungen wie Schwindelanfälle und Unwohlsein festgestellt, die auf eine falsche Zusammensetzung des Medikaments zurückzuführen seien ...« (»Die Welt« vom 30. Juni 1973.)

»Großes Rätselraten herrscht zur Zeit bei den Kölner Tropon-Arzneimittelwerken. Auf bisher unerklärliche Weise ist in einigen Flaschen des an sich harmlosen Beruhigungsmittels *Truxalettensaft* eine zu hohe Wirkstoffkonzentration geraten. Ende vergangener Woche wurden in der Bundesrepublik vier Fälle bekannt, in denen Kinder nach Einnahme dieses Mittels Vergiftungserscheinungen zeigten ... Dr. Frank Wiegand der Leiter des Gesundheitsamtes der Stadt Köln: *Mit dem sehr populären Mittel Truxalettensaft hatten wir noch nie Schwierigkeiten, es gab nie Beanstandungen der Erzeugnisse der Bayer-Tochter Tropon, von der wir selbst einen Teil der von uns verwendeten Medikamente beziehen. In dieser Firma wird, so wie ich es übersehen kann, sehr gewissenhaft gearbeitet.* Staatliche Kontrollen der Arzneimittelfabriken finden jedoch nicht statt. Nach dem einschlägigen Gesetz, so meint Dr. Wiegand, besteht bei der Herstellung eine *gewisse Freizügigkeit: Die pharmazeutische Industrie ist selbst verantwortlich.* Überlegungen des Gesetzgebers, das Arzneimittelrecht so zu ändern, daß Kontrollen von seiten Dritter vorgenommen werden, sind im Gange (seit mehr als zehn Jahren! – der Verfasser). Dr. Wiegand: *Das wird in den USA schon lange praktiziert.«* (»Kölnische Rundschau« vom 27. Februar 1973.)

Diese Berichte sind Warnlichter, wie sie fast in jeder Woche irgendwo im deutschen Blätterwald aufblitzen. Purer Zufall, wenn sie von denjenigen gelesen werden, deren Leben möglicherweise davon abhängt. Als 1970 der Heidelberger Krebsspezialist Professor Schmähl vom Deutschen Krebsforschungszentrum in einem medizinischen Fachblatt sieben Präparate anprangerte, die Krebs erzeugen, obgleich sie ihn bekämpfen sollen, wurden Ärzte und Patienten erst durch einen Bericht im »Kölner Stadtanzeiger« auf die akute Gefahr aufmerksam gemacht. Offenbar hatte keines der über 100 Mitglieder der Arzneimittelkommission der deutschen Ärzteschaft – als Kontrollorgan von der Bundesärztekammer eigens für solche Fälle eingesetzt! – den Aufsatz ihres Kollegen zur Kenntnis genommen, wenn man nicht unterstellen will, daß man den Bericht zwar gelesen, aber nichts unternommen hatte.

Unerträglich scheint – nicht nur in diesem Fall – die leichtfertige Haltung des Bundesgesundheitsamtes in Berlin, das diese sieben Krebserzeuger als »Heil«-Mittel zum Verkauf freigegeben hatte. Als der Skandal ruchbar wurde, reagierte die zweithöchste Gesundheitsbehörde (nach dem Bundesgesundheitsministerium) in der Bundesrepublik nach einem Bericht des »Kölner Stadt-Anzeiger« (Ausgabe vom 25. 11. 1970) so:

»Die Gefährlichkeit der Stoffe, auf denen diese sieben Arzneimittel beruhen, ist bekannt, sagte gestern der Direktor beim Bundesgesundheitsamt in Berlin und Referent für Arzneimittelnebenwirkung, Prof. Kurt Schwietzer, dem Kölner Stadt-Anzeiger auf Anfrage. Sie hätten sehr große und gefährliche Nebenwirkungen. Der Arzt, der sich bei der Behandlung eines Krebskranken zwischen Stahl (Operation), Strahl und solchen therapeutischen Mitteln entscheiden müsse, gehe mit ihrer Anwendung notwendigerweise ein *großes, kalkuliertes Risiko* ein.«

Es ist verständlich, daß die eventuelle Nachlässigkeit übergeordneter Kontrollorgane die Herstellerfirmen nicht nur zu außergewöhnlichen Leistungen beflügelt, wie sich nicht zuletzt an der hygienischen Sorgfalt der pharmazeutischen Industrie zeigt. Wie stark Medikamente mit gesundheitsschädigenden Krankheitskeimen angereichert sein können, geht aus einer amerikanischen Untersuchung hervor, über die Professor Karl Thoma, Direktor des Instituts für Galenische Pharmazie der Universität Frankfurt, auf der II. Davoser pharmazeutischen Fortbildungstagung 1973 berichtete. Geprüft wurden Augentropfen aus Apotheken, Krankenhäusern und Arztpraxen sowie Industriepräparate. Von insgesamt 90 kontrollierten Zubereitungen waren 60 mit Krankheitskeimen behaftet.

In der Bundesrepublik werden keine entsprechenden Kontrollen durchgeführt. Zwar sind bei den Arzneimittelherstellern die hygienischen Vorschriften bekannt, ohne jedoch immer befolgt zu werden. In einem mittelgroßen Pharmaunternehmen am Rande Kölns wird der »Schutzkram« nur hervorgeholt, wenn der Werksfotograf Aufnahmen für die Hauszeitschrift macht. Vor Veröffentlichung der entsprechenden Bilder müssen sie mehreren Wissenschaftlern zur Begutachtung vorgelegt werden, ob auch ja keine hygienische Vorschrift unbeachtet geblieben ist.

Der bislang größte Arzneimittelskandal in den USA war ebenfalls auf eine Verunreinigung beim Hersteller, den Abbott Laboratories, zurückzuführen. Nachdem bereits Hunderttausende von Patienten mit einer bestimmten Traubenzuckerinfusionslösung – die etwa vor oder nach Operationen oder nach Unfällen direkt in den Blutkreislauf des Patienten geträufelt werden, um seinem geschwächten Körper wichtige Nährstoffe zuzuführen – behandelt worden waren, entdeckte 1971 der Mikrobiologe Dennis Maki vom Center for Disease Control in Atlanta zwei Bakterienarten, die, gelangen sie in die Blutbahn des Menschen, tödlich wirken können. Wie später festgestellt wurde, waren bis zu diesem Zeitpunkt bereits 5000 Patienten schwer geschädigt, rund 500 gestorben.

Wie viele Patienten in Deutschland schon unsauberen Medikamenten zum Opfer gefallen sind, weiß man nicht. Immerhin mußte man in den letzten Jahren den Eindruck gewinnen, daß westdeutsche Bundesbürger – im Gegensatz zu Angehörigen vieler anderer Nationen – über eine außergewöhnlich robuste und widerstandsfähige Natur verfügen. Ständig werden nämlich Arzneimittel oder chemische Zusätze in Nahrungs- und Genußmitteln mit dem offiziellen Segen des Bundesgesundheitsministeriums angeboten und verkauft, die in anderen Ländern – aufgrund ihrer Gefährlichkeit – längst verboten beziehungsweise schon an der Hürde behördlicher Zulassungskontrollen gestolpert sind. Dabei handelt es sich keineswegs um irgendwelche ominösen Mixturen kleiner Waschküchenbetriebe, sondern zum Teil um Erzeugnisse weltbekannter Chemiekonzerne.

Unbeeindruckt von amerikanischen Warnungen zeigte sich beispielsweise noch anfangs 1973 die renommierte Weltfirma Bayer in Leverkusen, als eines ihrer Erzeugnisse, »Baycovin«, zur Kaltsterilisierung von Wein, Bier und Fruchtsäften in den dringenden Verdacht geriet, Krebs zu erzeugen. Inzwischen scheint man zu wissen – und hat endlich auch entsprechende Konsequenzen gezogen –, daß sich das chemische Zusatzmittel Baycovin mit den Naturstoffen in den Getränken zu Urethan verbindet, das zu den stärksten chemischen Krebserzeugern überhaupt gehört.

Menocil – nichts für Lungen

Besonders ausländische Arzneimittelhersteller machen sich diese Situation zunutze und lassen ihre neuen Produkte zur Generalprobe in der Bundesrepublik antreten. Westdeutschland darf für sich in Anspruch nehmen, das Mekka der Pillenproduzenten aus aller Welt zu sein. Dr. med. Ulrich Moebius, Berlin, schrieb bereits vor Jahren an das Hamburger Nachrichtenmagazin »Der Spiegel« u. a.: »Die Tatsache, daß ein in den USA vor über zehn Jahren entwickeltes Präparat dort noch immer nicht zugelassen ist, in der Bundesrepublik jedoch noch vertrieben werden konnte, selbst nachdem es in Nachbarländern bereits zwei Monate vorher wegen höchstwahrscheinlicher, lebensgefährlicher Nebenwirkungen verboten worden war, stützt die seit langem aufgestellte Behauptung, daß deutsche Kranke dank einer an Gesetzlosigkeit grenzenden Arzneimittelgesetzgebung Versuchskaninchen ausländischer Konzerne sind ...«

Die Menocilkatastrophe, auf die sich der Berliner Pharma-Experte in seinem Brief bezogen hatte, illustrierte in erschreckender Weise, wie zutreffend die Bezeichnung vom »Versuchskaninchen« war und heute noch immer ist. Der Wirkstoff »Aminorex« des Schlankmachers »Menocil« war in den fünfziger Jahren von der amerikanischen Arzneimittelfirma McNeil erfunden und als Appetitzügler zur Zulassung bei der zuständigen US-Behörde, der Food and Drug Administration, angemeldet worden. Dort befand sich die neue Arzneimittelspezialität in der ersten Phase des Zulassungsverfahrens, in der – im Gegensatz zu westdeutschen Verhältnissen – noch keine klinischen Versuche an Patienten gestattet sind, weil der Produzent keinen hinreichenden Nachweis über die Unbedenklichkeit solcher Menschenversuche erbracht hatte und ihm deshalb die Auflage erteilt wurde, weitere Tierexperimente auszuführen. Hierzulande gibt es eine solche behördliche Überwachung von Experimenten an Menschen nicht. Niemand ist in der Bundesrepublik Deutschland verpflichtet, einer Behörde darüber Mitteilung zu machen, wenn er beabsichtigt, die Wirkung chemischer Stoffe an kranken oder gesunden Menschen zu testen. Ein Grund mehr, warum der deutsche »Patientenmarkt« im Laufe der letzten zehn Jahre zur Arena rücksichtsloser Arzneimittelschlachten ausländischer Pharmagiganten avanciert ist. (Zum Vergleich: In den USA beträgt der Anteil der heimischen Präparate 67,5 Prozent, in der Bundesrepublik 36,5 Prozent. Der Rest wird entweder importiert – 18 Prozent – oder von ausländischen Firmen in der Bundesrepublik produziert.)

Was dem Patienten als Arzneimittelverbraucher ebenfalls kaum bewußt wird, legte 1969 die »Pharmazeutische Zeitung« in bemerkenswerter Offenheit dar: »Bei der Verschleierung und Aufrechterhaltung der primitiven Anarchie im deutschen Arzneimittelwesen spielt der wissenschaftlich ausgebildete Apotheker und die Apotheke eine wichtige Funktion. Sie suggerieren wissenschaftliche Überwachung auf jeder Stufe, die das Produkt passiert. Die sonderbare Ausstattung der Abgabestellen, die streng stilisierte Verpackung und die lateinische Indikation selbst auf harmlosen Spezialitäten, all dieses akzentuiert glaubhaft, was das Mittel in Anspruch nimmt. Der Hauch kühler Sachlichkeit, mit dem öffentliche Apotheken den Verkauf pflegen, dämpft den Argwohn des Publikums. An der Förderung dieser Fiktion haben die Besitzer ein evidentes wirtschaftliches Interesse.«

Die Apotheken waren es schließlich auch, die in der zweiten Hälfte der sechziger Jahre solche Riesenmengen von Schlankmachern vor dem Wohlstandspatienten auftürmten, daß man damit die Speckschichten aller übergewichtigen Bundesbürger hätte wegschmelzen können. Mit einem Medikamentenknüller besonderer Art konnte die Cilag-Chemie GmbH, Alsbach/Bergstraße, an westdeutschen Bäuchen verdienen. Die Firma hatte sich die großzügige Experimentierfreiheit innerhalb der schwarz-rot-goldenen Grenzpfähle zunutze gemacht und besorgte sich von dem amerikanischen Pharmaunternehmen McNeil die Lizenz für die Herstellung der appetithemmenden Substanz Aminorex. Das US-Medikament wurde zur Erprobung von einigen beauftragten Ärzten Patienten verabreicht, die buchstäblich mit allen Mitteln um ihre schlanke Linie kämpften, und schon nach kurzer Zeit hatte die Cilag-Chemie genügend positive Prüfberichte zusammen. Der Registrierung ihres neuen Schlagers beim Bundesgesundheitsamt in Berlin – zu Beginn des Jahres 1967 – stand nichts mehr im Wege. Und das Medikament »schlug wie eine Bombe ein«: Fast 1 Million Packungen »Menocil« gingen innerhalb von 12 Monaten über die Ladentische der Apotheken, eine halbe

Million Packungen verschenkten die Ärzte als »Muster«. Den barocken Körperformen in der Bundesrepublik schien das letzte Stündlein zu schlagen.

Im Sommer 1968, als die sportlichen Vorbereitungen für die Olympiade in Mexiko auf Hochtouren liefen, geriet der inzwischen äußerst beliebte Schlankmacher in den Verdacht, zumindest bei einigen Menschen eine »primär vaskuläre pulmonale Hypertonie« – eine lebensgefährliche Lungenhochdruckerkrankung – hervorzurufen. Nicht nur in der Bundesrepublik, sondern auch in Österreich und in der Schweiz, wo bis dahin der Cilag-Appetitzügler »Menocil« als eines der harmlosesten Entfettungsmittel galt, hatten sich Fälle einer heimtückischen Krankheit gehäuft, die fast ausschließlich junge Frauen befiel und oft genug tödlich endete.

Doch obwohl der Berner Kardiologe Hans Peter Gürtner bereits im Juni 1968 erstmals auf einen möglichen Zusammenhang zwischen Menocil und einer auffallenden Zunahme schwerer Lungenhochdruckerkrankungen hinwies, machte der deutsche Hersteller, dem darüber hinaus bekannt war, daß der Menocil-Wirkstoff »Aminorex« im Erfinderland Amerika noch immer nicht verkauft werden durfte, bis zum 23. November 1968 weitere Versuche mit diesem als gefährlich zu bezeichnenden Mittel an gesunden Menschen. Selbst als das Menocil im September 1968 in Österreich (durch einen Runderlaß der Wiener Regierung) und in der Schweiz schon nicht mehr im Handel war, gingen in der Bundesrepublik die Experimente mit Unterstützung der Cilag-Chemie weiter: an der Kurklinik in Bad Schwalbach, an der Diabetesklinik des Krankenhauses Bevensen, an der Medizinischen Universitätsklinik Gießen.

Angesichts der schweren, oft zum Tode führenden Nebenwirkungen erhebt sich die Frage, warum die Arzneimittelkommission der Deutschen Ärzteschaft erst Ende Oktober 1968 vor dem Mittel warnte und warum das für die Zulassung von Medikamenten zuständige Bundesgesundheitsamt nichts unternahm, um das Menocil zumindest vorübergehend von den Landesbehörden aus dem Handel ziehen zu lassen. »Die für die Arzneimittelsicherheit verantwortlichen Institutionen«, empörte sich die FAZ in ihrer Ausgabe vom 5. Mai 1971, »haben offensichtlich immer noch nicht den richtigen Weg gefunden, um drohenden Gefahren rechtzeitig zu begegnen. Die Situation wird vielmehr immer grotesker. Mitte März (1971) hat die Arzneimittelkommission der Deutschen Ärzteschaft vor der Verwendung des alten Narkosemittels Chloräthyl gewarnt, da es heute zuverlässigere und weniger toxische Substanzen gibt. Das Bundesgesundheitsamt sieht jedoch keinen Anlaß zum Handeln, da dieses risikoreiche Medikament, ordnungsgemäß angewandt, nicht zu beanstanden sei.«

Im Fall Menocil konnte sich die Herstellerfirma, »gedeckt durch die Arzneimittelkommission der deutschen Ärzteschaft« (»Die Zeit« vom 13. November 1970), monatelang Zeit lassen, das gefährliche Medikament vom Markt zu nehmen. Es bleibt der Eindruck, dieses Gremium (rund 40 ordentliche und 60 korrespondierende Mitglieder) sei unverantwortlich schwerfällig und nicht in der Lage, sich schnell einen Überblick zu verschaffen und schnell zu handeln, wenn es gilt, bei dem begründeten Verdacht einer schwerwiegenden Nebenwirkung ein Arzneimittel aus dem Verkehr zu ziehen.«

Die Tatsache, daß die Cilag-Chemie in Sachen Menocil bei der Arzneimittelkommission Rat suchte und – wie es den Anschein hat – auch fand, dürfte mit großer Sicherheit – infolge der verspäteten Zurückziehung des Medikaments – die relativ hohe Zahl von mindestens 850 Erkrankten allein in der Bundesrepublik erst ermöglicht haben. Bedeutsam in diesem Zusammenhang ist ein Hinweis von Dr. Hoffmann beim Pharmawerk Mack in Illertissen (Hersteller des Appetitzüglers »Mirapront«), der angeblich der Zeitschrift »Weltbild« gegenüber erklärte, daß sich während der Menocilaffäre »die Arzneimittelkommission in einem Solidaritätsschreiben für Menocil stark gemacht hatte«.

Wie wenig Durchsetzungsvermögen diese Kommission offenbar besitzt, zeigt auch dieser Fall: Sie benötigte vier Jahre, um das Sucht erzeugende Schlafmittel »Noludar« des Pharmariesen Hoffmann La-Roche von den Innenministerien der einzelnen Bundesländer der Rezeptpflicht unterstellen zu lassen. »Sachverstand und Kompetenz«, so urteilte Dr. med. Ulrich Moebius vom Unabhängigen Arbeitskreis Arzneimittelpolitik, Berlin, »dieser Einrichtung müssen nach den vorliegenden Ergebnissen in Zweifel gezogen werden.«

Wie es um unser Arzneimittelwesen bestellt ist, haben die Nachwehen der Menocilkatastrophe erst vollends deutlich machen können. Unter dem Aktenzeichen 2 Js 23/69 wurde bei der Staatsanwaltschaft des Landesgerichts Darmstadt gegen die beiden Geschäftsführer der Cilag-Chemie, Dr. med. Heinz W. Schneider und Dipl. Ing. Otmar Schregenberger, seit dem Frühjahr 1969 ermittelt. Der Vorwurf lautete auf »Verdacht der fahrlässigen Tötung, der fahrlässigen Körperverletzung und des Verstoßes gegen das Arzneimittelgesetz im Zusammenhang mit der Herstellung und dem Vertrieb des Arzneimittels Menocil«. Am 22. Oktober 1970 stellte die Staatsanwaltschaft das Verfahren jedoch wieder ein. Sie kam in ihrem Beschluß zu der Ansicht, die Hersteller seien »ihrer Verpflichtung, Menocil vor seiner Markteinführung zu erproben und auf mögliche schädliche Nebenwirkungen zu untersuchen, ... in ausreichendem Maße nachgekommen«. Auch könne den Beschuldigten nicht vorgeworfen werden, »nach Bekanntwerden angeblich schädlicher Nebenwirkungen den Vertrieb des Präparates zu spät eingestellt (zu) haben.« Kommentar der »Zeit« (13. November 1970): »Abenteuerlich muten ... Art und Weise an, wie die Staatsanwaltschaft zu diesem Schluß kommt.«

Staatsanwalt Neumann in Darmstadt indes befand: Den Geschäftsführern sei kein Vorwurf zu machen. Sie hätten sich mit Recht auf das Bundesgesundheitsamt und die Arzneimittelkommission der deutschen Ärzteschaft verlassen. Diese beiden Institutionen, die als Kontrollbehörde und Warnzentrale fungieren sollen, hatten keinen Grund für die Zurücknahme des Appetitzüglers gesehen.

Hatte die Staatsanwaltschaft neue Informationen erhalten? Schon kurz nach Eröffnung des Verfahrens hatte Professor Stockhausen als Hauptgeschäftsführer der Bundesärztekammer und damit gleichzeitig »Vorgesetzter« der Arzneimittelkommission – einem Ausschuß der Bundesärztekammer – im »Deutschen Ärzteblatt« (17. Mai 1969) kategorisch erklärt: »Bei keinem der Appetitzügler ist es bisher gelungen, den naturwissenschaftlichen Nachweis des Kausalzusammenhangs zwischen der Anwendung des Präparates und den beobachteten schädlichen Nebenwirkungen durch Reproduktion zu führen.« Würden Sie sich für ein entsprechendes Experiment freiwillig zur Verfügung stellen, Herr Professor Stockhausen?

Daß in dem Einstellungsbescheid die Auffassung vertreten wurde, das Bundesgesundheitsamt prüfe die ihm vorgelegten Untersuchungsberichte auf Ausführlichkeit und Zuverlässigkeit, kann man einem Staatsanwalt nicht vorwerfen, da selbst viele Ärzte diesem Trugschluß erlegen sind. Tatsächlich darf das Bundesgesundheitsamt nach dem Gesetz nur eine formale – keine materielle – Prüfung vornehmen: zu mehr wären die damit befaßten Apotheker und drei Pharmakologen bei etwa 1750 Neuanmeldungen pro Jahr auch gar nicht in der Lage. Es kann im übrigen kein Zweifel bestehen, daß Juristen überfordert sind, wenn sie Entscheidungen beurteilen sollen, die fachgerecht und schnell zu fällen nur ein Gremium in der Lage wäre, das sich – wie etwa das britische Committee on Safety of Drugs, das von der Regierung mit Überwachungsfunktionen ausgestattet ist – rasch durch qualifizierte Wissenschaftler ein Urteil bilden und auch die Konsequenzen daraus ziehen kann. Denn »wenn man hört«, so der Leiter der »Zentrale zur Bekämpfung der Unlauterkeit im Heilgewerbe«, Regierungsmedizinaldirektor Dr. med. Gerhard Rose, Mannheim, »daß die meisten jungen Referendare auf der Universität noch nie etwas vom Heilmittelgewerbegesetz oder Arzneimittelgesetz gehört haben, wundert einen manches nicht mehr.«

Unbefriedigend bleiben nach dem Menocil-Debakel auch die Aktivitäten des Bundesgesundheitsministeriums. Nachdem die Schlankmacher in den Verdacht geraten waren, schwere Gesundheitsschäden zu verursachen, wurden die meisten von ihnen – noch nicht einmal alle – unter Rezeptpflicht gestellt. Wenn sich aber das Bundesgesundheitsministerium strikt an den Paragraph 6 (Absatz 1) des Arzneimittelgesetzes hielte (»... es ist verboten, Arzneimittel in den Verkehr zu bringen, wenn sie geeignet sind, schädliche Wirkungen hervorzurufen«), dürfte es keinen solchen zweifelhaften Kompromiß eingehen. Entweder Herstellungsverbot oder freien Verkauf, sagte in diesem Zusammenhang auch Friedrich Hempel von der Arbeitsgemeinschaft der Berufsvertretungen Deutscher Apothekerschaft (ABeDA).

Der Hintergrund dieser fragwürdigen Entscheidungen wird zumindest teilweise erhellt durch die Tatsache, daß ein Teil jener Ärzte und Wissenschaftler, die wenigstens in einem der beratenden Gremien des Ministeriums Sitz und Stimme haben, im Berufsalltag unter anderem mit der Prüfung neuer Medikamente befaßt sind. Gemeint ist hier der wissenschaftliche Beirat für Arzneimittelsicherheit, der am 17. Januar 1969 von Frau Bundesminister Strobel berufen wurde, und bald darauf mit einem butterweichen Stufenplan in wenig rühmlicher Weise von sich reden machte. Zu allem Unglück wurde dieses von der Gesundheitsministerin abgesegnete Papier als »Alarmplan« vorgestellt, der in der Öffentlichkeit den Eindruck erwecken mußte, nun könne gar nichts mehr oder doch nur noch sehr wenig passieren. In Wahrheit handelt es sich lediglich um »Empfehlungen bei Verdacht auf Arzneimittelnebenwirkungen« mit dem Ziel, »die Maßnahmen der beteiligten Stellen zu koordinieren und den Informationsweg festzulegen. An keiner Stelle wird dem Arzneimittelhersteller eine Konsequenz angedroht. Und erst im äußersten Fall, bei Alarmstufe 3, soll die Presse unterrichtet werden – die also die einzige Institution ist, die den Verbraucher direkt warnen wird. Diese »Empfehlungen« sind eine Farce, und man fragt sich, wieso sie als »Alarmplan« apostrophiert wurden.

1970 setzte sich eine Ärztekommission auf die heiße Spur der Schlankheitsmittel. Zwei Jahre später, im Frühjahr 1972, legte der Düsseldorfer Herzspezialist Professor Franz Loogen die Ergebnisse dieser Nachforschungen auf den Tisch:

1. Menocil bewirkt den lebensgefährlichen Lungenhochdruck;

2. zwischen der ersten Einnahme des Appetitzüglers und dem ersten Krankheitszeichen können fünf Jahre liegen (Zeitbombe!);

3. auch andere Schlankheitsmittel besitzen Eigenschaften wie Menocil.

Fachleute, wie etwa der Vorsitzende der Arzneimittelkommission, Professor Reinhard Aschenbrenner, halten es für dringend geboten, auch Appetitzügler mit dem Wirkstoff Phentermin vom Markt zu nehmen. Das Bundesgesundheitsamt empfahl den zuständigen Länderbehörden, den Verkauf von Phentermin-Mitteln zu unterbinden. Aber die Präparate sind noch heute im Handel. Auch das Präparat »Mirapront« – das bekannteste Mittel mit dem Wirkstoff Phentermin.

Ein amerikanischer Arzt, der sich bei Bekanntwerden der Gesundheitsschädigungen durch Menocil zufällig in der Bundesrepublik aufhielt, schrieb an die »Zeit« einen Brief, den das renommierte Hamburger Wochenblatt in seiner Ausgabe vom 27. Dezember 1968 abdruckte. Die Gedankengänge des US-Mediziners scheinen mir von so grundsätzlicher Bedeutung, daß ich auf ihre vollständige Wiedergabe nicht verzichten möchte. Dr. James Knight Wardwell aus Boston schrieb:

»Wir amerikanischen Ärzte halten fast alle die Food and Drug Administration für nicht streng genug. Wir pharmakologisch geschulten Ärzte glauben nämlich, daß FDA neue Drogen zu leichtsinnig für den Handel erlaubt, statt sie genügend zu prüfen. Aus diesen Gründen ist es erschütternd zu erfahren, daß in Westdeutschland Heilmittel registriert werden, die noch nicht einmal von FDA erlaubt wurden, obwohl diese Mittel in Amerika erfunden und entwickelt sind.

Ich weiß, daß Aminorex seit mindestens drei, vielleicht schon vier Jahren von McNeil (Fort Washington, PA) geprüft und bei FDA für den Verkauf beantragt ist. Unsere Food and Drug Administration hat aber die Erlaubnis nicht gegeben, weil Aminorex nicht als Substanz befunden wurde, die im Vergleich zu ihrer medizinischen Wichtigkeit sicher genug ist. Mit anderen Worten, Aminorex gilt FDA als zu gefährlich.

Ich kann nicht verstehen, daß die Deutsche Administration, die für

Heilmittel verantwortlich ist, eine solche Substanz schon vor langer Zeit zur Verschreibung erlaubt hat. Das ist ein unerklärlicher Leichtsinn, ganz besonders in einem Land, das die Katastrophe mit Thalidomid erlebt hat.

Ich wünsche Ihnen in Deutschland, daß die neue Katastrophe nicht so schlimm wird wie damals – und daß Ihre Regierung jetzt lernt, wie leichtsinnig sie das Leben ihrer Bürger aufs Spiel setzt.«

Es entzieht sich meiner Kenntnis, ob Bundeskanzler Brandt diesen Leserbrief je zu Gesicht bekam. Bekannt ist jedoch, was er in seiner Regierungserklärung vom 28. Oktober 1969 sagte: »Abgestimmt auf die europäische Entwicklung wird sie [die Bundesregierung] dafür Sorge tragen, daß im Arzneimittelwesen Staat und Hersteller verantwortlich zusammenwirken, um ein Maximum an Sicherheit zu gewährleisten.«

Ein halbes Jahrzehnt ist inzwischen darüber hingegangen, geändert aber hat sich so gut wie nichts. Es sei mir daher in aller Bescheidenheit erlaubt zu sagen: Mit Absichtserklärungen, hochverehrter Herr Bundeskanzler, und seien sie noch so ernsthaft gemeint, können Sie Ihr Land und seine Menschen nicht vor Katastrophen schützen. Bitte, tun Sie etwas, aber tun Sie's wirklich! Und tun Sie's rasch!

Der Patient und Pillenkonsument, der Tabletten für allerlei Beschwerden vom Kopf bis zum Zeh zu sich nimmt, verläßt sich darauf, daß sie ihm helfen und nicht noch mehr schaden. Er ist ein armer Schlucker, der in die Krankenkasse zahlt, an die göttliche Allmacht des Arztes glaubt und die Arznei auf eigene Gefahr nimmt. Für eventuelle Folgen hat er – die Vergangenheit lehrt es an ungezählten Beispielen – meist selber aufzukommen. Auch für das inzwischen wissenschaftlich einwandfrei nachgewiesene »Menocil«-Leiden, eine Krankheit, die vielen Amerikanern erspart blieb, weil die Behörden in den USA nicht so leichtfertig neue Arzneimittelspezialitäten zum Verkauf zulassen wie das Bundesgesundheitsamt in Berlin.

Das war jedoch weder das erste noch das letzte Mal, daß diese Vorsicht die amerikanische Bevölkerung wahrscheinlich vor großem Leid bewahrte. Eine ganze Reihe hochwirksamer Medikamente, die von der Food and Drug Administration für die Vereinigten Staaten noch nicht zugelassen sind, wurden – und werden zum Teil noch immer – von deutschen Ärzten verschrieben und in deutschen Apotheken verkauft. Interessant ist in diesem Zusammenhang, daß beispielsweise DMSO-Präparate, die am 17. November 1965 in der Bundesrepublik wegen des Verdachts von Augenschädigungen von den

Herstellern freiwillig aus dem Verkehr gezogen wurden, dann aber erneut auf den Markt kamen, bis heute von der amerikanischen FDA noch nicht einmal für klinische Versuche erlaubt sind.

Das Ausmaß der »verdächtigen« Arzneimittelfälle nahm insbesondere 1973 Formen an, die den bestehenden Argwohn nähren, daß viele Firmen in geradezu sträflicher Weise die notwendige Sorgfalt bei der Herstellung ihrer Produkte vermissen lassen, so daß immer häufiger unzureichend geprüfte Medikamente in die Hände von Patienten gelangen. Die Nachfrage übersteigt allmählich die Kapazitäten zahlreicher Unternehmen, so daß trotz ständiger Erweiterungsbauten (teilweise auf Kosten des Forschungsetats) die Auslieferungslager fast immer leer sind. Zwangsläufig schleichen sich durch diesen Druck immer größere Fehlerquoten ein.

In einem »Medizinischen Informationsbrief« (»Medical Letter«) wurden zu Beginn der Reisesaison 1973 die amerikanischen Ärzte ermahnt, ihre Patienten auf die drohenden Arzneimittelgefahren in der Bundesrepublik hinzuweisen. In Westdeutschland, so wurde den praktizierenden US-Medizinern ans Herz gelegt, herrschten – an den amerikanischen Maßstäben gemessen – bemerkenswert laxe Pharma-Usancen. So könne man in den Apotheken rezeptfrei auch ein bestimmtes Schmerz- und Antifiebermittel bekommen, das unter Umständen eine schwere, häufig sogar tödlich verlaufende Krankheit, die Agranulozytose, hervorzurufen vermag. Ebenso könne der amerikanische Tourist in westdeutschen Apotheken den Durchfallstopper Entero-Vicoform erhalten, der auch Nerven- und Augenkrankheiten verursachen könne.

Zahllose andere Medikamente, die verdächtig sind, neben ihren erwünschten Hauptwirkungen auch Gesundheitsschäden hervorzurufen, hatten bisher – wie beispielsweise die 1969 von der Cilag-Chemie zurückgezogene, bis dahin sehr gewinnträchtige Antibabypille »Neonovum« – nie eine reelle Chance, die unnachsichtigen US-Kontrollen zu passieren.

Welch miserablen Ruf sich deutsche Arzneimittel während der letzten eineinhalb Jahrzehnte – trotz ständig steigender Exportraten – in weiten Teilen der Welt eingehandelt haben, geht unmißverständlich aus einer Mitteilung des Bundesministeriums für Jugend, Familie und Gesundheit hervor. So wurden im Dezember 1971 die obersten Gesundheitsbehörden der Länder darauf hingewiesen, daß eine wachsende Zahl von Staaten in Zukunft Arzneimittel aus der Bundesrepublik nur noch dann einführen lasse, wenn sichergestellt ist, daß auch die deutschen Arzneimittelhersteller die von der Weltgesundheitsorganisation (WHO) erlassenen Normen für die sachgerechte Herstellung und Prüfung von Arzneimitteln befolgen; andernfalls würden sich die Einfuhrstaaten vorbehalten, durch eigene Beamte eine entsprechende Inspektion der deutschen Herstellerbetriebe vorzunehmen.

Wahrlich – ein abstruses Bild: Die »Apotheke der Welt«, wie die deutschen Arzneimittelhersteller überschwenglich die Bundesrepublik qualifizieren, unter der Fuchtel ausländischer Kontrollorgane! »Made in Germany« ist zumindest im Pharmabereich schon lange kein Gütesiegel mehr, eher eine Warnung.

Fehlurteil im Contergan-Prozeß?

Die übergroße Vorsicht besonders gegenüber westdeutschen Pharma-Erzeugnissen bewahrte die USA auch vor den verheerenden Folgen des Schlaf- und Beruhigungsmittels Contergan. Der zuständigen Sachbearbeiterin im Amt für Nahrungs- und Arzneimittelkontrolle (FDA) schien das Medikament möglicher Nebenwirkungen wegen allzu bedenklich. Es genügte ihr nicht, daß in den Beipackzetteln zu Contergan auf Nebenwirkungen hingewiesen wurde. Sie wollte die ihr ungenügend erscheinenden Tests erst nachvollzogen sehen, bevor sie das Präparat für die Vereinigten Staaten freigab: die Ärztin Dr. Francis Kelsey, die dafür, daß sie als Mitarbeiterin der FDA den Conterganverkauf hinausschob und dadurch schreckliches Unheil verhütete, von Präsident John F. Kennedy besonders geehrt wurde.

Ähnliche Ehrungen gab es auch hierzulande. So wurde am 11. Dezember 1972 Dr. Joachim Laar, Hauptgeschäftsführer des Bundesverbandes der Pharmazeutischen Industrie, anläßlich seines 65. Geburtstages mit der Goldenen Ehrennadel der Deutschen Ärzteschaft ausgezeichnet. Professor Dr. Josef Stockhausen, der Hauptgeschäftsführer der Bundesärztekammer, erklärte bei der Verleihung dieser höchsten Auszeichnung der Deutschen Ärzteschaft – »lediglich 147 Persönlichkeiten des In- und Auslandes sind gegenwärtig Träger der Goldenen Ehrennadel«, so feierte der Pharmaverband das Ereignis –: mit Dr. Laars Person wolle die westdeutsche Ärzteschaft zugleich die pharmazeutische Industrie ehren, »die mit hohem Einsatz und großer Verantwortungsbereitschaft um die ständige Weiterentwicklung unseres Arzneischatzes bemüht ist und die dadurch den Ärzten immer neue, bessere und zuverlässigere Waffen im Kampf gegen die Krankheit zur Verfügung stellt«.

Diese Worte fielen zu einer Zeit, da die Opfer der Contergankatastrophe noch keinen Pfennig der versprochenen Millionen erhalten hatten. Millionen übrigens, die das im rheinländischen Stolberg ansässige Herstellerwerk Chemie Grünenthal »völlig freiwillig« in Aussicht stellte, da die Große Strafkammer des Landgerichts Aachen das Verfahren mit der Begründung eingestellt hatte, daß die Schuld der Angeklagten gering sei und kein öffentliches Interesse an der Strafverfolgung bestehe.

Nach zweieinhalbjähriger Prozeßdauer – nach 283 Verhandlungstagen ging im Dezember 1970 das längste Strafverfahren der deutschen Justizgeschichte zu Ende – waren die Marathonläufer Justitia und die ihren Beistand suchenden Katastrophenopfer müde geworden – obsiegt hatten die Pharma-Industrie und ihre mächtigen Verbündeten.

Wie konnte sich für den Conterganhersteller – trotz einer lückenlosen Indizienkette – alles mehr oder weniger in Wohlgefallen auflösen? Sah die deutsche Gerichtsbarkeit – aus welchen Gründe immer – den Wald vor lauter Bäumen nicht? In der Rückblende entsteht der fatale Verdacht, daß die Einstellung dieses Jahrhundertprozesses ein krasses Fehlurteil war.

Im Frühjahr 1954, also vor jetzt genau 20 Jahren, wurde von einem dreiköpfigen Forscherteam – Dr. Keller, Dr. Kunz und Dr. Mückter – in der damals noch kleinen, nach dem Zweiten Weltkrieg gegründeten Firma, der Chemie Grünenthal in Stolberg bei Aachen, der Conterganwirkstoff Thalidomid entdeckt. So jedenfalls die bisher bekanntgewordene Version. In Wirklichkeit wurde die chemische Substanz K 17 – später Thalidomid genannt – von einer Schweizer Firma erstmals synthetisch hergestellt. Umfangreiche Tierversuche veranlaßten die eidgenössischen Wissenschaftler jedoch, den Wirkstoff K 17 nicht als Medikament auf den Markt zu bringen. Die Forschungen in der Schweiz wurden eingestellt.

Die Grünenthal-Wissenschaftler witterten aber offenbar schon damals das große Geschäft, das sich nach ihrem Dafürhalten mit dieser neuen Substanz erzielen lassen müßte. So besorgten sie sich 1954 den Wirkstoff K 17 und testeten ihn nun ebenfalls an einer Reihe von Nagetieren. Ratten wurden damit 90 Tage lang »gefüttert«, Mäuse,

Meerschweinchen und Kaninchen jeweils 30 Tage. Resultat: K 17 zeigte angeblich nicht die geringste Wirkung bei Tieren, weder positive noch negative.

Sorgsam war indes vermieden worden, trächtige Tiere in die Versuchsreihen einzubeziehen, obgleich es auch schon damals kaum einen empfindlicheren »Seismographen« für die Giftwirkung eines chemischen Stoffes gegeben haben dürfte. Spätere Tierversuche bestätigten: Besonders bei trächtigen Kaninchen konnten fast auf Anhieb die gleichen Mißbildungen hervorgerufen werden, mit denen die Contergankinder zur Welt gekommen waren.

Die Experimente mit der »völlig wirkungslosen« Substanz wurden fortgesetzt. In den Köpfen der Grünenthalforscher spukte K 17 von Anfang an als ein Stoff, der seiner molekularen Struktur nach beruhigende Effekte zeitigen müsse. Da sich Tiere jedoch inzwischen als ungeeignete Versuchsobjekte erwiesen hatten, wurde die »geheimnisvolle« Chemikalie an kranken Menschen, an Epileptikern, erprobt. Und siehe da, die »Beruhigung« war vollkommen: Die menschlichen Versuchskaninchen schliefen samt und sonders ein. Aber nicht nur das – viele Kranke zeigten bereits kurz nach Verabreichung des Präparates auffällige Nebenwirkungserscheinungen.

Mit Kribbeln an Händen und Füßen fing es an. Taubheitsgefühl, Schmerzen in den Muskeln, Gleichgewichtsstörungen begannen das Wohlbefinden der Patienten zu beeinträchtigen. Die Beschwerden überzogen von den Zehen und Fingern her, manchmal vom Gesicht, den ganzen Körper, machten das Gehen zur Qual. Zahlreiche Patienten – die natürlich von ihrem »Versuchstier«-Status keine Ahnung hatten – klagten über Vergiftungsgefühle, Doppelsehen, Schwindelanfälle, Sprachstörungen und epileptische Anfälle, die mit dem neuen Präparat eigentlich hatten unterdrückt werden sollen.

Der leitende Arzt der Heilstätte Wasach bei Oberstdorf, Dr. Piacenza, gab seiner Unzufriedenheit Ausdruck: Er habe die Therapie mit K 17 wegen absoluter Unverträglichkeit abbrechen müssen. Andere Ärzte, die ebenfalls auf gravierende Nebenwirkungen hinwiesen, mußten von Chemie Grünenthal beschwichtigt werden – zuweilen mit recht merkwürdigen Mitteln, worauf wir später noch zurückkommen werden. Krankenhausärzte – darunter ein angesehener Klinikdirektor –, die sich daraufhin erboten, mit dem neuen Mittel zu experimentieren, wurden mitunter von der Firma als nicht kompetente Prüfer abgelehnt. Ablehnende Bescheide liefen aber auch in umgekehrter Richtung. Der Medizinprofessor einer Universitätsklinik etwa wies das Ansinnen des Werkes weit von sich, K 17 an schwangeren Frauen auszuprobieren. Auch an anderen Kliniken wurden daraufhin keine entsprechenden Versuche an Schwangeren durchgeführt.

Die zahlreichen Zwischenfälle im Versuchsstadium machten auf das Pharma-Unternehmen keinen sichtbaren Eindruck. Im Gegenteil: Im August 1956 veröffentlichte das »Entdecker«-Team eine abschließende Arbeit, in der für K 17 eine rasche und lang anhaltende »beruhigende« Wirkung, ungewöhnlich geringe Nebenwirkungen und extreme Ungiftigkeit konstatiert wurde. Ein Jahr später – am 1. Oktober 1957 – kam Thalidomid in der Bundesrepublik unter der Bezeichnung »Contergan« in den Handel, die umfangreichen Versuchsprotokolle wanderten in die Müllabfuhr! Für die Aufbewahrung der Einzelprotokolle habe angeblich keine Notwendigkeit bestanden. Eine bemerkenswerte Argumentation, wenn man bedenkt, daß in der pharmazeutischen Industrie nichts selbstverständlicher ist als die sorgfältige Archivierung der Prüfungsprotokolle!

Da Contergan barbituratfrei war, galt es praktisch als unschädlich und wurde ohne Rezept in den Apotheken verkauft. Dank einer massiven Werbekampagne war das Präparat – in Form von Tabletten, Sirup, Tropfen und Zäpfchen – bereits wenige Monate später in 46 Ländern verbreitet. Leitsatz der Werbung wurde die »völlige Ungiftigkeit« und Gefahrlosigkeit des Mittels, Begriffe, die für ein Schlafmittel neu und daher entsprechend wirksam waren. Die Staatsanwaltschaft erhob später den Vorwurf, daß mangelhafte Tierversuche und rasche und oberflächliche klinische Prüfung bei einem gänzlich neuen Mittel nicht ausreichten, eine derartig umfangreiche Werbung bei Ärzten und Verbrauchern zu rechtfertigen.

Die Tatsache, daß es – im Gegensatz zu den barbiturathaltigen Medikamenten – nahezu unmöglich schien, sich mit diesem Schlafmittel umzubringen, verleitete Arzt und Patient zu dem folgenschweren Trugschluß, es sei überhaupt ein total ungefährliches Arzneimittel. In kurzer Zeit hatte sich Contergan 40 Prozent Marktanteil bei den Schlafmitteln erobert und bis dahin vollkommen neue Absatzlücken entdeckt. Selbst »unruhigen« Kindern in Kliniken und Heimen wurde oft regelmäßig Contergan gegeben. Noch heute schwärmen die älteren Krankenschwestern mancher Kinderstationen davon, daß sie – als es noch Contergan gab – nachts »ihre Ruhe« gehabt hätten. Nach vorsichtigen Schätzungen wurde das »Wunderpräparat« allein in der Bundesrepublik regelmäßig von ca. 800 000 Personen eingenommen, das entsprach einem monatlichen Ausstoß von etwa

25 Millionen Tabletten. Die lautlose Katastrophe hatte ihren Anfang genommen.

»Würde Contergan nicht in solchen anomalen Mengen konsumiert worden sein«, schrieb einmal Dr. med. Friedrich Deich in der »Welt«, »wäre der Kausalzusammenhang zwischen dem Auftreten von typischen Mißbildungen und der Einnahme von Contergan nie oder erst nach vielen Jahren entdeckt worden.« Der angesehene Medizinjournalist folgerte daraus: »Angenommen, die Herstellerfirma hätte angesichts des anomalen Absatzes von Contergan Bedenken bekommen und den Verkauf limitiert, dann wäre ihr vielleicht der ganze *Ärger* mit Contergan erspart geblieben. Denn bei geringerem Konsum und fehlender Meldepflicht wären die Zusammenhänge, die der Arzt Lenz aufgedeckt hat, verborgen geblieben. Es hat ja vor und nach der Ausbietung von Contergan auch Extremitätenmißbildungen gegeben, die alle eine Ursache haben müssen. Diese Ursachen sind noch immer unbekannt.«

Dr. Deich gab schließlich auch im selben Beitrag der pharmazeutischen Industrie, um künftige Pannen zu vermeiden, den »Rat«: »Es steht jetzt fest, daß es *nicht gut* ist für eine pharmazeutische Firma, zuzulassen, daß der Konsum eines Medikaments über die Ufer eines vernünftigen Mittelmaßes, das von der ungefähr zu errechnenden Indikationsbreite bestimmt wird, hinaustritt.« Wenn ich den wackeren »Welt«-Mediziner recht verstehe, würde bei Berücksichtigung seiner Vorschläge eine mögliche Arzneimittelkatastrophe im Verborgenen schwelen und zumindest eine lange Zeit unentdeckt bleiben können, wodurch nicht nur der Gewinn der Firma nicht geschmälert, sondern vor allem die Gesundheitsschädigungen unter der Bevölkerung ungeahnte Ausmaße erreichen würden. Nicht auszudenken, wenn sich seither nur ein einziger Arzneimittelhersteller die Deichschen Empfehlungen zu Herzen genommen hätte ...

In der zweiten Hälfte des Jahres 1958 setzte Grünenthal weltweit für täglich 200 000 DM um. Thalidomidpräparate waren insgesamt unter 51 verschiedenen Namen in aller Welt im Handel. Ein Sprecher der Weltgesundheitsorganisation in Genf, Dr. Alexandre Manuila, erinnerte Ende 1972 in einem Aufsatz des WHO-Organs »Welt-Gesundheit« daran, daß an der »Thalidomidtragödie«, die bei »über 10 000 Kindern« schwere Mißbildungen verursachte, die verwirrende Lage in der Bezeichnung von Medikamenten große Schuld trage. Der Mangel einer Standardisierung bei der Bezeichnung von Medikamenten kann nach Meinung Manuilas Gefahren für Menschenleben in sich bergen. »Die Thalidomidtragödie ist ein schlagendes Beispiel für die Verwirrung, die immer noch herrscht. Als diese katastrophalen Folgen erkannt wurden, beeilten sich die Regierungen, Thalidomid vom Markt zu entfernen. Da der allgemein anerkannte Name *Thalidomid* jedoch nicht überall neben dem Markennamen auf dem Etikett erschien, konnten die nationalen Arzneimittelbehörden und die Apotheker nicht sagen, welche der vielen gelagerten Produkte Thalidomid enthielten. Als Ergebnis wurden viele weitere Kinder mit Mißbildungen geboren.«

Daß die Vielzahl der Mißbildungen in der ganzen Welt ursächlich mit dem Schlafmittel Contergan in Verbindung gebracht werden muß, haben zahlreiche Gelehrte im Laufe der letzten Jahre immer wieder dargelegt. Von Bedeutung sind bei derartigen Überlegungen auch die folgenden Hinweise, wie sie bereits vor dem Contergan-Prozeß 1968 von Hanno Kühnert in der FAZ zusammengefaßt wiedergegeben wurden: »Bei den Kindermißbildungen handelt es sich um einen ganz neuen Typ von Schäden in einer bestimmten Kombination, die gegenüber anderen Fehlbildungen abgrenzbar ist. Die Mütter solcher Kinder, aus welchem Land und welcher Schicht sie auch stammen, hatten in der Schwangerschaft Thalidomid eingenommen. Die epidemisch auftretenden Mißbildungen folgten zeitlich dem Verkauf der Thalidomidpräparate mit Abstand von fast einem Jahr. Mit demselben Abstand brach nach Zurücknahme des Mittels die Welle der typischen Mißbildungen ab. Die geographische Verbreitung der Fehlbildung deckt sich mit den Absatzgebieten des Grünenthal-Produkts. Wo die Substanz nicht verkauft wurde und dennoch Mißbildungen auftraten, gelangte das Präparat im Reisegepäck oder als Arztprobe ins Wasserglas der Mutter. Der Zeitpunkt, in dem die Mutter Contergan nahm, stimmt mit dem Zeitpunkt der Schwangerschaft überein, in dem nach unseren Kenntnissen von der Entwicklungsgeschichte die mißgestalteten Organe im Mutterleib ausgebildet werden.«

Die Unternehmensleitung in Stolberg tat mittlerweile alles, um das Image ihres Bestsellers Contergan auf Hochglanz zu halten. Kritische Warner, die sich in der Folgezeit immer häufiger zu Wort meldeten, wurden von der Firma »beruhigt«, weitere Untersuchungsergebnisse – wenn nötig – einer »kosmetischen Verschönerungsprozedur« unterzogen. 1958 erschien in einer medizinischen Fachzeitschrift ein Beitrag des Münchner Gynäkologen Dr. Blasiu über seine Erfahrungen mit Contergan in der Frauenheilkunde. Schwangere Frauen waren nicht erwähnt, weil Dr. Blasiu sie aus Vorsicht nicht mit dem

Medikament behandelt hatte. Bald darauf verschickte Grünenthal an über 40 000 Ärzte einen Auszug aus Blasius Arbeit, in dem Contergan als Beruhigungsmittel bezeichnet wurde, das »weder Mutter noch Kind schädigt«, eine Behauptung, die von Blasius Ausführungen keineswegs gestützt wurde. Dr. Blasiu verwahrte sich später energisch gegen eine derartige Umfunktionierung seiner wissenschaftlichen Arbeit.

Obwohl laufend Meldungen und Berichte von Nebenwirkungen und Gesundheitsschäden eintrafen, wurde – wie später auch die Staatsanwaltschaft herausfand – die Werbung unvermindert fortgesetzt, die negativen Berichte ignoriert, die positiven verbreitet, der Verkauf forciert. Zunächst häuften sich ärztliche Hinweise auf Nervenschädigungen, später auf Mißbildungen an Neugeborenen – doch nach wie vor bemühte man sich bei Grünenthal um weitere positive Gutachten und schlug warnende Stimmen in den Wind. Schon 1960 – so die Vorwürfe der Staatsanwaltschaft – hätte man die Gefährlichkeit des Präparates erkennen müssen und können. Und daß die Wissenschaftler bei Grünenthal die Gefahr auch tatsächlich erkannt hatten, schloß die Anklagebehörde aus ihren Reaktionen auf Warnungen und Schadensmeldungen.

Selbst dem Bundesministerium war im Dezember 1960 »etwas« über Nebenwirkungen nach Contergan-Einnahme zu Ohren gekommen; dennoch wurde das Präparat immer noch in großen Mengen für den Katastrophenfall eingelagert – so äußerte sich später der Zeuge Dr. Hans Tombergs, seinerzeit Referent der Gesundheitsabteilung im Düsseldorfer Innenministerium. Weil damals noch kein Arzneimittelgesetz existierte, habe man darauf vertrauen müssen, daß die Industrie »das Richtige tut«. Jahre danach fragte sich der Ministerialbeamte, »wann wäre die Firma (in der Frage der Rezeptpflichtigkeit) überhaupt an mich herangetreten, wenn nicht in der medizinischen Öffentlichkeit die Sache diskutiert worden wäre?«

Zwischen Februar und Juli 1961 (am 26. November 1961 wurde Contergan vom Markt genommen) liegen die Zeitpunkte, von denen ab die Staatsanwaltschaft auf seiten der Herstellerfirma sogar Vorsatz annahm. Nach Vorträgen von Ärzten hätten die Angeklagten Kenntnis gehabt, welche Wirkungen Thalidomid haben könnte, und dennoch hätten sie die ihnen bekannten Gesundheitsschädigungen in Kauf genommen – aus Gründen des Prestiges und wirtschaftlicher Interessen. »Denn bei Grünenthal«, so die FAZ (23./24. Mai 1968), »war nach Auskunft der Staatsanwaltschaft nicht wie in anderen

Firmen der Chemie ein Graben zwischen denen, die an Präparaten verdienen, und denen, die über Freigabe und Verkauf entscheiden. Hier verdient unter Umständen, wer über den Markt entschied, an dem Pharmakon mit. Der Angeklagte Dr. Mückter hat von 1951 bis 1961 am Gesamtumsatz des Unternehmens neben einem relativ geringen Monatsgehalt von 1200 Mark etwa 1 925 000 DM partizipiert. Von den acht Angeklagten waren drei am Umsatz der Chemie Grünenthal beteiligt. Die Staatsanwälte sehen hierin, in Anhänglichkeit zur Firma und im Prestigedenken ausreichende Motive für das Verhalten, das sie den Angeklagten vorwerfen.«

Wie verfilzt schon damals der gesamte Arzneimittelmarkt in der Bundesrepublik war, mag schließlich eine Episode aus dem Alsdorfer Contergan-Prozeß illustrieren, wie sie in der Münchner Ärztezeitschrift »euromed« (Ausgabe Nr. 14/1969) wiedergegeben wurde: »Den Selbstvorwurf, *die Dinge nicht scharf genug formuliert* zu haben, machte sich der Zeuge Professor Dr. Gerhard Kärber, damals Direktor des Bundesgesundheitsamtes, Mitverfasser eines Contergan-Gutachtens für das Innenministerium von Nordrhein-Westfalen. Kärber hatte geschrieben: *Der weitergehende Vorschlag, Contergan ganz aus dem Handel zu ziehen, läßt sich mit den bisherigen Erfahrungen nicht genügend stützen.* In Alsdorf erschien dem Berliner Gesundheitsbeamten jetzt die seinerzeit angeratene Rezeptpflicht ungenügend. Dennoch: in Anbetracht von Schadenersatzforderungen der pharmazeutischen Industrie sei das Verbot eines Arzneimittels *nicht zuletzt eine Frage der persönlichen Courage.* Eine gewisse Einschüchterung gehöre zum Spiel.

Gerichtsvorsitzender Dr. Peter Weber fragte daraufhin, ob Kärber seine Stellungnahme nach seiner Überzeugung oder nach drohenden Verwaltungsgerichtsverfahren ausrichte. Das Gesundheitsamt, meinte Kärber, könne sich nicht wegen eines Einzelfalles für längere Zeit – durch ein Verfahren – blockieren. Sein Amt habe durch die Erstellung des Gutachtens das seinige getan.«

Als Professor Kärber sein »Gutachten« abgab, hatte Chemie Grünenthal längst mit prozessualen Folgen der Contergan-Affäre, die im November 1961 erst aufgrund eines Zeitungsartikels so richtig ins Rollen kam, gerechnet. Auf den Tag genau ein halbes Jahr vor Zurückziehung des Mittels aus dem Handel beurteilte Firmensyndikus Dr. Hilmar von Veltheim die juristische Situation und empfahl unter anderem folgendes: »Überprüfung aller Korrespondenz, Außendienstinformationen und sonstigen Maßnahmen mit dem Ziel, daß in einem etwaigen Prozeß später nicht von uns ausgestellte Schriftstücke vorgelegt werden, aus denen sich ein Verschulden Grünenthals ergeben könnte.«

Die Empfehlung fiel offenbar auf fruchtbaren Boden. Die Vernichtung von Dokumenten, die im Prozeß auf einen Umzug zurückgeführt wurde, die »Auslagerung« von Schriftstücken bei Beginn der Ermittlungen, ihre Beschlagnahme durch die Staatsanwaltschaft, der man freiwillig nur einen kleinen Teil der noch vorhandenen Akten ausgehändigt hätte, Vermögensverschiebungen großen Stils im Jahr 1962 von Angehörigen des Unternehmens in Richtung auf ihre Verwandten, das alles sind nach meinem Dafürhalten Mosaiksteinchen eines monumentalen Schuldgemäldes.

Eine Atombombe in der Tablette

Die Firma Chemie Grünenthal bestritt von Anfang an – und tut es auch heute noch – jede Kausalität zwischen Contergan und Mißbildungen beziehungsweise Nervenschäden. Viele Ursachen mögen zu der Katastrophe geführt haben, nur nicht der Wirkstoff Thalidomid, der auf Anforderung von Regierungen heute noch in mehrere Staaten – zur Behandlung Leprakranker – verschickt wird. Das Bündel möglicher Ursachen für die Mißbildungen an Neugeborenen reicht in den Augen des Stolberger Pharmaproduzenten von besonders häufigem Fernsehen der Mütter während der Schwangerschaft über radioaktiven Niederschlag nach Atombombenversuchen bis zu mißlungenen Abtreibungsversuchen der Mütter! Was muß sich der arme Schlucker Patient eigentlich noch alles gefallen lassen?

Genügt es nicht, daß Contergan die Gehirne von Tausenden erwachsener Menschen zerstörte – ein älterer Arbeiter erstach unter dem Einfluß von Thalidomid in Gersthofen bei Augsburg seine Freundin mit einem Taschenmesser, und ein Münchner Anwalt schwor einen Meineid –, ungezählte Kinder bereits im Mutterleib getötet wurden, Tausende Neugeborene schrecklich verkrüppelt zur Welt kamen? Verkürzte Arme und Beine mit flossenartigen Händen, die manchmal direkt an den Schultern angewachsen sind, die Füße unmittelbar am Rumpf »kleben«; deformierte Ohren und mißgebildete Augen, Verwachsungen der Geschlechtsorgane, völliges Fehlen eines Lungenflügels oder der Gliedmaßen; einige Kinder wurden derart grauenhaft verstümmelt geboren, daß sie von ihren entsetzten Müttern umgebracht wurden – und trotzdem so makabre »Scherze« über Fernsehen, Atombomben- und Abtreibungsversuche? Niemand, der Firmen wie dem Contergan-Hersteller die Produktion von Arzneimitteln »auf Lebenszeit« verbietet?

Am 7. Januar 1971 erklärte Dr. Johann Grillmaier vom Bundesgesundheitsamt im Sender Freies Berlin, warum der Grünenthal-Verteidigung seinerzeit so sehr daran gelegen sein mußte, die Erstattung seines von der Staatsanwaltschaft angeforderten Gutachtens zu verhindern. Dr. Grillmaier, der – nach eigenen Angaben – mit seiner Aussage durch »bisher unbekannte Tatsachen das Ausmaß der Contergan-Katastrophe noch erweitert« hätte, äußerte im Rundfunk:

»Ich darf hier nicht weiter ins einzelne gehen, möchte nur andeuten, daß beispielsweise das Studium der Unterlagen ergab, daß neben den Nervenschäden und neben den embryonalen Mißbildungen eine Reihe weiterer bedenklicher Erscheinungen nach Gebrauch thalidomidhaltiger Mittel nachweisbar waren. Die betreffenden Geschädigten und ihre Angehörigen dürften bis heute kaum davon eine Ahnung haben.«

Wie viele Medikamente mag es wohl in der Bundesrepublik geben, von deren schädigenden Nebenwirkungen die Bevölkerung »bis heute kaum eine Ahnung« hat? 50, 100 – oder mehrere tausend? Trotz aller Gnade, die die Richter im Contergan-Prozeß offenbar vor dem Recht ergehen ließen, betonten sie im Einstellungsbeschluß: »Dennoch darf die auch jetzt noch bestehende Gefährdung des Arzneimittelverbrauches nicht gering bewertet werden. Auch heute noch sind Arzneimittelhersteller, insbesondere infolge einer immer noch fehlenden staatlichen Kontrolle, der Versuchung ausgesetzt, wirtschaftliche Gesichtspunkte den berechtigten strafrechtlich geschützten Interessen der Patienten überzuordnen.«

Neben vielem anderen kann man jedoch dem Gericht von Alsdorf vor allem den einen Vorwurf nicht ersparen, daß es sich infolge der kläglichen Einstellung des Verfahrens eine Gelegenheit entgehen ließ, wie sie sich der westdeutschen Justiz nur selten bietet. »Es verpaßte die Chance«, so Dieter Dietrich in den »Stuttgarter Nachrichten« vom 19. Dezember 1970, »Mißstände im deutschen Arzneimittelwesen wie mit dem Seziermesser bloßzulegen. Es begab sich der Möglichkeit, üble Praktiken der pharmazeutischen Industrie ein für allemal zu brandmarken, und verbaute sich die Aussicht, verbindliche Richtlinien und Maßstäbe für die Prüfung, die Herstellung, den Vertrieb und die Überwachung der Anwendung von Medikamenten aufzustellen. Die Plattform für eine solche konstruktive richterliche Kritik an den Zuständen auf dem Heilmittelsektor ist nur mit einem Urteil gegeben. Ein Einstellungsbeschluß, der sich jeder Feststellung der Schuld und damit der Verfehlungen enthalten muß, ist dafür nicht der geeignete Ort. Dabei bot gerade die Contergan-Affäre alle Voraussetzungen, um endlich einmal den Finger in die Wunde zu bohren, die die Pharma-Industrie immer wieder mit ihrer Handlungsweise schwären läßt ...«

Statt dessen kann man sich des Eindrucks nicht erwehren, daß in der Bundesrepublik seit »Contergan« für den wirtschaftlich Starken Straffreiheit käuflich ist. »Wenn geschickte Juristen und eine Vielzahl von sich widersprechenden Sachverständigen den schlüssigen Beweis für die Schädlichkeit eines Präparates verhindern können«, schrieb Dr. Thomas von Randow in der »Zeit«, »dann brauchen wir dringend ein scharfes Arzneimittelgesetz mit weitestgehenden Prüfungs- und Testbestimmungen, das selbst auf die Gefahr der *Fortschrittsfeindlichkeit* hin den Konsumenten vor Arzneimittelvergiftungen schützt.«

Es ist unerträglich, wenn Arzneimittelfabrikanten ungeschoren ihre Profitinteressen über die Gesundheit der Bürger dieses Landes stellen können, und skandalös, wenn die Justiz letztlich der Macht der Konzerne – und einem Riesenaufgebot an Gelehrten, die alles beweisen und gegenbeweisen können – wehrlos gegenübersteht. Wie abschreckend diese Situation offenbar wirkt, bewies die Menocil-Affäre deutlich genug.

Was sind schon – angesichts dieser anarchischen Verhältnisse – 100 Millionen Mark, mit deren Hilfe sich Chemie Grünenthal großzügig erweisen will? 100 Millionen, wovon bis heute allerdings erst ein Bruchteil an die Betroffenen ausgezahlt worden ist, für rund 2600 noch lebende Contergan-Kinder (von den mindestens 500 erwachsenen Nervengeschädigten wird offensichtlich überhaupt noch nicht gesprochen): das sind 38 461,53 DM als »Entschädigung« für ein Kind, das zeit seines Lebens nur ein halber Mensch sein wird! Freilich, keine Reichtümer der Welt können die Katastrophe rückgängig machen; aber es ist nicht einzusehen, warum der Hersteller einer Atombombe in Tablettengestalt auch nur einen einzigen Pfennig Gewinn macht – wenn man sich schon nicht entschließen kann, ein solches Unternehmen völlig aus dem Verkehr zu ziehen.

Vom 1. Oktober 1957 bis 26. November 1961 erzielte Grünenthal für Thalidomid-Präparate einen Reinerlös von rund 150 Millionen DM. Rechnet man Zins und Zinseszins hinzu, dann waren 1972 aus dieser Summe bereits runde 300 Millionen geworden. Wenigstens noch 200 Millionen DM hätten die Geschädigten demnach zusätzlich zu beanspruchen. Warum geht für 50 Omnibusse voller verkrüppelter Kinder hierzulande niemand auf die Barrikaden? Taxiert hier jeder seinen gesunden Körper auf mickrige 38 461,53 DM? Oder sind deutsche Kinder weniger wert als beispielsweise britische?

404 durch »Distaval« – wie Thalidomid in England hieß – mißgebildete Kinder und ihre entschlossene »Lobby« erzwangen vom britischen Lizenznehmer »Distillers Company« am 5. Januar 1973 etwas mehr als 167 Millionen Mark. Jedes englische Contergankind erhält demnach rund 414 000 Mark, fast das 11fache dessen, was deutsche Contergankinder von der Firma Grünenthal erhalten. Außerdem will der britische Gin- und Whisky-Konzern (»Vat 69«, »Black & White«, »White Horse« usw.) den Eltern für jedes in Großbritannien durch Thalidomid verkrüppelt geborenes Kind 38 750 Mark zahlen – das ist die gleiche Summe, die das Contergan-Stammhaus in Stolberg durchschnittlich für jedes deutsche Thalidomid-Opfer als Gesamtabfindung bezahlt.

Das schlechte Gewissen einer ganzen Nation machte in Großbritannien möglich, woran man in der Bundesrepublik offenbar noch nicht einmal zu denken wagte. Denn das Einlenken der Londoner Firma, deren eigentliches Geschäft die Produktion »harter« Getränke ist und die ihr pharmazeutisches Tochterunternehmen längst aus dem Konzernverband verstoßen hat, wird in England eindeutig auf Boykottdrohungen zurückgeführt. So waren in Bars und Nachtlokalen der Universitätsstadt Cambridge die Distillersflaschen aus den Regalen verbannt und an den Theken der Londoner Restaurants war immer häufiger zu hören: »Bitte einen Scotch, aber keinen von Distillers!« Eine große Supermarktkette mit 260 Läden stellte den Verkauf aller Distillerserzeugnisse ein. Ein Hotelkettenbesitzer, der jährlich Alkoholika der Firma Distillers im Wert von umgerechnet einer Million Mark umsetzt, verbot in seinen sieben Hotels den Ausschank dieser Erzeugnisse und drängte 140 andere Hotelbesitzer, das gleiche zu tun. Große Genossenschaften forderten den Konzern auf, endlich eine großzügige Regelung zu treffen. Britische Parlamentsabgeordnete verlangten, alle Distillerserzeugnisse aus der Bar des Unterhauses zu entfernen. Am Ende war selbst der Börsenkurs der Schnapsaktie drastisch gefallen.

Dabei muß man gerechterweise sagen, daß »Distillers Company« freiwillig – ohne, wie ihr deutscher Geschäftspartner, eine Schuld ausdrücklich anzuerkennen – für jedes verkrüppelte Kind ursprünglich eine Ausgleichssumme von 115 000 Mark angeboten hatte, obwohl das damalige britische Gesetz ein Pharmaunternehmen nicht für die von ihm entwickelten oder vertriebenen Präparate haftbar machte. Erst auf den »Schrei der Öffentlichkeit« erhöhte der britische Schnapskonzern auf die erwähnten 167 Millionen.

Noch aber kann eine westdeutsche Ärztezeitung (»Praxis Kurier« vom 28. Februar 1973) in ihrem Leitartikel unwidersprochen an der finanziellen Besserstellung der britischen Conterganskinder Kritik üben: »Eine derart hohe Abfindung müßte sie (die verkrüppelten Kinder) zu Frührentnern abstempeln und ihre notwendige Eigeninitiative ersticken ... Werden sie aber zum Spielball zwischen elterlicher – und anwaltlicher – Geldgier einerseits und der Verhandlungstaktik einer *moralisch* in die Pflicht genommenen Firma andererseits, so wird die Tragödie des teratogenen Schadens durch Demütigung vertieft.« Welch Unglück, in Deutschland ein Kind zu sein!

60 Millionen Meerschweinchen

Die pharmazeutische Industrie hat ihre Herolde selbst dort, wo man sie eigentlich gar nicht vermuten dürfte. Dr. med. Georg Schreiber, Generalsekretär und Initiator des »Kollegiums der Medizinjournalisten«, erklärt in seinem Anfang 1972 erschienen Buch »Der Medizinbetrieb« zum Contergan-Skandal, daß an erster Stelle die Herstellerfirma Chemie Grünenthal »alles zur Aufklärung getan« habe. Und die Frage, ob denn überhaupt ein Prozeß notwendig war, um die größte Katastrophe der Medizingeschichte aufzuklären, »provoziert jeden Sachkenner zu einem klaren Nein« – so gibt uns der »Arzt und Publizist« Georg Schreiber, u. a. Mitglied des Bundesgesundheitsrates und in den Diensten der Bayer-Tochter Tropon stehend, zu wissen. Sollte jemand diese Ansicht nicht teilen, kann er nicht für sich in Anspruch nehmen, Sachkenner zu sein, und hat offensichtlich kein Verständnis für »die Qualen«, denen die Angeklagten des Conterganherstellers »ausgeliefert waren«.

Von einer Ära vor und einer Ära nach Contergan zu sprechen, ist angesichts solcher Diskussionsbeiträge von »Sachkennern« nicht möglich. Noch heute bezeichnen auch Vorstandsmitglieder der Bundesärztekammer und der Arzneimittelkommission, sowie andere engagierte Ärztepolitiker, wie etwa der NAV-Bundesvorsitzende Dr. Kaspar Roos, die Beifügung einer für den Laien verständlichen Gebrauchsanweisung in Medikamentenpackungen als überflüssig und unerwünscht: Die Hinweise auf Nebenwirkungen beispielsweise könnten die Patienten verunsichern und eine ordnungsgemäße Behandlung gefährden. Für den Berliner Arzt Dr. Ulrich Moebius, Sprecher des Unabhängigen Arbeitskreises Arzneipolitik, ist das symptomatisch: »Fälle wie Menocil und seinerzeit Contergan stellen nur die sichtbare Spitze des Eisbergs dar.«

In der Tat garantiert das »Überwachungssystem ... keinen Schutz vor Arzneimittelschäden ... (und) die Möglichkeiten der Arzneimittelkontrolle werden noch nicht voll ausgeschöpft; (sie) werden heute durch Personalmangel und Kosten limitiert«, wie »Selecta« (16. August 1971) aus einem Aufsatz der Hauptgeschäftsführerin der Arzneimittelkommission der Deutschen Ärzteschaft, Dr. med. Gertrud Homann, Göttingen, referierte, der in der »Medizinischen Klinik« veröffentlicht worden war. Dr. Homann forderte Überwachung sowohl für neu auf den Markt kommende wie auch schon eingeführte Arzneimittel. Aufgabe einer wirksamen Arzneimittelkontrolle sei es, jede »medikamentöse Therapie so abzusichern, daß sie mit dem kleinstmöglichen Risiko belastet ist«.

Was aber geschieht wirklich? Mitunter verdeutlicht eine Karikatur den Sachverhalt besser als eine nüchterne Darstellung: Früher war es das Ziel ärztlicher Bemühungen, für den einzelnen Patienten die individuell geeignete Medizin zu mixen, heute sucht die Pharma-Industrie geeignete Patienten für ihre Fertigprodukte. Jedes neue Präparat, das Reagenzglas und Tierversuch durchlaufen hat, wird deshalb in der Klinik am Kranken getestet. Wer die erwarteten Wirkungen zeitigt, erhält gute Zensuren, wer nicht reagiert, schlechte. Wer das neue Mittel nicht verträgt, ist selber schuld. Um so schlimmer für ihn, wenn er so abwegig veranlagt oder so überempfindlich ist, daß er schlimmstenfalls daran zugrunde geht. Im Zeitalter technischer Massenfertigung ist persönliche Eigenart sträflicher Luxus, unter Umständen lebensgefährlich. Hat eine größere Anzahl von Kranken die Prüfung befriedigend bestanden, dann macht das neue Arzneimittel seinen Weg. In den seltensten Fällen bleibt es auf diejenigen Krankheitsbereiche beschränkt, für die es erdacht war. Die Anwendungsmöglichkeiten weiten sich aus, denn wenn sich das Präparat bei Durchfall bewährt, hilft es vielleicht auch bei Heuschnupfen, eitriger Mandelentzündung und Herzinfarkt. Neue Patientenreihen werden geprüft, der Umsatz gesteigert – das Spiel beginnt von neuem.

Schließlich muß in der Bundesrepublik niemand, der ein Präparat von Ärzten an Kranken ausprobieren lassen will, eine staatliche Stelle darüber in Kenntnis setzen. Keine Behörde prüft, ob das Sicherheitsrisiko für den Versuchspatienten zuvor in Tierversuchen ausreichend ermittelt worden ist. »Das entscheiden nur der Hersteller und der Arzt«, erläuterte einer unserer bestinformierten Medizinjournalisten, Dr. Thomas von Randow in der »Zeit«, »gleichgültig, ob es sich um eine der großen renommierten Firmen und versierte Kliniker handelt oder um eine kleine Pillenküche, die ihr Produkt einem unerfahrenen Doktor zum Ausprobieren in der Praxis überläßt.«

Die Prüfverfahren, die Prüfmethoden sind ebenfalls nicht im einzelnen durch Gesetz vorgeschrieben. Da kann jeder prüfen, was er will und wie er will, und selbst Tierversuche lassen sich je nach erwartetem Ergebnis manipulieren. »Wenn ich will«, versuchte kürzlich der leitende, mit Tieren experimentierende Pharmakologe dem Chefchemiker der gleichen Arzneimittelfirma plastisch seine »Macht« zu demonstrieren, »wenn ich will, mache ich Ihnen jede Substanz kaputt!« Ob auch umgekehrte – positive – Resultate zu erzielen sind, »wenn er will«?

Vor dem geltenden Arzneimittelgesetz sind wir ein Volk von 60 Millionen Meerschweinchen. Wer's nicht glauben mag, frage »die verantwortungslosen Ärztefunktionäre, die sich, das Wohl der anvertrauten Patienten vernachlässigend, mit der allmächtigen Pharma-Industrie verbündet haben!« – empfiehlt der »Unabhängige Arbeitskreis Arzneipolitik, Berlin«.

Zahlreiche Firmen, wie beispielsweise Merck in Darmstadt und Dr. Madaus & Co. in Köln, testen neue Arzneispezialitäten auch an ihren Werksangehörigen. Wie das ärztliche Wirtschaftsmagazin »status« (Nr. 21/1972) zu berichten wußte, hat Merck »unter seinen Mitarbeitern Freiwillige geworben ... Im übrigen hat die Firma Merck einen Versicherungsvertrag für die Probanden abgeschlossen, so daß zusätzlich zu dem bestehenden Versicherungsschutz aus dem Bereich der Berufsgenossenschaften eine Invaliditäts- und Todesfallversicherung abgeschlossen wurde ...«

Weniger zimperlich geht Madaus in diesen Versuchen mit gesunden Werksangehörigen um. Man bekommt ohne nähere Erläuterungen ein Mittel in die Hand gedrückt und schluckt ganz einfach. Wie oft solche Versuche durchgeführt werden, ist nicht bekannt. Ich selbst wurde während meiner zweieinhalbjährigen Pressetätigkeit bei diesem Kölner Pharma-Unternehmen lediglich einmal zur Teilnahme aufgefordert. Hartnäckig hält sich das – allerdings unbestätigte – Gerücht, daß manche Firmen bestimmte Wirkstoffe (z. B. gegen Erkältungskrankheiten) im Kantinenessen erproben.

Was die breite Masse der Arzneimittelschlucker betrifft, so wiegt sich die Mehrheit in Sicherheit, weil sie des kindlichen Glaubens ist, es werde schon irgend jemand nach dem Rechten sehen. Von schädlichen Nebenwirkungen haben die wenigsten Patienten gehört. Und wenn, lassen sie sich von der Aufschrift »apothekenpflichtig« beruhigen. Dabei kennzeichnet diese Aufschrift nur den Handelsweg, und ein Hersteller kann ganz nach Gutdünken entscheiden, ob seine Arznei nur über Apotheken oder auch über Drogerien vertrieben werden soll. Eine Garantie ist damit nicht gegeben. Selbst der Vermerk »verschreibungspflichtig« sollte keine übertriebenen Hoffnungen wecken. Alle neuen Medikamente dürfen in den ersten drei Jahren nur gegen Rezept abgegeben und erst aus der Rezeptpflicht entlassen werden, wenn in dieser Frist keine unvertretbaren Nebenwirkungen registriert sind. Es ist allerdings vorgekommen, daß ein Hersteller sein Medikament in dieser Zeit nicht verkaufte: Da es in einem solchen Fall keine Beanstandungen geben konnte, wurde das Medikament rezeptfrei.

Auch diejenigen, die – allen voran das Bundesgesundheitsamt in Berlin – von Gesetzes wegen mit der Überwachung des Arzneimittelmarktes betraut sind, scheinen ihre Prüfintensität zu überschätzen: Noch nicht einmal zehn Wissenschaftler registrieren dort im Jahresdurchschnitt 1750 Medikamente (bei der FDA in den Vereinigten Staaten sind mehr als 350 Wissenschaftler mit der Prüfung von weniger als 100 Präparaten jährlich befaßt!). Gibt die Bundesregierung freiwillig die Gesundheit der deutschen Bevölkerung den mitunter gefährlichen Stoffen der Arzneimittelhersteller preis?

Für den Hersteller, der ein neues Medikament auf den Markt bringen will, genügt es, das Präparat beim Bundesgesundheitsamt eintragen zu lassen und zu versichern, daß es »nach den neuesten Erkenntnissen der Wissenschaft« erprobt worden sei. Der Beweis, daß das neue Mittel wirksam, geschweige denn, was durchaus sinnvoll wäre – und bei neuen Impfstoffen auch so gehandhabt wird –, wirksamer ist als die bereits auf dem Markt befindlichen Präparate, wird bisher in der Bundesrepublik nicht verlangt.

Aber damit nicht genug: Für Kombinationspräparate – und das sind im Schnitt 98 Prozent aller pro Jahr neu registrierten Spezialitäten – braucht der Hersteller überhaupt keine Prüfungen nachzuweisen (lediglich für solche Mittel, »die Stoffe enthalten, deren Wirksamkeit in der medizinischen Wissenschaft bisher nicht allgemein bekannt war«). Hersteller, Bundesgesundheitsamt und Ärzteschaft glauben fest an die positive Wirkung von Kombinationspräparaten, wenn bereits deren Einzelsubstanzen eine günstige Wirkung gezeigt haben. Sie ignorieren hartnäckig, was Wissenschaftler in der ganzen Welt längst nachgewiesen haben: Wenn beispielsweise ein »leichtes« Kopfschmerzmittel seit Jahren ohne besonders gravierende Nebenwirkungen auf dem Markt gewesen ist, dann ist es keineswegs ausgeschlossen, daß eine Wirkstoffkombination von Kopf-, Schlaf- und Beruhigungsmitteln (zu einem einzigen Medikament) bei längerem Gebrauch Krebs oder Mißbildungen verursacht. Gerade diese Kontrollen aber werden in der Regel weder vom Pharmaproduzenten durchgeführt noch vom Bundesgesundheitsamt gefordert.

In unserem Nachbarland Österreich ist das offizielle Prüfzeremoniell weitaus zivilisierter. Bevor eine Spezialität in der Apotheke verkauft werden darf, muß sie dem Sozialministerium zur Registrierung eingereicht werden. Das Ministerium entscheidet über dieses Registrierungsansuchen auf Grund der Gutachten von zwei bundesstaatlichen Untersuchungsanstalten, die mit der Überprüfung des Medikamentes beauftragt wurden. In der Bundesanstalt für chemische und pharmazeutische Untersuchungen wird die Zusammensetzung und die Verpackung des Medikamentes überprüft. Die bundesstaatliche Anstalt für pharmakologische Untersuchungen beurteilt die Wirksamkeit und Toxizität des neuen Heilmittels. Es ist nach dem Gesetz zulässig, die Registrierung eines Arzneimittels auch dann abzulehnen, wenn das Mittel zwar unschädlich und wirksam ist, jedoch nur eine Nachahmung einer bereits registrierten Spezialität darstellt. Dieser »Nachahmungsparagraph« bewahrte Österreich davor, von einer Vielzahl mehr oder minder gleich wirksamer Präparate überflutet zu werden, wie das etwa in der Bundesrepublik Deutschland der Fall ist. In Österreich beträgt die Zahl der zugelassenen Spezialitäten zur Zeit etwa 6000, bei uns aber mindestens 60 000!

Zur Kontrolle der Heilmittelerzeugung und -verteilung sieht der österreichische Gesetzgeber die regelmäßige Kontrolle in pharmazeutischen Betrieben und Apotheken vor, die von den örtlichen Gesundheitsbehörden und Fachbeamten der Heilmittelüberwachung durchgeführt wird. Contergan zum Beispiel, das in Österreich »Softenon« hieß, war zwar registriert und zum Verkauf zugelassen. Es war jedoch an eine ärztliche Verschreibung gebunden. Für rezeptpflichtige Medikamente darf nach der Spezialitätenordnung keine Laienreklame gemacht werden. Das Conterganpräparat war also dem österreichischen Konsumenten weitgehend unbekannt. Daneben war wohl auch die Verzögerung durch den Registrierungsvorgang an der Abwehr der Contergankatastrophe wesentlich beteiligt.

Und was geschieht in der Bundesrepublik? Von den pharmakologischen und klinischen Prüfungen erfährt das Bundesgesundheitsamt in Berlin nur dann, wenn diese längst abgeschlossen sind. Von Arzneimittelversuchen an Menschen, deren Ergebnisse nicht zu einem Antrag auf Zulassung des neuen Mittels ermutigen, die also im Hinblick auf das zumutbare Nebenwirkungsrisiko negativ ausgefallen sind, erhält die Berliner Behörde keine Mitteilung. Nur äußerst selten wird in der Öffentlichkeit bekannt, mit welchen Folgen für die Kranken diese wilde Experimentiererei verbunden ist.

In den USA muß der Patient, der sich einem Versuch zur Verfügung stellt, schriftlich seine Bereitwilligkeit bekunden. In der Bundesrepublik ist eine Einwilligung nicht erforderlich, meist erfährt der Patient überhaupt nicht, daß er als Meerschweinchen fungiert. In den USA müssen die Prüfärzte von der Behörde für die klinische Pharmaka-Erprobung lizenziert sein und spezielle Qualifikationen vorweisen können. In der Bundesrepublik darf jeder Mediziner alles prüfen, er ist lediglich seinem eigenen Gewissen verpflichtet.

Wie verstümmelt dieses Gewissen jedoch sein kann, zeigt ein Beispiel aus einem Hamburger Krankenhaus. Im Verlauf einer Unterredung zwischen dem Geschäftsführer einer Kölner Arzneimittelfabrik und dem Chefarzt wies der Mediziner auf seine augenblickliche private Finanzmisere hin. Er bat daher den Pharmaproduzenten um einen bestimmten Wirkstoff, der jedoch noch nicht alle vorgeschriebenen Tierversuche durchlaufen hatte. Der Chefarzt, der für die klinische Erprobung der fraglichen Substanz ein Honorar in Höhe von 2500 DM erwarten durfte, argumentierte mit dem Hinweis, zufällig einen »passenden« Patienten auf seiner Station zu haben. Der Kölner Unternehmer, selbst Arzt, lehnte jedoch trotz heftigen Drängens ab. Und das war aus mehreren Gründen gut so. Einige Monate später wurden die Tierversuche mit dem neuen Wirkstoff abgebrochen. Offenbar hatte er sich als unbrauchbar erwiesen, obgleich er lediglich eine nur wenig veränderte Variante eines bekannten Leberpräparates auf dem deutschen Arzneimittelmarkt darstellte.

Viele Mediziner – angeführt von dem unverdrossenen Kämpen der Bundesärztekammer, Professor Dr. med. Josef Stockhausen – aber wiegen uns in Sicherheit und erklären mit zweifelhaftem Mut: »Ich glaube, daß wir in der Bundesrepublik im Hinblick auf die Sicherheit unserer Arzneimittel anderen Ländern nicht nur nicht nachstehen, sondern sogar über nicht unwesentliche Vorteile verfügen.« Wie schwer die Beschwichtigungen mancher Ärzteführer, die oft genug an »Verhohnepiepelung« der Bevölkerung grenzen, zu verantworten sind, wenn man dieser Äußerung einen Artikel der führenden Ärztezeitschriften gegenüberstellt, die aufgrund ihrer wirtschaftlichen Abhängigkeit Anlaß hat, auf die im Anzeigengeschäft besonders stark engagierte Pharma-Industrie Rücksicht zu nehmen. Trotz dieses schweren Handicaps konnte sich die in München erscheinende Zeitschrift »Selecta« (Ausgabe vom 10. März 1971) das Pauschalurteil nicht verkneifen, daß »manchmal eine gewisse Skepsis gegenüber der Sorgfalt der pharmazeutischen Firmen in der klinischen Prüfung nicht unbegründet« erscheint.

Noch deutlicher äußerte sich einer der Sachverständigen beim Conterganprozeß, der 1973 verstorbene Professor Hans Freiherr von Kreß, Berlin: »Die klinische Arzneimittelprüfung ist der dunkelste Punkt in der Medizin der Bundesrepublik Deutschland.« Eine weitere prominente Stimme mag dieses deprimierende Urteil bekräftigen. Professor Dr. Dr. H. E. Bock, Präsident der Deutschen Therapiewoche in Karlsruhe, erklärte während seiner Eröffnungsansprache im Herbst 1972: »Es ist zwar nicht alles wägbar in der Medizin, aber doch sehr viel mehr, als bisher gewogen wurde.« Beschämend schließlich der Kommentar des Heidelberger Pharmakologen Professor Franz Groß: »In Deutschland wird viel über Forschung geredet, aber wenig getan.«

Schrotschüsse mit Arzneimitteln

Untersuchungen des Forschungsinstituts für Genetik in Erlangen förderten Erschreckendes zutage. Neuere Versuche zeigten, daß selbst Krebsmedikamente imstande sind, das Erbgut – den wichtigsten Besitz eines jeden Menschen – zu verändern. Insgesamt gerieten

14 Krebsmedikamente in den Verdacht, die Erbinformationen zu verändern. Schäden an den Erbträgern – den sogenannten Chromosomen – rufen u. a. die Präparate N-Lost, Endaxan, Trenimon und Myleran hervor. »Es muß gefordert werden«, sagte der Leiter des Instituts mit allem Nachdruck, »daß sämtliche Arzneimittel, bevor sie in den Handel kommen, auf mutagene (erbschädigende) Wirkungen hin untersucht werden!«

Die Wissenschaft weiß noch relativ wenig über den so vielschichtigen Mechanismus im menschlichen Körper, so daß wir einfach mit dem Schicksal spielen, wenn wir chemische Stoffe schlucken. Wenn wir gleichzeitig mehr als einen Wirkstoff einnehmen, wird die Wirkung vervielfacht. Wir können uns nicht vorstellen, wie bestimmte Nahrungsmittelzusätze zum Beispiel auf ein Medikament reagieren, das »nach den Mahlzeiten und vor dem Schlafengehen« eingenommen werden soll. Und wir wissen tatsächlich nicht, was passiert, wenn wir mehrere verschriebene Medikamente auf einmal schlucken, außer, daß manche Menschen daran sterben. Auch der Arzt, der das Präparat einem Kranken verordnet, kann nicht im voraus wissen, welche Wirkung es auf den betreffenden Patienten haben kann. Er und der Patient – vor allem der Patient! – spielen eine Art »russisches Roulette«, dem unter Umständen noch die Generation unserer Nachkommen in einem nicht zu übersehenden Maße ausgesetzt sein wird.

Niemand weiß, wie häufig klinische Medikamentenprüfungen abgebrochen werden müssen, weil sich das getestete Mittel als schädlich erwies. Niemand vermag die Zahl der Menschen anzugeben, die von solchen Experimenten Dauerschäden davontrugen oder sie gar mit dem Leben bezahlen mußten. Niemand ist gesetzlich verpflichtet, Patienten zu informieren, daß sie als »statistische Größe« ohne irgendeinen entsprechenden Versicherungsschutz an einem Arzneimittelexperiment teilnehmen, das im Auftrag eines – allein auf Gewinn ausgerichteten – Pharmawerkes durchgeführt wird. Jeder kann ohne Nachweis einer fachlichen Qualifikation ungestraft eine »klinische Prüfung« gegen Geld an kranken Menschen mit irgendeinem obskuren Präparat durchführen – und zwar mit dem einzigen Ziel, sich daran zu bereichern. Auf dem Sektor der klinischen Prüfung existieren noch nicht einmal rechtsverbindliche Vorschriften für die medizinische Qualifikation eines Prüfers; es können auch Apotheker, Chemiker oder Biologen daran beteiligt werden. Es ist sogar möglich, daß heute in der Bundesrepublik pharmazeutische Firmen ihr Unwesen treiben, in deren Mitarbeiterstab sich kein einziger Arzt befindet!

Bei der Food and Drug Administration (FDA) empfindet man das deutsche Prüf- und Registrierverfahren mit Recht als unzureichend und gefährlich. Dies ist auch ein Hauptgrund dafür, daß seit vielen Jahren schon kaum mehr ein in der Bundesrepublik neu eingeführtes Medikament in den USA verkauft werden darf – während nahezu alle amerikanischen Neuentwicklungen von deutschen Lizenzinhabern auf den Markt gebracht werden.

Die FDA, deren Entscheidungen in Amerika gleichgesetzt werden mit »Gott, Mutterschaft und der amerikanischen Flagge«, erwarb zumindest in Fachkreisen einen ähnlichen Bekanntheitsgrad wie das FBI und übernahm die Rolle eines »Gesundheitspolizisten«: »Sie beurteilt als einzige und letzte Instanz nicht nur die Wirksamkeit, Sicherheit und Reinheit von Arzneimitteln, die Qualifikation von Arzneimittelherstellern und Arzneimittelprüfern, ist nicht nur Zensor der Arzneimittelinformation und Werbung, sondern setzt auch Maßstäbe für die Pharmakotherapie des Arztes.« Hans-Joachim Cramer von der Pressestelle des Bundesverbandes der Pharmazeutischen Industrie, der in seiner 1973 erschienenen Schrift »Die Arzneipolizei – Kontrolle der pharmazeutischen Industrie und der Ärzte in den USA« die US-Behörde als Fortschrittshemmer und Totengräber der Arzneimittelforschung apostrophiert, kann jedoch nicht umhin, anerkennend festzustellen: »Die FDA hat ... ganz wesentlich das Niveau mitbestimmt, auf welchem sich die Arzneimittelprüfung und -herstellung heute in den Industrienationen befinden.« Mit anderen Worten: Ohne das Beispiel der FDA, die in den Augen der amerikanischen Öffentlichkeit ihre Richterrolle auf dem Arzneimittelmarkt noch viel zu milde ausübt, würde mit Sicherheit ein unbeschreibliches Chaos die Medikamentenszene der Bundesrepublik beherrschen. Genau das Gegenteil jedoch behauptete ein (anonymer) »führender Fachpharmakologe« in der »Gesundheitspolitischen Umschau« (Heft 5/1969): »Wenn wir in der Bundesrepublik auf dem Gebiet des Arzneimittelwesens den Weg der Amerikaner gehen wollen, befinden wir uns auf dem Holzweg.« Denn »wenn man sich für eine freie Wirtschaft mit einem freien Spiel der Kräfte entscheidet, dann muß man auch bereit sein, gewisse Begleiterscheinungen, die nicht immer schön sein mögen, in Kauf zu nehmen. Man muß bereit sein, eine gewisse Luxusproduktion zu bejahen ...« Wir Deutsche seien als »Angehörige einer der führenden Industrienationen der Welt zum

Fortschritt verurteilt, wenn wir nicht im Laufe der nächsten Jahrzehnte in den Zustand der Bedeutungslosigkeit absinken wollen, in dem wir uns politisch bereits befinden«.

Der Kölner Physiologe Professor Dr. med. Günther Vogel, der sich hinter dem anonymen »führenden Fachpharmakologen« verschanzte, sammelte seine erstaunlichen Erfahrungen bei der Arzneimittelfirma Dr. Madaus & Co., in der er großen Einfluß auf die Unternehmenspolitik ausübt. Mit geradezu peinlicher Überheblichkeit, die mir für den gesamten Industriezweig symptomatisch erscheint, schreibt Professor Vogel, der auch dem 12köpfigen Beirat »Arzneimittelsicherheit« beim Bundesgesundheitsministerium angehört, daß es »auf unserem Fachgebiet überhaupt nichts von irgendwelcher Bedeutung (gibt), was außerhalb der Grenzen der freien Welt entwickelt worden wäre«. Und: »Man sehe sich die gigantische, vom Gelben Meer bis zur Elbe reichende geistige Wüste an«, um festzustellen, daß es »in den Ländern mit sozialisierter Wirtschaft« keine »einzige neue Substanz von einiger Relevanz« gibt.

Was der »führende Fachpharmakologe« tunlichst verschweigt, ist die Tatsache, daß die Zahl der innerhalb von 10 Jahren (1961–1970) neu entwickelten Arzneimittelsubstanzen rund um den Erdball nur 755 beträgt. Davon wurden 107 (also rund 10 pro Jahr) in der Bundesrepublik entwickelt, die nach einer Mitteilung von »pharma intern« (ein Informationsblatt des Arzneimittelverbandes vom 12. April 1972) damit unter den Erfinderländern an dritter Stelle steht. Diese Meldung basiert auf einer Untersuchung von Wissenschaftlern der Arzneimittelfirma C. H. Boehringer Sohn, Ingelheim, die seit 1961 die wichtigsten internationalen pharmazeutischen, chemischen und medizinischen Fachzeitschriften daraufhin überprüfen, welche chemisch definierten Stoffe in irgendeinem Land der Welt erstmalig als Arzneimittel therapeutisch verwendet und in welchem Land sie erfunden wurden.

An erster Stelle der Erfinderländer liegen die USA, deren pharmazeutische Industrie (1971) mit einem Produktionswert von über 20 Milliarden Mark (Bundesrepublik: sieben Milliarden DM) die größte der Welt ist und deren Forschungskräfte zugleich stark konzentriert sind: 85 Prozent der in der pharmazeutischen Industrie tätigen Forscher arbeiten in nur 25 Unternehmen. Die US-Wissenschaftler entwickelten innerhalb von zehn Jahren 184 neue Arzneistoffe. Es folgen Frankreich mit 170, Westdeutschland mit 107, Japan mit 67, Schweiz mit 58, Großbritannien mit 43 Erfindungen. 15 neue Wirkstoffe entwickelten die Ostblockländer, soweit das aus dem spärlichen Schrifttum, das in den Westen gelangt, ersichtlich ist. Vor allem das Niveau der pharmazeutischen Industrie in Ungarn »kann sich sehr wohl an dem der westlichen Länder messen«, wie der »Praxis-Kurier« am 17. Oktober 1973 besonders hervorhob. »Im Export von Pharmazeutika behauptet Ungarn etwa die sechste Stelle in der Weltrangliste. Und nicht nur Quantität, sondern auch Qualität wird angeboten, denn die Produkte der ungarischen Pharmaindustrie verkaufen sich auch in der Bundesrepublik gut.«

Die Tendenz der Neuentwicklungen ist insgesamt rückläufig: 1963 wurden in der ganzen Welt noch 100 neue Wirkstoffe entwickelt, 1970 waren es nur noch 60. Beim Bundesgesundheitsamt in Berlin wurden jedoch allein für den Bereich der Bundesrepublik und West-Berlin 1674 Medikamente als »neu« registriert.

Die allgemeine Dürre auf dem Gebiete sensationeller Arzneimittelentdeckungen hat längst chronischen Charakter angenommen. Wenn man die Medikamente von 1964 mit denjenigen von 1974 einem kritischen Vergleich unterzieht, fragt man sich unwillkürlich, wo die großen wissenschaftlichen Verbesserungen geblieben sind, die bei den Milliarden herausgekommen sein müßten, welche die Pillenproduzenten im Laufe dieser zehn Jahre angeblich für Forschungsarbeiten aller Art ausgegeben haben. Tatsächlich läuft ein großer Teil pharmazeutischer Produktverbesserungen immer mehr auf kleine Einzelheiten in der Aufmachung hinaus, wie sie beispielsweise in der Automobilbranche an der Tagesordnung sind: Technische Spielereien ohne echten therapeutischen Wert. Kein Wunder, wenn sich die Wissenschaftler der Arzneimittelindustrie immer häufiger darüber beklagen, daß sie eigentlich nur noch Hampelmänner der Verkaufs- und Werbeabteilungen sind.

Ein großer Teil dessen, was man heute Produktforschung nennt, ist in Wirklichkeit nichts weiter als ein Ausgabeposten der Verkaufsförderung und hat bestenfalls den Zweck, lukrative »Kombinationspräparate« auf die Ladentische der Apotheken zu werfen, was natürlich zu einer unerträglichen Markenvermehrung führt. Und häufig genug besteht das »neue« Medikament einfach in einer neuen Art der Verpackung. Einen großen Teil des Geldes, das angeblich zur Erforschung neuer Arzneimittel verwendet wird, geben clevere Pharmamanager in Wirklichkeit für die Suche nach patentfähigen Variationen von Präparaten aus, die sich bereits seit Jahren gut verkaufen. So brütet die Wissenschaft – zum Zweck permanenter Gewinnmaximierung – immer mehr Trödel und Plunder aus, die Industrie stellt ihn in Massenproduktion her (ein Kölner Arzneimittelhersteller lieferte in einer einzigen Sendung 10 Zentner eines Abführmittels an ein Hamburger Krankenhaus, das damit 50 000 Patienten in »arge Bedrängnis« bringen kann), die Apotheken verhökern ihn zu sündhaft teuren Preisen und die Werbung dressiert Arzt und Patient darauf, reflexmäßig danach zu greifen. Kurz: Wenn man die Produktion der pharmazeutischen Industrie in unserem Lande analysiert, muß man leider feststellen, daß es nur wenige absolut notwendige, dafür aber um so mehr nutzlose Medikamente gibt.

Es gab 1973 in der gesamten Bundesrepublik sage und schreibe 5 (fünf!) ausgebildete klinische Pharmakologen, Ärzte also, die ausschließlich darum bemüht sind, die Wirkung von Medikamenten am Menschen zu studieren. Zwar sind ca. 30 junge deutsche Wissenschaftler in den USA zur entsprechenden Ausbildung tätig; wenn sie aber wieder zurückwollen, finden sie keine Anstellung. Deutsche Kliniken brauchen keine Arzneimittelexperten – obwohl etwa ein Drittel ihrer Unkosten auf Medikamente entfallen, die Ausbildung der Ärzte in klinischer Pharmakologie absolut ungenügend ist und selbst Universitätsprofessoren nicht ausreichend darüber Bescheid wissen. Dr. Deschler aus Ansbach zitierte in einem Leserbrief an die FAZ einen Professor, Chef einer großen Klinik, der sogar in so relativ einfachen Dingen – wie der Dosierung eines neuen Antibiotikums – überfordert schien: »Das weiß ich nicht genau, darin sind wir weitgehend auf die Information der chemischen Großindustrie angewiesen.«

Dr. Deschler selbst sagte im gleichen Brief: »Ich kenne kein Krankenhaus, wo nicht jeder Patient dreimal täglich mindestens fünf bis sechs Mittel erhält. Dabei kann man nie sagen, wieweit diese Mittel sich gegenseitig vertragen oder auch schaden. Dann bekommen die Patienten noch einen Zettel mit, der Hausarzt solle diese Mittel weiterverordnen. Alles zum Profit der Industrie.«

Die meisten Ärzte, die der Berliner Universitätsprofessor Dr. med. Herbert Herxheimer als »pharmakologische Analphabeten« tituliert, führen anstelle eines gezielten »Kugelschusses« eine Art von Schrotschußtherapie durch, in der Hoffnung, vielleicht auch den gesuchten Krankheitserreger einmal zu treffen. »Im allgemeinen erhält der Kranke zuviel Medikamente«, warnt auch »Selecta« (11. September 1972), »da die Dosis pillenweise so gewählt wird, daß der gewünschte Effekt auf jeden Fall eintritt. Dazwischenliegende Mengen, die therapeutisch ausreichten, können dadurch nicht appliziert werden. Deshalb sind auch die Nebenwirkungen meist unnötig hoch, und der Patient erhält unnötig viel eines Fremdstoffes.« Und der »Praxis-Kurier« (9. Februar 1972) weiß zu berichten: »... auch stationäre Patienten werden Überdosierungen und schwer voraussehbaren Arzneiwechselwirkungen ausgesetzt. Auf Krankenblättern wurden schon bis zu 43 (!) Positionen gezählt.«

In der Tat nimmt die Polypragmasie (ungezielte Behandlung mit vielen verschiedenen Arzneimitteln) bedrohliche Formen an. Die gut informierte »tägliche praxis« berichtete 1972: »Ein Patient erhält im Krankenhaus etwa 6 bis 10 Medikamente zur gleichen Zeit. Bei dieser Art der Mehrfachmedikation kommt es in 7–10 Prozent zu Nebenwirkungen. Manche Patienen erhalten zugleich bis 20 Medikamente. Unter diesen Umständen ist mit mindestens 40 Prozent Nebenwirkungen zu rechnen.«

Die Großzügigkeit bei der Verabreichung von Arzneimitteln läuft mit der Großzügigkeit klinischer Prüfberichte parallel. Auch hier wird – immer von rühmlichen Ausnahmen abgesehen – noch immer grob über den Daumen gepeilt. Da der Chef einer Klinik zwar das Honorar für Arzneimittelprüfungen kassiert, im übrigen jedoch dafür oft wenig Interesse zeigt, wird in vielen Fällen der jüngste Assistent mit den »Tests« beauftragt. Und der sammelt »Eindrücke«, aber keine wissenschaftlich verwertbaren Daten. Die Befunde sind in der Regel wertlos – so wurde bereits auf der Karlsruher Therapiewoche 1969 der Stab über der deutschen klinischen Arzneimittelforschung gebrochen.

Der Berliner Pharmakologe und Internist, Professor Dr. Herxheimer, bestgehaßter Pharmakritiker in der Bundesrepublik, zieh in dem von ihm herausgegebenen »Arzneimittelbrief« (Nr. 6/1972) die westdeutschen Pillenfabrikanten der Irreführung in der Medikamentenwerbung und schrieb u. a.: »Es ist weitverbreitete Routine vieler pharmazeutischer Firmen, bei der Schaffung neuer Markenpräparate Ärzte zu bitten, diese Präparate *auszuprobieren* und Berichte darüber zu veröffentlichen, natürlich gegen Honorar. Naturgemäß erwartet die Firma einen günstigen Ausfall der Versuche und einen ebenso günstigen Bericht. In der Regel wird diese Erwartung erfüllt, wie die unzähligen Berichte zeigen, die in gewissen auf sie eingestellten Zeitschriften erscheinen, die sie mit Vorliebe abdrucken (z. B. *Therapie der Gegenwart*, *Medizinische Klinik*, *Medizinische Welt*). Bei einem jährlichen Zuwachs von vielen Hunderten neuer Präparate ist es sicher, daß ihre große Mehrzahl unwirksam oder für die angegebene

Indikation nicht geeignet ist. Dies dürfte von einer überwältigenden Zahl von Pharmakologieprofessoren bezeugt werden. Trotz der günstig lautenden gedruckten Zeitschriftenartikel kann also vor Gericht unterstellt werden, daß diese nur in Ausnahmefällen wissenschaftlichen Wert haben.«

Aber »der Auftraggeber – die produzierende Firma –« brauche »solche Arbeiten« von *anerkannten Wissenschaftlern*, wisse jedoch »ganz genau, daß sie wissenschaftlich wertlos sind«.

Diese Arbeiten und Prüfberichte, die oft wie Kronzeugen im Registrierverfahren beim Bundesgesundheitsamt herangezogen werden, sind in meinen Augen nicht nur im höchsten Grade unverantwortlich, sondern schlicht kriminell. Ähnliche Beweggründe mögen Professor Herxheimer zu der Empfehlung angeregt haben: »Entweder müssen sich die Justizbehörden entschließen, einen Testfall durchzuführen und die Irreführung nachzuweisen. Wenn dies gelingt, wäre ein Präzedenzfall geschaffen, der die Pharmafirmen zwingen würde, ihre bisherige Form der Werbung zu revidieren. Gelingt es nicht, dann sollten die Behörden der Länder die Bundesbehörden darüber informieren, daß das Heilmittelwerbegesetz von 1965 sich in der Praxis auf dem Ärztesektor als nicht anwendbar erwiesen hat und der Verbesserung bedarf.«

Welchen inflationistischen Tendenzen auch »Ärztegutachten« bereits unterliegen, illustriert ein Fall aus Wiesbaden, wo ein kleineres Pharma-Unternehmen die Gutgläubigkeit von Behörden, Ärzten und Patienten strapaziert. Unter der Überschrift »Papier ist geduldig« berichtete die »tägliche praxis« (Heft 4/1971) – eine Publikation, die sich in erster Linie der kritischen Beobachtung des Arzneimittelmarktes in der Bundesrepublik verschrieben hat –: »Die Fabrik pharmazeutischer Präparate Apotheker A. Herbert KG, Wiesbaden-Bierstadt, wirbt für ihr Geriatrikum Prospervital mit Auszügen aus 30 Ärztegutachten. Die Anschriften der Gutachter sowie die Daten der Gutachten werden mitveröffentlicht.

Diese Gutachten haben uns interessiert; wir haben die Kollegen gebeten, uns jeweils eine Kopie zu überlassen. Wir haben 13 Antworten erhalten: 11 Kollegen informieren uns, daß sie kein Gutachten gegeben haben, die restlichen beiden haben keine Unterlagen mehr. Kennzeichnend ist der folgende Auszug aus einem Brief: *Es sind keine systematischen Untersuchungen oder sonstige objektivierbaren gutachtlichen Äußerungen von uns abgegeben worden. Ich hatte auch der Firma mitgeteilt, daß meine Mitteilung nicht für die Öffentlich-*

keit geeignet sei, daß es sich lediglich um einen subjektiven Eindruck gehandelt hat.

Glaubt man, mit uns Ärzten alles machen zu können?

P. S. Dieselbe Firma wirbt auch mit *30 Ärztegutachten* über das Präparat Cor-Neo-Nervacit. Wir haben keine Hoffnung, daß diese *Ärztegutachten* anders sind.«

Welches Gewicht den Aussagen eines Pharmaproduzenten beizumessen ist, zeigt auch der folgende Fall: Der »Menocil«-Hersteller, die Cilag-Chemie, antwortete Patienten, die sich nach Einnahme des berüchtigten Medikaments und nach Äußerungen des Verdachts von Nebenwirkung in der Öffentlichkeit um Aufklärung an die Firma wandten, »eingehende Untersuchungen« berechtigten »zu der Feststellung, daß ein Zusammenhang zwischen den berichteten Krankheitserscheinungen und der Einnahme von Menocil nicht besteht«. Als Wissenschaftler eine Überprüfung dieser »eingehenden Untersuchungen« vornehmen wollten, gestand – nach einem Bericht der »Zeit« vom 8. Mai 1970 – der verantwortliche Referent des Unternehmens, Dr. Fetzer, »sie existierten lediglich in den von der juristischen Abteilung des Hauses verantworteten Briefen«.

Dank einer unguten Verquickung des durchaus legitimen Drangs vieler Klinikärzte, lukrative Nebenerwerbsquellen zu erschließen einerseits, und dem immerhin verständlichen Verlangen der Pharma-Industrie, möglichst viele positive Urteile über die eigenen Erzeugnisse zu sammeln andererseits, birgt das Medikament eine reichliche Portion hochbrisanten Konfliktstoff. Man verrät kein Geheimnis, daß in den Augen zahlreicher aufmerksamer Ärzte die meisten Fachartikel über Arzneimittel keinen Schuß Pulver wert sind. Selbst die Medizinerpresse, die häufig derartige Berichte veröffentlicht, geniert sich nicht, dies zuzugeben. »Unbestreitbar gibt es gerade unter Klinikärzten selbst verbreitete Zweifel an der Glaubwürdigkeit solcher Arbeiten in der Fachpresse«, ließ »Selecta« (7. Mai 1973) wissen. »Das böse Wort von der *bezahlten Arbeit* ist von Zeit zu Zeit vernehmbar.« Aber, so fügt das ärztliche Wochenmagazin einschränkend hinzu: »All das beweist indessen noch nichts.« Wenngleich: »Die Gelegenheit, einmal Konkreteres darüber zu erfahren, schien günstig, als die Frankfurter Medizinisch-Pharmazeutische Studiengesellschaft (MPS), ein Public-Relations-Unternehmen der westdeutschen Pharma-Industrie, Mitte Februar (1973) in Berlin ein Pressegespräch zum Thema *Information über rezeptpflichtige Arzneimittel* veranstaltete.«

Und siehe da, schon die erste, »gänzlich ungezielte Frage«, erbrachte »ein überraschendes Resultat«. Das Blatt schreibt: »Der Befragte gestand frei und angenehm, doch mit glaubhafter Reue, in seiner Klinikzeit selbst *vier oder fünf* Prüfberichte für die Fachpresse verfaßt zu haben, die das wahre Resultat des klinischen Tests zumindest beschönigten.« Und: »Daß es in der Fachpresse solchermaßen *gedopte* Arbeiten noch in nennenswerter Zahl gebe, räumte anschließend auch der Direktor einer in der Bundesrepublik führenden pharmazeutischen Firma ohne weiteres ein; sie seien freilich *vor einigen Jahren wohl noch häufiger* gewesen als heute.«

Weit weniger sanft gehen unabhängige Mediziner mit jenen »moralischen Krüppeln« unter ihren Kollegen und den Pharmawerkern ins Gericht, die allzu skrupellos persönlichem Prestige, hohen Honoraren und Gewinnspannen nachjagen. So schrieb der Heilbronner Facharzt für innere Krankheiten Dr. Erwin Gös in der FAZ u. a.: »Das Schlimmste von allem, was man der Arzneimittelwerbung jedoch vorwerfen kann, ist, daß sich Ärzte mit Professorentitel für die Werbung zur Verfügung stellen. Ich brauche nur auf die vielen Sonderdrucke zu verweisen, die einem die Arzneimittelfirmen jeden Tag auf den Tisch bringen. Ein großer Teil dieser *pseudowissenschaftlichen Arbeiten* ist von Professoren herausgegeben und behandelt Medikamente, über die in ordentlichen Büchern zu lesen ist, daß sie keinerlei pharmakologische Wirkung haben.«

Ungeschminkt brachte auch der Kölner Hämatologe Prof. Dr. med. Schulten seine Meinung über die »Kochbuchartikelchen«, die nichts als den Absatz ihrer Auftraggeber im Auge haben, zum Ausdruck: »Eine große Zahl von pharmazeutischen Unternehmen führt lediglich aufgrund mehr oder minder gekaufter Gefälligkeitsgutachten verantwortungsloser Ärzte ... ihre Präparate dem Arzneischatz zu ...« Schulten fügte hinzu: »Die grundsätzliche Bereitwilligkeit vieler Ärzte, jedes als neu angepriesene Fertigpräparat gedankenlos zu verschreiben, bereitet den Boden für die Überschwemmung des Arzneimittelmarktes.«

Empört und voll heiligen Zorns ob solcher »Ungereimtheiten« weist dagegen der Bundesverband derartige »Unterstellungen« weit von sich und erklärt getreu dem Motto, »daß nicht sein kann, was nicht sein darf«: »Die Aussagen über die Gutachterhonorare stellen eine Verleumdung der von der Pharma-Industrie mit der notwendigen klinischen Erprobung beauftragten Ärzte und der pharmazeutischen Industrie dar. Der pauschale Vorwurf, die Gutachterhonorare seien verschleierte finanzielle Zuwendungen der pharmazeutischen Industrie an die *Ärzte*, ist mit aller Schärfe zurückzuweisen ... In Wirklichkeit zahlt die pharmazeutische Industrie Honorare nur für Unkosten und für den Aufwandersatz an Klinikärzte bei der unverzichtbaren klinischen Erprobung neuer Medikamente.«

Die Flut völlig wertloser »Arzneimittelarbeiten« ist ein Skandal. Vor allem deswegen, weil diese Untersuchungsberichte als Grundlage bei der Zulassung eines Medikamentes dienen. Bestürzend ist ein Vergleich mit ähnlichen »Prüfberichten« in den Vereinigten Staaten und in England. Die »tägliche praxis« (Heft 4/1971) veröffentlichte die Ergebnisse einer Studie, nach der von 141 englischen Beiträgen, die sich mit der Prüfung von Arzneimitteln befassen, 51 Prozent akzeptabel, 16 Prozent bedingt annehmbar und 33 Prozent nicht den zu stellenden Anforderungen entsprachen. In den USA liegt der Prozentsatz akzeptabler Arbeiten bei 70 Prozent, während in der Bundesrepublik »die Zahl der Arbeiten, die den strengen Kriterien der objektiven Forschung genügen, kaum 5 Prozent übersteigen«.

Eine relativ kleine Zahl besoldeter deutscher Ärzte untergrub das Vertrauen des Auslands in die einst führende Arzneimittelforschung restlos. Das – niederschmetternde – Urteil sprach bereits vor mehreren Jahren der amerikanische Pharmakologe und Nobelpreisträger Professor Hubert Bloch aus Pittsburgh, Pennsylvanien, als er nach Basel auf einen Lehrstuhl berufen wurde. In seiner Antrittsrede, die er dem Stand der europäischen Arzneimittelforschung widmete, sagte Bloch: »Man versäumt relativ wenig, wenn man deutsche Arbeiten unberücksichtigt läßt.«

Schuld an dieser Misere im westdeutschen Arzneimittelwesen trägt zu einem nicht unwesentlichen Teil auch das Bundesgesundheitsministerium. Wie schon erwähnt, berief Frau Käte Strobel 1969 einen wissenschaftlichen Beirat, der nach Angaben der Ministerin die folgenden Aufgaben wahrnehmen sollte:

»1. Ausarbeitung von Empfehlungen über die Anforderungen an die pharmakologische und klinische Prüfung von Arzneimitteln, die nach dem jeweiligen Stand der Wissenschaft zu stellen sind.

2. Festlegung von Anforderungen, die an die Qualifikationen der Prüfer, die im Rahmen der Entwicklung von Arzneimitteln die pharmakologische und klinische Prüfung durchführen, zu stellen sind.

3. Festlegung der Anforderungen, die an die Institutionen, die die klinische Prüfung durchführen, zu stellen sind.

4. Ausarbeitung von Empfehlungen, wie die Verfahren verbessert

werden können, die im Falle von Verdachtsmomenten gegen Arzneimittel anzuwenden sind.«

Aber was geschah? Nichts. Absolut nichts. Bundesministerin Strobel hatte mit der wissenschaftlichen Arbeitsgruppe »Sicherung des Arzneimittels«, deren zwölf Mitglieder sich bezeichnenderweise aus Pharmawissenschaftlern und Klinikärzten zusammensetzen, eine Niete gezogen, und ihre Nachfolgerin, Bundesministerin Dr. Katharina Focke, bewahrt den »Nachlaß« ihrer Vorgängerin wie ihren eigenen Augapfel.

Auf dem Internistenkongreß 1970 in Wiesbaden forderte Prof. Hans Herken, Berliner Ordinarius für Pharmakologie und gefürchtet als Hecht im pharmazeutischen Karpfenteich, über die Neueinführung von Medikamenten in der Bundesrepublik eine Kontrollkommission von unabhängigen Wissenschaftlern aufgrund tatsächlich festgestellter therapeutischer Bedürfnisse entscheiden zu lassen.

Nur so, meinte der prominente Mediziner in seinem Vortrag über »Sicherheit in der Therapie durch Gesetz und Forschung«, ließe sich »der vorhandene Wust an Arzneimitteln, der aus naheliegenden Gründen noch immer auch *Arzneimittelschatz* bezeichnet wird, auf ein vernünftiges Maß reduzieren«.

Professor Herken verwies bei dieser Gelegenheit die von Prof. Dr. Josef Stockhausen, bis vor kurzem Vorstandsmitglied und Hauptgeschäftsführer der Bundesärztekammer, geäußerte Ansicht, das in der Bundesrepublik übliche System des »laissez faire« in Entwicklung, Prüfung und Zulassung neuer Medikamente sei dem in den USA gepflegten Modus annähernd ebenbürtig, in das Märchenreich der Fabel und bezeichnete die öffentlich abgegebene Erklärung des Kölner »Kammerherrn« als eine »besondere Form schwarzen Humors«. Professor Herken vergaß dabei zu erwähnen, daß sein »witziger« Berufskollege Kritikern, die an die strengen Bestimmungen in den USA erinnern, »Amerikaverehrung«, »Einfalt« und »blinden Eifer« vorwirft.

40 Millionen DM für ein unwirksames Medikament

»Es ist ... infam, aber es hat immerhin Methode, wenn in der Öffentlichkeit versucht wird, den Eindruck zu erwecken, alle Arzneimittelhersteller seien zumindest potentielle Gangster, die am liebsten

Zyankali verkaufen würden«, protestiert der bereits zitierte Kölner »Fachpharmakologe« in der »Gesundheitspolitischen Umschau«. Und er fährt fort: »In jedem Rechtsstaat gilt als Grundsatz, daß ein Mensch so lange als Ehrenmann zu behandeln ist, bis ihm das Gegenteil nachgewiesen wird.«

Der geforderte Nachweis wird in diesem Buch mehrfach geführt. Ein weiterer sei hier angeführt:

»Wenn ein Produzent – sagen wir einmal – Feuerzeuge auf den Markt bringt, die nicht zünden, dann muß er entweder in Zukunft eine funktionierende Ware herstellen, oder er wird vom Markt verschwinden«, meint Professor Vogel, Leiter der Pharmakologischen Abteilung der Firma Dr. Madaus & Co. in Köln-Merheim. Er fügt hinzu: »Ein Produzent von Arzneimitteln, die nicht wirken, ... wird ebenfalls vom Markt verschwinden. Es liegt also im eigensten Interesse des Arzneimittelherstellers, solche Mittel zu fabrizieren, die bei einem Minimum an Nebenwirkungen ein Maximum an Wirksamkeit haben. Eine andere Einstellung als diese bedeutet über kurz oder lang den wirtschaftlichen Ruin des Arzneimittelherstellers.«

Das sollte man eigentlich erwarten können. Aber gerade hier irrt der Madaus-Wissenschaftler beträchtlich.

In zahlreichen medizinischen Fachzeitschriften wirbt das Arzneimittelunternehmen Madaus bis heute für das Leberpräparat »Legalon« (es ist von einem Weltumsatz von rund 40 Millionen DM die Rede, bei einem Firmenumsatz von insgesamt rund 150 Millionen DM): »Legalon bietet die Möglichkeit der protektiven und kurativen Beeinflussung der Leberzelle ohne Risiko von Nebenwirkungen.«

Niemand streitet sich über den Wahrheitsgehalt der Regel: Keine Wirkung ohne Nebenwirkung. Prof. Vogel selbst sagt: »Im übrigen ist die Forderung, Arzneimittel zu entwickeln, die wirken, ohne Nebenwirkungen zu besitzen, utopisch und illusionär. Je stärker wirksam ein Arzneimittel ist, um so ausgeprägter werden ... seine Nebenwirkungen sein.« Mit anderen Worten: Ein Medikament ohne Nebenwirkung kann auch keine Wirkung haben. Ein Medikament ohne Wirkung aber ist zumindest eine arglistige Täuschung und ganz bestimmt kein »Heil«-mittel.

»Man wundert sich oft«, bemerkt einer der hervorragendsten Experten der Pharmakologie in der Bundesrepublik, der frühere Direktor des Pharmakologischen Instituts der Universität Mainz, Professor G. Kuschinsky, zur gegenwärtigen Arzneimittelsituation, »ob Unwissen oder Zynismus die Hersteller derartiger unwirksamer

Präparate zur Produktion verführt hat«. Professor Kuschinsky war es auch, der in dem 1972 erschienenen »Taschenbuch der praktischen Medizin« zur Lebertherapie mit Arzneimitteln erklärte: »Die Verwendung von Leberpräparaten ist überflüssig geworden. Die Wirksamkeit von Leberpräparaten bei Lebererkrankungen ist nicht erwiesen.«

Diese Mitteilung mußte im Hause Madaus besonders schmerzlich wirken, nachdem einer der drei Geschäftsführer des Unternehmens, Dr. med. Rolf Madaus, kurz vorher in der Werkszeitung erklärt hatte: »... eint uns alle ein gemeinsamer Grundsatz: nämlich der, *bessere* Arzneimittel herzustellen. *Besser* in bezug auf die Arzneimittel, die es bisher gab, und *besser* natürlich auch in bezug auf die Arzneimittel, die es sonst noch auf dem Arzneimittelmarkt gibt.«

Am konkreten Beispiel »Legalon«, von dem zwei Madaus-Wissenschaftler am 16. Juli 1971 in einem Schreiben an den Chefredakteur der »Neuen Revue« behaupteten, es habe »in vielen klinischen Prüfungen bewiesen, daß es absolut keine Nebenwirkungen besitzt«, kann das bestenfalls bedeuten: Verabreicht man dieses »Medikament«, das »selbst schwerste toxische Schädigungen der Leberzelle« heilen soll, einer Gruppe von Patienten, hingegen einer anderen Patientengruppe ein sogenanntes Plazebo, dann ist hinsichtlich des Behandlungserfolges kein Unterschied zwischen den beiden Gruppen festzustellen. Denn die Leberpillen wirken auf wundersame – noch – nicht erklärbare Weise, die sich eben im wissenschaftlichen Experiment nicht einfach bloßstellen läßt. Offenbar entfaltet das Medikament seine Wirkung nur, wenn es niemand kritisch kontrolliert.

Anfang Oktober 1972 berichtete Privatdozent Dr. med. Lindner, Chefarzt am DRK-Krankenhaus in Hamburg, anläßlich der 27. Tagung der Deutschen Gesellschaft für Verdauungs- und Stoffwechselkrankheiten in Frankfurt, über seine »therapeutischen Studien mit Silymarin« – dem Legalon-Wirkstoff aus der Mariendistel. Eine Zusammenfassung des Vortrags von Dr. Lindner, der seit langem einen verhältnismäßig engen Kontakt mit dem Legalon-Hersteller pflegt, wurde in der »Ärztlichen Praxis« veröffentlicht. Es hieß dort u. a.: »An 60 Patienten mit chronischer Hepatitis und Leberzirrhose wurde Silymarin gegenüber einer Plazebo-Gruppe über zwölf Wochen in einer Dosierung von 3 × 3 Dragées täglich geprüft. Zum Nachweis der Wirksamkeit wurden laborchemische Parameter, histologische Befunde und klinische Symptome herangezogen. Dabei zeigte sich unter Anwendung verschiedener statistischer Methoden kein wesentlicher Unterschied in den beiden Behandlungskollektiven.« Auf gut Deutsch: Der Hamburger Chefarzt mochte es drehen und wenden wie er wollte, eine Wirksamkeit des Medikaments konnte er beim besten Willen nicht entdecken.

Ein anderer »Prüfarzt«, der dem Kölner Unternehmen nicht unbekannt und schon gar nicht feindlich gesinnt ist, Professor Dr. med. H. Thaler vom Wilhelminenhospital in Wien, erklärte auf Anfrage in der »täglichen praxis« (Nr. 1/1972) zum Thema Lebermittel u. a.: »Mehr als 600 sog. Leberschutzpräparate in der *Roten Liste* zeigen besser als es viele Worte tun könnten, daß die *Digitalis der Leber* noch nicht gefunden ist.«

Der Hersteller des Silymarin-Präparates Legalon wehrt sich gegen den Vorwurf, trotz 600 bereits im Handel befindlicher Lebermittel eine weitere Substanz in den ohnehin an medikamentöser Fettsucht laborierenden Markt gepreßt zu haben. Die Ärzte müßten »in ihrer Mehrzahl fast ein schlechtes Gewissen haben, wenn sie die *mots de Cologne* überhören und die grün-weiß verpackte Arznei ihren Patienten vorenthalten« würden! (»Madaus Illustrierte« Nr. 4/1973); das Argument – so versuchte die Geschäftsleitung Ende 1973 zu kontern – entbehre »jeder Logik«, denn »gerade die große Zahl beweist doch, daß offensichtlich noch kein Präparat darunter war, das in vielen Fällen hilft; was aber sollte dann eine pharmazeutische Firma daran hindern, ein besseres Arzneimittel herzustellen«?

Ist das Silymarin-Präparat des Kölner Pharma-Produzenten aber wirklich besser als die 600 übrigen Leberpräparate?

In der »Medizinischen Monatsschrift« (Nr. 26/1972) stellte Professor Dr. med. F. Franken von der Inneren Abteilung des Krankenhauses St. Josef in Wuppertal-Elberfeld fest: »Man wundert sich, welche Unzahl von Medikamenten eine kranke Leber verträgt, ohne noch kränker zu werden!« Namentlich erwähnt wurde u. a. »Silymarin«, dessen Wirkungslosigkeit beim Menschen unter Beweis gestellt worden sei.

Professor Dr. med. G. Strohmeyer, Marburg, schrieb an die »tägliche praxis« (Nr. 4/1971) und meinte: »Auch für die medikamentöse Lebertherapie gilt, daß bisher eine gesicherte therapeutische kausale Wirkung für kein Präparat bewiesen worden ist. Solange es in Deutschland – im Gegensatz zu vielen europäischen und außereuropäischen Ländern – möglich ist, pharmazeutische Präparate ohne den Nachweis ihrer therapeutischen Wirkung auf den Markt zu bringen, wird sich deren Zahl aus kommerziellen Gründen ständig erhöhen.«

Die Arzneimittelkommission der deutschen Ärzteschaft hat jetzt erstmals aus dieser Erkenntnis Konsequenzen gezogen. In der Anfang 1972 erschienenen Neuauflage des Buches »Arzneiverordnungen – Ratschläge für Ärzte und Studenten«, sind offenbar nur solche Medikamente aufgeführt, die sie mit gutem Gewissen empfehlen zu können glaubt. Der Madaus-Bestseller Legalon ist in dieser Liste nicht vertreten.

Aber wenn schon kaum ein namhafter Wissenschaftler an die Wirksamkeit des Madaus-Präparates in der Lebertherapie glauben mag, soll zumindest die 1250 Mann starke Belegschaft des Unternehmens vom Gegenteil »überzeugt« werden. So schrieb ein angestellter Biochemiker in der »Madaus Illustrierten« (Heft 3/1973): »Soll ein Arzneimittel wirksam sein, dann muß eine bestimmte Konzentration davon im Blut vorhanden sein. Wird diese unterschritten, wird das Pharmakon wirkungslos ...« Was das Gros der Betriebsangehörigen nicht erfährt, ist die Tatsache, daß sowohl der Spitzenreiter der Madaus-Arzneimittel (das Leberpräparat Legalon) als auch eine Reihe anderer Erzeugnisse des Kölner Herstellers von »Arzneimitteln aus Naturstoffen« derart geringe Spuren ihrer spezifischen Wirkstoffe ins Blut befördern, daß von einer echten Wirkung keine Rede sein kann. Denn während wirksame Medikamente eine Konzentration (Blutspiegelkurve) von 25 Prozent an aufwärts erreichen, bringt es der Bestseller Legalon auf bescheidene 2–3 Prozent.

Der oben erwähnte Madaus-Wissenschaftler findet jedoch nichts dabei, wenn er seinen Arbeitskollegen versichert: »Die von der Madaus-Forschung entwickelten Arzneistoffe sollen den Patienten in einer Form zugänglich gemacht werden, die den modernsten wissenschaftlichen Erkenntnissen entspricht und den höchsten Anforderungen an Wirksamkeit und Sicherheit genügt. Die Abteilung Biochemie trägt dazu bei, die optimale Wirksamkeit unserer Produkte zu garantieren.«

Was soll man davon halten, wenn jemand ein Medikament mit der Zusicherung verkauft, es heile eine bestimmte Krankheit, obwohl er wissen könnte, daß das Mittel solche spezifische Wirksamkeit überhaupt nicht besitzt?

Der Leiter der Sparte »Arzneimittel-Politik« der Firma Hoechst AG und Autor des Buches »Konfliktstoff Arzneimittel«, Dr. med. Reinhold Rathscheck, sagt in diesem Zusammenhang: »Ein Staat, der einerseits mit Recht Arzneimittelsicherheit fordert, hat seine Bürger andererseits vor Arzneimitteln zu schützen, die keine sind.

Er hat kranke Menschen davor zu bewahren, daß Gutgläubigkeit oder Verzweiflung dank staatlicher Mithilfe ummünzbar werden in Profit, ohne daß eine wirkliche Aussicht auf Heilerfolg besteht.«

Das Bundesgesundheitsministerium legte sich in dieser Frage bis auf den heutigen Tag eine merkwürdige Zurückhaltung auf. Als die vorige Regierung in einer Novelle zum Arzneimittelgesetz den Wirksamkeitsnachweis gefordert hatte, wies sie gleichzeitig darauf hin, daß dieser Wirksamkeitsnachweis jedoch nicht von jenen unzähligen Mitteln verlangt werde, die sich aus Chemikalien oder Drogen zusammensetzen, die bisher schon als Arzneimittel gelten – ob zu Recht oder zu Unrecht, sei völlig gleichgültig. Auch als das Bundesministerium für Jugend, Familie und Gesundheit 1973 wieder einmal ein neues »Zulassungsverfahren für alle neuen Arzneispezialitäten bei strenger Prüfung von Wirksamkeit und Unschädlichkeit« ankündigte, wurde einschränkend hinzugefügt, daß sich »die Bundesregierung bemüht, diesen Nachweis so zu gestalten, daß altbewährte Naturheilmittel nicht vom Markt verschwinden«.

Diese Einschränkungen haben sehr persönliche Gründe. Vor allem Frau Käte Strobel, Gesundheitsministerin der voraufgegangenen Legislaturperiode, aber auch ihre Nachfolgerin, Frau Dr. Katharina Focke, sind offensichtlich den Naturheilmitteln besonders zugetan. Diese »Arzneimittel aus Naturstoffen« gelten im allgemeinen als weniger gefährlich, ja sogar als »umweltfreundlich« (Prof. Vogel). Die Hersteller solcher Naturheilmittel (Phytotherapeutika) kämpfen verbissen für die Wirksamkeit ihrer Erzeugnisse, indem sie behaupten, die naturwissenschaftlichen Methoden für einen solchen Nachweis seien auf die meisten Naturprodukte nicht anwendbar.

Skeptiker freilich plagt der Verdacht, daß die Scheu vor jener Forderung in der schlichten Tatsache begründet ist, daß ein erheblicher Teil dieser Mittel keine Heilwirkung zeitigt. Denn: »Warum diese Verfahren (gemeint sind die *naturwissenschaftlichen Methoden*) nur bei Präparaten, die in chemischen Fabriken hergestellt wurden, nicht jedoch bei Naturheilmitteln zu Schlüssen über die Wirksamkeit führen soll, ist nicht einzusehen«, so merkt Dr. Thomas von Randow im »Zeit-Magazin« (16. Februar 1973), nach meiner Auffassung völlig zu recht, an. »Entweder begünstigt eine Substanz die Heilung oder sie tut es nicht, welcher Art auch immer der benutzte Stoff ist. Daß eine empfindliche Wunderkraft in einem Brusttee wirksam sei, die sich vor menschlicher Neugier schamhaft versteckt und darum einem Nachweis listig entzieht, möchte man uns doch wohl kaum glauben machen wollen.«

Noch deutlicher wurde bereits vor etlichen Jahren Dr. med. Georg Schreiber in der »Pharmazeutischen Zeitung«. Er schrieb dort: »Nach Kenntnis der Lage drängt sich die schlichte Erkenntnis auf, daß sehr viele Arzneimittelhersteller, die eigene Arzneivolltreffer noch nie entwickelt und Substanzen niemals geprüft haben, eigentlich vom deutschen Markt verschwinden sollten. Was treiben diese Arzneihändler anderes, als mit bequemen Plagisten und Neukombinationen altbekannter Drogen aufdringlich den Arzt zu verwirren und dem Apotheker die Regale zu verstopfen? Würden sämtliche Molekülmischer, die nur im Kielwasser und auf Kosten der forschenden Industrie paddeln und fischen, baldigst das Feld räumen – es wäre ein Segen und der Arzt wär's zufrieden. Weiß er doch, wie die wachsende Zahl von Automobilen das eigene an schneller Fortbewegung zur Hilfeleistung hindert, und mit vielen Heilmittelfabrikanten ist es nicht anders als mit Autos; je mehr sich im Verkehrsgewühl tummeln, um so eher verstopfen sie eine Bahn, die auch im Arzneimittelverkehr nur für den Tüchtigen frei bleiben sollte.«

Wen Dr. Schreiber zu den »Tüchtigen« rechnet, verriet er allerdings nicht.

Spitzel in der Praxis

Im Rahmen eines Pressegesprächs mit Pharmazeuten im Februar 1973 in Berlin wurde u. a. die Frage gestellt: Was geschieht, wenn bei einem Arzneimittelhersteller eingehende Meldungen aus Klinik und Praxis auf unerwünschte Eigenschaften eines Präparates hinweisen? Dr. Hermann Richter von Deutschlands führendem Antibabypillenproduzenten verglich Medikamente mit Obst und fragte zurück: »Muß man Erdbeeren verbieten, weil sie relativ häufig Allergien verursachen?«

Bei dieser Einstellung der großen Konzerne ist es nicht verwunderlich, daß sich die Ärzteschaft, trotz ständiger Aufrufe der Arzneimittelkommission an der Aufdeckung gesundheitsschädigender Nebenwirkungen (auch Verdachtsfälle!) zu beteiligen, nicht allzuviel unternimmt. Es sieht zumindest so aus, als seien die westdeutschen Mediziner weniger kritisch als ihre ausländischen Kollegen. 1968 wurden in der Bundesrepublik bei einer Einwohnerzahl von 60 Millionen 312 Meldungen erstattet. In Schweden hingegen, das nur 8,5 Millionen Einwohner zählt, mehr als 600. In England, mit rund fünf Millionen Einwohnern weniger als in der Bundesrepublik, zogen wachsame Ärzte sogar 3446mal (11mal mehr als bei uns!) an der Alarmglocke. Verteidigt sich der Essener Medizinprofessor Klaus-Dietrich Block: »Wenn ich jede Nebenwirkung melden wollte, brauchte ich dafür eine eigene Sekretärin!«

Will man der Aussage Prof. Blocks Glauben schenken – und es gibt keinen Grund, daran zu zweifeln –, dann treten Arzneimittelnebenwirkungen zwar sehr häufig auf, ohne jedoch statistisch erfaßt zu werden bzw. als Grundlage für eine Warnmeldung zu dienen. Warum? Die Antwort erstaunt jeden, der mit den Gepflogenheiten im westdeutschen Gesundheitswesen nur wenig vertraut ist. Denn »eines ist sicher: Wenn er (der Arzt) vor den möglichen unerwünschten Nebenwirkungen in Veröffentlichungen warnen zu müssen glaubt, bekommt er Schwierigkeiten mit der Herstellerfirma ...«, teilte Dr. med. Friedrich Deich vor längerer Zeit im »Berliner Ärzteblatt« (Nr. 10/81. Jahrg.) mit. Einige Beispiele mögen den Hinweis des renommierten Hamburger Medizinjournalisten besser verständlich machen:

Gleich von mehreren Detektivbüros wurde der 45jährige Frankfurter Neurologe Dr. med. Horst Frenkel, der als einer der ersten Ärzte auf Nervenschäden nach Conterganeinnahme hingewiesen hatte, im Auftrage der Herstellerfirma Chemie Grünenthal in den Jahren 1961/62 überwacht – berichtete am 31. Juli 1969 die Deutsche Presse-Agentur (dpa). Mehrfach wurden Beauftragte einer Detektei als angebliche Patienten in seine Privatklinik in Königstein im Taunus eingeschleust, um den Arzt auf die Probe zu stellen und Näheres über den von ihm gegründeten »Interessenverband der Contergan-Geschädigten« zu erfahren.

So ging es aus Briefen des Detektivinstituts und Aktennotizen der Chemie Grünenthal hervor, die am 184. Verhandlungstag des Contergan-Prozesses in Alsdorf verlesen wurden. Auch nachdem der Arzt in Frankfurt eine Praxis eröffnet hatte, wurde er weiterhin beobachtet. Die Patienten, die ein- und ausgingen, wurden gezählt. Auch die finanzielle Situation des Arztes wurde durchleuchtet. Eine Frankfurter Detektei berichtete, daß 15 Bankinstitute überprüft wurden. Sie schloß danach: »Frenkel dürfte keine besonderen Geldquellen haben.«

Die Apothekenlaborgemeinschaft Kurhessen – eine begrüßenswerte Einrichtung mit Modellcharakter –, in der sich mehrere Apotheken zusammenschlossen, um ihrer vom Gesetzgeber auferlegten Prüfpflicht (Stichproben!) nachzukommen, registrierte in weniger als einem Jahr rund 200 (!) Beanstandungen. Resonanz eines Teils der von den Prüfungen der Apothekenlaborgemeinschaft betroffenen Hersteller: Ableugnungen waren, neben ironischen Schreiben, häufig die einzige Reaktion. Ein Pharma-Unternehmer setzte ein Detektivbüro auf die mitarbeitenden Apotheker an. Unter dem Vorwand, vom Wickert-Institut zu kommen, verschafften sich die Detektive Zugang zu den Apotheken. »Verantwortungslosigkeit ist ein gelinder Ausdruck für ein derartiges Vorgehen eines Arzneimittelherstellers«, kommentierte die »Pharmazeutische Zeitung« derartige Wildwestmanieren. »Die in dieses dubiose Unternehmen investierten Kosten hätte der betreffende Hersteller sinnvoller zur Verbesserung der beanstandeten Arzneifertigwaren benutzen sollen.«

Das Ausspionieren der Privatsphäre von Geschäftspartnern ist bei der Pharma-Industrie keine Seltenheit. Wenn auch streng geheim, so gibt es doch eine Reihe von Firmen, die beispielsweise über »Politische Bedeutung«, »Zugehörigkeit zu Vereinigungen«, »Trinkgewohnheiten«, »Ehrenämter«, »Interessenschwerpunkte« usw. einflußreicher Ärzte und Apotheker eingehend informiert sind. Eine große Kölner Arzneimittelfirma ergänzt diese »Steckbriefe« ständig durch Mitteilungen ihres eifrigen Außendienstes. Zweck dieser »streng vertraulichen« Personalakten, in denen auch ausländische Gesundheitspolitiker ihren »Stammplatz« haben, sind geschäftliche Vorteile, die man sich durch intime Kenntnis etwa der Privatsphäre »schwieriger« Verhandlungspartner erhofft.

Besonders wertvolle Aufschlüsse über das Geschäftsgebaren von Arzneimittelherstellern liefern auch die Auseinandersetzungen mit jenem – leider viel zu kleinen – Teil der Fachpresse, der aufgrund seiner wirtschaftlichen Unabhängigkeit mit kritischer Aufmerksamkeit die Pillenfabrikanten unter die journalistische Lupe nimmt. Die Mitarbeiter dieser Fachblätter sind hervorragende Ärzte und Apotheker, die es einfach satt hatten, die Anpreisungen der Industrie für bare Münze zu nehmen. Denn Eigenkritik und Ehrlichkeit der Herstellerfirmen, etwa bei den Angaben über Kontraindikationen und Nebenwirkungen ihrer Präparate, sind bedauerlicherweise alles andere als selbstverständlich.

»Ist es nicht unverantwortlich, wenn eine Firma beim gleichen Präparat beispielsweise in den USA vor Nebenwirkungen warnt, uns hingegen diese Informationen von der im Konzernverband stehenden Firma vorenthalten werden?« So fragte Dr. med. P. Krüger, Wesseling bei Köln, in der »täglichen praxis« (Heft 3/1971). Ein paar Seiten weiter wurde von der Redaktion dieses Blattes diese Frage (an die Adresse der »Firma Farbwerke Hoechst AG«) konkretisiert: »Warum werden in einem Präparateprospekt für Lasix special (= 500 mg Furosemid) weniger Angaben über Kontraindikationen und Nebenwirkungen für ausreichend angesehen als in einem amerikanischen Inserat für das normale Lasix (40 mg Furosemid)?«

Der Bannstrahl des angesprochenen Konzerns kam postwendend. Dr. med. Hans Jüngst von der »Pharm.-Med. Abteilung« des Frankfurter Chemiegiganten formulierte unmißverständlich: »Nehmen Sie bitte ein für allemal folgendes zur Kenntnis: 1. Diskussionspartner (und in gewisser Hinsicht *Aufsichtsorgane*) sind für die Pharma-Industrie in Deutschland auf bestimmten Gebieten ausschließlich das Bundesgesundheitsamt und die Arzneimittelkommission der Deutschen Ärzteschaft. Die Verantwortung für das, was der Hersteller tut, liegt jedoch nach wie vor bei ihm. Private Inquisitionstribunale über Fragen der Arzneimittelsicherheit oder der Textierung von Prospekten und sonstigen Drucksachen interessieren, wenn überhaupt, nur am Rande . . .«

Der vollständige Hoechst-Brief, der in der »täglichen praxis« (Heft 4/1971) über vier kleingedruckte Seiten veröffentlicht wurde, ließ an Deutlichkeit nichts zu wünschen übrig. Dr. Jüngst ließ auch keinen Zweifel daran, daß kritische Anmerkungen der Laienpresse als Sprachrohr der deutschen Öffentlichkeit die Hoechster Konzernherren völlig kaltlassen. »Achselzuckend« werde nach dem »bewährten Grundsatz« verfahren: »Noch nicht einmal ignorieren!« Der Hoechst-Sprecher räumte lediglich ein: »Wird die gleiche Masche jedoch von der Fachpresse aufgenommen, wäre selbst beim sonst gut informierten Arzt einmal der Gedanke möglich, ob ein Schweigen auf gezielte Angriffe wegen angeblicher Verstöße nicht vielleicht doch ein Schuldbekenntnis bedeutet. Hier wird die Sache ernst.«

Wie wenig ernst aber selbst die Kritik aus Fachkreisen genommen wird, wurde in der Hoechster Bannbulle ebenfalls deutlich gemacht: »Ich kann Sie nicht daran hindern, gegen Windmühlenflügel anzureiten. Es wird auf die Dauer jedoch etwas mühsam, Ihnen immer und immer wieder nachzuweisen, daß es tatsächlich Windmühlenflügel sind, was Sie da westlich von Frankfurt wieder einmal an Verdächtigem im Visier zu erblicken wähnen ...«

Die Lehre aus solchen Kontroversen zog die Staatsanwaltschaft anläßlich der Einstellung des Contergan-Prozesses im Jahre 1970, als sie u. a. feststellte: »Der einzelne steht oft alleine den teils ausdrücklich formulierten, teilweise geschickt verklausulierten Gruppeninteressen gegenüber. Er ist weitgehend auf sich gestellt, wenn der wirtschaftlich Stärkere – sei es als Einzelperson oder als Gruppe – noch die Unterstützung einflußreicher Persönlichkeiten oder Institutionen erfährt, denen unsere soziale Ordnung durchaus die Möglichkeit gibt, nicht nur Fehlverhalten der Allgemeinheit gegenüber zu kaschieren, sondern sogar im Extremfall als gerechtfertigtes Handeln zu deklarieren. Dies kann bis zur persönlichen Verunglimpfung desjenigen führen, der ein berechtigtes, jedoch widerstreitendes Interesse vertritt.«

Gefahr für werdende Mütter

Wenn wir alles schlucken, was eine auf Hochtouren laufende Pillenindustrie und eine verschreibungswillige Ärzteschaft in uns hineinzustopfen trachten, dann wird jeder einzelne in absehbarer Zeit eine wandelnde Mülltonne chemischer Rückstände sein. 1972 rauchten die deutschen Bundesbürger rund 125 Milliarden Zigaretten – und nahmen schätzungsweise 150 Milliarden Arzneimitteldosen (in Form von Tabletten, Dragées, Zäpfchen, Tropfen, Pulver, Säften usw.) ein. Rund 2000 Krankheiten aber sind noch immer unheilbar, nach einer Mitteilung von Professor Dr. Dr. Günther Weitzel von der Universität Tübingen. Die Pillenflut wird deshalb weitersteigen.

Der Pro-Kopf-Verbrauch an Arzneimitteln in der Bundesrepublik erhöht sich etwa um 10 Prozent pro Jahr; in ihrem Sozialbericht 1970 legte die Bundesregierung sogar Steigerungen von 14 Prozent zugrunde. 1974 wird der Durchschnittsbürger für rund 330 DM (Apothekenverkaufspreise) Medikamente einnehmen, hinzu kommen noch für rund 40 DM »Heilmittel«. Rechnet man den Konsum von Arzneimittelmustern dazu, dann werden mehr Pillen als Alkohol oder Tabakwaren verbraucht – im Gesamtwert von etwa 400 bis 425 DM. Im selben Jahr wird die gesamt Pharmaproduktion in der Bundesrepublik erstmals die 10-Milliarden-Grenze erreichen, der Weltumsatz nähert sich der »Schallmauer« von 100 Milliarden Mark.

Wie viele Arzneimittel in der Bundesrepublik feilgeboten werden, weiß niemand genau; siehe Tabelle! Zählt man alle Badezusätze, Veterinärpräparate, Medizinalkosmetika, Diätetika, Kindernährmittel, Pflaster und Verbandstoffe sowie die zahlreichen »Hausmarken« einzelner Apotheker mit rein lokaler Bedeutung hinzu, dann existieren – einschließlich verschiedener Darreichungsformen (Tabletten, Salben, Ampullen usw.) mehr als 60 000 Spezialitäten auf dem westdeutschen Arzneimittelmarkt, die zu 90 Prozent von insgesamt 26 600 Apotheken (»Selecta« vom 12. Februar 1973) verkauft werden.

Präparate	Jahreszahl	Quelle
58 000	1961	Bundesministerium für Jugend, Familie und Gesundheit
60 855	1962	Register des Bundesgesundheitsamtes
76 879	1963	Dr. P. Behrens, »Pharmazeutische Zeitung«
60 560	1964	Bundesministerium für Jugend, Familie und Gesundheit
55 000	1963	Referent von Desch, Apothekertag
60 000	1965	Dr. Schreiber im bayerischen Fernsehen
68 000	1967	Arbeitsgemeinschaft der Berufsvertretungen deutscher Apotheker (ABDA)
66 000	1969	Dr. Deich (»Die Welt«, 2. 5. 1969)
86 800	1970	Dr. Joachim Laar, Hauptgeschäftsführer des Bundesverbandes der Pharmazeutischen Industrie
55 000	1971	Dr. Hans Harms, ehemals Präsident des Bundesverbandes der Pharmazeutischen Industrie
86 000	1971	»Selecta«, 21. 6. 1971
75 800	1973	»Der niedergelassene Arzt« Nr. 8/1973 (im selben Heft wird die Gesamtzahl der Spezialitäten auch mit »rund 55 000« angegeben)

Die Erzeugnisse der rund 550 (von insgesamt etwa 2000) im »Bundesverband der Pharmazeutischen Industrie e. V.« zusammengeschlossenen Firmen sind in der sog. »Roten Liste« aufgeführt und stellen knapp 90 Prozent der deutschen Arzneimittelproduktion dar. In der »Roten Liste«, in der auf 1509 Seiten rund 60 000 verschiedene Spezialpräparate verzeichnet sind, waren bisher auch noch regelmäßig solche Mittel vertreten, die nicht nur hundert Jahre alt, sondern vor allem an mittelalterliche Hexenküchen erinnerten. Das wichtigste Nachschlagewerk des Arztes soll nun nach dem Willen der Pharmagewaltigen von Elixieren und Heiltränken gesäubert werden.

Präparate »aus menschlichem Nabelschnurgewebe« als Heilmittel gegen »die Ausbreitung von Krebserkrankungen«, Kopfschmerzmittel unter der Bezeichnung »Immerfroh« und »Lutschtabletten gegen Menstruationsbeschwerden« sollen in Zukunft nicht mehr in diesem Medikamentenregister zu finden sein.

Jedoch: »Die Zahl der Arzneimittelspezialitäten ist bei weitem größer, als unsere Rote-Listen-Weisheit sich träumen läßt« – behauptete die Zeitschrift »Der Praktische Arzt«. Und im Bundestag fragte der Abgeordnete Dr. med. Gerhard Jungmann: »Hält die Bundesregierung angesichts der Registrierung von Casanovan-Dragées (C 1785), Orgasmulong-Creme (H 624), Penisex-Creme (P 2013) und von Rebekka-Liebesdragées (R 1129) als neue Arzneimittel durch das Bundesgesundheitsamt die Rechtsgrundlagen dieser Registrierungspraxis für reformbedürftig?«

Die Bundesregierung hält nicht. Der Parlamentarische Staatssekretär der Bundesgesundheitsministerin antwortete: »Die ... genannten Erzeugnisse sind als Arzneispezialitäten im Sinne des Arzneimittelgesetzes zu beurteilen und deshalb auf Antrag gemäß den Vorschriften des Arzneimittelgesetzes zu registrieren.« Frotzelte »Der Praktische Arzt«: »Rebekka gebar, so berichtete das Alte Testament, erst nach zwanzigjähriger Ehe ein Zwillingspärchen. Ob die registrierten Dragées einen ähnlichen Spätzündungseffekt haben, wurde im Bundestag nicht erörtert.«

Was daher trotz aller redlichen Bemühungen in der Roten Liste bleiben wird, sich eher noch vergrößert, ist die ungeheure Vielzahl der Präparatenamen – oft völlig identischer Arzneimittel. Die Bundesrepublik führt in diesem Punkte unangefochten die Weltrangliste an. Spanien (19 000), USA (17 000), Frankreich (11 000), Österreich (6000) und Schweden (3000) zusammen bringen es mit Ach und Krach auf die Gesamtzahl westdeutscher Arzneimittelspezialitäten. Der Trend zeigt zudem in der Bundesrepublik weiter nach oben (allein im Jahre 1965 wurden nach einer Meldung von »Medical Tribune« 3956 Arzneimittelspezialitäten neu registriert), in den übrigen Ländern weiter nach unten (in den Jahren 1970/71 wurden in den USA insgesamt 2470 Arzneimittel – davon 75 Prozent verschreibungspflichtige – wegen Qualitätsmängeln von der FDA zurückgezogen; rund 170 kamen innerhalb dieses Zeitraumes neu auf den Markt). Besonders gründlich räumte eine Expertenkommission Anfang 1973 in Italien mit dem inflationistischen Arzneimittelangebot auf. Wie verlautet, sollen fast 6000 Spezialitäten vom Markt genommen werden; davon wurden inzwischen 2881 als »ohne jeden therapeutischen Wert«, einige hundert gar als »schädlich oder zumindest gefährlich« klassifiziert. Ist das nicht alles sehr merkwürdig – wo unser Arzneimittelschatz doch so voller »Edelsteine« steckt?!

Noch ein anderes Phänomen ist zu beobachten. Die Angst vor gesundheitsgefährdenden Nebenwirkungen scheint in der Öffentlichkeit trotz einer Contergan-Katastrophe längst wieder verflogen. Das bewies eine Fragebogenaktion des »Deutschen Ärzteblattes« im Jahre 1965 – knapp vier Jahre nach der Tragödie mit dem Grünenthal-Schlafmittel Thalidomid: 74 Prozent der werdenden Mütter nahmen bereits damals wieder Medikamente. Insgesamt wurden 142 Präparate genannt, darunter 44 betäubende, entsprechend der Wirkungsweise von Contergan. Unmittelbar nach Entdeckung der Contergan-Schäden nahmen »nur« 49 Prozent der Schwangeren Arzneimittel ein.

Eine löbliche Art lokaler Arzneimittelzensur ist indes auch in der Bundesrepublik bekanntgeworden. Auf einer Veranstaltung der Medizinisch-Pharmazeutischen Studiengesellschaft (MPS) Mitte Februar 1973 in Berlin berichtete Professor Reinhard Baethke von einem »ehrgeizigen Apotheker« im Berliner Westend-Klinikum, der sein Arzneimittelsortiment, das in den meisten Krankenhausapotheken durchschnittlich 15 000 bis 20 000 verschiedene Präparate enthält, auf das absolut Notwendige reduziert hat. Abgesehen von wenigen Ausnahmen könne man offenbar selbst an einer großen Klinik samt allen ihren Spezialabteilungen mit überraschend wenig Medikamenten auskommen. Wie die Lagerrevision in der Westend-Klinikapotheke gezeigt habe, sind es nur rund 300!

Privatdozent Dr. med. Hans-Jörg Mauss vom Krankenhaus beim Andreasbrunnen in Hamburg ermittelte bei Patientinnen der Universitätsfrauenklinik, daß der Arzneimittelverbrauch schwangerer Frauen innerhalb von zehn Jahren (1961–1971) um fast das 5fache stieg. Der Contergan-Schock saß offenbar nicht tief genug.

Bedenklich findet der Hamburger Gynäkologe vor allem den Konsum von Beruhigungsmitteln, noch dazu in einer Schwangerschaftsphase (die ersten drei Monate), in der sich beim Embryo die wichtigsten Organe wie Herz, Hirn und Auge, aber auch die Gliedmaßen zu formen beginnen. Dr. Mauss bezeichnete die Einnahme solcher Medikamente als »eine Rücksichtslosigkeit der Mutter gegenüber dem Kind«. Ich bin hier eher geneigt, von einer Rücksichtslosigkeit des

Mediziners gegenüber der Mutter zu sprechen. Denn »nicht ganz ehrlich scheint es mir zu sein«, so schrieb ein Arzt an die Fachzeitschrift »euromed«, »daß man die Patienten selbst des Arzneimittelmißbrauchs anklagt, anstatt uns Ärzte der Vielverschreiberei anzuklagen; denn die Patienten vertrauen uns, daß sie die Arznei nehmen müssen, die wir ihnen verschreiben«.

Zweifellos wird die Sorglosigkeit vieler Frauen im Umgang mit Medikamenten vor allem »dadurch gefördert, daß die verschreibenden Ärzte entweder die Möglichkeit embryonaler bzw. fetaler Fehlentwicklungen ignorieren oder sich ihrer überhaupt nicht bewußt sind« (»Praxis-Kurier« vom 6. Juni 1973). Die oft sehr hohen Dosen des Vitamin C, die neuerdings als besonders gesundheitsfördernd propagiert werden, vermögen – nach einer Meldung des US-Informationsblattes »Medical Letter« – zumindest bei einigen Ungeborenen solche Veränderungen hervorzurufen, daß die Babys nach ihrer Geburt, wenn sie von der reichhaltigen Vitaminzufuhr plötzlich getrennt werden, an Skorbut (Vitamin-C-Mangelkrankheit) leiden. Zwei finnische Wissenschaftler, Jukka Hakosalo von der Universität Oulu und Lauri Saxén von der Universität Helsinki, vertraten in einer der führenden britischen Ärztepublikationen (»Lancet«) die – durch langjährige Studien begründete – Auffassung, daß werdende Mütter, die Grippe bekommen, auch damit rechnen müssen, ein mißgebildetes Kind zu gebären. Ursache: der besonders in Epidemiezeiten erheblich gesteigerte Arzneimittelverbrauch. Von »harmlosen« Grippemedikamenten zu sprechen ist daher unverantwortlich. Übrigens: »Alle Medikamente, welche die stillende Mutter einnimmt (vor allem aber Aspirin, Antibiotika, Kopfschmerztabletten, Beruhigungsmittel, Koffeinpräparate, Rauschdrogen, das Östrogen der Antibabypille werden mehr oder weniger durch die Muttermilch wieder ausgeschieden.« (»Praxis-Kurier« vom 24. Januar 1973.)

Bedeutsam in diesem Zusammenhang ist auch eine Untersuchung des schottischen Sozialmediziners J. D. Gerard Richards aus Glasgow. Sie scheint am Menschen die Mißbildungsursache von Arzneimitteln der Aspiringruppe zu bestätigen, die Anfang 1971 von zwei Wissenschaftlern in Edinburgh im Tierversuch entdeckt worden war. Bei 833 aufeinanderfolgenden Fällen von Mißbildungen in Südwales stellte man fest, welche Medikamente die Mütter während der Schwangerschaft eingenommen hatten; ebenso verfuhr man bei einer gleichen Zahl von Müttern, die normale Kinder zur Welt gebracht hatten. Es zeigte sich, daß bei Mißbildungen von Gehirn und Rückenmark sowie des Fußes die Mütter in den ersten drei Schwangerschaftsmonaten Salicylate (Aspirin) genommen hatten. Bei Mißbildungen von Herz und Darm und bei Hasenscharten in gesunden Familien hatten die Mütter vor allem Mittel gegen Übelkeit genommen.

Über eine der umfassendsten Studien auf diesem Gebiet berichtete Dr. med. W. Chr. Müller von der I. Universitätsfrauenklinik in Deutschlands renommiertester Fachzeitschrift (»Münchner Medizinische Wochenschrift« Nr. 34/1969). Danach stellten Ärzte nach Schwangerschaftsunterbrechungen an mehr als 4000 menschlichen drei bis zehn Wochen alten Embryos in 12,4 Prozent aller Fälle tote, in 2,3 Prozent mißgebildete Früchte fest. Allen Müttern waren vorher Hormone, Psychopharmaka, sog. Erkältungsmittel, Abführpräparate, Antibiotika und verschiedene Vitamine verabreicht worden. In einer anderen Gruppe hatten die Mütter keine Medikamente erhalten, der Prozentsatz der toten Embryos betrug nur 1,5 Prozent, der der mißgebildeten 0,9 Prozent. Demnach müßten 61 Prozent aller lebendgeborenen Mißbildungen und 88 Prozent aller totgeborenen Kinder auf den Einfluß von Medikamenten zurückgeführt werden.

In den Vereinigten Staaten macht man sich in zunehmendem Maße Sorgen um sogenannte »Heroinbabys«, Kinder, die vor allem in den New Yorker Slums süchtig geboren werden. »Immer mehr Babys«, berichtete die »Kölnische Rundschau« am 15. Februar 1973, »kommen in der Millionenstadt New York heroinsüchtig auf die Welt. Viele von ihnen sind Frühgeburten und oft unnatürlich klein. Sie zeigen nicht nur die Symptome eines auf Entzug gesetzten Süchtigen: wie Krämpfe, Erbrechen, Durchfall, Fieber und Schweißausbrüche. Sie sind tatsächlich süchtig, schon im Mutterleib heroinabhängig gemacht durch das verseuchte Blut ihrer Mütter.«

Neuerdings häufen sich die Fälle, in denen sich Gerichte mit Ersatzansprüchen vorgeburtlich Verletzter befassen müssen. Ein Beispiel dafür bietet das Urteil des Bundesgerichtshofes mit dem Aktenzeichen VI ZR 46/71, in dem es heißt: »Wer die Leibesfrucht einer Schwangeren verletzt, haftet dem später mit einem Gesundheitsschaden zur Welt gekommenen Kind auf Schadenersatz.« Mit dieser Entscheidung leitete der Bundesgerichtshof in Karlsruhe die neue Rechtsprechung ein: Der Embryo ist danach nicht nur strafrechtlich durch den Abtreibungsparagraphen 218 des Strafgesetzbuches geschützt, sondern auch haftungsrechtlich durch den Paragraphen 823 des Bürgerlichen Gesetzbuches. Dieser Paragraph lautet: »Wer vorsätzlich oder fahrlässig das Leben, den Körper, die Gesundheit ... eines anderen widerrechtlich verletzt, ist dem anderen zum Ersatze des daraus entstehenden Schadens verpflichtet.«

Zigarette + Antibabypille = Herzinfarkt?

Daß die Vorsichtsmaßnahmen auf dem Arzneimittelsektor gar nicht streng genug gefaßt sein können, macht eine Nachricht aus den USA deutlich. Eine Untersuchung von Dr. Arthur L. Herbst und seinen Mitarbeitern am Massachusetts General Hospital in Boston ergab, daß acht junge Frauen und Mädchen im Alter von 15 bis 22 Jahren wahrscheinlich deshalb an Scheidenkrebs erkrankten, weil ihre Mütter während der Schwangerschaft das Östrogen-Hormon Diäthylstilböstrol eingenommen hatten. »Ob andere Arzneimittel solche schädlichen Spätfolgen haben können, ist noch unbekannt«, heißt es dazu in einem Artikel des »Medical Letter«, der anfangs 1973 den Ärzten noch einmal mit Nachdruck empfahl, im Falle einer Schwangerschaft allen Arzneimitteln zu mißtrauen und »bei Verordnung äußerst zurückhaltend« zu sein.

Es erhebt sich aufgrund dieser amerikanischen Untersuchung die dringende Frage, ob die Östrogene in den Antibabypillen einen ähnlichen Effekt haben wie das synthetische Östrogen Stilböstrol. Dr. Arthur Herbst weist zwar darauf hin, daß die Östrogene in den meisten Ovulationshemmern eine andere Molekülstruktur haben, aber »wenn man bestimmten Tierversuchen glauben soll«, so berichtete »Selecta« über einen Vortrag des US-Mediziners Dr. Roy Hertz vom National Health Institute in Bethesda, »stehe die Welt vor einer durch die Ovulationshemmer verursachten Krebsepidemie ungeheuren Ausmaßes, welche die Thalidomid-Tragödie in den Schatten stellen würde«.

Indessen verordnen viele Ärzte »die Pille« wie Kaugummi oder Lutschbonbons. Daher gehört die Antibabypille trotz ihrer mehr als 50 wissenschaftlich nachgewiesenen Nebenwirkungen zu den Rennern in den westdeutschen Apotheken. Immerhin erfüllte die »Pille« ihre Hauptwirkung glänzend – die jährliche Geburtenrate von 1,2 Millionen anfangs der Sechziger nimmt rasch ab. 1972 war sie bei knapp 700 000 angelangt und unterschritt erstmals die Sterbeziffer um rund 30 000. Aber das ist wahrscheinlich erst der Anfang. Denn von den

12 Millionen deutschen Frauen und Mädchen im gebärfähigen Alter nehmen zur Zeit »nur« rund 3 Millionen empfängnisverhütende Arzneimittel; darunter auch Diäthylstilböstrol, das in der Bundesrepublik von mehreren Firmen vertrieben wird. Das Mittel ist als »Pille danach« in Studentenkreisen schon weit verbreitet. Als Zusatz für Rinderfutter wurde die Chemikalie inzwischen aus Sicherheitsgründen verboten. Für die Anwendung beim Menschen teilte das »Deutsche Ärzteblatt« (19. Juli 1973) lediglich mit: »Die Arzneimittelkommission wird das Problem aufmerksam weiterverfolgen.«

Die Frage, ob die Geburt mißgebildeter Kinder möglicherweise etwas mit Antibabypillen zu tun hat, die ihre Mütter vor der Schwangerschaft genommen haben, prüften in den letzten Jahren mehrere Forschergruppen. Über die Resultate berichtete auf dem V. Deutschen Kongreß für Perinatale Medizin (November 1972) Professor Dr. med. Jürgen Haller, Göttingen. Wesentlich war dabei die Feststellung, daß von 54 Fehlgeburten, deren Mütter vorher empfängnisverhütende Mittel eingenommen hatten, knapp 50 Prozent Mißbildungen aufwiesen; bei 227 Fehlgeburten ohne vorangegangene orale Kontrazeption der Mütter waren es nur 22 Prozent.

Der in der Bundesrepublik marktbeherrschende Antibabypillenhersteller, die Schering AG in Berlin, 1969 in Norwegen angeklagt und verurteilt, indirekt am Herztod einer Frau schuld zu sein, ging anfangs 1973 in der zweiten Instanz ungeschoren aus dem Gerichtssaal. Die Richter vertraten im Gegensatz zu ihren Kollegen aus dem ersten Verfahren die erstaunliche Auffassung, daß nach norwegischem Recht ein Arzneimittelhersteller nicht für die Nebenwirkungen seiner Produkte verantwortlich gemacht werden könne! Doch der Vorwurf, Thrombosen und damit Herzinfarkt hervorzurufen, ist auch im zweiten Verfahren allen Ovulationshemmern gegenüber nicht entkräftet worden. Lamentierte das europäisch-medizinische Magazin »euromed« am 6. Februar 1973 über den acht Jahre währenden Streit zwischen Juristen und Ärzten: »Der Prozeß zeigte, wie andere Gutachterprozesse, daß der Versuch, umstrittene wissenschaftliche Fragen vor Gericht zu klären, immer mißlingt. Nicht einmal in einer so einfachen Frage wie der, ob eine Frau an Herzentzündung oder Myokardinfarkt gestorben sei, konnten sich die Pathologen einigen.«

Mehr Erfolg hatte die Klage einer 26jährigen Frau in Portland im US-Bundesstaat Oregon. Das zuständige Bezirksgericht billigte ihr 650 000 Mark Schadenersatz zu, »weil sie«, wie die »Welt am Sonntag« vom 29. Juli 1973 berichtete, »nach der Einnahme von Antibabypillen einen Schlaganfall erlitten hatte«. Die Entschädigung muß eine Arzneimittelfirma zahlen, deren Antikonzeptionsmittel Ovulen 21 und Ovulen 28 die Frau eingenommen hatte.

Wie gefährlich ist die Antibabypille wirklich? »Noch immer kann niemand mit Sicherheit die Frage beantworten«, so wandte sich im Sommer 1971 die Bundesärztekammer an das Bundesgesundheitsministerium, »ob hormonale Kontrazeptiva eine kanzerogene Wirkung entfalten.« Ein Jahr davor wurden gleich sechs verschiedene Ovulationshemmer (darunter »Estirona« von Eli Lilly GmbH, Gießen, und »Eunomin« von Chemie Grünenthal, Stolberg bei Aachen) vom Markt genommen. Der US-Pharmakologe Dr. Sumner Kalman von der Stanford-Universität verwies auf den medikamentösen »Overkill«: bei den meisten Antibabypillen wird 1000fach! überdosiert, damit die erwünschte Wirkung tatsächlich erzielt und die Hersteller vor kostspieligen Schadenersatzansprüchen bewahrt bleiben; Professor Dr. med. Paul Cottier aus Interlaken warnte vor dem hohen Thromboserisiko, und Prof. J. L. de Gennes, Paris, erregten im Frühjahr 1973 auf dem 19. Symposion der Deutschen Gesellschaft für Endokrinologie in der Berliner Kongreßhalle Aufsehen, als er die Antibabypille als möglichen auslösenden Risikofaktor von Herz-Kreislauf-Komplikationen (z. B. Herzinfarkt) entlarvte. Das Herzinfarktrisiko besteht vor allem dann, wenn sich zur »Pille« auch noch Zigarettenkonsum gesellt.

Die meisten Ärzte (und Apotheker) in der Bundesrepublik gehen jedoch nach wie vor recht leichtfertig mit Antikonzeptionsmitteln um. Der »Welt«-Redakteur Dr. Bernd Nellessen, der nachprüfen wollte, wie streng Ärzte und Apotheker die Rezeptpflichten bei Antibabypillen nehmen, berichtete über bemerkenswerte Erfahrungen. Nach dem Besuch von vier Apotheken und vier Ärzten – alle rein zufällig ausgewählt – »stand ich wieder auf der Straße, die Manteltaschen vollgestopft mit 105 rezeptpflichtigen, aber ohne Rezept erworbenen *Pillen*; die Brieftasche gefüllt mit vier Rezepten für 252 weitere empfängnisverhütende Pillen. Nur 21 von ihnen waren unter Bedingungen erworben, die nicht beschämend wirkten. 21 von insgesamt 357! Was ich an einem Freitagvormittag in erschreckender Fülle leichtfertig bis bedenkenlos verschrieben erhielt oder wider das Gesetz kaufen konnte, hätte 17mal, also rund eineinhalb Jahre lang, für die Zyklen einer Frau gereicht.«

Wie ein geschickt getarntes riesiges Arbeitsbeschaffungsprogramm mutet es an, wenn es in der Einleitung zu einem Artikel von Prof. Dr. med. Wolfgang Humke, Chefarzt der Geburtshilflich-gynäkologischen Abteilung des St.-Marien-Krankenhauses Ludwigshafen, im »Deutschen Ärzteblatt« (14. Juni 1973) heißt: »Daß Empfängnis gleich Verantwortung vor dem werdenden Leben ist, muß jungen Mädchen bewußt gemacht werden. Um größeres Unheil zu verhüten, sollten sie schon in der präpuberalen Phase über die Möglichkeiten einer Empfängnisverhütung aufgeklärt werden ... Die größte Sicherheit bieten ... die Ovulationshemmer; sie Mädchen unter 15 Jahren zu verordnen ist allerdings nicht vertretbar.«

Durchaus vertretbar findet dies hingegen Professor Dr. Christian Lauritzen von der Ulmer Universitäts-Frauenklinik. Lauritzen, der für eine möglichst freizügige Verordnung der Pille auch für Teenager plädiert, ist der Ansicht, daß die Ovulationshemmer auch ganz jungen Mädchen nicht schaden könnten: »Die Neben- und Nachwirkungen der Pille liegen bei Jugendlichen erstaunlicherweise nur (!) etwa gleich hoch wie bei Erwachsenen.«

Eine ähnliche Auffassung vertritt auch der Chirurg und Klinikleiter Dr. med. Axel Dohrn, Hamm/Westfalen, der im »Stern« (Nr. 38/1970) schon für 14jährige Mädchen die Antibabypille forderte, »wenn diese Mädchen sexuelle Beziehungen haben oder aufnehmen werden«. Dr. Dohrn, dem 1964 in einem aufsehenerregenden Prozeß der Bundesgerichtshof bestätigte, daß die Operationen zur Unfruchtbarmachung bei Frauen und Männern, die er vornimmt, rechtmäßig seien, bestritt zudem auch das Recht der Eltern, vom Arzt informiert zu werden, wenn er der 14jährigen Tochter Antibabypillen verschrieben hat: »Das wäre eine schwere Verletzung der Verschwiegenheitspflicht des Arztes. Auch wenn die Jugendlichen der elterlichen Erziehungsgewalt unterstehen, so haben sie sich mindestens in dieser Frage der Kompetenz ihrer Eltern entzogen. Die Beratung und Verschreibung der verhütenden Mittel sind daher zu einem Geheimnis zwischen dem Arzt und der Jugendlichen geworden. Dieses Geheimnis darf der Arzt niemals preisgeben.«

Auch ein anderes Geheimnis behalten die Ärzte für sich: Ein Jahr, nachdem »die Pille« auf dem amerikanischen Markt erschien, wurde von den Herstellern eine Warnbroschüre veröffentlicht. Darin wurden mit 3000 Worten 50 Nebenwirkungen genannt. Der Verbraucher bekam jedoch die Broschüre nicht zu Gesicht. Sie diente offenbar nur zur Aufklärung der Ärzte und Apotheker. Warum wird den Frauen, die unter Nebenwirkungen und nachteiligen Folgen zu leiden haben, die Aufklärung vorenthalten? Liegt vielleicht der Grund darin, daß viele Frauen die Pille absetzen können? Geschieht es also im Interesse der Aktionäre? »So viele andere Mittel werden wegen einer einmaligen unwichtigen Nebenerscheinung aus dem Handel gezogen«, entrüstete sich Frau Dr. med. Dorothee von Königslöw, Schalksmühle, in einem Leserbrief an das ärztliche Wochenmagazin »Selecta«. Aber »in diesem Falle glaubt man das nicht nötig zu haben, angesichts der weltweiten Anwendung, oder hat man Angst vor den wirtschaftlichen Konsequenzen?«

»Das Mitteilungsblatt des amerikanischen Ärzteverbandes« (JAMA – The Journal of the American Medical Association), schrieb der US-Wissenschaftler Professor Dr. Ernest E. Snyder von der Arizona State University in seinem Buch »Todeskandidat Erde«, »veröffentlichte kürzlich eine doppelseitige Anzeige über einen Ovulationshemmer. Die eine Seite enthält lediglich kleingedruckte Informationen für die Ärzte und gute drei Viertel des Textes beschäftigen sich mit Gegenindikationen, Warnungen, Vorsichtsmaßnahmen und nachteiligen Reaktionen. Nachdem ich das alles gelesen hatte, bin ich zu der Auffassung gelangt, daß es von einer Frau töricht ist, die Ovulationshemmer einzunehmen, es sei denn, sie läßt sich zweimal im Monat vom Arzt untersuchen.«

Die Food and Drug Administration (FDA) schlug inzwischen vor, der Pharma-Industrie zur Auflage zu machen, jeder »Pillen«-Pakkung eine gedruckte Warnung über die Nebenwirkungen beizulegen. Diese Warnung wäre an die Adresse der Verbraucher gerichtet, nicht an den Apotheker oder den Arzt. Der genaue Wortlaut dieser Warnung, die von der FDA formuliert wurde, lautet etwa so:

»Ihr Arzt hat Sie sorgfältig untersucht und kennt Ihre Krankengeschichte.« (Dieser Satz wurde später auf Betreiben der Ärzte gestrichen.) »Es besteht eine bestimmte Beziehung zwischen den Ovulationshemmern und der Bildung von Thrombosen, und beim Gebrauch des Präparats ist das Komplikationsrisiko sechsmal höher. Bei der Mehrzahl der Fälle ist die Thrombosenbildung nicht tödlich.

Frauen, die an Thrombose leiden oder in der Vergangenheit Blutpfropfen in den Beinen, der Lunge und im Gehirn hatten, sollten dieses Präparat nicht einnehmen. Sie sollten es absetzen und ihren Arzt sofort aufsuchen, wenn sie Schmerzen in den Beinen oder in der Brust haben, wenn sie Blut husten oder plötzlich verschwommen sehen oder schwere Kopfschmerzen haben.

Wenn Sie an einer Herz- oder Nierenkrankheit leiden, Asthma, hohen Blutdruck, Zucker, Epilepsie, Migräne oder Geschwülste an der Gebärmutter haben oder wenn Sie an Depressionen leiden, dürfen Sie den Ovulationshemmer nur unter ärztlicher Aufsicht einnehmen.

Reaktionen ernster Art sind Schwellungen, Hautausschlag, Gelbsucht, Gelbfärbung der Augen, Erhöhung des Blutdrucks und Zunahme des Blutzuckerspiegels bis zum Diabetesniveau. Frauen, die die Pille nehmen, berichten über Kopfschmerzen, Nervosität, Schwindelgefühle, Müdigkeit, Rückenschmerzen und Appetitschwankungen.«

Der Entwurf war noch umfangreicher (insgesamt über 600 Worte), aber es blieb fast nichts zu drucken übrig. Warum? Nun, der amerikanische Ärztebund führte Klage, daß die vorgeschlagene Broschüre »die Beziehung zwischen Arzt und Patient beeinflussen und möglicherweise zu Klagen wegen eines Verstoßes gegen die Berufsethik führen könnte«. Die pharmazeutische Industrie monierte, daß »die Broschüre die Gesundheitsgefährdung überbetone und die Vorteile der Ovulationshemmer unterbewerte«. Der Verband der Geburtenkontrolle und der Beratungsausschuß für Geburtshilfe und Gynäkologie der FDA (der sich aus Ärzten zusammensetzt), waren mit der ursprünglichen Fassung nicht zufrieden und verstanden es, ihre Empfehlungen den richtigen Leuten in der Regierung mitzuteilen. Die neueste Fassung der »Pillenwarnung« wurde auf weniger als 100 Worte gekürzt. Sie erwähnt lediglich die Gefahr der Thrombosenbildung.

Vor den gleichen Gefahren warnte im Frühjahr 1973 auch der Stockholmer Staranwalt Henning Sjöström und reichte bei elf verschiedenen Landgerichten Anklageschriften gegen die schwedischen Pharmahersteller Astra, Astra-Syntex und Pharmacia sowie gegen die Berliner Schering AG ein. Rechtsanwalt Sjöström behauptet, daß in den letzten sechs Jahren mindestens acht Schwedinnen an Thrombosen starben, nachdem sie zwischen einem Monat und drei Jahren lang die verschiedenen geburtenregelnden Medikamente der Firmen eingenommen hatten. Zwei Frauen seien aus dem gleichen Grund arbeitsunfähig geworden.

»Die Dauer der Prozesse«, berichtete »Die Welt« (22. März 1973) in diesem Zusammenhang, »wird auf sechs Jahre veranschlagt. Hundert weitere Anklagen, die auch andere Nebenwirkungen wie Sterilität, Haarausfall, Leberleiden und Krebs beweisen wollen, sind in Vorbereitung.« Wie die Hamburger Tageszeitung weiter mitteilte, habe Rechtsanwalt Sjöström aber zunächst die »beweisbarsten« Fälle ausgewählt. Denn, so verlautete aus dem Stockholmer Anwaltsbüro,

»es klingt makaber, aber es ist leichter, einen Zusammenhang zwischen Thrombosen und der Einnahme der Pille nachzuweisen, wenn es um die acht Todesfälle geht, denn da haben wir ja die Obduktionsberichte. Im Fall einer 17jährigen werden es die Hersteller besonders schwer haben, Ausflüchte zu machen, denn da können sie nicht behaupten, daß sie wegen ihres Alters und eventuellen Blutzuckergehaltes auch ohne Einnahme der Pille leicht eine Thrombose hätte erleiden können«.

Falsches Glück durch Pillen

Wir Deutsche müssen wahrlich eine Bärennatur haben. Wie anders ließe es sich erklären, daß den Pillen in unserem Land nicht noch weit mehr Menschen zum Opfer fallen. Ich wundere mich nicht darüber, daß auf Contergan eine furchtbare Katastrophe eintrat. Es ist vielmehr ein Wunder, daß nicht schon längst eine weitere oder schlimmere Katastrophe über uns hereingebrochen ist, nachdem die Bundesrepublik seit Jahrzehnten als »Naturschutzgebiet« und Tummelplatz internationaler Arzneimittelkonzerne einen zweifelhaften Ruf genießt. Wir lassen uns zwar immer wieder – nicht ohne einen gewissen Stolz – bescheinigen, 1954 als einzige Industrienation der Welt »großzügig« auf die Herstellung von ABC-Waffen verzichtet zu haben, d. h. weder atomare noch biologische (bakteriologische) oder chemische Kampfmittel zu produzieren. Aber was hilft uns das schon? Gut, wir bauen keine »Hiroshima«-Bomben, die in Bruchteilen von Sekunden Massengräber für 100 000 Menschen »schaufeln«. Ich sehe jedenfalls keinen Grund, die diesbezüglichen Beteuerungen unserer Politiker in Zweifel zu ziehen. Man muß sich allerdings fragen, ob wir nicht doch Stoffe produzieren, die unter die Rubrik »biologische und chemische Kampfmittel« eingeordnet werden könnten.

Schließlich stellen wir Produkte her, die vielen Menschen ein jahrzehntelanges Siechtum bescheren und Zigtausende lautlos töten können – wenn auch glänzend getarnt unter der Bezeichnung »Heil«-Mittel. Ganz abgesehen davon, daß unsere industriefreundliche Gesetzgebung das volkreiche Territorium der Bundesrepublik als Versuchsgelände ausländischen Produzenten aus aller Welt für »Probeläufe« ihrer »sanften Killer« zur Verfügung stellt.

Die größten Gefahren lauern im hochexplosiven Seelendynamit der

Psychopharmaka, die in der optimistischen Vorstellung des britischen Romanciers Aldous Huxley um die Mitte des dritten Jahrtausends »alle Vorzüge des Christentums und des Alkohols, ohne deren Nachteile« in sich vereinen. Aber schon heute, knapp 40 Jahre nach Huxleys Science-Fiction-Vision herrscht die Superdroge »Soma« über die halbe Welt. Mit einem Aufwand ohnegleichen verkündet die Pharma-Industrie eine neue »Religion«: den Glauben an die Allmacht der Tablette.

»Glückspillen« neben dem Wasserglas gehören heute zum Standardgedeck auf ungezählten Nachttischchen. Ohne diese chemischen Krücken will ein Heer von Angestellten nicht mehr ins Büro gehen. Studenten betäuben mit den bunten Psychopillen ihre Examensangst. Berufstätige Ehefrauen versuchen mit diesen Medikamenten ihre Konflikte zu lösen und sich ein paar sorgenfreie Stunden zu machen. Politiker und Manager »präparieren« damit ihr strapaziertes Nervenkostüm. Doch nur wenige wissen, daß mit den gleichen Mitteln brüllende und tobende Geisteskranke vom Psychiater gleichsam in eine »chemische Zwangsjacke« gesteckt und »ruhiggestellt«, wilde Tiere damit gezähmt und dressiert werden.

Fachleute schätzen, daß mindestens 20 Prozent der westdeutschen Bevölkerung in mehr oder minder regelmäßigem Umfang Stoffe mit »psychotropen«, das Gehirn beeinflussenden Eigenschaften zu sich nehmen. Beziffert man den individuellen monatlichen Aufwand für Mittel dieser Art auf etwa zwanzig Mark, so ergibt sich die beachtliche Summe von 2,88 Milliarden DM jährlich. Untersuchungen in der Schweiz ergaben, daß alle über 20 Jahre alten Eidgenossen je 90 Tabletten pro Jahr allein an schmerzstillenden Medikamenten konsumieren.

Weit mehr noch aber wurden in der Bundesrepublik Deutschland Schmerz-, Schlaf- und Beruhigungsmittel ebenso wie Aufputschdrogen fast schon zu einer Art Volksnahrungsmittel. Sie mauserten sich »zu einem Gebrauchsgegenstand des täglichen Lebens« und sind »sozusagen in den Bereich der täglichen Körperpflege übergegangen«, so ein Kommentar des Düsseldorfer Neurologen Professor Dr. Eberhard Bay. Dr. med. Eduardo Krapf von der Sektion »Psychische Gesundheit« in der Weltgesundheitsorganisation der Vereinten Nationen (WHO) machte ähnliche Beobachtungen: »Allzu viele Menschen nehmen heute Anregungs- und Beruhigungsmittel wie Schokolade ein. Auf manchen Gesellschaften werden sie herumgereicht wie Erdnüsse. Es soll Leute geben, die ihre Cocktails mit solchen Pillen mischen!«

Bekanntgeworden ist in diesem Zusammenhang der sog. Reeperbahn-Cocktail, der – gemixt aus einem Glas Cognac und drei »Valium 5«-Tabletten – einen rauschähnlichen Zustand erzeugt, und zwar unterhalb der 0,8-Promille-Grenze. Ähnlicher Beliebtheit erfreut sich in verschwiegenen Etablissements Hamburger, Kölner, Frankfurter und Münchner Vergnügungsviertel ein hochbrisantes Rauschkombinat aus drei Tabletten des Schlafmittels »Noludar« und einem Glas Sekt. Bereits nach wenigen Minuten stellt sich ein »Gefühl der Mattscheibe« ein, und wenig später schon fällt der Berauschte in einen todesähnlichen Tiefschlaf, aus dem er erst nach 12 bis 16 Stunden wieder erwacht.

1971 forderte eine UN-Kommission – wenn auch ohne wesentlichen Erfolg – eine internationale Kontrolle der Psychopharmaka. Aus gutem Grund: Eine – so die Kommission – »weltweite Pillensucht« habe sich breitgemacht. Haupteinnahmeort ist das Büro. Was den Maurern die »Pulle«, ist den Managern die Pille. Der Leiter der medizinischen Poliklinik in Basel, Professor Otto Gsell, suchte bei seinen Patienten nach den Motiven und kam zu dem Schluß: »Zu Beginn erstrebt der Kranke meist Schmerzbekämpfung, während später Stimulationserhöhungen körperlicher und geistiger Schaffenskraft, Erleichterung von der Sorgenlast des Alltags oder Besänftigung von Angst und innerer Unruhe herbeigeführt werden soll.«

Besonders treffend beschreibt Professor Janz den Automatismus im Suchtverlauf: »Er (der Mensch) macht von dem Medikament mit der gleichen automatischen Unbedenklichkeit, Selbstverständlichkeit und Routiniertheit Gebrauch, mit der er etwa am Lichtschalter, am Radio- oder Fernsehknopf dreht und sein Auto fährt. Dabei identifiziert er vielleicht unbewußt seinen physischen und psychischen Organismus mit einem technischen Werkzeug, einem Motorengetriebe, und er glaubt, diesen Motor durch Tabletten oder Alkohol auftanken oder reparieren zu können.«

Stark beanspruchte Menschen in verantwortlichen Stellungen verfallen leicht den nervenbetäubenden Tranquilizern. Arbeitsmediziner Valentin: »Leitende Leute nehmen sie vor Konferenzen in rauhen Mengen.« Nach sachverständigen Schätzungen nehmen etwa ein Drittel aller Manager und Industriekapitäne und fast die Hälfte aller Bundespolitiker vor und während wichtiger Konferenzen und Verhandlungen Aufputsch- und Beruhigungspillen.

Dr. Kenneth B. Clark, Präsident des Bundes amerikanischer Psychologen und Psychologieprofessor am New Yorker City College, freut sich auf den Tag, von dem an es Usus sein wird, den Führern der Nation Pillen zu verabreichen, um ihre aggressiven Tendenzen zu unterdrücken und sie zu humanitärem Handeln zu bewegen. Eine phantastische Idee! Man stelle sich vor: Der Bundeskanzler verhandelt mit Breschnjew unter Preludineinfluß oder hält eine Wahlkampfrede im Valiumrausch. Nicht auszudenken, hätte es derartige Pillen schon zu Zeiten Dschingis Khans, Hitlers oder Stalins gegeben!

»In welchem Maße«, fragte ein Leitartikler in der »New York Times«, »nehmen in der heutigen *hypertensiven* Welt Staatsmänner, Gesetzgeber, militärische Führer und andere Rüttler und Schüttler Amphetamine (Aufputschmittel), Alkohol, Marihuana, Haschisch oder andere *stimmungsmachende* Drogen? Eine Frage, der es wert wäre nachzugehen.«

Das angesehene Blatt ging der Frage tatsächlich nach. Ein Dutzend erfahrener Reporter schwärmte aus, verfolgte jede noch so geringe Spur und – fand schließlich eine heiße Fährte. Sie führte geradewegs ins Weiße Haus in Washington und gipfelte in dem ungeheuerlichen Verdacht, daß Präsident John F. Kennedy mindestens vor zwei bedeutsamen weltpolitischen Aktionen – beim Wiener Gipfeltreffen 1961 mit Chruschtschow und bei einer großen Abrüstungsrede vor dem internationalen Gremium der Vereinten Nationen im Herbst des gleichen Jahres in New York – unter aufputschenden Drogen stand.

Die sensationelle Enthüllungsstory der »New York Times« im Dezember 1972 nannte einen Arzt, der dem US-Präsidenten mehrmals Amphetaminspritzen verabreicht haben soll: Dr. Max Jacobsen, New Yorker Modearzt und langjähriger Vertrauter des Kennedy-Clans, der den amerikanischen Staatschef auf seinen Reisen begleitete und behandelte, ohne daß dessen Leibärzte die geringste Ahnung hatten.

Dr. Jacobsen praktiziert seit 1936 in der amerikanischen Riesenmetropole. Der gebürtige Deutsche und angeblich in Berlin promovierte Arzt war in jenem Jahr emigriert. Heute ist er 73 Jahre alt. Er sieht aber 20 Jahre jünger aus und behandelt Prominente aus Politik, Wirtschaft, Kultur und Showgeschäft: Senatoren, Schauspieler (Anthony Quinn), Sänger, Schriftsteller wie Tennessee Williams, Truman Capote, Mafia-Experte und Modeschöpfer Emilio Puzzi, berühmte Filmregisseure wie Cecil DeMille und Musicalautor Alan Jay Lerner (»My Fair Lady«), reiche Industrielle und Jet-Set-Sternchen.

Die Vorstellung aber, daß selbst »der Präsident ihres Landes, der die letzte Befehlsgewalt über den Einsatz von Atom-U-Booten und

Minuteman-Raketen innehat, so unkontrolliert unter dem Einfluß eines Dr. med. Seltsam gestanden haben könnte, versetzte die Amerikaner nun in Bestürzung. Denn erst recht in ihrer Langzeitwirkung unterscheiden sich die *Weck*-Schüsse, wie sie *Dr. Max* verabreicht, oft nur wenig von herkömmlichen Formen schwerer Rauschgiftsucht«, stellte »Der Spiegel« (Nr. 52/1972) in diesem Zusammenhang fest und fügte hinzu: »Zwei Jahre verbrachte Modephotograph Richardson, nach mehrjähriger Jacobsen-Behandlung, in einer psychiatrischen Klinik. Als er mit Zwangsjacke eingeliefert wurde, war sein Körper übersät mit Einstichen. Zusammenbruch und zeitweilige Lethargie, typische Entzugserscheinungen nach dem Absetzen von Amphetaminen, waren für den Schriftsteller Truman Capote das Ende der Spritzentortur bei Jacobsen, der *mächtigen theatralischen Figur* (Capote). Tennessee Williams, gleichfalls ein Jacobsen-Patient, bezahlte mit einer *kompletten Veränderung seiner Persönlichkeit* (so die Aussage seines Bruders): Der Autor wähnte sich von Mördern verfolgt und verbrachte drei Monate in einer Nervenklinik. Fälle von Verfolgungswahn, Schizophrenie und Selbstmord, die sich hauptsächlich bei jugendlichen Amphetaminsüchtigen häufen, alarmierten ... auch die amerikanische Arzneimittelbehörde FDA.«

Die Kennedy-Jacobsen-Affäre machte das Ausmaß der Arzneimittelsucht erneut deutlich, eine Sucht übrigens, die Hand in Hand geht mit der Verschreibungssucht der Ärzte und der Gewinnsucht der Pillenindustrie. Eine Untersuchung der Cornell Universität, deren Ergebnisse Anfang Dezember 1972 veröffentlicht wurden, ergab, daß Amphetamine in den USA eine »größere Bedrohung« darstellen als die klassischen Rauschmittel wie Heroin, Marihuana und LSD. 45 000 Tonnen Aufputschpillen brachte die Pharma-Industrie bereits 1970 unter die amerikanische Bevölkerung, genug, um jeden US-Bürger, Säuglinge und Greise mitgezählt, täglich in den »Genuß« gesteigerter Reaktionsfähigkeit zu versetzen. Da aber der gewünschte Effekt der seelischen wie körperlichen Hochstimmung, das »zauberische« Hinaufschnellen der Kräfte, zwangsweise an immer größere Mengen dieser heimtückischen Stoffe gebunden ist, bleibt es nur eine Frage der Zeit, bis eine Sucht aus dem Schatten heraustritt. Der ursprüngliche Sinn des Heilmittels wird zu einem Brennstoff für Leistung oder Emotion verfälscht, medizinische Notwendigkeit tritt immer mehr hinter dem von der Industrie verlockend in Aussicht gestellten Lustgewinn zurück. Das alte »Heil«-Mittel wird zum modernen Pillensakrament hochstilisiert.

Trotzdem rühmt sich die Pharma-Industrie eines chemisch reinen Gewissens und versucht, die Öffentlichkeit von ihrer selbstzuerkannten Wohltäter-Rolle einmal mehr zu überzeugen. Über Psychopharmaka sagt ein Hoechst-Direktor, Dr. med. Reinhold Rathscheck, in seiner frommen Schrift »Konfliktstoff Arzneimittel«: »Vielleicht sind sie eine weniger gefährliche Alternative zu Marihuana und LSD, die heute zu Phantasiepreisen gehandelt werden und dadurch Menschen nicht nur psychisch und physisch, sondern auch finanziell ruinieren.«

Der Pharma-Anwalt Rathscheck übersah dabei geflissentlich, daß jene Süchte, an die der unbefangene Leser zuerst denkt (Morphium, Heroin, Kokain, Marihuana, LSD usw.) lediglich 10 Prozent ausmachen. Der große Rest von 90 Prozent wird von – Psychopharmaka bestritten: 10 Prozent der Drogenabhängigen verwenden Betäubungsmittel, 47 Prozent Schmerzmittel, 21 Prozent verwenden Mischformen aus Schmerz- und Betäubungsmitteln, 12 Prozent schlucken Aufputschpräparate.

»Nicht um Kranke zu heilen«, so faßte die »New York Times« das Resultat ihrer Recherchen im Fall »Kennedy–Jacobsen« zusammen, habe der deutschstämmige Mediziner aus der 86. Straße in New York seine zum Teil »hausgemachten« Injektionen eingesetzt, sondern »um die Stimmungslage organisch gesunder Patienten anzuheben«. Eine Praxis, der die Pharma-Industrie in steigendem Maße Vorschub leistet.

Die Drogensucht – eine Kettenreaktion

»Wer die Geschichte ignoriert, verdammt sich dazu, sie zu wiederholen.« Mit dieser These wandte sich im Frühjahr 1973 eine Gruppe amerikanischer Psychiater und Psychologen gegen Versuche, mit Hilfe von Methadon (westdeutscher Markenname: Polamidon) Heroinsüchtige zu rehabilitieren und sie von einem Ersatzopiat abhängig zu machen. Die US-Wissenschaftler Dr. Henry L. Lennard, Dr. Leon J. Epstein, Dr. Mitchell S. Rosenthal und Dr. Arnold Bernstein fordern, endlich einzusehen, daß solche »Lösungen« letzten Endes die Suchtgefahr nur vergrößern werden. Am 2. Juni 1971 starben bei der Einlieferung ins St. John's Hospital in Elmhurst im New Yorker Stadtbezirk Queens zwei junge Menschen. Todesursache: Heroin – so zumindest lautete die Verdachtsdiagnose der Klinikärzte. Die genaue Untersuchung ergab jedoch, daß die beiden Jugendlichen an einer Überdosis Methadon gestorben waren, an jenem Medikament also, das sie von ihrer Heroinsucht heilen sollte. In den ersten beiden Monaten des Jahres 1972 starben insgesamt 14 Menschen an Methadon, einem chemisch nahen Verwandten des Morphium. In manchen amerikanischen Städten erreicht die Zahl der Todesfälle bereits die der Herointoten.

Trotzdem sind die Befürworter von Methadon der Auffassung, daß man mit Hilfe des meist in einem Glas Orangensaft gelösten bitteren Pulvers Süchtige in die Gesellschaft zurückführen und zu einem kontrollierten, legalen Drogenkonsum bringen könne. Die Gegner aber zeigen, daß Methadon teilweise schon die wichtigste schwarz gehandelte Droge ist. Eine »Umstellung von Cognac auf Korn« nannte es sarkastisch ein amerikanischer Drogenexperte. Mit »euromed« könnte man auch sagen, »daß sich der Suchtteufel nicht mit einem therapeutisch verbrämten Beelzebub austreiben läßt«.

Diese Situation erinnert sehr an die Geschichte von Heroin selbst, sagt die amerikanische Wissenschaftlergruppe. Denn auch dieser Morphium-Verwandte sei ursprünglich in zahlreichen Artikeln als nicht suchterzeugendes Mittel gegen die Morphium-Abhängigkeit gepriesen worden. Im »Boston Medical and Surgical Journal« von 1902 sagte James R. L. Daly über Heroin: Es besteht keine Suchtgefahr und kein Risiko einer Atemlähmung. Dasselbe wird heute noch immer von Methadon behauptet – dank der Werbung der Arzneimittelkonzerne. Kein Zweifel, die pharmazeutische Industrie produziert einen ewigen Kreislauf von Sucht–Entzug–Sucht. Und viele Süchte auf dem Pharmasektor traten ihren verheerenden Feldzug in Europa an. Genauer gesagt – in Deutschland.

1803 isolierte der 20jährige Apothekergehilfe Friedrich Sertürner aus Neuhaus bei Paderborn aus Opium – jenem milchigen, klebrigen Saft aus dem Schlafmohn – einen »schlafbringenden« Stoff. Er nannte ihn Morphium, nach Morpheus, dem Gott der Träume. Morphium wirkt aber auch schmerzstillend und macht süchtig. Jahrzehntelang verschrieben Ärzte Opium und Morphium gegen Kopfschmerzen und Husten – wie heutzutage Aspirin und Tussipect. Die Folge: Um die Jahrhundertwende gab es bereits mehr als 200 000 morphiumsüchtige Amerikaner.

Die damals noch vielfach in den Händen von Apothekern liegende Arzneimittelindustrie sann auf Abhilfe. Die Chemiker der Farbenfabriken Bayer in Elberfeld brauten aus Morphium ein Medikament zusammen, das noch wirksamer sein, aber nicht zur Süchtigkeit führen sollte. Die Bayer-Werke stellten 1906 das »Sedativ gegen Husten« in größeren Mengen her und vertrieben das neue Arzneimittel unter dem Markennamen – Heroin. Auch die Morphiumsüchtigen sollten mit dem neuen Präparat geheilt werden.

Willig verordneten vor allem wiederum amerikanische Mediziner das verheißungsvolle Produkt aus dem guten Old Germany. Ehe sie die verheerende Wirkung der neuen Chemikalie erkannten, hatte sich der potente Schmerzstiller bereits fest in der Drogenszene etabliert. Nach jüngsten Schätzungen sind rund 700 000 US-Bürger von dem ehemaligen Bayer-Medikament abhängig – darunter auch viele Schulkinder –, Tausende sterben jährlich an diesem Oldtimer unter den Psychopharmaka.

Am 1. September 1973 trat im amerikanischen Bundesstaat New York ein Gesetz in Kraft, das für jeden über 16 Jahre, der schuldig befunden wird, eine Unze (ca. 30 g) oder mehr Heroin, Morphium, Opium oder Kokain verkauft zu haben, als Mindeststrafe lebenslange Haft vorsieht. Für die amerikanischen Parlamentarier sind Hersteller und Händler dieser harten Drogen das, als was sie sie nun »in einem Akt verzweifelter Notwehr« (»Die Welt« vom 7. September 1973) einstuften: Massenmörder!

Seit zehn Jahren bietet die Arzneimittelindustrie wiederum eine pharmakologische Lösung – diesmal des Heroin-Problems – an: Der internationale Pillenhersteller Hoechst stellte Polamidon (Methadon) zur Verfügung. Welches »harmlose« Medikament von heute wird wohl die lebensgefährliche Rauschdroge von morgen sein? Valium? Librium? Captagon? Noludar?

Es ist alles andere als Zufall, daß der häufigste Schauplatz von Arzneimittelskandalen Westdeutschland ist. Denn nirgends sind die Arzneimittelgesetze so kapitalfreundlich wie hierzulande. Typisch war die unterschiedliche Reaktion auf die Vorwürfe britischer Wissenschaftler, das Schlankheitsmittel »Preludin« der Firma Boehringer, Ingelheim, habe bei schwangeren Frauen Mißgeburten zur Folge. In Italien und Schweden wurde daraufhin Preludin bis zum endgültigen Abschluß der Untersuchungen aus dem Handel gezogen. In der Bundesrepublik wurde Preludin bis zum Abschluß der Untersuchungen auf dem Markt belassen.

Als suchterzeugende Aufputschdroge ging auch Pervitin in die Annalen westdeutscher Arzneimittelgeschichte ein. Die schlagartig entalkoholisierende Wirkung führte bereits bei der Luftwaffe während des Zweiten Weltkriegs zu Mißbräuchen, so z. B., wenn junge Fliegeroffiziere nach durchzechter Nacht Pervitin nahmen, um morgens beim Start wieder nüchtern zu sein. Bald aber stellte sich heraus, daß die Einnahme von Pervitin die körperlichen Leistungsreserven derartig schnell verbrauchte, daß bei regelmäßigem Genuß ganze Truppenteile lahmgelegt wurden. Recherchen von »Interpress« (Hamburg) ergaben 1949, daß auf Betreiben einiger Militärärzte Pervitin 1941 unter das Opiumgesetz gestellt wurde, und zwar gegen den Willen des Herstellers: der Temmler-Werke, heute mit Sitz in Marburg/Lahn.

Im Rahmen der Reparationsleistungen gelangte Pervitin (bekannt auch unter der Bezeichnung Isophen) nach Großbritannien und in die USA. So erwiesen sich auch »die Temmler-Werke als ein Schrittmacher der Drogen-Welle«, urteilen Günter Amendt und Ulrich Stiehler in ihrer aufschlußreichen Dokumentation »Sucht-Profit-Sucht«, die 1972 in Buchform erschien. Die beiden Autoren sagen ferner: »Wenn alle Anti-Sucht-Mittel (Pervitin contra Alkohol z. B. – d. Verf.), die die Pharma-Industrie bisher entwickelt hat, nur zu noch schlimmerer und hoffnungsloserer Sucht führen, dann bedeutet jeder *wissenschaftliche Fortschritt* des Kapitals einen Rückschritt für die Gesundheit der Bevölkerung.«

Von einem weiteren Beispiel »wissenschaftlichen Fortschritts«, angekurbelt von deutschen Pharmachemikern, konnte man im »Industriekurier« (1. August 1959) lesen: »Die von dem belgischen Chemiker gefundene und von ihm mit R 875 bezeichnete Substanz, über die der *Industriekurier* vor einigen Tagen berichtete, gehört zu einer Reihe von Verbindungen, die bereits im Jahre 1940 von Ehrhart, Bockmühl und Schaumann (Farbwerke Hoechst) aufgefunden und bearbeitet wurde. Durch die Kriegsfolge wurde diese Substanzgruppe ihres Patentschutzes beraubt. So konnte nun in Belgien ein neues Mitglied dieser Reihe gefunden werden, dessen schmerzlindernde Eigenschaften den bisher bekannten Substanzen nicht überlegen sind. Zum Beispiel berichtete Dr. Lasagne von der Johns-Hopkins-Universität in der Zeitschrift *Chronik Diseases* im Jahre 1958, daß die Wirksamkeit von R 875 sich mit eingespritztem Morphium oder als Tabletten genommen Dolantin vergleichen lasse. Sein Bericht fährt fort: *Jedoch sind die Nebenwirkungen der neuen Verbindung so schwer, daß es bezweifelt wird, ob sie jemals in der Klinik angewendet werden kann.* Die zuerst erhoffte Vermeidung einer Suchtgefahr bei dem neuen

Mittel ist inzwischen durch eine Empfehlung der Weltgesundheitsorganisation, auch R 875 unter das Opiumgesetz zu stellen, überholt worden.«

So liefert die Arzneimittelindustrie nicht nur Medikamente mit gesundheitsschädigenden Nebenwirkungen, sondern immer häufiger auch solche Produkte, die lebensgefährliche Hauptwirkungen mit »profitablen« Nebenwirkungen verbinden. Der Leiter der amerikanischen Drogenkontrollbehörde, John Finlator, erklärte in diesem Zusammenhang: »Der meiste Stoff, den wir auf der Straße finden – ungefähr 95 Prozent – ist guter Stoff und von den Markennamenkonzernen hergestellt.« Ein Großteil der beschlagnahmten Drogen geht an die Firmen zurück, die die Drogen hergestellt haben. Die Pharmamanager sind's zufrieden – und verkaufen dieselbe Ware ein zweites, vielleicht sogar ein drittes und viertes Mal.

Es gibt Anzeichen dafür, daß der tatsächliche Ausstoß an Psychopharmaka weit höher liegt, als offiziell angegeben wird, jedoch gut getarnt in zahlreichen dunklen Kanälen verschwindet. »Wenn aber – wie erwiesen – 50 Prozent der legal produzierten Drogen auf dem *illegalen Markt* verschwinden«, kombinieren die beiden Autoren Amendt und Stiehler in ihrem Buch »Sucht-Profit-Sucht«, »dann muß in die Planung der chemisch-pharmazeutischen Industrie von vornherein auch die Produktion für diesen *illegalen* Markt eingehen, denn anders stünden die Produkte über den am *legalen* Markt verschriebenen und verordneten Umfang hinaus überhaupt nicht zur Verfügung. Die chemisch-pharmazeutische Industrie produziert also für den Mißbrauch. Mißbrauchswert und Gebrauchswert sind identisch.« Und: »Nicht Staat und Verbraucher kontrollieren die Drogenindustrie, sondern die Drogenindustrien kontrollieren Staat und Verbraucher ... Kein Großkonzern könnte überhaupt existieren, wenn er nicht seine Beziehungen zu Regierung, Parlament, Verwaltung und Massenmedien planvoll organisieren und ausbauen würde. Das trifft nicht nur im großen und ganzen, sondern verstärkt und zugespitzt auf die Drogenindustrie zu. Sie verkauft direkt an den Staat, an das öffentliche Gesundheitswesen (gesetzliche Krankenversicherung), und wird ... direkt vom Staat finanziert. Und die Konzerne können die Preise festlegen. Krankenkasse und Krankenhausträger sichern den Absatz ... Der Verbraucher ist doppelter Geldgeber. Er finanziert die Drogenproduktion und deren Weiterentwicklung (Forschung an den Universitäten) mit seinen Steuern und bezahlt für die Produkte in der Apotheke (oder über seinen Sozialversicherungsbeitrag) ein zweites Mal. Der Staat ist ein machtloser Gehilfe – das Gesundheitsministerium Agent des Drogenkapitals.«

Die praktischen Auswirkungen dieser »Allianz« sind am Beispiel des Methadon-Programms im Rahmen der herrschenden Antidrogenpolitik in den Vereinigten Staaten besonders gut überschaubar. Nachdem 1971/72 zahlreiche Todesfälle durch Methadon bekanntgeworden waren, verschärfte die Nixon-Regierung die Kontrollen. Seither dürfen nur noch solche Institutionen, Ärzte und Krankenhäuser die »Antisuchtdroge« verschreiben und abgeben, die offiziell an staatlichen Programmen beteiligt sind. Dadurch wird die Produktionsplanung für die Konzerne »berechenbarer«, die Behandlung von Heroinsüchtigen für den Staat billiger: Mit Methadon belaufen sich die jährlichen Kosten auf etwa 4000 Mark, im Gefängnis jedoch auf 12 000 bis 20 000 Mark. Bisher nehmen schätzungsweise 100 000 von insgesamt rund 700 000 Heroin-Süchtigen an staatlichen Methadon-Kuren teil. Jeder »Patient« muß täglich aber nicht nur zwei bis drei Methadon-Tabletten schlucken, sondern auch mindestens eine Pille »Elavil«, ein Antidepressivum des Darmstädter Weltkonzerns Merck.

Anscheinend ist die weltweite Drogenszene ohne die wissenschaftlichen »Pioniertaten« westdeutscher Pharmakonzerne gar nicht denkbar. Ich möchte an dieser Stelle noch einmal Amendt/Stiehler zitieren: »Wenn man über fast jede synthetische Droge lesen (oder schreiben) muß, ... *die übrigens in Deutschland entwickelt wurde*, dann ist das kein Zufall. Deutschland gilt nicht umsonst als *Apotheke der Welt*, denn hier (und nicht etwa in den USA) ist die Arzneimittelgesetzgebung am *liberalsten*. In Deutschland fällt es dem Pharmakapital am leichtesten, über die Gesundheit der Bevölkerung mit ihren Produktoffensiven, *wissenschaftlichen Fortschritten* und buchstäblich unzählbaren psychopharmakologischen Mitteln herzufallen.«

Hauptverbandsplatz Bundesrepublik

Von den 15–35jährigen Amerikanern sterben die meisten im Drogenrausch. Fachleute schätzen, daß der Mißbrauch von Arzneimitteln und Rauschgiften bis heute schon mehr jungen US-Bürgern das Leben kostete als alle Kriege, die von den USA geführt wurden. Mit diesem alarmierenden Vergleich begründete Dr. F. J. Ayd auf einem internationalen »Seminar zur Verhütung und Bekämpfung der Drogenabhängigkeit« in Lausanne die Versuche der Vereinten Nationen, hier Abhilfe zu schaffen.

Die amerikanische Regierung stellte für 1973 rund 2,4 Milliarden Mark für Aufklärung, Kliniken, Rehabilitations- und Trainingszentren sowie verschiedene sozialtherapeutische Programme zur Vorbeugung und Bekämpfung der Rauschgiftsucht zur Verfügung: rund elf Mark pro Kopf der Bevölkerung. Die westdeutsche Regierung ließ sich seit 1970 die Bekämpfung der Volksseuche neun Pfennig kosten, je Bundesbürger und Jahr. Die Länder legten 1971 noch etwas drauf: 20 Pfennig.

Während »immer mehr nach Hilfe fragen, ja schreien«, so der nordrhein-westfälische Landesmedizinaldirektor Helmut Hünnekens, gleicht die Drogenszene in der Bundesrepublik noch immer einem »Hauptverbandsplatz«, so Privatdozent Klaus Wanke, Oberarzt der Psychiatrisch-neurologischen Universitätsklinik in Frankfurt. Denn der maximale Mißerfolg bei der Therapie liegt auch am minimalen Aufwand.

Unter der Überschrift »Wir sehen zu, wie sie sterben«, schilderte der »Stern«-Reporter Heiko Gebhardt im März 1973, daß bei uns »gegen die Rauschgiftlawine ... so gut wie nichts« getan wird. »Die Ärzte wollen die Süchtigen nicht in den Krankenhäusern haben, die Psychologen und Psychiater sind ratlos, die Juristen können sie nur verurteilen.« Gebhardt sagte über seine aufsehenerregende Reportage: »Das ist die hoffnungsloseste Geschichte, die ich je geschrieben habe.«

Wie viele junge Menschen in der Bundesrepublik mit dem Leben bezahlen, hielt bisher keine Statistik fest. Der Innenminister von Nordrhein-Westfalen erfaßte jedoch 26 spektakuläre Einzelfälle aus dem Jahre 1972, um die Gefahr des Suchtmittelmißbrauchs aufzuzeigen. Willi Weyer: »Die aufgeführten Fälle stellen aber nur einen Bruchteil der Todesfälle dar, die mit Rauschmittelmißbrauch im Zusammenhang stehen.« Hier einige der tragischen Schicksale, wie sie am 4. Februar 1973 von »Welt am Sonntag« veröffentlicht wurden:

- In Gelsenkirchen lief ein 25jähriger Friseurmeister unter Drogeneinwirkung gegen einen Zug und wurde getötet.
- In Bocholt sprang ein 15 Jahre alter Realschüler während eines »Horrortrips« im Kopfsprung von einem Fabrikdach und starb.
- In der Justizvollzugsanstalt Bochum erhängte sich ein 19jähriger drogenabhängiger Apothekeneinbrecher.
- In Duisburg starb eine 18jährige Kosmetikerin nach der Injektion eines Rauschgiftes an Herz- und Kreislaufversagen.

- In Bonn wurde eine 23jährige Lehrerin von einem rauschgiftsüchtigen Bergmann bestialisch ermordet.
- In Köln wurde eine 27 Jahre alte Prostituierte, die sich Betäubungsmittel durch Rezeptfälschungen beschaffte, nach der Einnahme einer Überdosis Librium tot aufgefunden.
- Im westfälischen Minden verunglückte ein 22jähriger kaufmännischer Angestellter, als er nach einem »Trip« die Kontrolle über sein Fahrzeug verloren hatte.

»Die oft zweckoptimistisch geäußerten Prognosen, die Drogenwelle sei am Abebben, ist«, wie Dr. Ulrich Valendas, München, in der Ärztezeitung »Praxis-Kurier« (13. Dezember 1972) erklärte, »leider nicht richtig. Abgeebbt sind allenfalls die sensationellen, oft ausgesprochen *haschischfreundlichen* Berichte in den Massenmedien, von denen nur *konkret* seine Position eindeutig revidiert hat. Das Linksblatt gestand: *Genossen, wir haben Scheiße gebaut*, und organisierte einen Antidrogenkongreß.«

Die Zahl der bekanntgewordenen Rauschgift- und Drogendelikte stieg nach Angaben des jugendpolitischen Sprechers der CDU/CSU in den Jahren 1967 und 1972 von 1300 auf mehr als 25 000. Diese Zahlen beweisen, daß »nicht nur eine Rauschgift- und Drogenepidemie unser Land überzogen hat, sondern daß die Bundesregierung dieser Rauschgift- und Drogenepidemie auch nicht Herr geworden ist«. Auch die Bundesregierung stellte in ihrem Drogenbericht von 1972 fest, daß der »harte Kern«, das sind dauerhaft Drogenabhängige, jährlich einen Zuwachs von 4000 bis 10 000 drogenabhängigen Jugendlichen erfährt, deren Heilungschancen auf bestenfalls zehn Prozent anzusetzen sind.

In Hessen probierte durchschnittlich jeder zweite Oberschüler bereits einmal Sucht-Drogen aus. 20 Prozent dieser Jugendlichen sind ernstlich gefährdet, weil sie regelmäßig Rauschgifte konsumieren. 5 Prozent gelten als süchtig. Fast jeder sechste der 14- bis 18jährigen Schüler in Nordrhein-Westfalen hat Erfahrungen mit Rauschgiften. Jeder 16. Schüler in Dortmund muß als süchtig gelten, wie einer repräsentativen Untersuchung der Ruhruniversität zu entnehmen ist. Als Diplomsoziologe Michael Jasinsky im Auftrag des Hamburger Senats rund 5000 Schüler und Schülerinnen zu Rauschmitteln befragte, fand er: 13,3 Prozent nehmen regelmäßig irgendwelche suchterzeugenden Psychodrogen, 96 Prozent hatten sie schon einmal »ausprobiert«, 13,5 Prozent handeln damit. Schließlich nahmen nach Feststellungen des Wehrbeauftragten des Deutschen Bundestages die

Verstöße gegen das Betäubungsmittelgesetz in der Bundeswehr innerhalb von zwei Jahren (1970–1972) um etwa 350 Prozent zu. »Hinzu dürfte allerdings eine erhebliche Dunkelziffer kommen.«

»Wir sind zur Zeit dabei«, formulierte Professor Dr. med. Reinhart Lempp, Leiter der Abteilung für Jugendpsychologie und -neurologie der Universitätsnervenklinik Tübingen, in einer leidenschaftlich vorgetragenen Anklage in der »Zeit« (17. September 1971), »einen großen Teil unserer Jugend vor die Hunde gehen zu lassen, und zwar nicht die Schwachen und Schlechten, sondern die Sensiblen, die Originellen und die Nonkonformisten, wenn es uns nicht gelingt, ihnen die reale Angst zu nehmen und ihnen einen überschaubaren und akzeptablen Lebensweg zu bieten.«

Wir machen es uns nach meiner Auffassung aber etwas zu leicht, wenn wir glauben, daß die insgesamt 200 000 Drogenabhängigen in der Bundesrepublik (laut einer dpa-Meldung vom 11. April 1973 wurde diese Zahl auf der Jahrestagung des Verbandes der Heilstätten für Suchtkranke genannt) nur Opfer ihrer angeborenen psychischen Struktur sind. Ebenso würde man dem eigentlichen Problem aus dem Wege gehen, wollte man nur von einem konstruierten »Generationskonflikt« sprechen; man vergißt dabei vor allem, daß den etwa 60 000 drogenabhängigen Jugendlichen 140 000 drogenabhängige Erwachsene gegenüberstehen. Wir müssen uns vielmehr auch kritisch mit den Arzneimittelherstellern und Ärzten befassen. Auf diese ehrenwerte Heil-Society und ihren Pillenzauber sind Jugendliche und Erwachsene gleichermaßen angewiesen.

Als »linientreue« Funktionäre und Handelsagenten der pharmazeutischen Industrie verschreiben manche Ärzte ihren Patienten alles, was ihnen »von oben vorgeschrieben« wird. Hinzu kommt, daß viele Ärzte, wie der Rintelner Nervenarzt Dr. Wilfried Dogs feststellte, »einem unbewußten Rezepturzwang« unterliegen. Sie verschreiben, so bemerkte auch der Düsseldorfer Neurologe Professor Eberhard Bay, Schlaf-, Beruhigungs- und Schmerztabletten »großzügigst«, wobei sie sich bei der Auswahl der Medikamente oftmals allein vom Image der Pharmahersteller leiten lassen.

Diese geheime Verführung westdeutscher Mediziner durch eine potentielle Katastrophenindustrie wird von den ärztlichen Führungsgremien zumindest geduldet, wenn nicht gefördert. Da »das Wissen der meisten Ärzte über die Drogenszene hinterherhinkt«, regte der Vorsitzende des Verbandes der niedergelassenen Ärzte Deutschlands, Dr. med. Kaspar Roos, bereits im Juli 1971 bei der Bundesärztekammer in Köln an, »ein Verzeichnis aller Drogen- und Rauschmittelkombinationen zu erarbeiten« – eine lobenswerte Initiative. Nach Vorstellungen des NAV sollte das von einem Expertenteam herausgegebene Verzeichnis allen Ärzten kostenlos zur Verfügung gestellt werden, um besser als bisher über die gefährlichen Substanzen zum »Selbstmord auf Zeit« orientiert zu sein. Das Verzeichnis »sollte sich vor allem an der Praxis orientieren, da inzwischen veränderte Merkmale des Rausches, der Sucht und bisher unbekannte Erscheinungsbilder des Süchtigen – bedingt durch neue Stoffe, zum Teil härtere Drogen und Stoffkombinationen – in erschreckendem Umfang festgestellt wurden«. Dr. Roos untermauerte seinen Antrag mit dem Hinweis, »daß die Phantasie der Ärzte sich gar nicht ausmalen« könne, »was alles vom Backpulver bis zu Pflanzendrogen zur Rauscherzeugung und -intensivierung ausprobiert« werde. »Bevor die Ärzte etwas über die Wirkung neuer Drogen erfahren, probieren die Jugendlichen schon neue Stoffe aus.«

Die Bundesärztekammer, beraten von der Arzneimittelkommission, lehnte den Antrag ab. Begründung: Ein derartiges Kompendium könnte zum »Bestseller« in jenen Kreisen werden, die Rauschgift und Drogen verwenden. Besser also, die Masse der Ärzte – im Interesse der pharmazeutischen Industrie – nicht zu informieren, als Drogenabhängigen möglicherweise etwas zukommen zu lassen, was sie ohnehin längst wissen.

Die Praktiken der Arzneimittelindustrie und ihren promovierten und professoral verbrämten Gehilfen entsprechen den Prinzipien der freien Marktwirtschaft. Leidtragender ist allein der Patient. Denn: Wer Rauschgift nimmt, ahnt zumindest, was er tut, und weiß, daß es verboten ist. Wer aber ein suchterzeugendes Medikament (häufig ist es die »Einstiegsdroge« zu härteren Mitteln) angepriesen oder verschrieben bekommt, hat meist keinerlei Ahnung, was ihm geschieht. Erfährt er es dann im wahrsten Sinne des Wortes am eigenen Leib, ist es häufig schon zu spät.

Sanktioniert wird dieser Zustand durch die nachgiebige Haltung der für das öffentliche Gesundheitswesen verantwortlichen Behörden, vor allem des Bundesgesundheitsamtes in Berlin. Diese dem Bundesgesundheitsminister unterstellte Institution führte bislang nicht einmal für die rezeptfreien Aufputschmittel (z. B. das Psychotonikum »AN 1« und das Mittel »gegen Schmerzen aller Art«, »Rosimon Neu«, im Jargon »Peps« genannt) die Verschreibungspflicht ein. In diesem Zusammenhang schrieb Rainer Flöhl in der FAZ (15. November 1972): »Die weitere Behandlung des Falls AN 1, der sich immer stärker zu einem Fall *Bundesgesundheitsamt* ausweitet, wird zeigen, ob diese Behörde überhaupt den gestellten Anforderungen gewachsen ist. Derzeit bestehen daran erhebliche Zweifel. Während die Bundesregierung in Bonn Millionen für die Bekämpfung der Drogenwelle ausgibt, ermöglicht das dem Bundesministerium für Jugend, Familie und Gesundheit als Bundesoberbehörde unterstellte Bundesgesundheitsamt den Konsum von Suchtmitteln. Wie lange noch?«

Eine weitergehende Kontrolle »psychotroper« Medikamente – 1970 forderte die Rauschgiftkommission des Wirtschafts- und Sozialrates der Vereinten Nationen, eine Reihe von Arzneimitteln unter das Rauschgiftgesetz zu stellen – wird auch von der Ärzteschaft im allgemeinen abgelehnt. Viele Mediziner verzichten sogar darauf, den Psychopharmakakonsum ihrer Patienten so zu kontrollieren, wie es ihnen die Rezeptpflicht erlaubt. »Sie schreiben etwa Rezepte ohne zeitliche Grenze aus, so daß der Patient seinen Bedarf auch weiter decken kann (und mehr als das), wenn er vom Arzt gar nicht mehr überwacht wird«, bemängelte das ärztliche Wochenmagazin »Selecta«, argumentiert aber im übrigen – wie könnte es anders sein – entschieden gegen »die verschärfte Restriktion für ein Medikament«. Das Blatt schreibt (5. April 1971): »Solche Maßnahmen sind ... nur sinnvoll, wenn ein Mittel tatsächlich eine ernste Gefahr bedeutet. Auf lange Sicht wird auch der Produzent der betreffenden Mittel entmutigt, weiterzuforschen. Wenn er rechnen muß, daß ein neues Produkt keine Marktchancen hat, weil es ebenfalls unter das Verbot fällt, stagniert die Entwicklung. Das hat man vor einigen Jahren in Frankreich gesehen, als alle synthetischen Narkotika mit Ausnahme des Pethidin verboten wurden. Es war nun zwar leichter, den Markt zu überwachen; doch die Forschung wurde entmutigt. So verbaut die Kontrolle womöglich den Weg zu Arzneimitteln, die sie überflüssig machen könnten.«

Die in München erscheinende Ärztezeitschrift, seit Jahren führend in der Gunst westdeutscher Mediziner, plappert hier eine sattsam bekannte Begründung der pharmazeutischen Industrie nach, ohne sich offenbar von ihrer Stichhaltigkeit überzeugt zu haben. Tatsächlich steht dieses Argument in krassem Widerspruch zu einer auch in derselben Zeitschrift abgedruckten Nachricht: Bekanntlich liegt Frankreich im Hinblick auf die Entwicklung neuer Arzneistoffe vor der Bundesrepublik auf Platz zwei der Weltrangliste. Und ausgerechnet in jenen Jahren, als das Narkotikaverbot wirksam wurde, konnten die Arzneimittelhersteller unseres westlichen Nachbarlandes 170 neue Heilmittelsubstanzen marktfähig machen. Ihre westdeutschen Kollegen brachten es im gleichen Zeitraum – ohne Verbote und Kontrollen! – auf lediglich 107 neue Wirkstoffe. Wenn man also überhaupt aus dieser Sachlage eine Schlußfolgerung ziehen will, dann eher in der umgekehrten Richtung: Scharfe Kontrollen und Herstellungsverbote gefährlicher Medikamente sind nicht so sehr forschungshemmend, als vielmehr forschungsfördernd! Die deutschen Gesundheitsbehörden sollten aus dieser Erkenntnis schleunigst Konsequenzen ziehen – im Interesse des Patienten *und* der pharmazeutischen Industrie.

Die Behörden machen indes aus der Rauschgiftsucht der Deutschen ein Staatsgeheimnis. Sie verteufeln zwar die »exotischen Blüten« des Drogenmarktes, lassen aber gleichzeitig die »einheimischen Gewächse« um so üppiger ins Kraut schießen. Verständlich, daß ebenso lautstark wie die Warnung vor LSD und Haschisch die Werbung für Beruhigungs- und Aufputschmittel ist. Letztere »gehören bereits zum festen Bestandteil vieler Hosen- und Handtaschen«, wie ein Arzt 1970 auf dem 2. Wissenschaftlichen Kongreß des Bundesverbandes der Vertrauensärzte in Hannover erklärte. Niemand nimmt daran Anstoß. Dazu schrieb »Der Spiegel« (19. Januar 1971):

»Drogensüchtig sind nach landläufiger Ansicht ein paar tausend Hippies, denen der süße Weihrauchduft von Haschisch aus dem bunten Habit weht. Doch weit mehr biedere Bürger suchen die Flucht in eine Retortenwelt – dieses Heer von Drogensüchtigen ist nur nach Millionen zu zählen. Es sind die Hausfrauen, die gegen ihren mickrigen Alltag mit Kopfwehtabletten ankämpfen; die Akkord- und Fließbandarbeiter, die sich dem Streß mit Schlaf- und mit Beruhigungspillen zu entziehen suchen; die Angestellten, die ihr verfettetes Sitzfleisch mit Appetitzüglern straffen und dann bei Pillen bleiben, weil sie sich damit dem Leistungsdruck besser gewachsen fühlen. Immer mehr Menschen in den Industrieländern nehmen *Mutters kleine Helfer* ... Der wahllose Konsum von Arzneimitteln, konstatierten die Mediziner der Weltgesundheitsorganisation, habe *alarmierende Ausmaße angenommen* und sei besonders in Europa längst bedenklicher als Schäden durch die sogenannten harten Drogen wie Heroin und Kokain.«

Heute ist es schwierig, bei einem Gang durch die Klinik einen Patienten zu finden, der nicht sein »Valium« bekommen hat, bemerkte Professor Dr. med. Helmut Kewitz, Berlin, auf dem

20. Deutschen Fortbildungskongreß in Berlin. Prof. Dr. med. Uwe H. Peters, Mainz, machte ähnliche Beobachtungen: »Es gibt Krankenhäuser, auch Universitätskliniken, in denen abends eine Hilfsschwester über die Station geht, in der einen Hand klingelt ein Glas mit Abführpillen, in der anderen ein Glas mit dem Tranquilizer, der gerade *in* ist, bis jeder Patient hat, was er will.« Natürlich dient das Medikament in diesem Fall keineswegs nur der Erfüllung des Patientenwunsches, vielmehr liegt es im Interesse des Klinikpersonals, eine »ruhige« Station zu haben. »Psychopharmaka sind das Öl im Getriebe«, charakterisiert Dr. Jürgen-Peter Stössel in seinem jüngst erschienenen Buch »Psychopharmaka – die verordnete Anpassung« den »Abschmierdienst« in unseren Krankenhäusern. Die »Ärztliche Praxis«, die zum gleichen Problem Stellung bezog, berichtete: »Es ist erschütternd, aber keineswegs vereinzelt, wenn – wie kürzlich – der Chefarzt eines großen deutschen Krankenhauses erklärt, in seiner Klinik würde im umfangreichen Maße Psychotherapie betrieben. Befragt, in welcher Form die Psychotherapie durchgeführt werde, antwortete er, daß je nach Lage des Falles eines der Tranquilizerpräparate gegeben würde. Diese Äußerung wurde«, vermerkte Dr. med. Wilfried Dogs (Rinteln), der Autor dieses Artikels, ausdrücklich, »wie ich selbst erlebt habe, von einem großen Ärztegremium ohne Protest akzeptiert.«

Aus einer Untersuchung, die der ehemalige Direktor der Universitätsklinik Mainz, Professor Heinrich Kranz, schon 1964 – also vor nunmehr 10 Jahren – in Rheinland/Pfalz durchführte, ging hervor, daß von 320 befragten Ärzten nur sieben noch keine Psychopharmaka in ihren Praxen verordneten. Norbert Schneider berichtet in seinem Buch »Die gedopte Gesellschaft« von einem Arzt, der in mehreren Altersheimen mit zusammen 1702 Insassen entsprechende Untersuchungen anstellte, daß »Beruhigungs- und Schlafmittel sowie Präparate gegen Herz- und Kreislaufstörungen zum täglichen Brot ... gehören. Die Mehrzahl (der Insassen) hatte keine Ahnung, mit welchen Mitteln sie das Pflegepersonal täglich fütterte«. Bei vielen alten Menschen, die durch ihre Verlassenheit und Hilflosigkeit in – das Zusammenleben in Heimen offenbar störende – Unruhe geraten, sind aber Beruhigungsmittel nicht nur nutzlos, sondern können schon in kleinen Dosen Bewußtseinstrübungen oder Delirien hervorrufen. Das Delirium tremens wiederum, ein typischer Notfall in der Psychiatrie, das viele Jahre lang mit Medikamenten behandelt wurde, die seit kurzem streng vermieden werden, war nach Einführung der Neuroleptika mit 17,5 Prozent Sterbefällen (vorher nur 2,5 Prozent!) belastet.

Mit manchen Beruhigungsmitteln (z. B. »Librium« und »Atosil«) erleben Ärzte vor allem bei alten Leuten unangenehme Überraschungen. Es kommt häufig zu einem plötzlichen Zusammenstürzen (»sudden falls«), ohne daß der Patient das Bewußtsein verliert. Besonders bei älteren Menschen ist die Gefahr komplizierter Knochenbrüche entsprechend groß. Vier Frauen, denen »Valium« verabfolgt worden war, »stürzten«, wie Conrad Mais in »medizin heute« (Nr. 10/1972) mitteilte, »beim Verlassen des Bettes plötzlich ohne erkennbare äußere Ursachen und mit intakten Herz-Kreislauf-Verhältnissen und zogen sich Rippen- und Schenkelhalsfrakturen zu«.

Das Geschäft mit der Sucht

Es hat den Anschein, als ob im selben Maße, wie sich die springflutartige Drogenwelle als beherrschendes Element der modernen Medizin entpuppt, mitunter das ärztliche Gewissen degeneriert. Wie eine Bombe schlug die Nachricht ein, die die »Hamburger Morgenpost« am 29. September 1970 in großer Aufmachung verbreitete: »Es gibt in Hamburg Ärzte (Namen wurden nicht genannt – d. Verf.), die ihr Geschäft mit der Sucht machen wie andere mit der Abtreibung. Sie verkaufen Rauschgiftampullen zu hohen Preisen.« Das Blatt forderte: »Das Rauschgiftdezernat sollte alle Mittel auf die unnachsichtige Verfolgung jeder Art von Händlern verwenden – die berufsmäßigen Pusher wie die Ärzte mit ihrem Hang zu lukrativen Nebeneinnahmen ... Wer an Süchtige Rauschgiftampullen verkauft, ist nicht besser als ein Mörder – ein Mörder auf Raten!«

Das »erschütternde Material« (Dr. Zylmann, Präsident der Gesundheitsbehörde in Hamburg) rief den damaligen Präsidenten der Bundesärztekammer, Professor Fromm, auf den Plan. Ein wochenlanger schriftlicher Stellungskrieg zwischen der Redaktion der Hamburger Tageszeitung und dem Chef der deutschen Ärzteschaft brachte indes wenig Klarheit in die skandalgeschwängerte Affäre. Fromm machte zwar geltend, daß dem »Rauschgiftdezernat ... bis zum 3. November 1970 *weder Tatsachen bekannt (waren), noch wurde jemals der Verdacht geäußert, Hamburger Ärzte verkauften Suchtstoffe zu hohen Preisen*«. An die Adresse des Chefredakteurs der

»Hamburger Morgenpost« richtete er – mit Schreiben vom 10. November 1970 – jedoch den bitteren Vorwurf: »Ich bin aufs tiefste enttäuscht und empört darüber, daß Sie es bis heute nicht für nötig halten, eine Ehrenerklärung für die zu Unrecht beschuldigten Ärzte abzugeben ...« Der – im August 1973 zurückgetretene – Ärzteboß verwahrte sich gegen die »systematischen Verleumdungen der Ärzteschaft« und erklärte: »Ihr Beitrag wird sicherlich nicht dazu angetan sein, das schwere Problem der Rauschgiftsucht positiv zu lösen. Daran aber arbeiten wir Ärzte überall, wo wir können, mit großer Leidenschaft.«

Weniger leidenschaftlich, dafür um so exakter ist ein ausführlicher Bericht der in München erscheinenden Ärztezeitschrift »euromed« vom 6. Februar 1973. Unter der Überschrift »Legalisierte Sucht – Großzügige Opiatverordnung vereitelt Rehabilitation« schreibt das Blatt: »Die leichtsinnige Polamidon-Verschreibung trägt nach übereinstimmender Ansicht der Jugendlichen aus der Hamburger Drogenszene erheblich dazu bei, daß der Markt floriert. Abgesehen von den *Legalisierten*, die *überschüssigen* Stoff verkaufen, wird die offenbar ergiebige Quelle in den ärztlichen Sprechzimmern immer mehr auch von nicht drogenabhängigen Jugendlichen angezapft. Unter vorgetäuschter (!) Sucht ... besorgen sie sich Rezepte für Opiate, aber auch für Amphetamine und Sedativa, um die Mittel meistbietend unter die Drogenadepten zu bringen ...«

»euromed« bezieht sich in diesem Artikel u. a. auf Erklärungen des Hamburger Praktikers Dr. med. Hans-Wilhelm Beil, der auch den Behörden den Vorwurf macht, »solche Praktiken (zu) dulden, wenn nicht gar (zu) fördern«. Der Hamburger Mediziner geißelt die »mißbräuchliche Großzügigkeit seiner Kollegen«, die »viel höhere Dosen verschreiben, als für die ohnehin recht fragwürdige Substitutionstherapie nötig wären: Bis zu vier Flaschen (100 mg) täglich ..., (es) reicht aber eine halbe Flasche Polamidon (12,5 mg) pro Tag ...«

Dr. Beil – »er hat in den letzten zwei Jahren in seiner Praxis etwa 500 Drogenabhängige behandelt« – bemängelt ferner, daß die meisten Ärzte unterlassen, »was bei *therapeutischer* Verwendung unumgänglich« sei: die Kontrolle der Einnahme. So aber leisteten sie nur einem weiteren Mißbrauch Vorschub.

Während der »Praxis-Kurier« (21. März 1973) seinen ärztlichen Lesern ein »hartes Herz« empfiehlt und jammert: »Forsche Staatsanwälte denken bereits an Strafanzeigen gegenüber Medizinern, die solchen Kranken Opiate verschrieben haben« – stellt »euromed« nüchtern fest: »Im Gegensatz zu den offiziellen Programmen in den USA, bei denen Methadon oral unter ärztlicher Aufsicht in einer konstant bleibenden, individuellen Dosis verabreicht wurde, experimentieren die Ärzte hierzulande vorläufig noch auf eigene Faust mit L-Polamidon.« Das Blatt fährt fort: »Wie recht die Deutsche Hauptstelle für Suchtgefahren mit ihrer Warnung vor den Gefahren eines schwarzen Methadon-Marktes hat, beweist das Beispiel Hamburg: Etwa ein Drittel der aufgesuchten Docs sei bereit, das Opiat zu verschreiben, wenn man ihnen erzähle, man wolle sich *herunterdosieren*, berichten die von Beil interviewten Fixer. Und weiter: Nur ausnahmsweise würde Polamidon vorschriftsmäßig genommen, und dann auch nur für zwei bis drei Tage. Die Mehrzahl der Süchtigen würde weiter i. v. (intravenös) *schießen*. Sechs der zwölf Befragten gaben an, daß das vom Arzt verordnete Opiat eigenmächtig höher dosiert wurde. Außerdem begünstige die großzügige Verschreibung die Weitergabe und den Verkauf von Polamidon. Immerhin kostet eine Flasche auf dem illegalen Markt 100 Mark, während es auf ärztliches Rezept für 4,65 DM zu haben ist.«

Wie oft sich niedergelassene Ärzte – wie anscheinend in Hamburg – Polamidon selbst »verschreiben« und dann meistbietend an ihre Patienten verhökern, ist nicht bekannt. Es heißt, daß etwa jeder dritte Arzt bereit sei, Drogenabhängige noch abhängiger zu machen. Obwohl in der ambulanten Praxis Polamidon in aller Regel nicht zu vertreten ist, wie Dr. med. Gerhard Stübing vom Landeskrankenhaus Schleswig mit Nachdruck betonte. Selbst mit klinischen Entziehungskuren ist den rund 200 000 Suchtkranken, für die lediglich 2500 Klinikbetten zur Verfügung stehen, nicht zu helfen. »Gut 95 Prozent dieser klinisch *Entgifteten* werden rückfällig, sobald sie wieder an irgendeinen ihrer *Stoffe* kommen, falls sich dem Entwöhnungsversuch keine langfristige sozialmedizinische Therapie der Sucht anschließt« (»Praxis-Kurier«, 21. März 1973).

Die Hamburger Drogenszene ist zwar nach Auffassung des Münchner Psychiaters Dr. Dankwart Mattke »eine Art Brückenkopf«, doch träfen die dort gemachten Beobachtungen grundsätzlich auf alle größeren Städte in der Bundesrepublik zu. Er selbst – Mattke – kenne in der bayerischen Landeshauptstadt große Praxen, in denen 100 bis 200 Fixer »betreut« würden. Einige Mediziner seien sich auch durchaus bewußt, gegen das Betäubungsmittelgesetz zu verstoßen. »Sie zeigen sich selbst an ..., werden aber stets freigesprochen ...« (»euromed«).

Das Psychopharmakarezept des niedergelassenen Arztes (nur 12 Prozent fühlten sich bei einer Umfrage aufgrund ihrer Ausbildung den Problemen der »kleinen Psychiatrie« gewachsen) ist reine Notwehr. Sie müßten – da sie erwiesenermaßen nur zum geringsten Teil ein medizinisches Verständnis für die Leiden solcher Patienten haben – konsequenterweise einen großen Teil ihrer Patienten wieder wegschicken. Aber wohin? Bei einem Angebot von knapp 850 Psychotherapeuten in der gesamten Bundesrepublik wäre es blanker Zynismus, einen Patienten aufzufordern, sich einen »Fachmann« zu suchen. Das beweist im übrigen auch eine Mitteilung, die am 6. Januar 1973 in den »Münchner Ärztlichen Anzeigen« veröffentlicht wurde und die eindringlicher als alle Zahlen ein Symptom der »Krankheit der Medizin« (Joseph Scholmer) sichtbar macht:

»Täglich rufen in der Medizinischen Poliklinik bis zu 20 Patienten auf Weisung ihres Hausarztes, eines Institutes oder einer Klinik an mit der Bitte, ihnen einen Psychoanalytiker zu vermitteln. Wir möchten hierzu folgendes bekanntgeben:

1. Wir führen seit der neuen Psychotherapiekassenregelung keine ambulanten Untersuchungen oder Beratungen durch, sondern sind nur für Patienten unserer Klinik und für Forschungsaufgaben zuständig.

2. Wir haben keinerlei Kenntnis darüber, wer von den praktizierenden Psychotherapeuten freie Behandlungsplätze hat. Für die Patienten bedeutet der Anruf bei uns eine große Frustration und für uns täglich bis zu zwei Stunden völlig vergeblichen Zeitaufwandes. Adressen von Psychoanalytikern erfahren Ärzte und Patienten bei der Kassenärztlichen Vereinigung, dem Ärztlichen Kreis- und Bezirksverband und gegebenenfalls auch bei der Krankenkasse. Daß bei der heute noch so verhältnismäßig geringen Zahl von Psychotherapeuten überall mit langen Wartezeiten gerechnet werden muß, ist eine Tatsache, auf die wir bedauerlicherweise keinen Einfluß haben.«

Als einziger Ausweg bleiben – wie gesagt – die Psychopharmaka. Und dabei wird dann nur selten gespart. Im Gegenteil: hier schießen in zunehmendem Maße viele Ärzte weit über das Ziel hinaus. Dieser – milde ausgedrückt – leichtfertige Umgang mit Medikamenten, die die Psyche beeinflussen, ist nicht zuletzt auf die Tatsache zurückzuführen, daß Ärzte selbst – vor allen anderen Berufsgruppen – zum Arzneimittelmißbrauch neigen. Etwa jeder dritte Krankenhausaufenthalt ist bei Ärzten – wie die amerikanischen Sozialmediziner

Dr. George E. Vaillant, Dr. Jane R. Brighton und Dr. Charles McArthur im »New England Medical Journal« (Nr. 282/1970) darlegten – auf selbstrezeptierte Psychopharmaka zurückzuführen. Die American Medical Association (AMA) stellte in einem Ende 1972 veröffentlichten Bericht fest, daß Rauschmittelsucht und Alkohol fast schon eine Art Berufskrankheit des Ärztestandes geworden sind. Derselbe Bericht schätzt den Anteil der psychopharmakasüchtigen Ärzte auf 30- bis 100mal höher als in der Durchschnittsbevölkerung. »In den Händen von Ärzten«, so erklärte auch der Prominentenarzt Dr. Jacobsen in der »New York Times«, seien »harte Psychopharmaka ein wertvolles Werkzeug«. Auch an sich selber, so gestand er freimütig den »Times«-Reportern, erprobt der Arzt das »Werkzeug« häufig.

Ende Juli 1973 wurde in Köln ein Arzt festgenommen, der 1000 Drogenrezepte gefälscht hatte. Der Mediziner, der rund 800 Privatpatienten betreute und außerdem Betriebsarzt war, spritzte sich selbst vorwiegend Dolantin, Polamidon, Atropin und Cliradon. Der Leiter des Kölner Gesundheitsamtes, Dr. med. Gerhard Weigand, erklärte dazu: »Bei einem Mißbrauch derartiger Drogen muß es zu schweren Persönlichkeitsveränderungen kommen.«

Am 17. August 1973 berichtete die Kölner Boulevardzeitung »Expreß« unter der Überschrift »Fixer erpressen süchtige Mediziner« u. a.: »Mit harten Bandagen gehen die Rauschgiftkriminalisten der Kölner Kripo, das Kölner Gesundheitsamt und der Regierungspräsident jetzt gegen rauschgiftsüchtige Ärzte vor! Denn immer häufiger zeigt sich: Süchtige Mediziner scheuen auch vor Straftaten nicht zurück, um ihre Sucht zu befriedigen. Weitere Gefahr: Sie können von Rauschgiftsüchtigen erpreßt werden!«

Am 13. Juli 1972 meldete die »Kölnische Rundschau«: »Mit einer neuen Form der Verbreitung von Rauschgift muß sich die Kölner Kriminalpolizei befassen. Zur Zeit laufen Ermittlungen gegen meist ältere Ärzte, die an Süchtige Rezepte über unter das Opiumgesetz fallende Drogen abgegeben haben.«

Unter den fünf Kölner Medizinern, gegen die die Kripo ermittelte, befand sich ein 89 Jahre alter Arzt, der Rezepte »über schwere Arzneimittel für ehemalige Patienten, für Verwandte oder deren Freunde« ausstellte. In einem anderen Fall verschrieb ein 75 Jahre alter Mediziner einem 31jährigen Drogenabhängigen mehrfach das Weckamin »Ritalin«. Bei der polizeilichen Vernehmung gab der Arzt zu, die Wirkung dieses Medikamentes überhaupt nicht zu kennen und auch nicht gewußt zu haben, daß für »Ritalin« seit 1972 die Bestimmungen des Rauschgiftgesetzes gelten.

Die Polizei vermutet, daß die Zahl derjenigen Ärzte, die Rezepte für suchterzeugende Psychopharmaka an Drogenabhängige verschreiben, wesentlich höher ist, als die Öffentlichkeit im allgemeinen anzunehmen geneigt ist. Kriminalhauptkommissar Felix Hamm, Leiter des Rauschgiftdezernats im Kölner Polizeipräsidium: »Die Dunkelziffer ist mit Sicherheit sehr groß!«

Auf die Frage der »Kölnischen Rundschau«, was gegen derartige Ärzte unternommen werden könnte, zuckte man beim Gesundheitsamt der Stadt Köln mit den Schultern. Ein Sprecher erklärte: »Da können wir überhaupt nichts machen. Wir sind nicht befugt, eine Kontrolle über Ärzte auszuüben.« Dazu ist offenbar niemand befugt; denn auch die Ärztekammer war »zu keiner Stellungnahme bereit«. Auch beim zuständigen Regierungspräsidium hat man offensichtlich von diesem Problem nicht die blasseste Ahnung. Dr. Theodor Becker, Leitender Regierungsmedizinaldirektor, stellte lapidar fest: »Bisher brauchten wir in derartigen Fällen noch nicht einzugreifen.«

Das große »Vorbild« der modernen Rauschgiftmediziner ist der österreichische Nervenarzt Professor Sigmund Freud, der Ende des vergangenen Jahrhunderts die schmerzbetäubende Wirkung von Kokain entdeckte. Es ist in der Öffentlichkeit allerdings nahezu unbekannt, daß Freud seiner Verlobten Martha Bernays kleine Dosen dieser Rauschdroge schickte, »um sie stark und kräftig zu machen«. Ernest Jones ergänzt in seiner Freud-Biographie: »Er drängte es seinen Freunden und Kollegen für sie selbst und ihre Patienten auf, er gab es seinen Schwestern. Kurz, vom Standpunkt unseres heutigen Wissens aus gesehen, war er auf dem besten Wege, gemeingefährlich zu werden.«

Das war 1884, als Freud nicht nur als einer der ersten die Brauchbarkeit des Kokains als Medikament untersuchte, sondern es auch fleißig selbst benützte. Wir wissen heute, was Freuds Motivation für sein so unwissenschaftliches Verhalten war: er litt unter einer Neurose, und das Kokain hat, wie andere Rauschdrogen, die bemerkenswerte Eigenschaft, neurosenlockernd zu wirken. Vom Koksen wurde Freud, wie Jürgen vom Scheidt im »Planet-Magazin« (Nr. 7/1970) zu berichten wußte, durch den tragischen Tod seines Freundes Fleischl »geheilt«, der 1890 an extremen Überdosen von Kokain zugrunde ging, die Freud ihm verschrieben hatte, um ihn von seiner Morphiumsucht zu kurieren.

Um sich von seiner Schwerfälligkeit im Umgang mit anderen Menschen zu befreien, griff der 43jährige Regensburger Würstchenbudenbesitzer Herbert N. zu »Eukodal«, einem Medikament, das zur Linderung schwerer Schmerzen und zur Vorbereitung von Operationen Verwendung findet. Herbert N. spritzte sich den Stoff, den ihm drei Ärzte aus dem oberpfälzischen Amberg (von denen zwei später verurteilt wurden, einer sich aus dem Fenster stürzte) gegen ein Entgelt von insgesamt rund 10 000 DM beschafften, in die Armvenen (erst später schluckte er das Zeug), um seine fehlende Beredsamkeit zu überbrücken.

Seit Sommer 1973 stehen wiederum mehrere Mediziner im Verdacht, den ehemaligen Jahrmarktaussteller gegen fürstliche Honorare – in bar und wertvollen Naturalien – mit »tödlichen Dosen« Rauschmitteln (30 Kubikzentimeter täglich, vermischt in ein paar Glas Zitronenlimonade) versorgt zu haben. Die Regensburger Kriminalpolizei ermittelt gegen mindestens vier Ärzte aus der Domstadt. Ähnliche Preise, wie sie in Hamburg üblich sind, verlangten zwei Ärzte für Polamidon-Verschreibungen: pro Verordnung 100 bis 150 DM. Beträchtlich höher taxierte ein dritter Arzt seine »medizinische Hilfeleistung«: Im Gesamtwert von rund 10 000 DM belieferte Herbert N. seinen »Wohltäter« mit wertvollen Antiquitäten für die Kellerbar: Flinten, Säbel, Degen, Zinn- und Kupfergeschirr. Lediglich ein hippokratischer »Dealer« gab sich mit dem zufrieden, was sein »Patient« in reichlichem Maße besaß: heiße Würstchen – täglich frei Haus; hin und wieder kam noch eine Flasche Sekt dazu – »zum Hinunterspülen«.

Die Ärzte sehen sich trotzdem nach wie vor zu einer Verschwörung des Schweigens veranlaßt – damit die süchtigen wie »suchterzeugenden« Kollegen die ohnehin ziemlich ramponierte Fassade der Medizinergilde nicht völlig verschandeln. Mit dieser Geheimbundhaltung aber ist weder den suchtkranken Ärzten geholfen, noch kann auf diese Weise das gesetzlose Treiben skrupelloser Suchtverkäufer nachhaltig gestoppt werden.

Zwar steckt die drohende Lawine sozusagen noch in den Kinderschuhen, aber die Horrormeldungen überstürzen sich. Hier noch einige Beispiele, auf die ich zufällig in der Presse stieß:

Der praktische Arzt Dr. F. spritzte dem Bauern Hans D. aus Lalling, Niederbayern, gegen Herzbeschwerden Dilaudid-Atropin. Der Bauer kam immer wieder und verlangte eine Spritze. »Ich bin darauf so herrlich erregt«, sagte er. Und er bekam sie. Jahrelang. Bis der

Bauer hoffnungslos süchtig war. Hans D. mußte für die Ampulle jedoch nur 5 Mark bezahlen.

Der Lindauer Arzt Dr. M. verordnete mit 886 Rezepten 1470 Ampullen Morphium.

Dr. Rudolf K. spritzte einem gut zahlenden Patienten in drei Jahren 300mal Opiate. Er wußte, daß sein Patient süchtig war.

Ein 56jähriger Arzt stellte innerhalb weniger Monate 200 Rezepte für Rauschgift auf die Namen von 40 Patienten aus, die es gar nicht gab. Das Gift spritzte er seiner Frau ein, die schon zwei Entziehungskuren hinter sich hatte.

Einige Mitglieder der pharmazeutischen Industrie und der Ärzteschaft züchten ein Volk von Drogenabhängigen. Mit welcher Gründlichkeit sie dabei zu Werke gehen, zeigt die zunehmende Einbeziehung von Kindern, ja sogar Säuglingen, in das medizinische Arbeitsbeschaffungsprogramm. Prof. Dr. med. Dietrich Langen, Ordinarius für Psychotherapie und Medizinische Psychologie und Direktor der Klinik für Psychotherapie der Universität Mainz, muß es wissen, wenn er sagt: »Der Drogengebrauch beginnt in Deutschland schon früh. Es gibt sogar Kinder, die Beruhigungstabletten verschrieben bekommen. Wir sind erstaunt, mit welcher Leichtfertigkeit bei seelischen Spannungen solche Mittel verordnet werden.«

Die Möglichkeit, in den ersten Lebenswochen zu sterben, ist tausendmal größer als im Durchschnitt der folgenden zwanzig Jahre. Professor Dr. med. Klaus Betke von der Universitätskinderklinik München mahnte in der »Münchner Medizinischen Wochenschrift« (Nr. 115/1973), in der Neugeborenenpflege Medikamente und andere Chemikalien rigoros zu limitieren. Es habe sich gezeigt, daß der Organismus von Babys mit einer Reihe von Arzneimitteln in einer Dosierung, die von älteren Kindern vertragen wurde, nicht zurechtkam.

Werden die Berufskollegen des angesehenen Medizinprofessors diese ernste Mahnung beherzigen? Immerhin werden heute 90 Prozent aller Kinder Westdeutschlands in der Klinik geboren (in Holland z. B. sind es nur 60 Prozent). Es sieht leider vielmehr danach aus, daß unsere Kinder in Zukunft eines der Hauptangriffsziele gefährlicher Seelendrogen darstellen. »Psychologische Methoden zur Erfassung des Effekts von Psychopharmaka im Kindesalter«, meldete »Selecta« am 30. Juli 1973, »sind bisher noch nicht genügend ausgearbeitet. Trotzdem sieht Doz. Gerhard Neuhäuser von der Universitätskinderklinik Erlangen in diesen Mitteln eine Bereicherung therapeutischer Möglichkeiten ...«

Der Mediziner rät seinen Kollegen, mit wenigen bekannten Mitteln zu arbeiten, wie z. B. »Valium«, »Truxal«, »Melleril«, »Tradon«, »Helfergin«, »Instenon« – die meisten von ihnen sind mehr oder weniger suchterzeugend! Das Beruhigungsmittel »Mogadan« empfiehlt Dr. Neuhäuser bei Krämpfen im Säuglingsalter. Gegen hyperaktive Kinder (»Zappelphilipp«) fährt er so schwere Arzneimittelgeschütze wie beispielsweise Neuroleptika auf. Aber: »Wenn Neuroleptika angewandt werden, ist mit erheblichen Nebenwirkungen zu rechnen: Blutdruckabfall bis zum Kollaps« (»Selecta«). Bei derartigen lebensbedrohenden Nebenwirkungen, aber auch bei schweren Vergiftungserscheinungen, »die gelegentlich zum Tetanusverdacht führen«, sind Gegenstöße mit beruhigenden Psychopharmaka, z. B. »Akineton« und »Valium«, angezeigt.

Disziplin durch Drogen ist eine neue Erziehungsmethode, die in aller Stille schon vor dem Zweiten Weltkrieg in den USA mit Erfolg getestet wurde. Nach Schätzungen des National Institute for Mental Health, einer amerikanischen Regierungsbehörde, werden heute von etwa 3 Millionen unaufmerksamen und fahrigen (hyperkinetischen) Kindern mindestens 200 000 mit schweren Suchtdrogen (Amphetaminen) im Zaum gehalten. Vor einem Senatsausschuß erklärte kürzlich Dr. Leo Hollister von der »Veterans Administration«, daß in manchen Volksschulen bis zu 30 Prozent der Schüler die »Beruhigungspillen« einnehmen. Man scheine die normale – und früher als ein Zeichen guter Gesundheit angesehene – Überschwenglichkeit von Kindern jetzt als ein krankhaftes Symptom zu kennzeichnen, das bekämpft werden müsse, sagte er, und machte darauf aufmerksam, daß sogar das US-Verteidigungsministerium große Mengen Amphetamine kauft, die offenbar zur Behandlung von Kindern amerikanischer Soldaten bestimmt seien.

Als die Angelegenheit jetzt in der amerikanischen Öffentlichkeit ruchbar wurde, versuchte man die empörten Eltern mit dem Hinweis zu trösten, daß die ständige Einnahme von Amphetaminen Kinder nicht süchtig mache. Obwohl die starken Psychopharmaka in einigen Fällen schon seit sechs Jahren und mit steigender Dosierung (anfänglich ging die Tagesration nicht über 10 mg, inzwischen liegt sie bei 60 mg!) gegeben werden, konnten angeblich außer Schlaflosigkeit und schlechtem Appetit »keinerlei nachteilige Folgen« beobachtet werden – warum, das bleibt allerdings unklar. Immerhin habe man an über der Hälfte der Schulkinder Aufmerksamkeit und Lernvermögen »signifikant« verbessern können.

Die Münchner Ärztezeitung »Praxis-Kurier« bejubelte die fragwürdigen Experimente in der amerikanischen Pädagogik. Unter der Überschrift »Aufputschmittel gegen kleine Teufel« schrieb das Blatt: »Rund 4 Prozent hyperaktive nordamerikanische Schulkinder verkörpern live die Symbolfigur des Zappelphilipps. Aber Omahas (Omaha ist die größte Stadt des US-Bundesstaates Nebraska) Lehrer brauchen nicht mehr zu verzagen: Nach Bedarf erhalten 3000 bis 6000 Schüler Stimulantien wie Amphetamine, die auf das kindliche Zentralnervensystem sedierend wirken.«

Die Ärztezeitung nannte den Kinderarzt Dr. Byron B. Oberst, auf dessen Initiative die chemische Peitsche in den Schulen Omahas getestet wird. Zur Anwendung gelangen vor allem »Ritalin« des Pillenkonzerns Ciba/Geigy und »Tofranil«, das aus dem Hause des gleichen Arzneimittelherstellers kommt. Der Steckbrief dieser beiden Drogen ist zum Gruseln: »Ritalin« ist ein bevorzugter »Stoff« bei Drogenabhängigen und wurde seit Sommer 1972 den Bestimmungen des Rauschgiftmittelgesetzes unterworfen; »Tofranil« stand »in dem dringenden Verdacht, ähnlich dem berüchtigten Schlaf- und Beruhigungsmittel *Contergan* für angeborene Verunstaltungen der Gliedmaßen verantwortlich zu sein« (»Die Zeit« vom 10. März 1972). Der Alarm, den derselbe australische Arzt und Humangenetiker William McBride schlug, der seinerzeit auch als erster auf die Möglichkeit hingewiesen hatte, daß Thalidomid Mißbildungen am Fötus hervorrufen kann, kam keineswegs unerwartet. Auf dem Beipackzettel des »Tofranil«, das auch in den USA verkauft wird, ist seit der Einführung des Präparates vor zehn Jahren zu lesen: »Es gibt klinische Berichte über kongenitale (angeborene) Mißbildungen, die mit der Einnahme dieses Medikaments in Verbindung gebracht werden, doch ein Kausalzusammenhang ist noch nicht bewiesen.« So lautet der Text des amerikanischen Beipackzettels; die in der Bundesrepublik verbreitete Version ist um etliches harmloser gehalten!

Kinder scheinen es dem Unternehmen Dr. Karl Thomae, das zur Konzerngruppe Boehringer/Ingelheim gehört, besonders angetan zu haben. »Die Welt von Morgen«, so verkündet es die Firma in einer Anzeigenserie, »braucht ganze Herzen« – und auch Kinder sollen offenbar für »die Welt von Morgen« rechtzeitig zum Tranquilizerkonsum erzogen werden. Daher trägt eine Werbung des firmeneigenen Bestsellers »Adumbran« den Titel: »Herr Doktor, mein Kind kommt in der Schule nicht mit!« Ein »zappeliges« Kind soll allem Anschein nach gleich mit Adumbran »beruhigt« werden, eine Untersuchung der psychischen Ursachen durch entsprechend vorgebildete Ärzte, Kinderpsychologen oder Pädagogen entfallen. Entsetzt sich die bereits mehrfach zitierte »tägliche praxis« zu Recht: »Diese Welt von Morgen der Firma Thomae ist ein Alptraum. Wir sind es der Welt von Heute, unseren Patienten und unserer Selbstachtung schuldig, diese Vision nicht via Rezeptblock zu verwirklichen!«

Es gehört in der heutigen Valium-Ära offenbar zum guten Ton, Kinder mit Psychopharmaka zu behandeln, wo Methoden der Heilpädagogik, Erziehungsberatung und Psychotherapie weit angebrachter erscheinen – jedoch aufwendiger, zeitraubender und vor allem weniger lohnend sind. Deshalb – Eltern, seid wachsam! Andernfalls besteht zumindest die Gefahr, daß eure Kinder zu Drogenrobotern heranwachsen und später vielleicht ein Heer von Krüppeln gebären. Erst vor kurzem schlugen Ärzte der Amerikanischen Medizinischen Gesellschaft (AMA) – die größte und zugleich bedeutendste ärztliche Standesorganisation der Welt – vor, den Besitz von Haschisch nicht mehr als strafwürdige Tat zu bezeichnen – aber noch 1969 wurde vom gleichen Gremium die Suchtdroge als »besonders gefährlich« deklariert. Vielleicht ist es nur noch eine Frage der Zeit, bis Haschisch auch in deutschen Schulen zur Anregung der Lernfähigkeit wie Brausepulver verteilt wird.

Herzleiden durch Psycho-Pillen

Liest man gutgläubig und nicht allzu kritisch manche Prospekte der pharmazeutischen Industrie, so ist man geradezu überwältigt von den therapeutischen Möglichkeiten, die sich dem Arzt mit der Einführung jener auf die Psyche wirkenden Pharmaka eröffnen. (Im Grunde genommen ist jede chemische Verbindung, die fördernd oder hemmend in seelische Abläufe eingreift, ein Psychopharmakon, so daß auch Schmerz- und Schlafmittel zu den Psychopharmaka gerechnet werden können.) Nur in Ausnahmefällen wird auf die erschreckende Vielfalt gesundheitsschädigender Nebenwirkungen und Begleiteffekte verwiesen, die keineswegs etwa nur bei unsachgemäßer Anwendung der jeweiligen Medikamente auftreten können. Es steht jedoch fest, daß die pauschalen Unbedenklichkeitserklärungen (»hervorragend verträglich«), mit denen die Arzneimittelunternehmen die Mehrzahl ihrer Schlaf-, Schmerz- und anderen Seelendrogen auf den oft weit verzweigten Absatzweg schicken, kritischer Betrachtungsweise nicht standhalten.

Obwohl zumindest die größeren Pharmaproduzenten neue Präparate in mehr oder weniger umfangreichen Testreihen prüfen, so können doch nicht alle denkbaren Neben- und schon gar nicht die Kombinationswirkungen abgeklärt werden. Zum einen sagen Tierversuche wenig, wenn es um geistige Wirkungen geht: Eine Ratte kann nicht traurig oder lustig sein; zum andern kann es manchmal sehr lange dauern, bis unerwünschte Nebenwirkungen eines Mittels entdeckt werden: Beim Aspirin, so teilte der bekannte Wissenschaftsjournalist Dr. Theo Löbsack in seiner bemerkenswerten Schrift »Medizin als Gefahr« mit, dauerte es fast achtzig Jahre, bis sich zeigte, daß es gelegentlich Schleimhautblutungen verursachen kann. Der Tierorganismus reagiert häufig ganz anders als der des Menschen. Eine Vergleichsuntersuchung ergab, daß nur 62 Prozent der beim Menschen aufgetretenen Nebenwirkungen bei Ratten und Hunden festgestellt werden konnten. Manche Mittel, die bei Tieren den Fötus schädigen, können den menschlichen Babys jedoch nichts anhaben. Andere dagegen – und darin liegt die große Gefahr – verhalten sich genau umgekehrt. Es ist daher nicht ausgeschlossen, daß sich so manches Medikament für die nächste Generation als »Zeitbombe« entpuppt.

Licht und Schatten liegen bei fast allen Psychopharmaka dicht beieinander. Neue geistige und körperliche Kräfte zu wecken, frei sein zu können von Launen, Unbehagen, von Niedergeschlagenheit und Lampenfieber – Zustände der Psyche, die uns nur belasten auf der täglichen Jagd nach Glück und beruflichem Erfolg –, all das hat für uns Menschen natürlich etwas Faszinierendes. Ein dauerhaftes Glück aber war durch Psychopillen bisher noch keinem beschieden. Unzählige Menschen fügten sich durch den Gebrauch solcher Mittel vielmehr ernsthafte körperliche und seelische Schäden zu, viele starben sogar daran.

In Heidelberg stellte Dr. H. Häfner von der Psychiatrischen und Neurologischen Universitätsklinik zusammen, welche ernsteren Komplikationen sich in vier Jahren bei 2112 Kranken nach der Behandlung mit Tranquilizern (das Wort kommt aus dem Lateinischen »tranquillitas« = Windstille, Gemütsruhe) zeigten. Bei einzelnen Patienten erstarrten Mimik und Gestik, die gesamte Muskulatur erschlaffte, der Gang wurde kleinschrittig und nach vorn geneigt, die Sprache monoton und stotternd, die Zunge schwer; bei anderen traten heftige Krämpfe auf, vor allem in der Gesichts-, Schlund-, Hals- und Zungenmuskulatur, ferner Schwindel, Übelkeit und Durchfall. Außerdem beobachteten die Ärzte Zustände schwerer Verwirrung, Delirien, epileptische Anfälle, Allergien, Leberfunktionsstörungen, Thrombosen und in einem Falle eine tödliche Hirnschwellung. Resümee des Heidelberger Fachmannes: Den unbestreitbaren Erfolgen der Psychopharmaka steht »eine ungewöhnliche Vielfalt von unerwünschten Nebenwirkungen gegenüber«.

Von 1970 bis 1972 waren 1248 Patienten mit Arzneimittelvergiftungen von Dr. med. Helmut L. Staudacher, Nürnberg, zu betreuen. 22,5 Prozent aller Vergiftungen waren durch Psychopharmaka bedingt, von denen es in der Bundesrepublik zur Zeit etwa 1200 verschiedene Präparatenamen gibt. Über 80 Prozent der Psychopharmaka-Vergiftungen gingen zu Lasten der Tranquilizer. Überdosen dieser Präparate können den Kranken in tiefes Koma fallen lassen. Diese Patienten werden nicht selten mit den Fehldiagnosen Tetanus, Epilepsie, Gehirnhautentzündung oder Hirntumor in die Kliniken eingeliefert. Nebenbei: Je mehr Zigaretten jemand raucht, desto schwerer ist er mit Tranquilizern zu beruhigen, desto eher besteht die Gefahr der Überdosierung – diese Beobachtungen machte eine Studiengruppe am »Boston University Medical Center«; »euromed« berichtete am 3. April 1973 darüber.

Der Londoner Psychiater Dr. Simon Behrman warnte Ende 1972 vor der Verwendung des Beruhigungsmittels Phenothiazin in psychiatrischen Anstalten. Das Präparat führte nach seinen Forschungsergebnissen – bei normaler Dosierung – bei neun Patienten zu vorübergehender Stummheit. In einem Beitrag der britischen Fachzeitschrift »Journal of Psychiatry« schrieb er, daß diese Nebenwirkung vermutlich in noch mehr Fällen aufgetreten sei. Früher habe man aber wohl die Stummheit des Patienten auf eine Verschlechterung des Geisteszustandes anstatt auf die Wirkungen des Medikaments zurückgeführt.

Die gefährlichste Nebenwirkung der Phenothiazin-Präparate ist die sogenannte Agranulozytose, eine schwere, sehr häufig tödliche Blutkrankheit, die besonders bei Frauen über 35 Jahre innerhalb der fünften bis zehnten Woche nach Beginn der Einnahme des Mittels auftritt. Die Krankheit wird durch eine hochgradige Verminderung gewisser Formen der weißen Blutkörperchen (der sogenannten Granulozyten) bewirkt, deren Produktionsstätten durch Phenothiazin so sehr geschädigt werden, daß ein zunehmender Schwund an diesen lebenswichtigen Formelementen des Blutes einsetzt. Da aber die weißen Blutkörperchen überaus wichtig sind für die Abwehrkraft und Widerstandsfähigkeit der Gewebe, entfällt nun der von ihnen ausgeübte Schutz, und es entstehen zuerst entzündliche Veränderungen und dann Gewebezerfall und Brand. Zudem können sich an den widerstandslos gewordenen Stellen ungehindert Krankheitserreger ansiedeln. Im Hals und Rachen pflegen sich unter entzündlichen Erscheinungen die ersten Symptome der Agranulozytose bemerkbar zu machen. Ähnelt das Krankheitsbild anfangs einer Mandelentzündung (Angina), so setzt bald der gefährliche Vorgang des Absterbens und Brandigwerdens der schutzlos gewordenen Gewebe ein. Von diesem bedrohlichen Zustand können weiterhin auch der weiche und der harte Gaumen, die hintere Rachenwand, der Kehlkopf, ja schließlich sogar die Speiseröhre, Magen und Darm befallen werden.

Die Todesrate der Phenothiazin-Agranulozytose beträgt – wie Dr. med. Dr. phil. Gerhard Venzmer in der »Tat« mitteilte – »mindestens 40 Prozent!« Selbstverständlich wird in der Klinik das Auftreten der Krankheit durch laufende Blutuntersuchungen verhindert. Wer aber auf eigene Faust (oder vom Arzt verschrieben – d. Verf.) durch längere Zeit Tranquilizer einnimmt, die sich vom Phenothiazin ableiten, der sollte von Zeit zu Zeit vorsorglich seine Blutbeschaffenheit prüfen lassen, denn der einmal ausgebrochenen Agranulozytose ist außerordentlich schwer beizukommen. Noch vorteilhafter aber wäre es – da ja nach dem jahrtausendealten Wort des Hippokrates Vorbeugen in jedem Falle besser als Heilen ist – die »happiness pills« unter so strengen Rezeptzwang zu stellen, daß nur derjenige, für den sie wirklich angezeigt sind, sie erhalten könnte.

Entgegen der nach wie vor weitverbreiteten Vorstellung, daß »Valium« sowie andere ähnliche Präparate nicht suchtgefährdend und völlig unschädlich sind, »steht nach unseren Erfahrungen einwandfrei fest«, so Professor Dr. U. Venzlaff vom Niedersächsischen Landeskrankenhaus Göttingen, »daß speziell Valium mehr und mehr von nicht wenigen Patienten überdosiert mißbräuchlich eingenommen wird und es darüber hinaus Fälle von echter Valium-Sucht in einer allerdings z. Zt. noch schwer überschaubaren Größenordnung gibt«.

Professor Venzlaff weist darauf hin, daß sich das Valium in der Drogenszenerie drogenabhängiger Jugendlicher mehr und mehr ausbreite. Interessanterweise tauche es fast immer erst im Stadium des »hard use« auf, also wenn harte Drogen wie LSD, Opium, Heroin oder Amphetamin in hohen Dosen genommen werden. Hier habe

Valium als eine Art Regulativ zur Vorbeugung gegen unerwünschte Nebenwirkungen oder Begleiteffekte ebenso einen festen Platz wie zum Abfangen von Entzugserscheinungen oder als Lückenbüßer. So werde Valium z. B. von vornherein Halluzinogenen zur Vermeidung eines »horror trips« zugesetzt (Aufkochung von Haschisch + Valium zur intravenösen Injektion). Der Göttinger Mediziner macht ferner darauf aufmerksam, daß Valium von vielen Patienten als »eiserne Reserve« zum Abfangen von Entzugserscheinungen oder zur Überbrückung Verwendung finde, bis sie wieder in den Besitz härterer Drogen kämen. Professor Venzlaff gibt schließlich zu bedenken: »Man sollte sich, wenn man die Suchtgefährdung eines Stoffes in Abrede stellt, die schlimmen Nackenschläge der letzten 35 Jahre mit synthetischen Morphinen (Eukodal, Dromoran), anderen starken Analgetika (Dolantin, Polamidon, Cliradon), den *barbitursäurefreien* Schlafmitteln (Noludar u. a.) oder den verschiedenen Stimulantien vom Pervitin bis zu den Appetitzüglern vor Augen führen, ehe man leichtfertige Prognosen stellt.«

Bei vielen niedergelassenen Ärzten scheint es weithin unbekannt, daß Beruhigungsmittel der Phenothiazin- und Imipramin-Gruppe bereits bei leichteren, oftmals bis dahin völlig unbekannten Herz- und Kreislaufschäden schwere Leiden verursachen können. Es ist nicht ausgeschlossen, daß ein bestehendes Herzleiden durch bestimmte Seelendrogen nicht nur verstärkt, sondern unter Umständen auch hervorgerufen werden kann.

Angesichts der Tatsache, daß eine Herzschwäche selbst aus einer normalen therapeutischen Dosis resultieren kann und Tranquilizer besonders bei älteren Menschen zum Herzinfarkt führen können, ist nicht einzusehen, mit welcher Begründung die Arzneimittelkommission der Deutschen Ärzteschaft bislang auf eine deutliche Warnung vor diesen Mitteln verzichtete. Dagegen scheuten sich zwei Klinikärzte, Dr. Moccetti und Dr. Lichtlen, nicht, in der »Deutschen Medizinischen Wochenschrift« einige Namen jener Beruhigungspillen zu nennen, die zu lebensbedrohenden Kreislaufunregelmäßigkeiten führen können: Anafranil, Insidon, Laroxyl, Melleril, Noveril, Pertofran, Tofranil, Tryptizol. Zudem zeigten sich die beiden Mediziner über die häufig beobachtete Wirkungssteigerung dieser Substanzen beunruhigt, wenn sie zusammen mit anderen Medikamenten – etwa Schlaf- und Schmerztabletten – oder auch mit Alkohol genommen werden. Ein nicht zu unterschätzender Teil der Verkehrsunfälle wird auf solche Nebenwirkungen zurückgeführt.

Autofahrer – Vorsicht!

Nach vorsichtigen Schätzungen haben etwa 15 bis 20 Prozent der an Verkehrsunfällen Beteiligten unter der Einwirkung von Medikamenten gestanden. Doch meist verschweigen Autofahrer der Polizei gegenüber, daß sie Arzneimittel eingenommen haben – aus Furcht, wegen ihrer Krankheit den Führerschein einzubüßen.

Die »ADAC-Motorwelt« warnte 1972 ihre Leser vor Pillen, die am Steuer gefährlich sind, und veröffentlichte 200 verdächtige Arzneimittel. Die Zeitschrift schrieb dazu u. a.: »Auch wer nur mäßig trinkt, sollte, wenn er krankheitshalber Arzneien nimmt, mit Alkohol noch vorsichtiger sein als sonst. Mit einer kleinen Menge Alkohol zusammengebracht, wird aus einer Beruhigungspille zum Beispiel ein Schlafmittel.«

Eine Tablette mit Barbitursäure kann, wenn Alkohol dazukommt, zu einem Gift werden, das Schwindelgefühle hervorruft, einschläfernd wirkt und in extremen Fällen zum Tode führt. Das Österreichische Kuratorium für Verkehrssicherheit spricht deshalb von einer »teuflischen Kombination«.

Auch ohne Alkohol sind die zahlreichen Seelentröster für jeden Autofahrer noch gefährlich genug, da sie apathisch machen. Sie dämpfen Schwung und inneren Antrieb. Die Reaktionsfähigkeit, so erklärte es Dr. Jochen Becher in der ADAC-Zeitschrift, und die innere Teilnahme am Verkehrsgeschehen nehmen bis zur Gleichgültigkeit ab. »Beim Autofahren ist aber nichts so wichtig wie das richtige Reagieren.«

Heimtückisch für Autofahrer können sogar Hustensäfte werden. Forscher des Instituts für Rechtsmedizin an der Universität Mainz haben, wie die Fachzeitschrift »Blutalkohol« zu Beginn des Jahres 1974 berichtete, festgestellt, daß von 94 untersuchten Hustenmitteln 78 einen Alkoholanteil bis zu 40 Prozent aufweisen. Bei einigen Präparaten war der Alkoholgehalt so hoch, »daß bei größeren Dosierungen meßbare Blutalkoholspiegel entstehen können und sogar die Unfähigkeit, ein Kraftfahrzeug sicher zu führen, die Folge sein kann«.

Wie viele pharmazeutische Präparate die Fahrtüchtigkeit beeinflussen können, wurde der Öffentlichkeit weder von der Ärzteschaft noch von der Arzneimittel-Industrie jemals mitgeteilt. Fachleute schätzen ihre Zahl auf 800 bis 1500. Aber nur die Deutsche Lufthansa handelt danach. Sobald einem Flugkapitän irgendein Tranquilizer vom Arzt verordnet wird, darf er nicht nur für die Dauer der Therapie, sondern auch noch sechs Wochen nach der letzten Tablette keinen Dienst tun.

Im Mai 1970 berichtete die kalifornische Zeitschrift »Light« über besorgniserregende Wirkungen eines Tranquilizers mit dem Wirkstoff Chlordiazepoxyd (»Librium«). Die US-Zeitschrift teilte mit, ein Mann habe seinen Wagen bedenkenlos im Rückwärtsgang beschleunigt und sei – psychisch enthemmt – gegen einen Baum gerast. In einem anderen Fall habe eine junge Frau, die ebenso wie der Mann unter der Wirkung jenes Arzneimittels stand, einen schweren Verkehrsunfall verursacht und ihren Wagen zu Schrott gefahren, obwohl sie eine Auszeichnung für unfallfreies Fahren besaß.

Auch ein deutscher Unternehmer, der im nördlichen Rheinland eine Textilfabrik aufgebaut hatte, war 17 Jahre lang unfallfrei gefahren. Aber auf einer Schnellstraße, die er fünfmal pro Woche benutzte, passierte es dann. Die schwere Limousine kam von der Fahrbahn ab, prallte gegen einen Baum und überschlug sich. Erst nach einer Bluttransfusion im Krankenhaus kam der Mann wieder zu sich. Wie es zu dem Unfall gekommen war, mußten ihm die Ärzte erklären. Er selbst erinnerte sich nur, plötzlich und – wie er meinte – ohne jeden Grund am Steuer eingenickt zu sein; tatsächlich hatte er – er war Ende Dreißig – sich überarbeitet, litt an nervöser Erschöpfung und hatte vom Hausarzt Beruhigungspillen verschrieben bekommen. Das war unmittelbar vor Antritt der Fahrt, die beinahe seine letzte gewesen wäre: er hatte eine Tablette zuviel geschluckt.

Trotz der erwiesenen Gefährlichkeit zahlreicher Psychopharmaka, hat sich bislang der Bundesverband der Pharmazeutischen Industrie nicht entschließen können, Warnsymbole bei solchen Medikamenten anzubringen, die die Verkehrstüchtigkeit beeinträchtigen können. »Gegen die vom ADAC in der Zeitschrift *Motorwelt* erhobene Forderung, alle die Verkehrstüchtigkeit beeinträchtigenden Medikamente durch ein Warnsymbol zu kennzeichnen, bestehen nach wie vor Bedenken«, teilte der Bundesverband am 24. November 1972 in einem Rundschreiben an alle Mitgliedsfirmen mit. Und damit auch ja kein Unternehmen aus der Reihe tanzt, wies der Bundesverband die Firmen an, »solange keine einseitigen Schritte zu unternehmen, bevor hier nicht eine endgültige Entscheidung getroffen worden ist«. Selbst wenn ein Hersteller die Notwendigkeit eines Warnzeichens einsähe, sind ihm durch diese schriftliche Order die Hände gebunden.

Ähnliche Gelassenheit bemächtigte sich der Pharmaverantwortlichen, als 1968 das offizielle Standesorgan der amerikanischen Ärzteschaft, das »Journal of the American Association« (JAMA), in einem Leitartikel die Vermutung aussprach, daß aufgrund neuerer Untersuchungen damit gerechnet werden müsse, Beruhigungsmittel wie »Megaphen«, »Valium« und »Librium« könnten irreparable Schäden an der menschlichen Erbsubstanz (DNS) bewirken. In der Bundesrepublik machte niemand einen Finger krumm. Im Gegenteil: Valium und Librium, beides Produkte des größten Arzneimittelkonzerns der Welt (Hoffman La-Roche), sind die von westdeutschen Ärzten inzwischen meistverschriebenen Beruhigungsmittel, Valium gar das meistverordnete Medikament überhaupt. 1973 wurden schätzungsweise 120 bis 150 Tonnen geschluckt!

Die meistgekaufte Medikamentengruppe stellen jedoch die Kopfwehtabletten dar. »Wir haben rund 500 verschiedene Kopfschmerzmittel«, erklärte am 10. Januar 1972 der Bad Nauheimer Professor Dr. med. Felix von Bormann in einem Leserbrief an »Selecta«, »benötigen aber höchstens fünf bis zehn.« Trotz außerordentlich gefährlicher Wirkstoffe sind die meisten Kopfschmerztabletten nicht rezeptpflichtig. Wer jedoch häufig schmerzstillende Mittel einnimmt, muß damit rechnen, durch das meistens in diesen Präparaten enthaltene Phenacetin schwere Gesundheitsschäden davonzutragen. Die Medikamente helfen zwar vorübergehend, können den Kranken aber bei chronischem Gebrauch auch in einen unheilvollen Teufelskreis hineinziehen. Professor Eberhard Bay begründet dies so: »Phenacetin, einer der Hauptbestandteile der unzähligen Kopfschmerzmittel, führt bei chronischem Gebrauch zu vasomotorischen Kopfschmerzen, das heißt, es produziert geradezu die Beschwerden, gegen die man es gewöhnlich nimmt. Nicht etwa nur bei Kranken, die ohnehin an Kopfschmerzen leiden, sondern auch bei solchen, die ursprünglich die phenacetinhaltigen Mittel aus anderen Gründen genommen haben. Bei der allerorten verbreiteten Tablettensucht liegt es auf der Hand, was für ein verhängnisvoller Mechanismus hier ausgelöst wird.«

75 Jahre lang galt das Phenacetin als eines der zuverlässigsten Fieber- und Schmerzmittel. Phenacetin ist ein Anilinabkömmling, meistens kombiniert mit Coffein, Salizylsäure oder Codein. Bei höherer Dosierung kann es den roten Blutfarbstoff schädigen und die Nieren zerstören. Säuglinge und Kleinkinder ebenso wie werdende Mütter sind in dieser Beziehung besonders empfindlich und sollten daher niemals ohne Wissen des Arztes fieber- und schmerzlindernde Medikamente bekommen.

Am Klinikum Essen der Bochumer Ruhr-Universität wurde bei

32 unheilbaren Nierenpatienten, von denen inzwischen acht starben, ein hoher Verbrauch phenacetinhaltiger Schmerztabletten über Jahre hinweg als Ursache der Erkrankung festgestellt. Professor Dr. med. Heinrich Berning, Ärztlicher Direktor und Chefarzt der 1. Medizinischen Abteilung des Allgemeinen Krankenhauses in Hamburg-Barmbek sagt zu den schweren Nierenkoliken, mit denen immer mehr Menschen ins Krankenhaus kommen: »Das ist eine von Jahr zu Jahr langsam zunehmende Selbstverstümmelung. Bei einigen geht der unbewußte Selbstmord so weit, daß sie bis zu 30 Tabletten am Tag nehmen.«

Hier ist eine Gefahr aufgedeckt – aber viel zu wenigen ist sie bekannt. In psychiatrischen Kliniken wurden bei 25 Prozent aller Patienten, die wegen Tablettensucht eingewiesen werden, Nierenschäden festgestellt. In medizinischen Kliniken und Polikliniken sogar bis zu 70 Prozent. Blutschäden ließen sich bei 34 Prozent der Patienten nachweisen. Bei Tierversuchen fand Dr. E. M. Boyd vom Pharmakologischen Department der Queens University in Kingstone/Ontario heraus, daß phenacetinhaltige Schmerzmittel bei männlichen Ratten in hoher Dosierung zu Sterilität führen. Dr. Boyd, der über seine Untersuchungen im »Journal of Clinical Pharmacology« (März/April 1971) ausführlich berichtete, vermutet, daß die bei schmerzmittelsüchtigen Patienten beobachtete verringerte Kinderzahl auf das Phenacetin zurückzuführen ist. Diese Vermutung ist um so berechtigter, als Ratten offensichtlich gegenüber den toxischen Effekten des Phenacetins vergleichsweise unempfindlich sind.

Besonders gefährdet durch phenacetinhaltige Schmerzmittel scheinen Zigarettenraucher. Einem Bericht in der »Welt« vom 3. Januar 1974 zufolge bremsen »einige Substanzen im Zigarettenrauchkondensat, darunter auch Benzpyren, ... den Abbau von Phenacetin im Organismus«. Die Aufspaltung des Phenacetin in harmlosere Substanzen geht offenbar im Stoffwechsel von Zigarettenrauchern wesentlich langsamer vonstatten, wodurch die zerstörerischen Kräfte schmerzlindernder Stoffe – im Vergleich zu Nichtrauchern – »viermal« so heftig wirken können.

Am 4. Dezember 1970 beklagte in einem Schreiben an das Bundesgesundheitsamt der renommierte Mediziner Professor K. D. Bock von der Medizinischen Klinik und Poliklinik des Klinikums Essen der Ruhr-Universität den Mißbrauch von phenacetinhaltigen Schmerzmitteln und belegte dies mit Zahlen des »Unabhängigen Arbeitskreises Arzneimittelpolitik«, denen zufolge 1969 rund 35 Millionen Pakkungen der gängigsten Phenacetin-Präparate Thomapyrin, Gelonida,

Dolviran und Treupel verkauft wurden. Die Folgen der regelmäßigen und infolge der Rezeptfreiheit unkontrollierbaren Einnahme dieser schmerzstillenden Mittel auf Phenacetinbasis führten nach Professor Bocks Untersuchungen am Klinikum in Essen zu nachweisbaren, in einigen Fällen sogar tödlichen Nierenschädigungen bei Patienten.

Professor Bock forderte: Unterstellung aller Präparate, die Phenacetin oder eng damit verwandte Substanzen enthalten, unter die Rezeptpflicht, Verbot der Laienwerbung für diese Präparate, »am besten für alle Analgetica«.

Der Bundesverband der Pharmazeutischen Industrie »hält eine derartige Regelung für nicht praktikabel, weil« – wie es in »pharma intern« vom 28. April 1971 heißt – »lediglich der Ärzteschaft eine weitere Belastung (!) aufgebürdet würde, ohne daß ein Schutz vor Mißbrauch gewährleistet wäre«.

Es bleibt zu hoffen, daß der zu Beginn des Jahres 1974 vom Bundesgesundheitsministerium vorgelegte Referentenentwurf zur Neuordnung des Arzneimittelrechts nicht zuletzt solchen dreisten Schutzbehauptungen den Garaus macht.

Kein Leben ohne Risiko! Kein Heilmittel ohne Nebenwirkung!

Das kann aber nicht heißen, Risiko und Nebenwirkung dem Zufall zu überlassen. Vor der Einnahme eines Medikamentes ist eine genaue Güterabwägung notwendig. Ist die erstrebte Heilwirkung den unerwünschten Nebeneffekt wert? Dazu muß man aber erst einmal wissen, wie ein Heilmittel wirkt.

Zweierlei ist daher unerläßlich:
Eine wirksame Kontrolle aller Medikamente durch eine unabhängige weisungsbefugte Institution;
eine Informationspflicht über alle Haupt- und Nebenwirkungen in einer allgemein verständlichen Sprache.

Über zwei weitere Probleme sollte man wenigstens einmal nachdenken:

Ist Werbung für Arzneimittel gegenüber dem Patienten überhaupt erwünscht?

Ist es möglich, die Orientierung der Pharma-Industrie am Gewinn einzugrenzen und auf Ziele umzupolen, die der Allgemeinheit dienlicher sind?

Dringend notwendig ist ein neues Gesetzeswerk, das uns alle vor allzu großem »Fortschritt« schützt. Die USA stehen, wie die Ausführungen über die Antibabypille und die Rauschgifte zeigten, vor vielen ungelösten Problemen, ideale Verhältnisse gibt es auch dort nicht. Als Ganzes gesehen könnten wir in den USA aber trotzdem einige Anregungen für vernünftige Regelungen und Kontrollen in der Zukunft finden.

Nachwort

Der Autor dieses Buches hat vor 20 Jahren, als Oberschüler, begonnen, alle Artikel aus Zeitungen, Fachzeitschriften usw. über medizinisch-naturwissenschaftliche Themen auszuschneiden und zu archivieren. Als Wissenschaftsjournalist hatte ich oft Gelegenheit, einen tieferen Einblick in das Gesundheitswesen der Bundesrepublik zu gewinnen, sei es als Pressereferent des Verbandes der Niedergelassenen Ärzte Deutschlands (NAV) – das sind die Ärzte mit eigener Praxis – oder der Pharmafabrik Dr. Madaus u. Co., sei es als Chefredakteur der internationalen Ärztezeitung »puls international«.

Das, was ich in diesem Buch veröffentliche, ist deshalb der Spitze eines Eisberges vergleichbar. Es wäre mir ohne weiteres möglich, das Mehrfache über dasselbe Thema zu schreiben oder auch die Diskussion durch entsprechendes Material zu verschärfen. Der Verlag wie ich sind jedoch nicht an einem Skandal interessiert, sondern daran, daß sich etwas ändert – zugunsten der Patienten. Die konstruktiven Vorschläge, die ich an jedem Kapitelschluß bringe, und die Listen im Anhang werden von mir nicht als Patentlösungen betrachtet. Diese gibt es nicht – dazu ist die Situation zu komplex und zu verfahren. Mir geht es darum, die Situation möglichst anschaulich für ein breites betroffenes Publikum (nicht für den Fachmann!) zu schildern und Verbesserungen anzuregen.

Aus Platzgründen war ich leider gezwungen, auf zwei Kapitel ganz zu verzichten, die über die Folgen der Verkehrsunfälle und über die Todesfeststellung im weitesten Sinne (vom Totenschein bis zur künstlichen Verlängerung des Lebens) handelten. Das Kapitel über die Gerichtsmedizin wurde aus denselben Gründen stark gekürzt. Manche Leser werden Ausführungen über Honorare, Gewinne, Umsätze usw. der Kassen, Ärzte, Apotheken, Krankenhäuser und Pharmafabriken wie Gerätehersteller vermissen. Kein Zweifel! Kranksein müßte nicht so teuer sein, wie es heute ist (und es wird in rasantem Tempo immer teurer werden), weder für den Privat- noch für den Kassenpatienten. Dieses Thema wird der Autor nach Möglichkeit in einem weiteren Buch behandeln.

Anschrift des Autors: Kurt Blüchel, 5060 Bensberg-Refrath, Schulstraße 20

Beeinträchtigung der Fahrtüchtigkeit

Diese und eine Reihe anderer Medikamente *können* die Fahrtüchtigkeit beeinträchtigen und sollten daher einige Stunden vor und während der Fahrt mit dem Auto nicht genommen werden.

Abasin
Adelphan
Adenopurin
Adiparthrol
Adiposetten
Adrianol
Adumbran
Aequiton
Aequo-sanol
Afpred forte
Alfabet
Allional
AN 1
Aneural
Antistin
Apracur
Arantil
Arbid
Asthma-Frenon forte
Asth-Med
Asthmolysin
Atarax
Atosil
Avamigran
Avicol
Avil

Ballcornut forte
Bareçal
Bellacornut
Belladenal
Bella-sanol
Bellergal
Benadryl
Benzedrin
Bonamine
Brondiletten
Butazolidin

Cafergot
Cafilon
Calmonal
Cardiphanin
Centalun-comp.
Cibalgin
Cillergon
Clindorm
Combinitrol
Combiphyllin
Contac 700
Coroverlan
Cortisone
Cosavil
Cyclopal
Cyrpon

Dabylen
Dapotum
Decentan
Delta-bamat
Delta-Butazolidin
Develin retard
Dexa-Bronchisan
DHT »Siegfried«
Diaprosa
Digitalis
Dilcoran
Diligan
Dolestan
Dolo-Adamon
Dolo-Eupaco
Dolviran
Doriden
Dormopan
Duidorm

Effox
Efrodal
Elastonon

Epha
Ephedrin
Ephetonin
Esdesan
Esucos
Eugoa
Eukodal
Eupaco
Eupatal
Euvegal-Tropf. comp.
Eventin
Evipan

Fenistil
Fluprim
Fugoa Depot

Gambaran
Gastrobellal comp.
Gentarol

Halbmond
Helfoserpin
Hormocornut

Ilvin
Insidon
Ismelin
Itridal

Laroxyl
Librax
Librium
Limbatril
Lonarid
Luminal
Lyogen

Malinert
Mandrax
Medomin
Megaphen
Megaphen comp.
Melidorm
Melleril
Menocil
Menrium
Meprosa
Mereprine
Metrotonin
Miltaun
Mirapront
Mirfusot
Modatrop
Mogadan
Muskel-Trancopal

Naldecol
Nedolon
Neodorm
Neravan
Nervo-opt
Netto-longcaps
Noctal
Noludar
Norkotral
Normi-Nox
Normi-Nox comp.
Noveril
Novogen
Novomina

Omca
Optalidon
Optinoxan
Optipect
Ovaribran

Pacatal
Para-sanol
Pectamed
Pentaneural
Pentrium
Peremesin
Persedon
Perspiran
Persumbran
Pervitin
Phanodorm
Phenaemal
Pholprin Sirup
Ponderax
Ponsital
Postadoxin
Postafen
Praxiten
Preludin comp.
Presinol
Priatan
Profundol
Profundol forte
Prominaletten
Proponal
Protactyl
Psyquil
Pyribenzamin

Raupina
Rautol
Rauwo-sanol
Rebuso
Recatol
Regenon
Repeltin
Repocal
Restora
Revonal
Rhythmochin cum sedativo
Ritalin

Rodavan
Romigal
Rosimon

Sali-Presinol
Sandosten-Calcium
Sanoma
Sanomacortin
Saroten
Schiwanox
Seda-Intensain
Seda-Movicard
Seda Nitro Mack
Retard
Sedapersantin
Sedaraupin
Segontin S
Sekundal
Sembrina
Serpasil

Somnupan
Somvit
Sonerly
Spasmo-Cibalgin
Spasmo-Dolviran
Spasmo-Gelonida
Spasmo-Gentarol
Spasmo-Inalgon
Stadadorm
Staurodorm
Synpen
Systral

Tadip
Tavegil
Tempidorm
Tenuate
Terbolan
Theoscleran
Theralene

Tofranil
Torecan
Toximer
Tradon
Tranquo-Adamon
Tranquo-Buscopan
Triaminic
Trimedil
Truxal
Tussipect

Upha-bamat

Valium
Valoron
Vencipon
Verophen
Verus forte
Vesparax
Visano

Schwangerschaftsgefahren

Die folgenden und eine Reihe ähnlicher Medikamente sollten von schwangeren Frauen gemieden werden, um das erwartete Kind nicht zu gefährden. Am größten ist die Gefahr in den ersten drei Monaten nach der Empfängnis.

Abasin
Achro
Adalin
Adiposetten
Adumbran
Amindan
Anarthral
Aneural
Apracur
Aquamycetin
Aristamid
Aristasept
Artosin
Aureomycin
Avicol

Benfophen
Benzedrin
Bromural
Butazolidin

Cafilon
Captagon
Catilan
Chinaspin
Chinavit
Chloramphenicol
Chloromycetin
Chloronase
Clindorm
Cliradon
Contac 700
Cyren
Cyrpon

Daonil
Davosin
Deca-Durabolin
Decortin
Delta-Tomanol
Demoplas
Diabet-oral
Dianabol
Dia-Tablinen
Dilaudid
Dindorm
Dolantin
Dolestan
Dolviran
Doregrippin
Doriden
Dorma
Dormopan
Doroma
Dromoran
Durabolin
Durenat

Effox
Elastonon
Elestol
Elmedal
Ephetonin
Erantin
Euglucon
Eukodal
Eu-med
Euvernil
Eventin
Evipan

Fluprim
Fortabol
Fortral

Gelonida

Hostacortin
Hostacyclin

Invenol

Jetrium
Jodpräparate

Lagunal
Largactil
Lederkyn
Ledermycin
Leukomycin
Librium
Luminal

Madribon
Mandrax
Marbadal
Medomin
Melabon-Tabletten
Melleril
Menocil
Migränin
Miltaun
Mirapront
Modatrop
Mogadan

Nadisan
Naldecol
Neopyrin
Neravan
Nervobromin
Neuralgin
Nobrium
Noludar
Norkotral
Novothyral

Octadon
Oestromon
Oleomycin
Omca
Omnamycin
Optipect
Orgametril
Orisul
Ornal

Palfium
Pallidin
Paraxin
Parkamed
Pectamed
Persedon
Pertofran
Pervitin
Phanodorm
Phenacetinhaltige
Präparate
Ponderax
Praxiten
Prednirheumin
Preludin
Primolut Nor
Prominal
Prothothenat

Quadro-Nox

Rastinon
Rebuso
Recatol
Regenon
Rejam forte
Resedorm
Resochin
Restora
Reverin
Rheumasan
Ritalin
Romigal
Rondomycin
Ruocid

Salizylhaltige
Präparate
Siguran
Silubin
Solvostrept
Somnupan
Spalt-Tabletten
Spondylon B
Staurodorm
Stern-Tabletten
Streptomycin
Sulfa-Perlongit
Sulfono
Supramycin

Talendron
Tardamid
Temagin
Terramycin
Terravenös
Testoviron-Depot
Tetracycline
Thomapyrin
Thybon
Tradon
Tranxilium
Triaminic
Tussipect

Valium
Valoran
Vesparax
Vivimed

Woelm W 481

Suchtgefahr

Nachfolgend die wichtigsten Mittel und Substanzen, die im Handel bzw. auf dem illegalen Markt der Bundesrepublik vertrieben werden und zur »Süchtigkeit« führen *können*. Die alphabetische Aufstellung erhebt keinen Anspruch auf Vollständigkeit, noch will sie die genannten Stoffe, Spezialitäten, Arzneimittel (mit ′ bezeichnet) und Präparategruppen allesamt an den Pranger stellen. Grundsätzlich aber sollte bei *allen* hier aufgeführten Mitteln und Substanzen nach Möglichkeit ein dauernder Gebrauch über längere Zeit hinweg vermieden werden.

Abführmittel
Acapulco Gold (Marihuana, beste Qualität)
Acedicon′
Acethylmethadol
Aceton
Adiparthrol′
Adiposetten′
Adrenochrom
Adrenolutin′
Akineton′
Alphaprodin
Alraunenwurzel
Amylnitrit
Amytal′
AN 1′
Aneural′
Anregende Mittel
Antiallergische Mittel
Antibex-Forte′
Appetitzügler
Arantil′
Arsenik
Asthmazigaretten (gekaut oder als Teeaufguß getrunken; enthalten Stechapfelkraut)
Äther
Atosil′
Atropin

Baldrian
Bambinos (Amphetaminpillen, z. B. Benzedrin, Pervitin, Preludin, Captagon, Ritalin, Ephedrin u. a.)
Banadin (abgekratztes, getrocknetes Inneres von Bananenschalen; wird geraucht)
Bananenschalen (geröstet)
Barbitursäurehaltige Mittel
Benzedrin
Benzethidin
Benzphetamin
Berliner Tinke (Morphiumbase oder Opiumtinktur + Essigsäure)
Beruhigungsmittel
Betaprodin
Betel (Nüsse und Blätter werden gekaut)
Bilsenkraut
Black heroin (Heroin + Coffein – z. B. Pulverkaffee –, evtl. zusätzlich Opium)

Bromhaltige Schlafmittel
Bufotenin (Krötengift)
Butazolidin'

Cafilon'
Captagon'
Chandu (Rauch-Opium)
Chicha (Getränk aus vergorenem Mais)
Chloralhydrate
Chloroform
Clindorm'
Cliradon'
Codeinhaltige (Husten-)Mittel
Codeo-Standartin'
Compral-C'
Contac 700'
Contraneural'
Cyrpon'

Datura (Samen werden gekaut oder als Teeaufguß getrunken)
Demerol'
DET (ähnlich wie LSD)
Develin retard'
Dexamphetamin
Diäthylpropion
Dibenamin
Dicodid'
Dilaudid'
Diozol' (Desinfektionsmittel; wird geschnüffelt)
Dipidolor'
Distraneurin'
Diudorm'
DMT (Dimethyltryptamin)
Dociton
Dolantin'
Dolestan'
Dolviran'
DOM (s. STP)
Doriden'
DPT (Dipropyltryptamin)
Dromoran'

Elastonon'
Elavil'
Ephedrinhaltige Mittel
Equanil
Erantin'
Ergotamin
Eubine'
Eukodal'
Eventin'
Evipan'

Fentanyl'
Fleckenentferner (wird geschnüffelt)
Fliegenpilzgift
Fluprim'
Fortral'
FUK (ähnlich wie LSD)

Gelonida'
Glutaminsäure
Halbmond'
Haloperidol
Harmalin
Harmin (auch Banisterin genannt; Hauptalkaloid der Steppenraute; Amazonasindianer bereiten daraus ein Getränk, das als Yagé oder Kecaapi bekannt wurde; alle optischen Eindrücke werden blau gefärbt)
Haschisch und Marihuana (»Heu«, »Hasch«, »Gras«, »Pot«, »Tea«, »Slut«, »Joint« = Haschisch-Zigaretten, »Chicago Grün« = Marihuana-Zigaretten, »Khif«, »heller Türke«, »schwarzer Afghane«)
Heroin (»Horse«, »H-shot«, »Harry«)
Hopfenextrakte
Hustensäfte/Hustensirup (Codein)

IB 36 (Psychokampfstoff)
Ibogaine

Insidon′
Ipesandrin

Jetrium′

Katovit′
Kawa-Kawa (Rauschpfeffer)
Khat
Klebstoffe
Kodan′ (Desinfektionsmittel; wird geschnüffelt)
Kohlensäure
Kokain (»C«, »Koks«, »Coke«, »Charley«, »White stuff«, »Schnee«, »Candy«, »Bernies«)
Kopfschmerzmittel
Kumys (gegorene Stutenmilch)

Lachgas
Lagunal′
Laroxyl′
Laudanum (Beruhigungsmittel aus Opium, in Alkohol gelöst)
LBJ (eine Kombination von LSD, dem Tollkirschenwirkstoff Belladonna und Heroin)
Lethidrom-Ampullen
Levomethadyl (Ersatz für Heroin)
Librium′
Lorfan′
Lösungsmittel (werden geschnüffelt; mit Wasser verdünnt auch getrunken)
LSD (»Acid«, »Sugar«)
Luminal′

Makatussion′
Mandrax′
Marihuana (s. Haschisch)
Marphan′
MBK (Morphiumpräparat)
Megaphen′
Melleril′
Menocil′
Meskalin
Methadon
Methylphenidat
Metrotonin′
Migränemittel
Miltaun′
Minoblets′
Mirapront′
Mixitl (LSD-ähnlicher Effekt)
Modellbau-Lacke (werden geschnüffelt)
Mogadan′
Mundwässer (auf Menthol-Alkohol-Basis)
Muskatnußmehl (in Wasser, Saft, Milch, Bier gelöst und getrunken; auch Kombination: Muskatnußmehl, Pepsi Cola und Aspirin)
Muskel-Trancopal′

Nagellackentferner (wird geschnüffelt)
Naldecol′
Nardil′
Nembutal′
Neravan′
Nervobromin′
Netto-longcaps′
Neurophilin′ (Opiumpräparat)
Nipodal′
Nitoman
Noludar′
Norflex′
Novocain′

Opium (»O«, »Hard stuff«, »Brown stuff« = Rohopium, »H« = Heroin, »M« = Morphium; Umwandlung von Opium in Morphium bzw. Heroin ist auch jugendlichen Laien möglich)
Optalidon′

Palfium′
Pantopon′
Paracodin′
Paradelhyd
Paramorfan′
Parkamed′
Pathibamat′
Pentothal′ (»Wahrheitsserum«)
Percoffedrinol′
Peronin′
Pervitin′
Peyote (»mescal buttons«)
Phenacetinhaltige Mittel
Phenelzin′
Phenmetrazin
Phenobarbital′
Pholprin′
Piule (Getränk aus dem Samen der Purpurwinde)
Plimasin′
Polamidon′
Prachtwinde (auch Purpurwinde genannt; Samen werden gekaut oder als Teeaufguß getrunken)
Praxiten′
Preludin′
Proponal′
Psilocybin
Psyquil′
Pulque (Getränk aus den Blüten einer Agavenart)
Purple-heart (Deckname für anregende Mittel, meist Mischung aus barbiturathaltigen Schlafmitteln und Amphetaminen)

Quadronal′

Reactivan′
Recatol′
Regenon′
Reinigungsmittel (werden geschnüffelt)
Resedorm′
Reserpin
Restora′
Rosimon Neu′
Roter Libanese (Haschisch)

Schimmel-Afghan (verdorbenes Haschisch)
Schuhreinigungsmittel (wird geschnüffelt)
Scophedal′
Scopolamin
Seconal′
Silerin′
Soma (Getränk aus Meerträubchen)
Somnupan′
Somvit′
Spalt-Tabletten′
Staurodorm′
Stechapfel
Sterilium′ (Desinfektionsmittel; wird geschnüffelt)
Stimulantien (»Prelus«, »Captas«, »Speed«, »Pep pills«, »Purplehearts«)
STP (S = Serenity, T = Tranquility, P = Peace in der Bedeutung von Heiterkeit, Ausgeglichenheit, Frieden; siehe auch DOM; Amphetamin + Meskalin)
Stramonium (s. Datura)
Sweeties (Preludin)

Tanderil′
Thalamonal′
Thebain′
Thilo′ (Morphiumpräparat)
Thomapyrin′
Tiamon′
Ticarda′
Tofranil′
Tollkirsche
Tonga-Trank
Tradon′
Tranxilium′
Treibgasmittel (in Sprühdosen; wird geschnüffelt)
Treupel-Zäpfchen′
Tri (Lösungsmittel; wird geschnüffelt)

Triaminic'
Tryptamin-Präparate (ähnlich wie LSD)
Tryptyzol
Tussipect'

Valamin'
Valium'
Valoron'
Verophen'
Visano'

Yatroneural'

Zaunwinde (auch Trichterblume oder Muttergotteskelch genannt; Samen werden roh bzw. gerieben gegessen oder als Teeaufguß getrunken)

»17 369« (ein in Göttingen entdecktes Halluzinogen)

Sachregister

C

D

E

F

G

H

I

J

K

L

M

N

O

P

Q

R

S

T

U

V

W

Z

Personenregister

H

I

J

K

L

M

W

Z